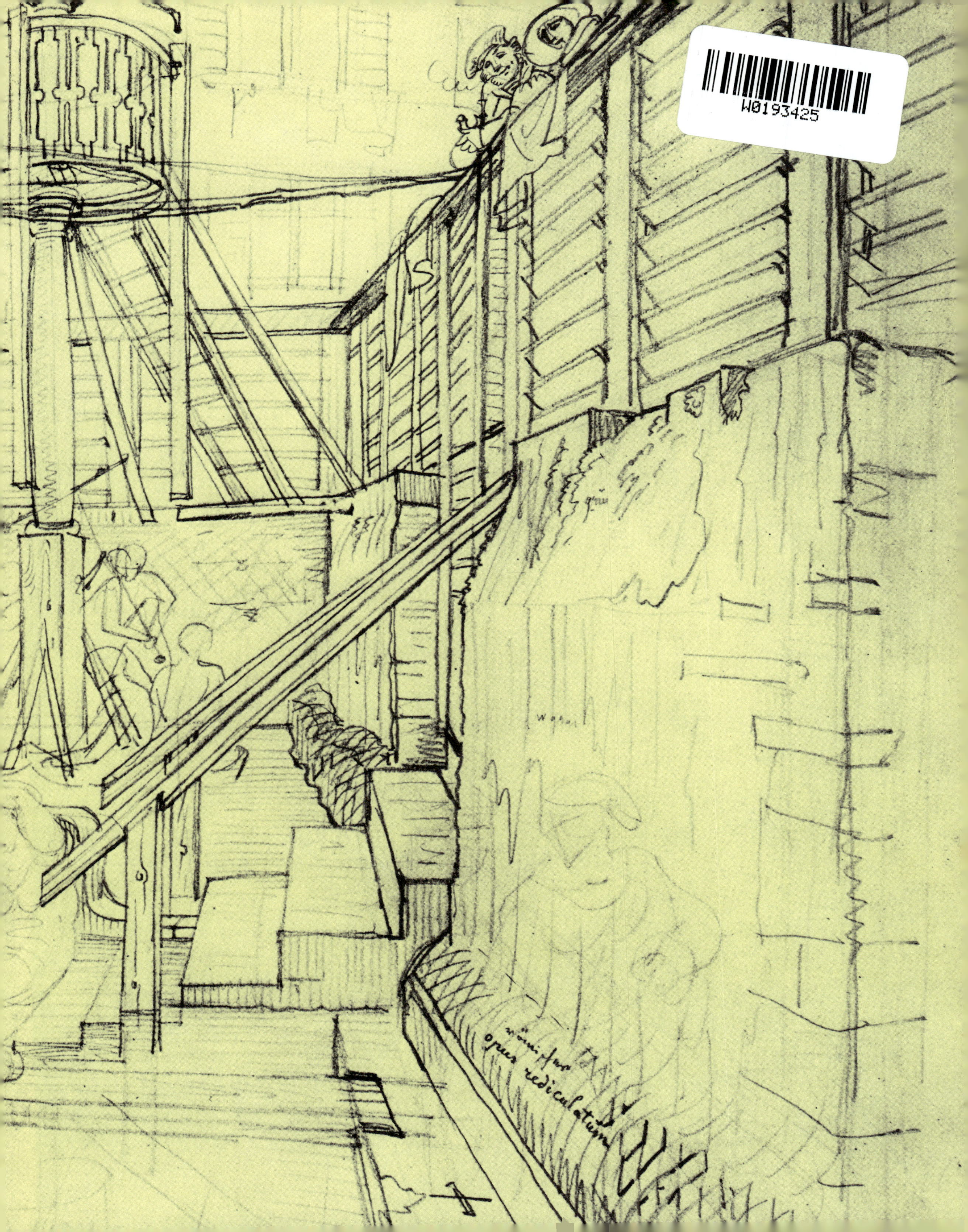
opus rediculatum

Gernot von Hahn
Hans-Kaspar von Schönfels

Wunderbares Wasser

Von der heilsamen Kraft der Brunnen und Bäder

AT Verlag
Aarau · Stuttgart

Buchidee: Hans-Kaspar von Schönfels
Bildredaktion und Gestaltung: Hans Rühl
Wissenschaftliche Beratung: Aargauische Kantonsbibliothek (Dr. Inge Dahm)

Herstellung: Grafische Betriebe Aargauer Tagblatt AG, Aarau (Schweiz)
Printed in Switzerland
ISBN 3 85502 095 7

Die Autoren zu diesem Buch

Die bunte Welt der Brunnen und Bäder: Seit Jahrhunderten Treffpunkt der «grossen Welt». Wo früher Kaiser und Könige, Dichter und Denker, Damen und «Damen» badeten oder mit dem Becher in der Hand über schattige Promenaden wandelten, da schlendern heute Herr und Frau Jedermann durch gepflegte Parks und ruhige Strassen mit anregenden Schaufenstern. Man trifft sich wie einst am Brunnen, im Schwimmbad oder im Café. Damals wie heute suchen und finden Gäste in den Kur- und Badeorten geselliges Vergnügen, Lebensfreude, Wohlbehagen und Gesundheit. Das sanfte Wirken der Thermal- und Mineralwässer hat deshalb viele Freunde. Goethe war einer von ihnen: «Mir macht es ein ganz wunderbares Vergnügen, wieder eine schöne ruhige Zeit vor mir zu sehen, wo man sich pflegen, eine heilsame Quelle brauchen und dabei gar vieles abtun kann.» Aber auch die anregenden Reize kalter Güsse und kühler Wellen spenden Wohlbefinden und Behagen. Zwischen Alpen und Nordsee bewerben sich mehr als zweihundert Badeorte sehr unterschiedlichen Gepräges um die Gunst des Publikums. Das bunte Leben dort und die zuweilen dramatischen oder auch absonderlichen Ereignisse zwischen Brunnen, Bad und Ballsaal schildert dieses Buch. Die aus der Fülle des Geschehens herausgehobenen Beispiele stehen auch für das Leben in Badeorten, die nicht oder nur am Rande erwähnt werden konnten. Das gilt für die gediegenen Kurorte im antiken Griechenland ebenso wie für die üppigen römischen Thermen, die derben mittelalterlichen Badestuben und die vornehmen Weltbäder, in denen jahrzehntelang die Mächtigen zu Hause waren. Im Mittelpunkt dieses Buches aber steht das Wasser. Schon der griechische Philosoph Thales von Milet hielt das köstliche klare Nass für den Urstoff der Welt: Es war für ihn «das Prinzip aller Dinge; das Wasser ist alles und in Wasser kehrt alles zurück». Und Antoine de Saint-Exupéry befand «... du schenkst uns ein unbeschreiblich einfaches und grosses Glück».

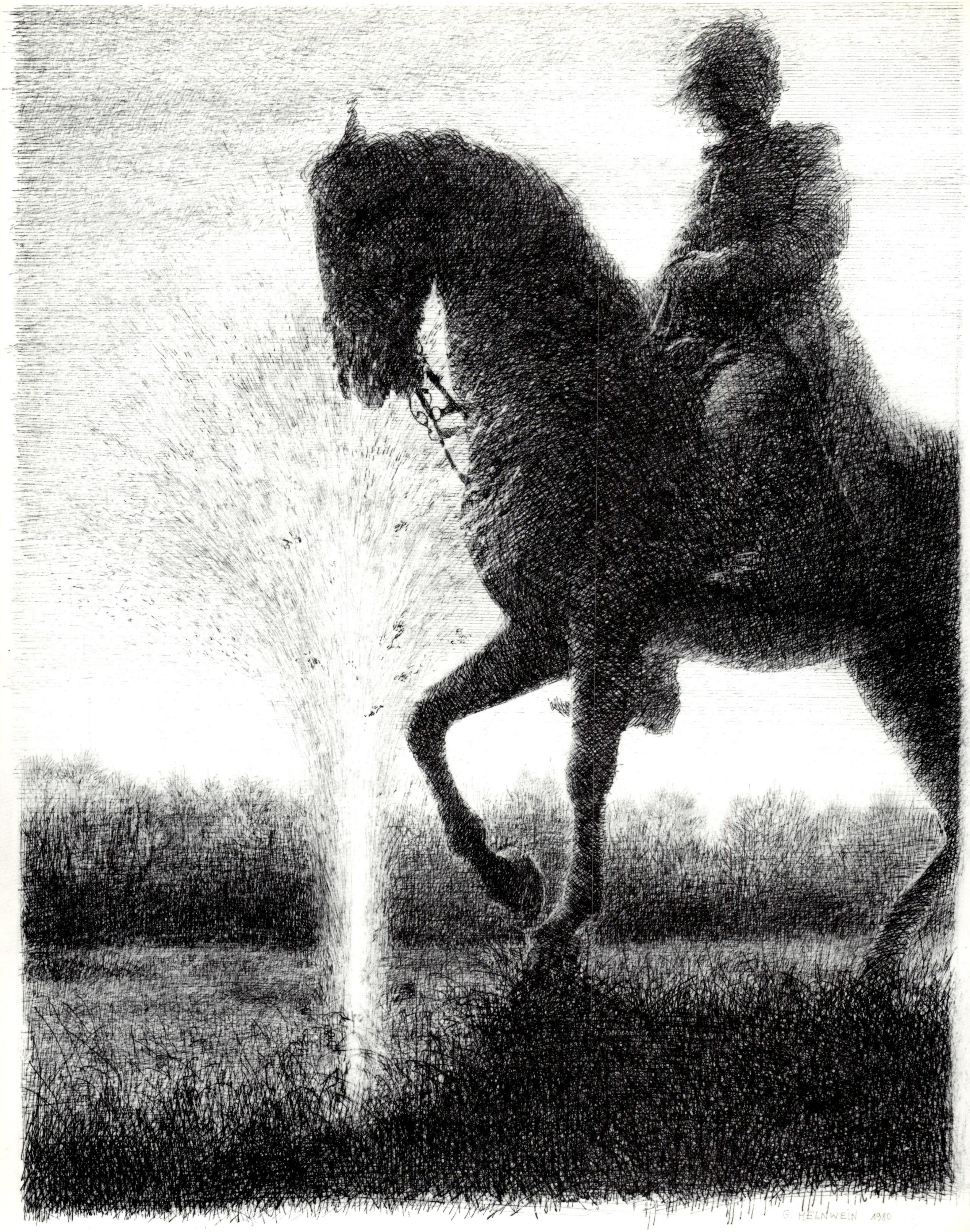
G. HELNWEIN 1980

Jeder Hufschlag ein Treffer

Das Pferd des fränkischen Herrschers Karl des Grossen war ein Wundertier und sorgte für Legenden. Mit einem Hufschlag, so heisst es, trat das besonders talentierte Ross seinem nimmermüden Herrn und Reiter die wohltuende und gesundheitspendende Quelle von Aachen frei.

Karl, die überragende Figur seines Jahrhunderts, hatte diesen Quell auch bitter nötig: Starkes Rheuma plagte und behinderte ihn. Mühsame 30 Jahre im Sattel, immer unterwegs, um sein grosses Reich zu regieren und andere Völker zu unterwerfen – das war nicht spurlos an ihm vorübergegangen. Das Leben in kalten Zelten und feuchten Pfalzen hatte ihn gezeichnet. Sein Leiden lindern aber konnte er in Aachen, in seinem warmen Bad.

Aus diesem Grund erkor der tüchtige Carolus Magnus Aachen zu seiner Lieblingspfalz und ab 795 zu seinem ständigen Aufenthaltsort, den er zügig ausbaute und erweiterte.

Der sagenhafte, heilwasserfreisetzende Huftritt zu Aachen war nicht der einzige, den sich das Reittier des Monarchen erlaubte. Auch die anderen Hufe hatten Finderglück – zum Wohle der «Zweibeiner».

So fingen die Quellen «Bullerborn» zu Altenbeken, der Königsbrunnen von Obermarsberg und die Wasser von Bergkirchen an zu sprudeln. In Bergkirchen, bei Minden gelegen, hatte das edle Ross mit den Hufen gescharrt. Der Sachsenherzog Wittekind soll dann in dieser Quelle getauft worden sein, weshalb sie seinen Namen trägt.

Ob das sagenhafte Pferd auch an der Entdeckung des Petersbrunnen auf der Dortmunder Hohensyburg beteiligt gewesen ist, verrät keine Chronik. Karl der Grosse aber kannte die Quelle. Er liess über ihr eine Kapelle errichten.

◁ Bild 1. *Das Ross Karls des Grossen entdeckt der Sage nach die warmen Quellen von Aachen. Eine Tuschzeichnung des Wiener Malers Gottfried Helnwein, 1980.*

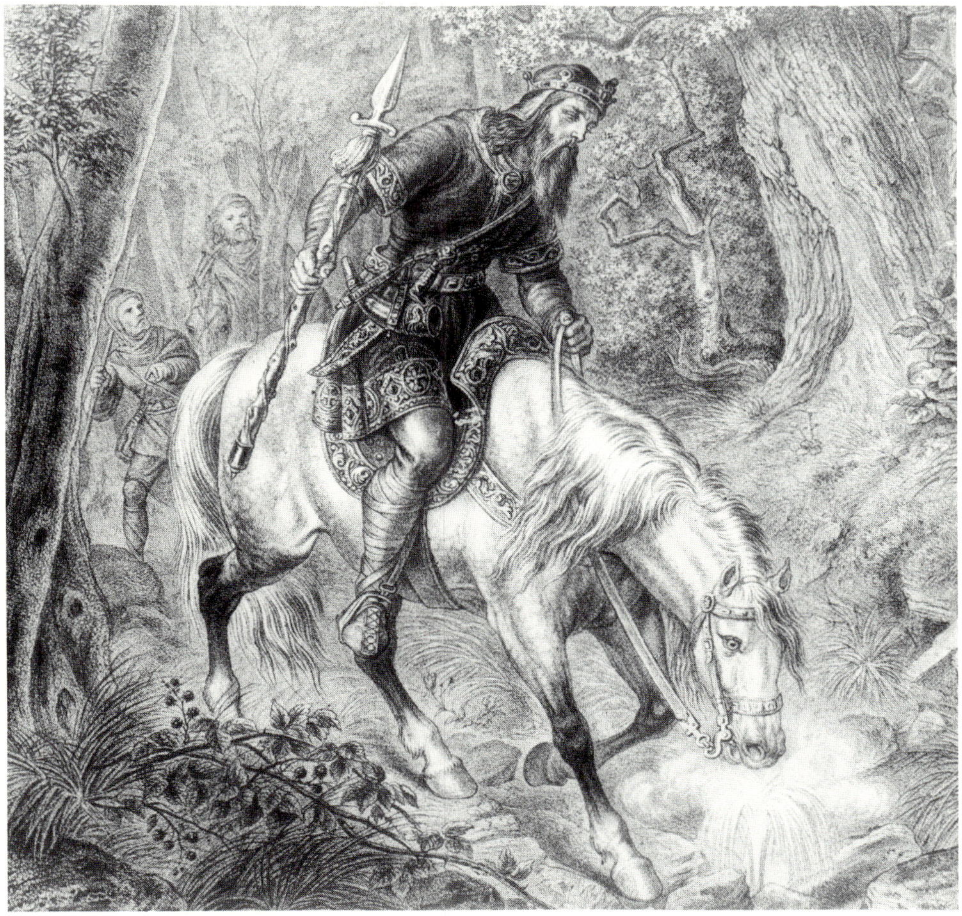

Bild 2. *Hier eine Lithographie von G. Clasen zur gleichen Sage, 19. Jahrhundert.*

Ein Flügelross tritt Quellen frei

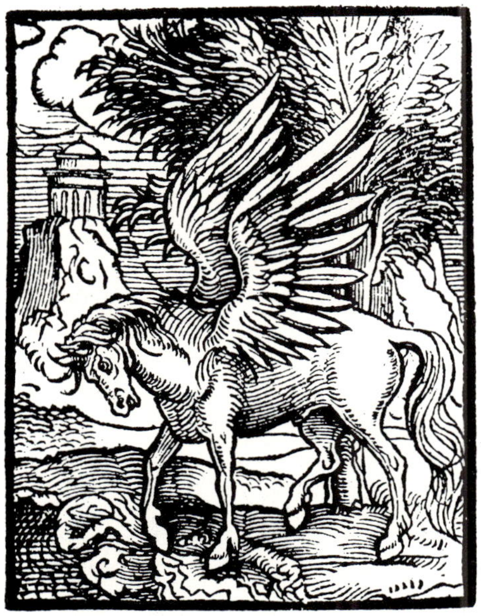

Bild 3. *Auch Pegasus soll Quellen freigetreten haben.*

Doch nicht allein dem Wunderross Karls des Grossen gebührt der Ruhm, Wasser aus dem Boden gestampft zu haben. Auch *Odin*, der Obergott der Germanen und Vater des Göttergeschlechts der Asen, besass ein wasserfündiges Superpferd. Des Gottes Streitross «Sleipnir» hatte nämlich acht Hufe, mit denen es, der Sage nach, verschiedene Quellen – sogenannte Rosstrappen – hervorgezaubert haben soll. Odin selbst verpfändete eins seiner Augen an Mimir, den zukunftskundigen Quelldämon. Bei ihm holte der Gott täglich Auskünfte, um über das Geschehen auf der Erde auf dem laufenden zu sein. Mimir gilt auch als kunstreicher Schmied und Lehrmeister Wielands und Siegfrieds.

Auch in Griechenland machte ein Pferd «wässrige Schlagzeilen» im Buch der Sagen: Es trug Flügel an den Flan-

Bild 4. *Odin (Wotan), Göttervater der Germanen, auf seinem achtbeinigen Ross Sleipnir.*

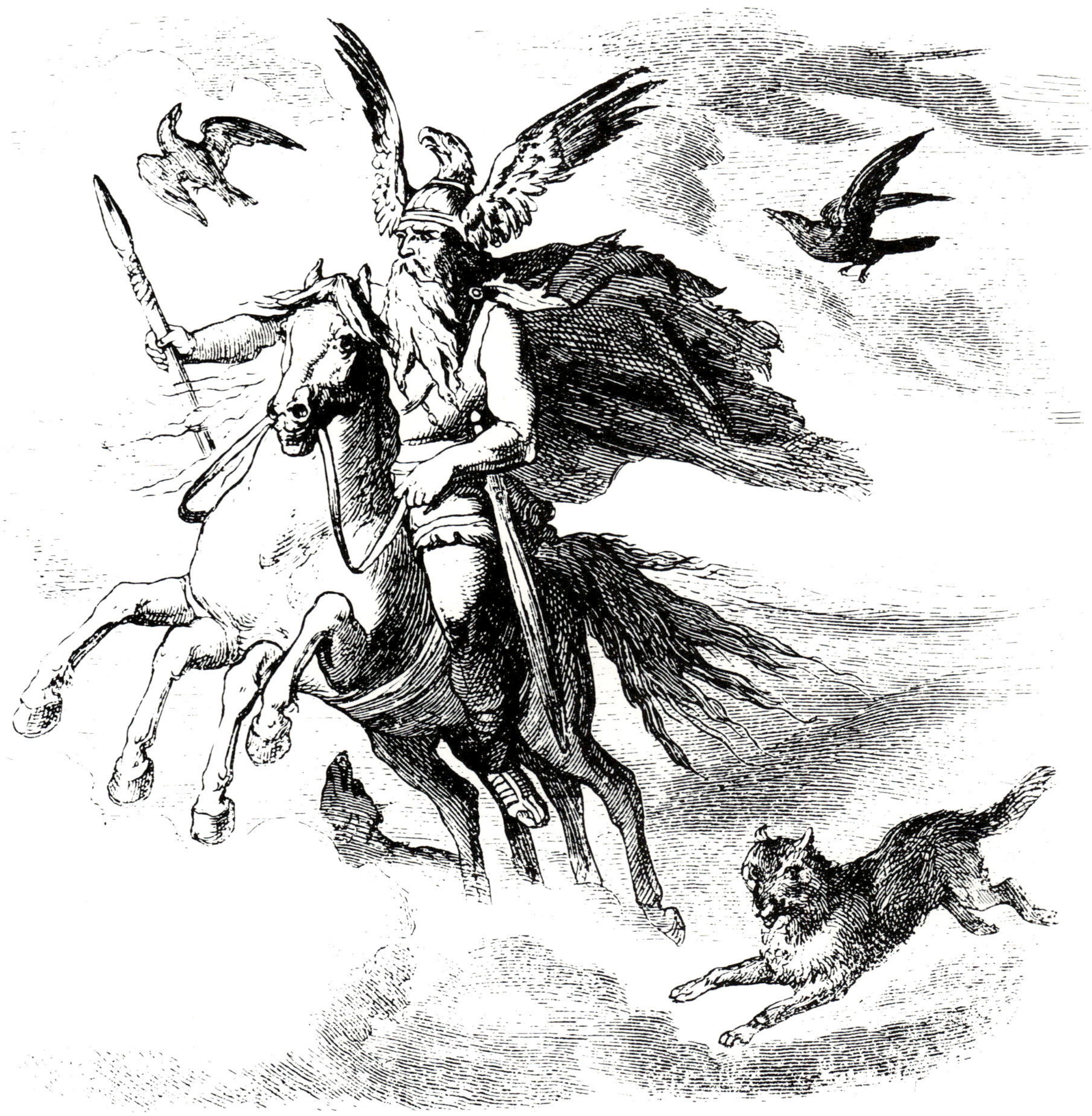

ken und liess wie die bereits genannten Pferde per Hufschlag Quellen fliessen. So das selbst griechische Götter beglükkende Nass von Hippokrene am Berg Parnass, der im Altertum als Sitz des Apollo und der Musen und als Reich der Dichtkunst galt. Das Flügelross hiess *Pegasus* und wurde auch als Dichterross verehrt. Pegasus war dem Rumpf der Medusa entsprungen, als Perseus ihr das Haupt abschlug.

Pferde waren nicht die einzigen Tiere, die für die Menschen wertvolle Quellen aufspürten. Wieder in der Zeit des Frankenkaisers, im Jahre 762, haben Säue die Wässer von Teplitz in Böhmen aufgestöbert. In einem alten Geschichtsbuch steht über diese Herde Borstenvieh geschrieben: «Dass die Schweine die ersten Erfinder dieses heissen Qualls gewesen seyn, solches ist weitleufftiger in der Böhmischen Chronica zu lesen.» Die Schweine hatten vermutlich im Wald nach Eicheln oder Bucheckern geschnüffelt.

Anders die heruntergekommene Kuh, die der Sage nach die heilsame Quelle von Schlangenbad im Taunus entdeckt hat. Struppig, mager und matt wie sie war, trank sie aus einem unscheinbaren Rinnsal zwischen Büschen und Bäumen am Rande ihrer Weide. Nach vierzehn Tagen hatte sie wieder klare Augen, glattes Fell und reichlich Fleisch auf den Rippen. Ihr Besitzer erinnerte sich an diese wundersame Gesundung des Rindviehs, als wenig später ein junges Mädchen im Ort todkrank darniederlag und der herbeigerufene Arzt keinen Rat mehr wusste. Zur Quelle des Rinnsals an der Wiese gebracht, trank die Maid, wurde dort mehrfach gebadet und genas vollends wieder.

Gleich zwei Sagen berichten von der Entdeckung der warmen Quellen von Karlsbad. Der einen nach war es ein Eisvogel – das Symbol der Ewigkeit –, der an kalten Wintertagen immer wieder in den eisfreien Bach unterhalb der Quelle tauchte, um Fische zu fangen. Der anderen Sage nach verfolgte eine Jagdgesellschaft Karls des Grossen einen Hirsch. Die Jagdhunde hetzten das Tier, das unvermutet über eine heisse Quelle setzte. Die Meute sprang zu kurz und verbrühte sich tödlich.

Von bösen und von guten Geistern

Bild 5. *Antike Terrakotta: Nymphe vor einem griechischen Quell-Heiligtum in Unteritalien.*

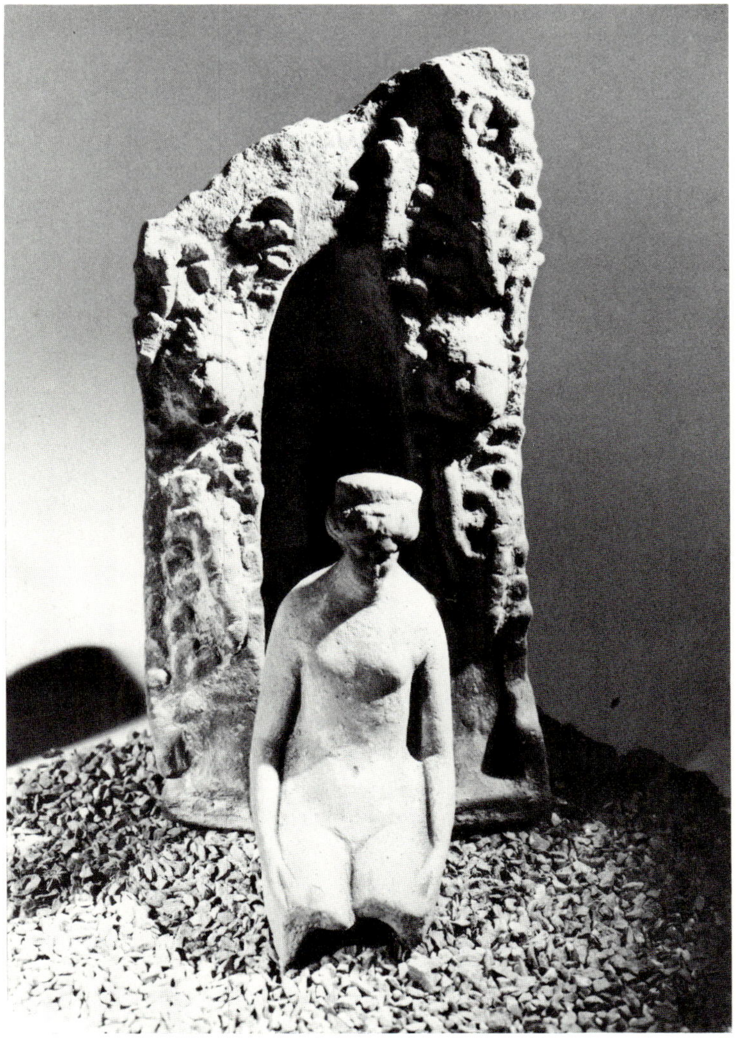

Wundervolle Sagen und Märchen ranken sich um Wasser: Brunnen, Quellen, Bäder, Flüsse, Teiche, Seen und auch das Meer werden bei den Germanen von Nixen, bei den Galliern von Undinen und bei den Slawen von Rusalken bewohnt. Diese Wesen aus der geheimnisvollen Sphäre zwischen Göttern und Menschen heissen bei den Griechen Nymphen und Okeaninei, bei den Römern Najaden und, wenn sie an Quellen in Höhlen hausen, Sibyllen.

Ihnen allen Opfer zu bringen war wichtig, denn viele der sensiblen Geister fühlten sich – so glaubte man – durch Menschen an den Ufern ihrer Gewässer gestört und mussten besänftigt werden. Denn hatten diese meist weiblichen Halbgötter nicht oft genug Menschen zu sich in die Tiefe gezogen?

In der Tat traten die Menschen früherer Kulturen dem Wasser zunächst scheu, misstrauisch und angstvoll gegenüber: Gewitterregen lehrten viele das Fürchten, Bäche konnten unversehens zu reissenden Strömen werden, und Flüsse überschwemmten zuweilen ganze Landstriche – mit allen verheerenden Folgen für Ernte, Vieh und Mensch.

Doch wurde Wasser auch als willkommenes Kampfmittel gegen Dämonen und böse Geister eingesetzt. Denn was dem Menschen schädlich ist, musste sich auch als Waffe gegen unheilvolle Gestalten einsetzen lassen. Aus diesem Grunde schleuderte man Wasser gegen diese Feinde – zunächst schlichtes, später speziell geweihtes. Kranke setzte man in Flüsse, Teiche und Bottiche, um die in sie gefahrenen Dämonen zu vertreiben. Viele Völker bestatteten sogar ihre Toten «jenseits des Flusses» – um eine Wiederkehr ihrer Seele zu verhindern.

Aber auch an die heilbringende Wirkung des Wassers glaubten die Menschen der Frühzeit. Viele Sagen von Nixen, Nymphen und anderen Wassergeistern belegen das. Zum Beispiel die an vielen Herdfeuern im Winter über Jahrhunderte hinweg weitererzählte Geschichte von der Frau Holle, die anfangs keineswegs das milde Mütterchen war, das gemütlich seine Betten ausschüttelt, damit es auf der Erde schneit. Als Wohnsitz diente ihr der heute zugewachsene Frau-Holle-Teich auf dem Hohen Meissner in Hessen. Dort trieb sie ihr Wesen, von dem *Ernst Holler* in seinen «Sagen und Anekdoten zur deutschen Geschichte» schreibt:

«Sie machte Frauen, die zu ihr in den Brunnen stiegen, gesund und schenkte ihnen Kinder; denn die Neugeborenen kommen aus ihrem Brunnen. Dort unten im Teich hat sie auch Kuchen, Obst und Blumen in einem Garten. Davon gibt sie denen, die ihr begegnen und die ihr gefallen.» Ausserdem lockt Frau Holle, so die Sage, Kinder in den Teich. Sie beschert den guten Glück und den bösen eine hässliche Gestalt.

Einmal jährlich «geht sie im Land um und verleiht den Äckern Fruchtbarkeit». Manchmal erscheint sie als schöne weisse Frau in der Mitte des Teiches, aus dessen Tiefe Glockengeläut dringt. Auch in Hollensick bei Bünde entspringt eine Quelle der Frau Holle. Weitere Fruchtbarkeitsbrunnen sollen in Altena, Altendorf, Bensberg, Bochum, Köln und Lüdenscheid gesprudelt haben.

Die Kindlein kommen aus dem Brunnen

Fruchtbar machende Quellen und Brunnen, Seen und Flüsse gibt es in den Sagen aller bekannten Kulturen früher Jahrtausende. Das gilt einmal für die naheliegende Vorstellung, dass Wasser Pflanzen wachsen lässt, zum anderen aber auch für die erwähnte Fruchtbarkeit der Frauen. Viele alte Völker wussten offenbar bereits, dass insbesondere Thermalwasserkuren tatsächlich kinderlosen Frauen helfen können, Kinder zu empfangen.

Wo das Wissen über die geschilderten Zusammenhänge fehlte, war der Glaube dennoch nicht allzuweit von solchen Wahrheiten entfernt. Die bereits erwähnte Frau Holle verlieh der Erde Fruchtbarkeit und gab den Ehesegen. Sie wohnte – so glaubten viele germanische Völker – immer in einer der diesen Stämmen zugänglichen Quellen, einem Teich oder Brunnen. So soll der Münsterbrunnen zu Aachen früher «Kindelsbrunnen» genannt worden sein. In Köln, so heisst es, seien die Kinder aus einem Brunnen nahe der St.-Kuniberts-Kirche und zu Halle an der Saale aus dem Gütenteich geholt worden. In Braunschweig kamen sie aus den beiden Gödebrunnen, und auch in Flensburg ist eine solche Sage nachweisbar.

Wie eng das Wasser mit dem Kindersegen in Zusammenhang gebracht wurde und wird, zeigen nicht nur viele ähnliche Sagen bis nach Japan hin (dort galt der Fakone-See als Sitz der Kinderseelen), sondern belegt auch unser Ammenmärchen vom Storch, der die Kinder aus dem Wasser zieht und sie der jungen Mutter ins Bett legt.

Kein Wunder, dass die so verehrten Quellen, Teiche, Seen und Brunnen früher oft mit Opfergaben bedacht wurden, dass sich Weihestätten, Tempel und Kirchen an solchen Plätzen finden. Besonders Quellen, denen man schon in frühgeschichtlicher Zeit Heilwirkungen nachsagte, sind oft reiche Fundgruben an Opfergaben aller Art, und zwar aus der Jungsteinzeit, der Bronzezeit, der Eisenzeit und aus der römischen Epoche. An vielen solchen Plätzen in Mitteleuropa haben Archäologen zum Beispiel Pinienzapfen, Knöpfe, Fibeln, Broschen, Armbänder, Beile, Messer, Münzen, Weihesteine, Trinkbecher, Bilder und Statuen von Göttern sowie Halbgöttern gefunden.

Einer der grössten Funde gelang im böhmischen Dux, wo 1882 in der Thermalquelle keltische Weihegaben aus dem 3. vorchristlichen Jahrhundert geborgen wurden. Unter den über 1200 Stücken befanden sich allein rund 600 Armbänder und 400 Fibeln, dazu Fingerringe, Messer, Dolche und Lanzenspitzen.

War ein Gewässer heilsam oder förderte es die Fruchtbarkeit, dann bewirkten das – darin gleichen sich die verschiedenen frühen Religionen – Gottheiten, Geister oder Heroen, die in diesen Wassern wohnten oder sie beschirmten. Die Kelten beispielsweise verehrten ihren Gott Diancecht, der den im Kampfe getöteten Soldaten das Leben wiedergab, wenn sie in eine «Gesundheitsquelle» getaucht wurden. So in die Quellen Glan («die Reine») in Irland oder Glanum in Südfrankreich.

Neben Nixen, Nymphen, Wassermännern, die in kleinen oder grossen Gewässern hausen, wurde und wird in vielen Gebieten unseres Planeten Regengöttern gehuldigt. Bei den Azteken hiess der Regengott «Tlaloc», bei den alten Indern «Parjanya», und bei vielen Stämmen Afrikas gibt es ihn noch heute unter sehr verschiedenen Namen.

Wo das Meer im Leben eines Volkes eine wichtige Rolle spielte, verehrte man die Meergötter. Bei den Eskimos war die Meerfrau die wichtigste Gottheit neben dem Mondgott. Die seeverbundenen alten Griechen hielten sich gleich mehrere Götter, die im Meer das Sagen hatten: Okeanos, Poseidon, Nereus, Triton und Proteus.

Viele Kulturvölker im Nahen und Mittleren Osten hatten früh erkannt, dass Wasser lebensspendende und aufbauende Eigenschaften haben muss. Wasser war nicht nur zum Überleben nötig, es war ein heilungspendendes Geschenk der Götter.

Die alten Perser bezeichneten das Wasser als göttliches Element, und die Sumerer formulierten den Satz: «Alles Leben kommt aus dem Wasser.» Für den griechischen Philosophen Thales von Milet war das Wasser sogar der Urstoff des Universums überhaupt: «Das Wasser ist alles, und ins Wasser kehrt alles zurück.»

Schon bei den Sumerern hatte das Wasser einen hohen religiösen Rang gehabt. Sie setzten es mit Weisheit und Geist gleich: «Wasser ist heilig.»

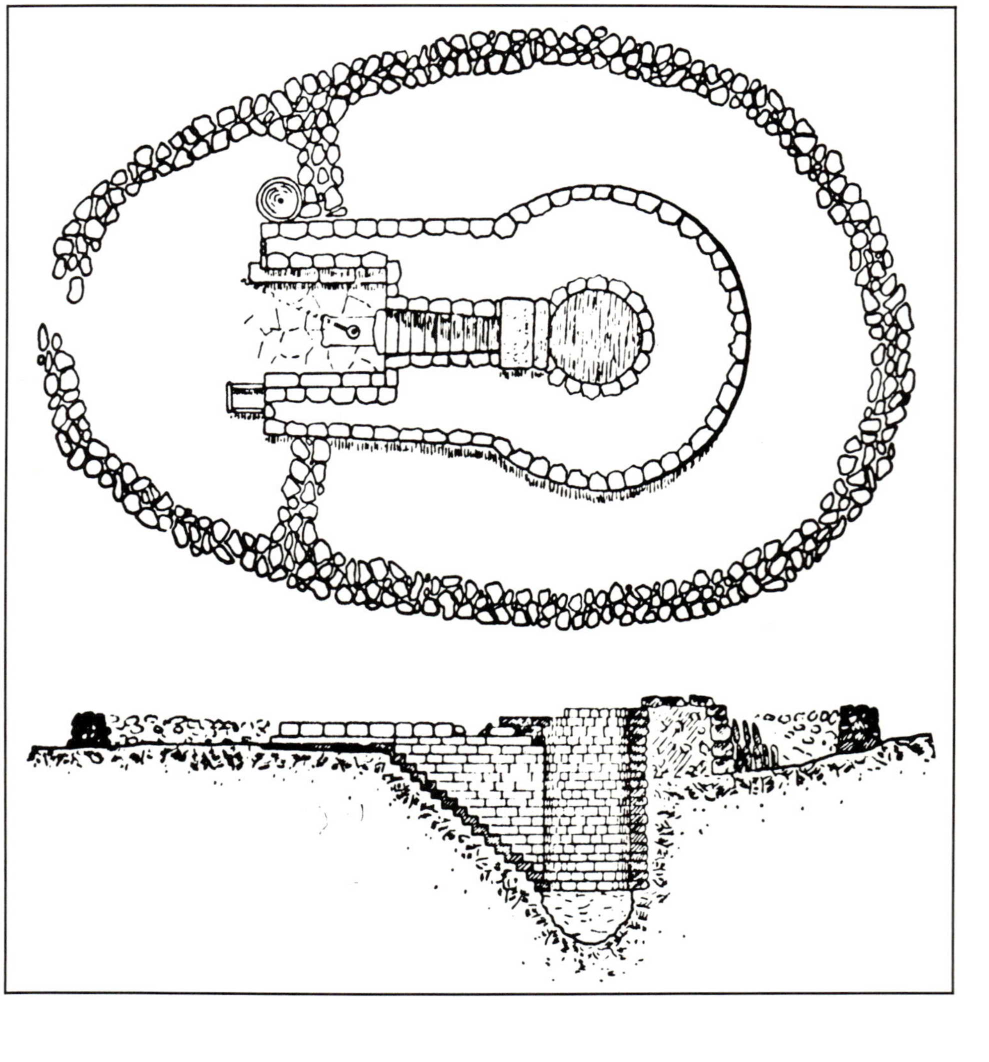

Bild 6. *Plan und Schnitt einer bronzezeitlichen Brunnenanlage auf Sizilien.*

Alles Leben kommt aus dem Wasser

«Am Anfang schuf Gott Himmel und Erde. Und die Erde war wüst und leer, und es war finster auf der Tiefe, und der Geist Gottes schwebte auf dem Wasser.» Die ersten Verse des ersten Buches Mose – der Beginn der Bibel überhaupt – deuten bereits an, wie wichtig das Alte Testament das Wasser nimmt.

Die Bibel steht damit nicht allein. Bei den alten *Indern* zum Beispiel schwebte der Gott Naryan (er heisst auch Wischnu, der Durchdringer) als Geist über den Wassern der Schöpfung: «Er, begehrend mannigfaltige Geschöpfe hervorzurufen durch einen Ausfluss seiner eignen Herrlichkeit, erschuf die Wasser zuerst und verlieh ihnen die Kraft der Bewegung.» Die *Sumerer*, für die das nasse Element nicht nur Urgrund allen Lebens, sondern göttlicher Geist war, kamen vermutlich durch indische Einflüsse zur gleichen Erkenntnis.

Okeanos zeugt die Flüsse

Aus dem Vorderen Orient sprang dann dieser Gedanke nach *Griechenland* über. «Der Ursprung von allem», auch der Götter, das war für die Griechen Okeanos: ein Flussgott, dem der grosse Epiker Homer bescheinigt, er sei von «unerschöpflicher Zeugungskraft». Aus dem ersten Fluss dieser Erde, so vermelden es die alten Sagen, habe er sich in das Meer ergossen, das seither seinen Namen trägt. Jetzt fliesst er im Kreis um die Erdscheibe herum, und alle Quellen, Brunnen, Flüsse und Seen entspringen seinem breiten Strom. Immerhin 3000 Söhne hat Okeanos gezeugt – alle Flüsse dieser Welt – und ebenso viele Töchter, die Okeaninai, die als Teiche und Seen auf der Erde leben. Seine Frau, die Meergöttin Tethys, hat sich mit ihm überworfen, ist des Gebärens überdrüssig geworden. Deshalb verheeren keine neuen Wasserströme mehr die Erde – und damit ist unsere Welt stabil geworden.

Dieser Mythos, von Homer im 8. Jahrhundert vor Christus erzählt, sollte knapp 200 Jahre später dem griechischen Philosophen und Naturforscher *Thales von Milet* als Grundlage seiner Wassertheorie dienen. Auch Thales nahm an, die Erde sei eine auf dem Ozean schwimmende Scheibe. Er verglich die Erdkruste mit einem vollgesogenen Schwamm, aus dessen Poren bei Veränderungen des Erdgleichgewichts Wasser heraustritt. Diese Theorie fand Anhänger bis in das 18. Jahrhundert hinein. Manche Denker ergänzten sie durch die Annahme einer «rhythmischen Atemtätigkeit der Erde», was Ebbe und Flut erklären sollte.

Der Stoff, aus dem die Sterne sind

Auch für Thales stand fest: «Das Wasser ist der Urstoff des Universums und göttlichen Ursprungs.» Der alte Grieche aus der Hafenstadt Milet an der kleinasiatischen Westküste war offenbar ein hellsichtiger Mann, denn nach neuesten Forschungsergebnissen bestehen 93 Prozent aller Atome des Universums aus Wasserstoff. Man kann deshalb mit dem englischen Philosophen und Nobelpreisträger *Bertrand Russel* durchaus der Meinung sein, dass die Aussage des Thales «eine weitsichtige wissenschaftliche Hypothese» ist.

Rund 100 Jahre nach Thales kam eine andere Theorie auf. Nach ihr soll Quell- wie Grundwasser vom Regen herrühren und aus grossen unterirdischen Hohlräumen in den Bergen gespeist werden. Diese Lehre wurde vor allem von Anaxagoras vertreten, später, bei den Römern, auch von Seneca. Im Mittelalter aber hatte man sie vergessen. Als Neuentdecker dieser «Infiltrationstheorie» in der zweiten Hälfte des 17. Jahrhunderts gelten der Holländer Isaac Voss, der Franzose Edme Mariotte und der Däne Caspar Bartholinus.

Wenig später stellte der englische Astronom *Edmund Halley* Versuche über die Verdunstung des Meeres an. Er konnte zeigen, dass diese Verdunstung ausreicht, um – über den Umweg Wolke und Regen – alle Quellen der Erde zu speisen. Damit war für ihn klar: Meereswasser verdunstet, der Wind treibt die entstehenden Wolken über das Land, dort regnet es besonders auf der Schattenseite der Berge, in den Bergen sammelt sich das Wasser in grossen Reservoirs – um dann wieder als Quelle ans Tageslicht zu treten.

Diese Theorie konnte vor allem durch den Franzosen *Jean-Claude de La Métherie* noch verfeinert werden – und kommt seither ohne die «grossen Reservoire» in den Bergen aus. Der «hydrologische Fundamentalsatz» von La Mé-

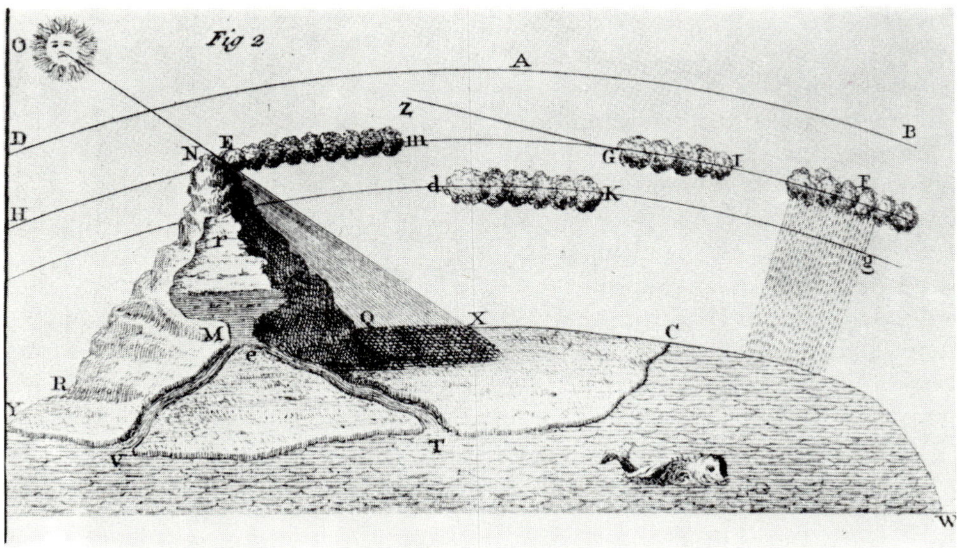

Bild 7. *Der Kreislauf des Wassers und die Entstehung der Quellen nach der Lehre von Edmund Halley, 1691.*

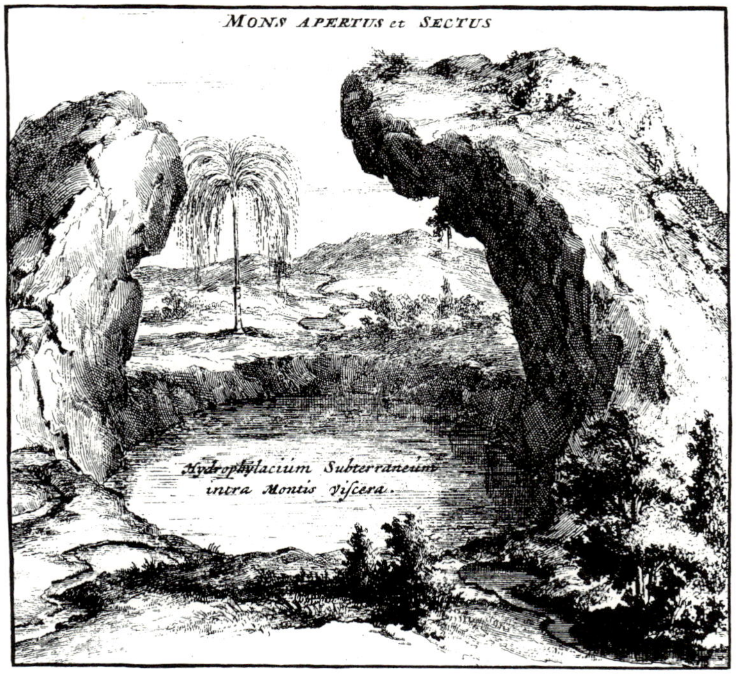

Bild 8. *Darstellung eines «Wasser-reservoirs» in den Bergen, das Quellen sprudeln lässt. Kupferstich aus einer Schrift des schlesischen Gelehrten Johannes Herbinius.*

therie, dargestellt 1795 in seiner «Théorie de la Terre» sagt aus: Ein Teil des aus den Wolken herabregnenden Wassers verdunstet, ein anderer Teil rinnt oberirdisch in die Flüsse ab, und der dritte Teil dringt in den Erdboden ein und speist die Quellen. Diese Theorie wird, inzwischen weiterentwickelt, auch heute noch von der Wissenschaft als tragfähig angesehen.

Das ideale Lösungsmittel

Ein ganz besonderer «Wasserkreislauf» bestimmt auch unser menschliches Leben: Das Blut – es besteht zu 83 Prozent aus Wasser – durchfliesst in einem Kreislaufsystem den Körper. Es löst und verteilt alle lebensnotwendigen Stoffe und schafft die Verbrennungsprodukte zu den Ausscheidungsorganen. Zusätzlich dient es, und hier kommt ihm die hohe Wärmeleitfähigkeit des Wassers zustatten, als Wärmeregulator innerhalb der einzelnen Körperregionen. Ja selbst bei den chemischen Vorgängen der Verdauung und Verbrennung der Nahrungsmittel ist Wasser beteiligt: Wasserstoff aus den Nahrungsstoffen verbindet sich bei der Verbrennung in Muskeln und anderen Organen mit Sauerstoff – und es entsteht als Endprodukt Wasser.

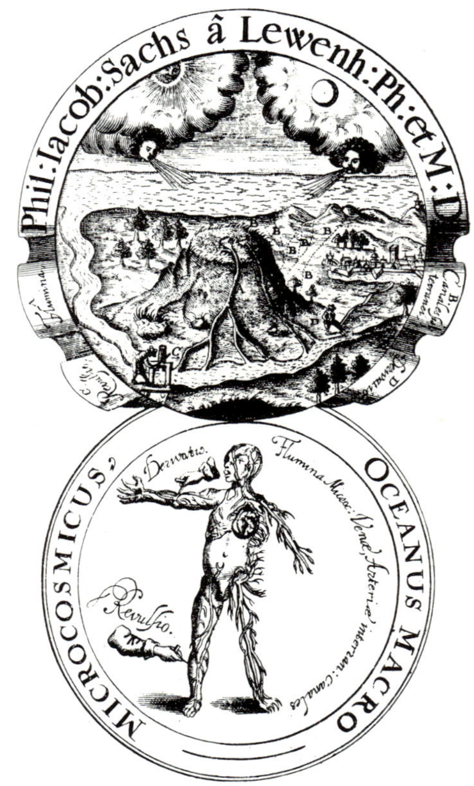

Bild 9. *Im 17. und 18. Jahrhundert haben Gelehrte den menschlichen Blutkreislauf immer wieder mit dem Wasserkreislauf der Erde verglichen.*

Täglich nimmt der Mensch etwa 2,3 Liter Wasser mit der Nahrung und als Getränk auf. Hinzu kommen etwa 0,3 Liter Wasser, die bei der Nahrungsverbrennung entstehen. Die gleiche Menge scheidet er auch täglich aus: etwa 1,6 Liter über die Nieren und den Stuhlgang, einen reichlichen halben Liter mit der Atemluft und einen knappen halben Liter als Schweiss, um die Hautoberfläche durch Verdunstung zu kühlen.

Da der menschliche Körper zu etwa 70 Prozent aus Wasser besteht, verwundert es nicht, dass Wasser an allen wichtigen Stoffwechselvorgängen beteiligt ist. Es löst zunächst die Nährstoffe auf, spaltet mit Hilfe von Enzymen grosse Kohlehydrat-Moleküle in kleinere Molekülgruppen auf und verbrennt dann diese Moleküle in den einzelnen Körperzellen mit Hilfe von Sauerstoff – der ebenfalls im Blutwasser gelöst von der Lunge herantransportiert worden ist. Bei der Verbrennung entsteht Energie, die sofort verteilt werden muss, Wasser, das zunächst im Kreislauf verbleibt, Kohlendioxid, das in die Lungen transportiert werden muss, sowie Stärke, die als einziges dieser Stoffwechselprodukte regelrecht gespeichert werden kann.

Besonders zwei Eigenschaften des Wassers sind für alles Leben wichtig: seine erstaunlich grosse Fähigkeit, Wärme aufzunehmen, festzuhalten und zu transportieren, und seine hervorragende Eignung als Lösungsmittel. Die zweite Eigenschaft erklärt sich aus dem Bau der Wassermoleküle: Wenn sich ein (relativ grosses) Sauerstoffatom mit zwei (relativ kleinen) Wasserstoffatomen verbindet, entsteht ein Wassermolekül, dessen beide Wasserstoffatome sich an der einen Seite des Sauerstoffatoms anlagern, während die andere Seite frei bleibt. Die «Wasserstoffseite» des neuen Moleküls wird elektrisch positiv aufgeladen, die «Sauerstoffseite» dagegen negativ. Somit wird das Wassermolekül zweipolig und wirkt ähnlich wie ein Stabmagnet: Die positiv geladene Seite des Moleküls zieht negative Ladungen seiner Umgebung an, die negativ geladene Seite dagegen positive Ladungen. Die Folge ist, dass sich Wassermoleküle und Moleküle anderer Verbindungen gegenseitig anziehen, ja dass sich Wassermoleküle vielfach sogar zwischen die elektrisch geladenen Atome anderer Moleküle drängen: die andere Substanz wird auf diese Weise im Wasser gelöst.

Das Wasser verändert sich dabei chemisch nicht. Aus diesem Grund kann es als das beste Lösungsmittel angesehen werden. Deshalb ist es auch für alle Le-

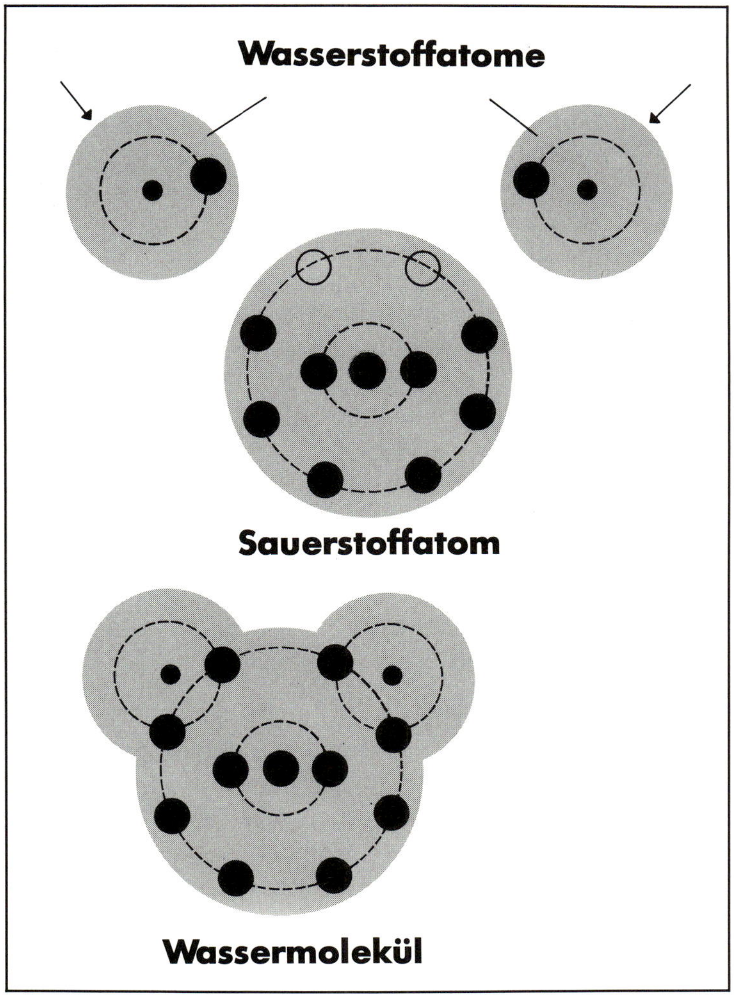

Bild 10. *Weil das Wassermolekül «gewinkelt» gebaut ist, ist Wasser ein gutes Lösungsmittel.*

bensvorgänge so entscheidend wichtig: Alle lebenden Organismen hängen vom Wasser ab, weil es allein Nahrungsstoffe und Schlacken auflösen und transportieren kann.

Im Ur-Meer regt sich erstes Leben

Ohne Wasser also wäre kein Leben auf unserer Erde denkbar. So verwundert es auch nicht, dass alles Leben dieses Planeten in den Ur-Ozeanen entstanden und daraus hervorgegangen ist: Die Wissenschaft nimmt heute an, dass das Leben vor etwa vier Milliarden Jahren in den oberen Schichten des Meeres entstanden sei. Zunächst dürften in der Ur-Atmosphäre aus Wasserstoff, Wasserdampf, Methan, Acetylen, Ammoniak und Cyanwasserstoff gewisse Kohlenstoffverbindungen, zum Beispiel Aminosäuren, hervorgegangen sein, und zwar unter dem Einwirken ultravioletter Sonnenstrahlen und durch elektrische Entladungen von Gewittern. Diese Substanzen gelangten in die Ur-Meere, wo – ebenfalls unter der Einwirkung der UV-Strahlung – die ersten Eiweissstoffe, Nucleinsäuren und energiereichen Kohlenwasserstoffe entstanden. Das Meer war nicht nur Medium dieses Geschehens, sondern hatte dabei eine wichtige weitere Funktion: Es schirmte, jedenfalls einige Meter unter seiner Oberfläche, die frisch entstandenen ersten organischen Substanzen gegen die starken und energiereichen ultravioletten Strahlen ab, die sonst die frisch zusammengefügten Grossmoleküle unweigerlich wieder zerstört hätten.

Die UV-Strahlung hatte noch einen zweiten Effekt: Sie spaltete das Oberflächenwasser der Ur-Ozeane in Wasserstoff und Sauerstoff. Das so freigesetzte Wasserstoffgas, das leichteste aller Elemente, stieg in die Atmosphäre und verlor sich langsam im Weltraum. Der Sauerstoff, um einiges schwerer, wurde durch die Schwerkraft in der irdischen Atmosphäre zurückgehalten. Nach und nach bewirkte die zunehmende Sauerstoffkonzentration, dass die UV-Einstrahlung immer weniger zur Wasseroberfläche durchdrang. Dies stoppte einmal die Produktion weiteren Sauerstoffs und machte es zweitens den organischen Substanzen möglich, auch in den obersten Schichten der Meere zu überleben.

Wie sich der weitere Entwicklungsprozess abspielte, ist noch nicht in allen Einzelheiten erforscht. Vermutlich entstanden im Wasser der Ur-Meere zunächst sogenannte «Halblebewesen» oder «lebende Eiweisskristalle», ähnlich den Viren, die wir heute als Erreger vieler Krankheiten fürchten. Dann kam es zur Ausbildung von «Bakteriophagen», die schon über eine Art Geschlechtstrieb verfügen und Eigenschaften vererben können. Eine Vielzahl von sehr unterschiedlichen Einzellern entstand, die sich im Laufe von Jahrmillionen zunächst zu Zellkolonien und dann zu mehrzelligen Lebewesen zusammenfanden. Dies alles geschah im Wasser.

Ebenfalls im Wasser entwickelten sich die ersten Pflanzen, die in ihrem Innern über das grüne Chlorophyll verfügen. Dieser Stoff ermöglicht die sogenannte «Photosynthese», mit deren Hilfe Pflanzen die im Wasser und in der Luft vorhandene Kohlensäure in Nährstoffe umzuwandeln vermögen. Dieser Entwicklungsschritt war entscheidend für die spätere Höherentwicklung der Tierwelt, denn alle Tiere sind letztlich – direkt oder indirekt – auf pflanzliche Nahrung angewiesen.

Tiere und Pflanzen erobern das Land

Sehr viel später erst, vor vielleicht 450 Millionen Jahren, haben die ersten Lebewesen das lebenspendende und lebenerhaltende Wasser verlassen und das feste Land erobert. Das brachte, soweit wir sehen können, Schwierigkeiten mit sich: Die Lebewesen, die im Wasser nahezu schwerelos gewesen waren, mussten sich jetzt zunächst einmal selbst tragen und dazu etwa 40 Prozent der verfügbaren Energie aus ihrem Stoffwechsel aufwenden. Und das Lösungsmittel Wasser, unentbehrlich für alle Stoffwechselvorgänge, war auf dem Land unversehens zur Mangelware geworden. Zur Gefahr des Austrocknens kamen die auf das Leben ungünstig wirkenden Temperaturschwankungen – besonders die zwischen Tag und Nacht – hinzu, die das Wasser zuvor weitgehend ausgeglichen hatte. Warum viele Lebewesen dennoch den Schritt auf das Land wagten, was doch zunächst nur Nachteile brachte, ist auch heute nicht eindeutig zu erklären. *Hoimar von Ditfurth* hat in seinem Buch «Im Anfang war der Wasserstoff» dazu geschrieben:

«Alles in allem kam der Auszug aus dem Wasser der Aufgabe des eigentlichen Lebenselementes gleich. Das, was wir heute die Eroberung des Landes nennen, wäre einem Beobachter damals genauso irrational erschienen wie vielen Menschen heute der Drang zum Besuch des Mondes. Es bedeutet das Aufgeben bequemer Geborgenheit für eine Umwelt, die dem Leben zu Beginn des abenteuerlichen Unternehmens nicht die geringste Chance zu bieten schien. Vom Wasser aus betrachtet, nahm das trockene Land sich damals genau so fremdartig und lebensfeindlich aus wie die Oberfläche des Mondes heute für uns.»

Auf dem Land aber, in dieser zunächst so unwirtlichen Umgebung, entwikkelte sich dann auch der Mensch. Der Wechsel in eine neue Umwelt, die grosse Risiken in sich barg, erwies sich also für das Leben nicht als Sackgasse, sondern bot die Chance für eine ungeahnte Weiterentwicklung.

Was aber bewog viele Organismen, den Schritt auf das Land zu wagen? Offenbar gab und gibt es eine allgemeine Entwicklungstendenz, nach der sich Lebewesen aus ihrer angestammten Umwelt lösen.

Man kann sich diese Tendenz als einen sicherlich sehr riskanten Spieltrieb vorstellen, der die auf unbekannte Lebensräume «neugierigen» Organismen dazu bringt, die vertraute Umwelt zu verlassen. Bei solchen Entwicklungsspielen gibt es offenbar für die Spieler viele Nieten, aber zuweilen ist eben auch ein Glückslos darunter. Wer einen Treffer zieht, überlebt und hat die Chance, sich zu neuen, ungeahnten Höhen aufzuschwingen.

Wie auch immer die Entwicklung der irdischen Organismen lief und laufen wird: das Wasser, aus dem sie alle hervorgingen, war, ist und bleibt das Ur-Element ihres Daseins.

Bild 11. *Der Wasserkreislauf in moderner Sicht.*

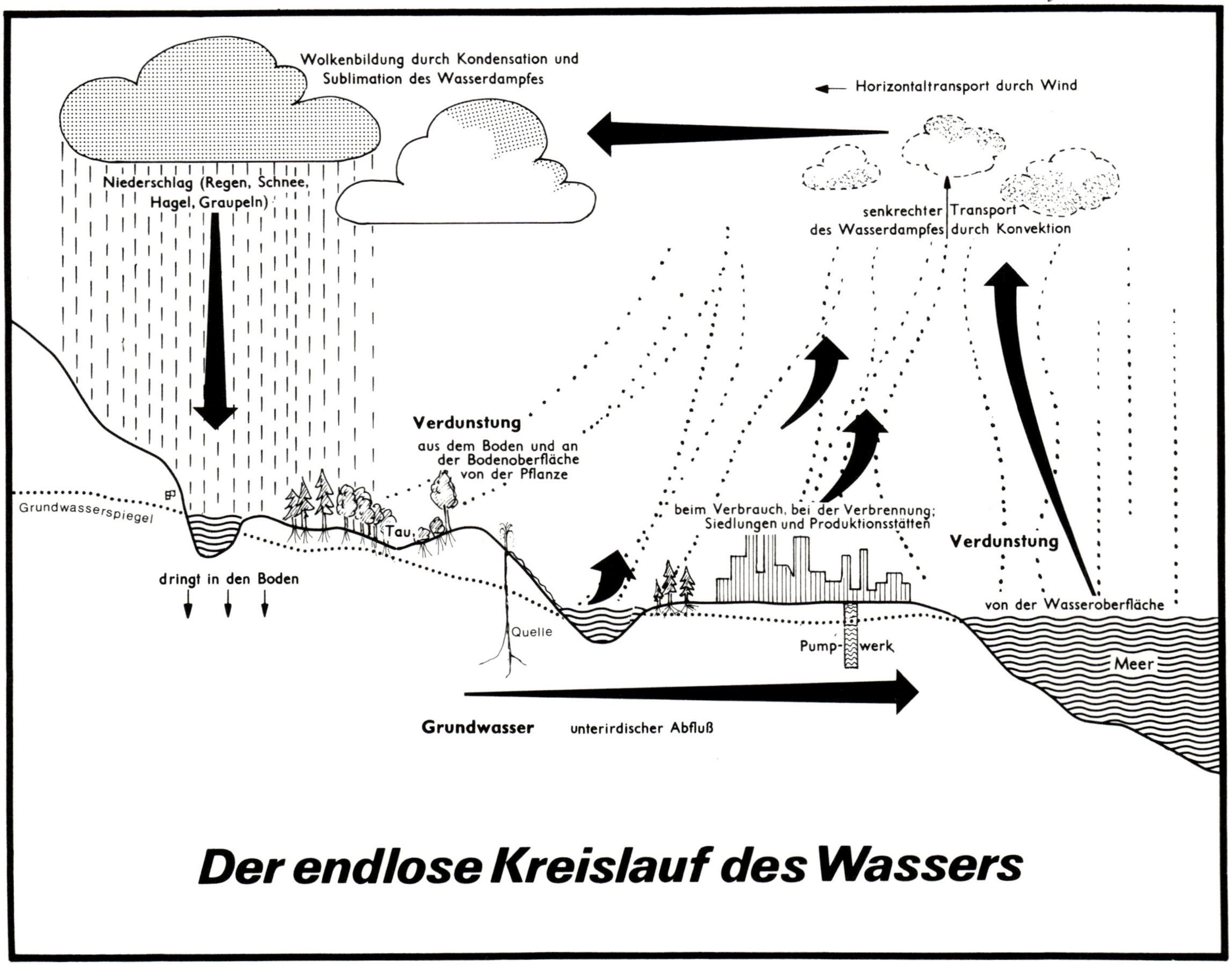

Wasser – Kampfstoff gegen böse Geister

Wasser gehört zu den ältesten Heilmitteln der Menschheit. Der Grund ist überaus simpel: Kranke sind – so glaubten die Menschen aller vor- und frühgeschichtlichen Völker – von Geistern, von Dämonen besessen. Diese bösartigen Wesen fürchten neben Rauch, Lärm und Prügeln vor allem das Wasser. Was lag näher, als Kranke in einen Fluss, einen Teich oder eine mit Wasser gefüllte Wanne zu tauchen, um die krankmachenden Dämonen damit zu vertreiben! In manchen afrikanischen Ländern ist dieser Glaube auch heute noch lebendig: Wenn Medizinmänner in Zentral- oder Westafrika Fieberkranke dreimal täglich in einem Fluss baden lassen, so hat dies wenig mit Reinlichkeitsvorstellungen zu tun, wohl aber sehr viel mit Vertreibung böser Geister.

Mit fortschreitender Kultur entwickelte sich dann die Vorstellung, dass jeder Kranke unrein sei. Dies war vielfach im wörtlichen Sinn, noch mehr aber im übertragenen Sinn gemeint: Die körperliche Reinigung wurde vor allem deshalb so wichtig, weil sie auch eine geistige Reinigung symbolisiert. Besonders das «lebendige» Wasser von Quellen, Bächen und Flüssen soll eine reinigende, eine Krankheiten fortspülende und eine sündentilgende Kraft haben. Kein Wunder, dass Reinigungsvorschriften in vielen alten Kulturen zu religiösen Geboten erhoben wurden – und in vielen Religionen heute noch gelten.

Der heilige Ganges tilgt die Sünden...

«Die Unreinheit des menschlichen Körpers wird durch das Wasser beseitigt», verkündete «Stammvater» *Manu*, der den frühen *Indern* ein erstes Gesetzbuch mit genauen Vorschriften zur Körperpflege gab. Jeder Gläubige sollte sich damit von Unreinheiten und Sünden befreien können. Noch heute ist den Hindus der Ganges heilig und wird von Anwohnern wie Pilgern täglich zu entsühnenden Bädern genutzt. Jeder Hindutempel hat in der Nähe eine heilige Badestelle, und Gangeswasser ist in den fern vom Strom liegenden Pagoden ein kostbarer Schatz, der bei jedem Opferzeremoniell gebraucht wird.

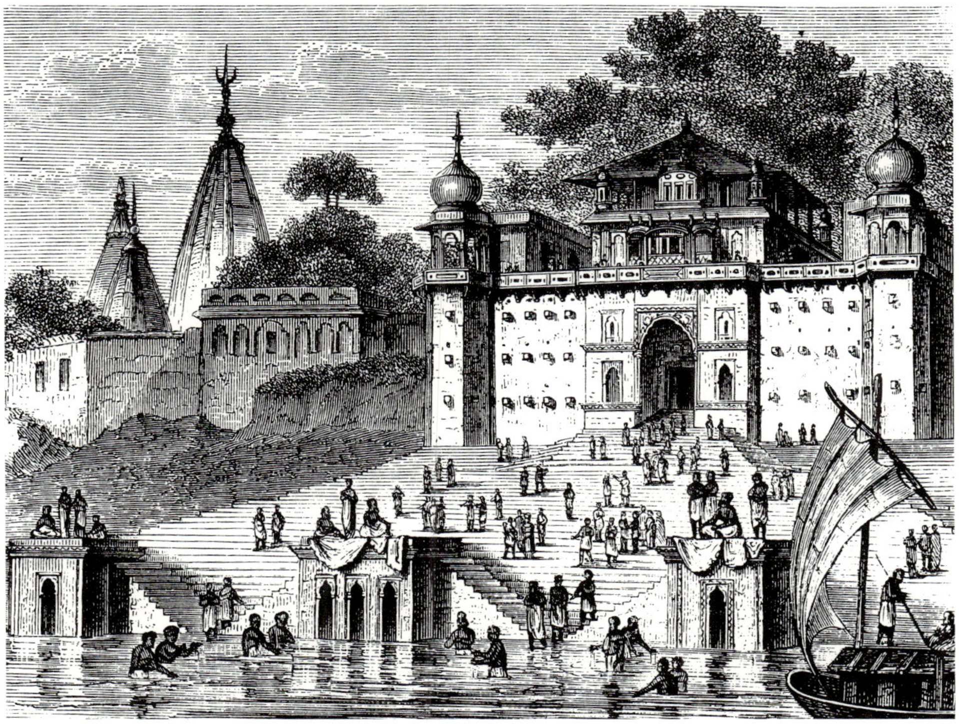

Bild 12. *Badende Pilger in Benares, der heiligen Stadt am Ganges.*

Die heiligste Badestelle am Ganges ist bis in unsere Tage hinein die von Hurdwar. Dort war 1820 der Andrang der Gläubigen so gross, dass über tausend Menschen unter Wasser gedrückt wurden und ertranken. Kaum weniger berühmt war und ist das entsühnende Pilgerbad von Dschemnotri, wo Thermalwasser das eiskalte Wasser des oberen Ganges erwärmt.

Doch nicht nur Sünden tilgt der heilige Ganges. Das Bad in seinen Fluten wird heute noch aus anderen Gründen geschätzt. Ein gern zitierter Spruch macht dies plausibel: «Zehn Vorzüge werden dem zuteil, der sich regelmässig

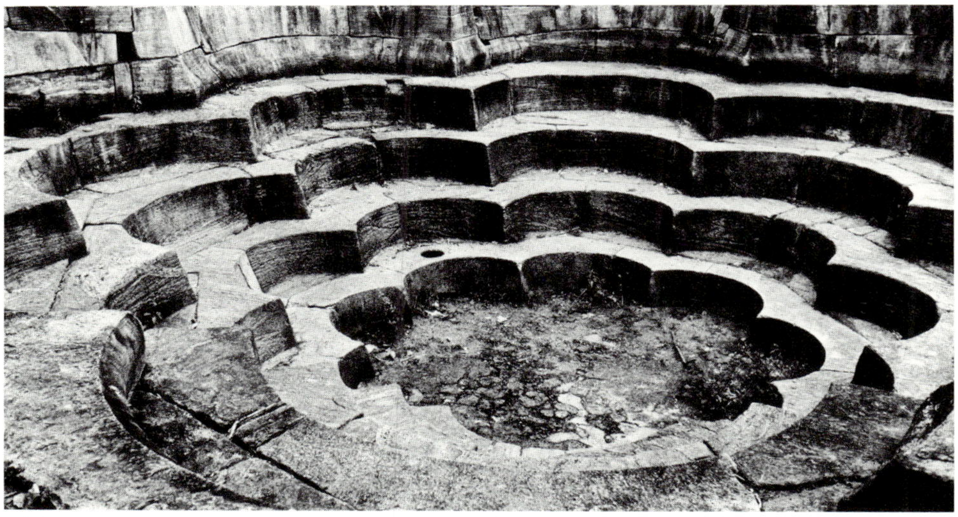

Bild 13. *Rituelles Badebecken, einer Lotosblüte nachempfunden, in Sri Lanka (Ceylon).*

badet: Kraft, schöne Gestalt, Reinheit der Stimme und der Hautfarbe, Zartheit der Haut, ein angenehmer Geruch, Reinheit, Anmut, Jugendlichkeit und der Besitz schöner Frauen.»

Auch im heutigen *Pakistan*, am Indus, entwickelte sich früh eine Badekultur, die hier zum Bau von hochentwickelten Badeanlagen führte. Sie dienten vermutlich religiösen Reinigungen. Mohenjo Daro hiess die Stadt, die schon um 2800 vor Christus acht kleine Badestuben für die Priester und ein Hallenbad von immerhin 60 mal 30 Meter Grundfläche für die gläubigen Laien bereithielt.

Nicht viel später, um 2500 vor Christus, konnte sich *Ilum-Ischar*, König der *Sumerer*, in Mari am Euphrat über ein Badezimmer mit zwei Wannen aus gebranntem Lehm freuen. Sie waren, das ist noch heute sichtbar, mit Asphalt gedichtet worden. Ein Abort im gleichen Raum lässt den Schluss zu, dass dieses einst luxuriös ausgestattete Badegemach keinen religiösen, sondern profanen Zwecken diente, nämlich der Erfrischung des königlichen Paares. Es ist das älteste uns bekannte Badezimmer überhaupt.

Zuletzt dürfte König *Zimrilim* im Jahr 1695 vor Christus in einer der beiden Wannen gesessen haben, denn damals fiel *Hammurabi von Babylon* in Mari ein, zerstörte Stadt und Palast und verleibte Land und Leute seinem Reich ein. Ihm war übrigens das Wasser des Euphrat heilig. Im Tempel des von ihm verehrten Gottes Marduk befand sich deshalb eine Zisterne mit aus dem Euphrat geschöpftem «Lebenswasser», das sich als Heilmittel bei Schmerzen aller Art und bei den verschiedensten Krankheiten bewährt haben soll.

Nur dreihundert Jahre später verfügten die *Hethiter* nach der Eroberung des heutigen Syrien über bunt gekachelte grosszügige Badebecken von der Grösse eines kleineren Hallenbades. Die Temperatur des Badewassers war regulierbar, kostbare Badesalze gaben ihm eine schöne Farbe und einen angenehmen Duft. In den Ruinen von Abu Kemal fanden die französischen Ausgräber im Jahre 1960 aber noch mehr: vollständig erhaltene grosse Massagetische, auf denen sich die Hethiter hatten durchkneten lassen.

... und der Nil heilt viele Krankheiten

Ob sich auch die alten *Ägypter* in Badehäusern oder am Nil trimmten und sich bei dieser Gelegenheit durchwalken liessen, ist nicht bekannt. Sicher aber ist, dass die Priester besonderen Reinigungsvorschriften unterworfen waren und sich, wie der griechische Geschichtsschreiber Herodot später vermerkt hat, «zweimal am Tag und zweimal in der Nacht» in kaltem Wasser baden mussten. Die Reinigung des Körpers mit Wasser war allen Ägyptern vorgeschrieben, die ein Heiligtum betreten wollten: Wasser galt auch am Nil als Symbol geistiger Reinheit.

Im ägyptischen «Neuen Reich», um 1300 vor Christus, spielt eine bekannte Geschichte, die beweist, dass die Zeitgenossen im Nil badeten: In dieser Periode der ägyptischen Gefangenschaft der Juden befahl der Pharao, alle neugeborenen jüdischen Knaben zu töten. Eine Jüdin aus dem Hause Levi setzte daraufhin ihren neugeborenen Sohn «in ein Kästlein von Rohr», dichtete den Korb mit «Erdharz» und legte ihr Kind hinein. Das primitive Boot setzte sie zwischen Schilfstauden in den Nil. Weiter heisst es in der Bibel, im 2. Buch Mose 2,5: «Und die Tochter Pharaos ging hernieder und wollte baden im Wasser; und ihre Jungfrauen gingen an dem Rande des Wassers. Und da sie das Kästlein im Schilf sah, sandte sie ihre Magd hin und liess es holen.»

Der junge *Moses* war gerettet. Ob aber die Pharaonentochter im Nil von der Hautkrankheit geheilt wurde, an der sie gelitten haben soll, ist nicht überliefert. Dagegen wird berichtet, dass die Ägypter Bäder sowohl «zur Erfrischung des Körpers» wie auch «um viele Krankheiten, die von der Völle des Bodens herrühren, abzuwehren und solche, die sich schon entwickelt haben, zu vertreiben».

Der italienische Medizin-Schriftsteller *Prosper Alpinus,* der im 16. Jahrhundert Ägypten bereiste, schreibt in seinem Werk «De medicina Aegyptiorum» weiterhin, dass viele der alten ägyptischen Badebräuche zu seiner Zeit noch erhalten waren: «Bäder wird man heiss, warm und kalt zu jeder beliebigen Zeit, wenn man will, dort finden. Aber meist sind diese Bäder mässig warm.»

Selbst «absteigende Bäder» – in Europa erst seit dem 19. Jahrhundert angewendet – gab es damals im Land der Pharaonen schon: «... schritten sie zum kalten Bade, indem sie ganz allmählig durch alle Wärmegrade hindurch zur Kälte gelangten, nämlich vom warmen zum weniger warmen und von diesem zum kalten und schliesslich zum äusserst kalten.» Schwitzbäder mit anschliessendem kühlem Bad kannten die Ägypter offenbar ebenfalls. Und nicht nur dies: «Auch glaubten sie, dass die Ursache ihrer Langlebigkeit auf dem Genuss des Nilwassers beruhe.»

Schätzten die Ägypter des Neuen Reiches vor allem die Heilkraft des

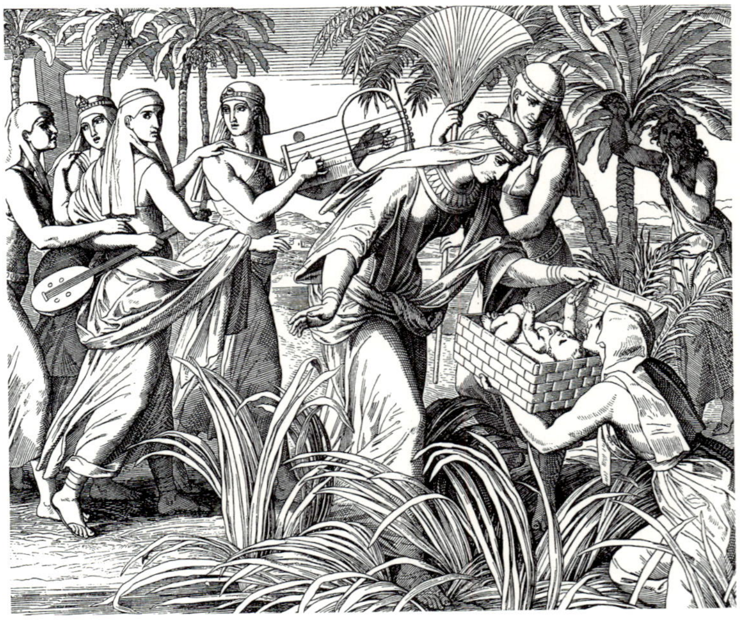

Bild 14. *Die Tochter des Pharao findet den jungen Mose im Nil.*

Wassers, so war den alten *Persern* das flüssige Element besonders ein Medium kultischer Reinigungen. Auf den grossen Reformator der altiranischen Religion, *Spitama Zarathustra* (die Griechen haben seinen Namen mit Zoroaster überliefert), geht die Lehre zurück, das Leben der Gläubigen sei ein beständiger Kampf mit den Mächten der Finsternis. Verunreinigungen (die Liste der «unreinen» Dinge war gross), die den bösen Mächten in die Hände spielen, konnten durch Waschen der Hände, des Kopfes und in schweren Fällen des ganzen Körpers beseitigt werden.

Dennoch scheinen die Perser auch gebadet zu haben, um sich zu erfrischen: So berichtet eine alte Heldensage, der König Khosrau habe die schöne Prinzessin Shirin an der Quelle eines versteckten Sees beim Bade überrascht: «Alle Holdseligkeit und Reinheit der Welt schienen dem König in dem ernsten Gesicht und der zarten Gestalt des Mädchens vereint... und so fand der König mit der unsterblichen Seele seine Königin.»

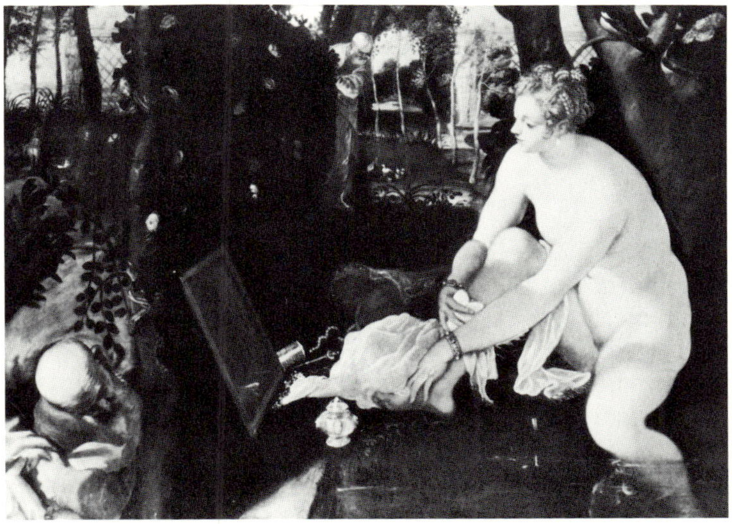

Bild 15. *Susanna im Bade, nach einem Gemälde von Tintoretto.*

Susanna im Bade

Besonders ausgeprägt und genau festgeschrieben waren (und sind noch heute) gewisse Badebräuche bei den *Juden*. Reinigungs- und kosmetische Bäder, kultische Tauchbäder, Kur- und Heilbäder – das alles kannten die alten Israeliten. Bereits David, König der Juden – er regierte um 1000 vor Christus –, lernte die schöne Bathseba kennen, als er sie heimlich vom Dach seines Palastes aus beobachtete: Sie wusch sich im Garten ihres Vaters.

Auch in der babylonischen Gefangenschaft, um 580 vor Christus, schätzten die verschleppten Juden das Bad – wie die Geschichte von der «Susanna im Bade» zeigt: Sie, die Frau des vermögenden Joakim, badete im Garten. Von zwei aufdringlichen Honoratioren der jüdischen Gemeinde belästigt, ging sie jedoch auf deren eindeutige Angebote nicht ein. Die Folge: Die beiden Alten bezichtigten Susanna des Ehebruchs. Daraufhin wurde sie zum Tode verurteilt. Doch ein junger Mann, Daniel, erreichte eine Revision des Urteils: Er hatte die «Ehrenmänner» bei ihrem Tun beobachtet. Befragt, unter welchen Bäumen sie sich angeschlichen hätten, widersprachen sich ihre Aussagen.

Die «Susanna im Bade» ist im Mittelalter und zu Beginn der Neuzeit oft gemalt worden. Auch andere Badeszenen aus der Heiligen Schrift waren für Kupferstecher, Holzschneider, Zeichner und Maler ein beliebtes Thema. Denn Begebenheiten aus der Bibel konnten nicht sündig sein – die Künstler hatten eine willkommene Rechtfertigung dafür, nackte Körper darzustellen.

Alle jüdischen Stämme badeten gern. Besonders beliebt war das «lebendige» Wasser des heiligen Jordan, das als sehr heilsam galt. So forderte Elisa den aussätzigen Naeman auf: «Gehe hin und wasche dich siebenmal im Jordan, so wird dir dein Fleisch wiedererstattet und rein werden.» Im 2. Buch der Könige 5 ist der Erfolg nachzulesen: «Da stieg er ab und taufte sich im Jordan siebenmal, wie der Mann Gottes geredet hatte; und sein Fleisch ward wiedererstattet wie das Fleisch eines jungen Knaben, und er ward rein.»

Diese Worte zeigen, dass es hier nicht nur um eine körperliche Heilung, sondern auch um eine Entsühnung, eine geistige Erneuerung geht. So badete auch Judith in einem Brunnen, ehe sie betete. Alle Priester hatten sich Hände und Füsse zu waschen, ehe sie in den Tempel gingen. Und der Hohepriester badete vor jedem Gottesdienst in Wasser aus dem Brunnen Etham, am grossen Versöhnungstage sogar fünfmal, Füsse und Hände aber zehnmal.

«Mikwe», das jüdische rituelle Taufbad, hat sich bis heute erhalten: Nach einer gründlichen Reinigung, vor der alle fremden Gegenstände entfernt werden müssen – auch Halsketten, Ringe, Haarspangen, selbst Pflaster, Verbände und Zahnprothesen – taucht der Badende mindestens dreimal kurz völlig unter Wasser, um wieder «rein» aus diesem Bad hervorzugehen.

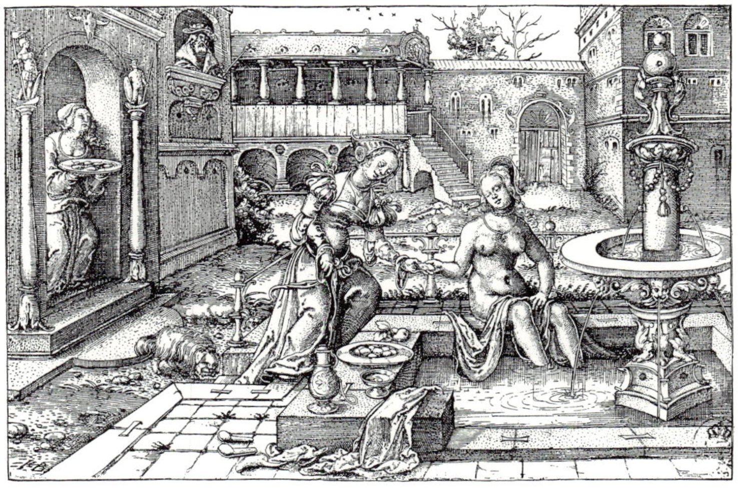

Bild 16. *Bathseba wird im Bad von David beobachtet. Kupferstich aus dem 16. Jahrhundert.*

Die Taufe macht schuldlos und rein

Der semitische Stamm der Mandäer, vermutlich im 5. Jahrhundert vor Christus aus dem Jordantal in den Irak und den südwestlichen Iran abgewandert, übte diese rituellen Reinigungen besonders intensiv aus: Nach dreimaligem Untertauchen folgte ein dreimaliges Übergiessen mit Wasser durch den Priester, sodann tauchte der Täufling abermals dreimal unter, um endlich noch drei Handvoll Wasser zu trinken: Zwölfmal hielt schon damals besser!

Auch die christliche Taufe war und ist ein rituelles Reinigungsbad, das der Entsühnung und Erneuerung dient und ursprünglich das völlige Untertauchen des Täuflings erforderte. Ihre Wirkung: die Vergebung der Sünden, besonders der Erbsünde, die im christlichen Glauben eine zentrale Rolle spielt.

Eine bemerkenswerte Entwicklung wird hier deutlich. Der alte Glaube von den bösen Geistern, die in die Menschen schlüpfen, aber durch Wasser vertrieben werden können, ist in der Lehre von der Taufe in den christlichen Kult integriert worden.

Doch zurück in das Land Israel. Wasser wurde dort nicht nur zur körperlichen und rituellen Reinigung, sondern sehr oft auch zu Kur- und Heilzwecken verwendet. So nannte der Astrologe und Arzt Mar Samuel um 200 vor Christus klares Wasser «das beste aller Augenwässer». Als besonders heilkräftig, gerade auch für Augenkranke und Blinde, galt das Wasser des Teiches Siloah in Jerusalem. Es stammte aus der Quelle von Gihon, die um 700 vor Christus von König Hiskia durch einen Stollen in die Stadt geleitet worden war. Jesus wird davon gewusst haben, als er, wie das Johannes-Evangelium im 9. Kapitel berichtet, einen Blindgeborenen aufforderte, sich im Teich Siloah zu waschen: «Da ging er hin und wusch sich und kam sehend.» Die jetzt in Marmor gefasste Quelle zu Kanaan, deren Wasser Jesus in Wein verwandelt haben soll, galt ebenfalls über Jahrhunderte als heilsam, besonders bei Augenentzündungen.

Auch der Teich von Bethesda («Gnadenort») bei Jerusalem wurde wegen seiner Heilkraft gerühmt. Er lag, wie neuere Ausgrabungen nachweisen konnten, vor dem Stephanustor. Sein Wasser galt besonders dann als heilkräftig, wenn «ein Engel die Wasseroberfläche bewegte». In den fünf Hallen, die den Teich einst umgaben, herrschte ein reges Badeleben.

Heilwässer sprudelten auch bei Emmaus, wo sich früh ein regelrechter Kurbetrieb entwickelte, weil dort «so angenehm zu leben war». Noch höher in der Gunst des Publikums aber standen die Thermalquellen von Tiberias am See Genezareth und von Kalirrhoe, wo schon Herodes schöne Wochen verbrachte. Beide Badeorte erfreuten die Römer, dann die Türken – und haben an Beliebtheit bis heute nichts eingebüsst. Von Herodes ist noch zu berichten, dass er zu Askalon besonders prächtige Bäder anlegen liess, die er mit aufwendigen Säulenhallen und weiten, künstlich bewässerten Hainen umgab.

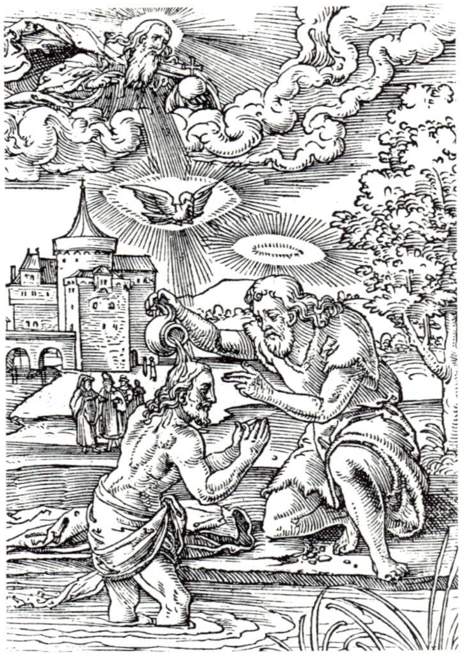

Bild 17. *Johannes der Täufer tauft Jesus im Jordan.*

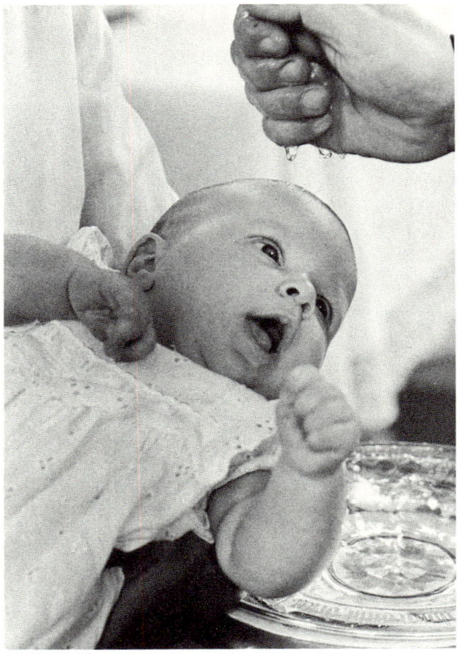

Bild 18. *Die Taufe, ursprünglich ein rituelles Vollbad, soll entsühnen und erneuern.*

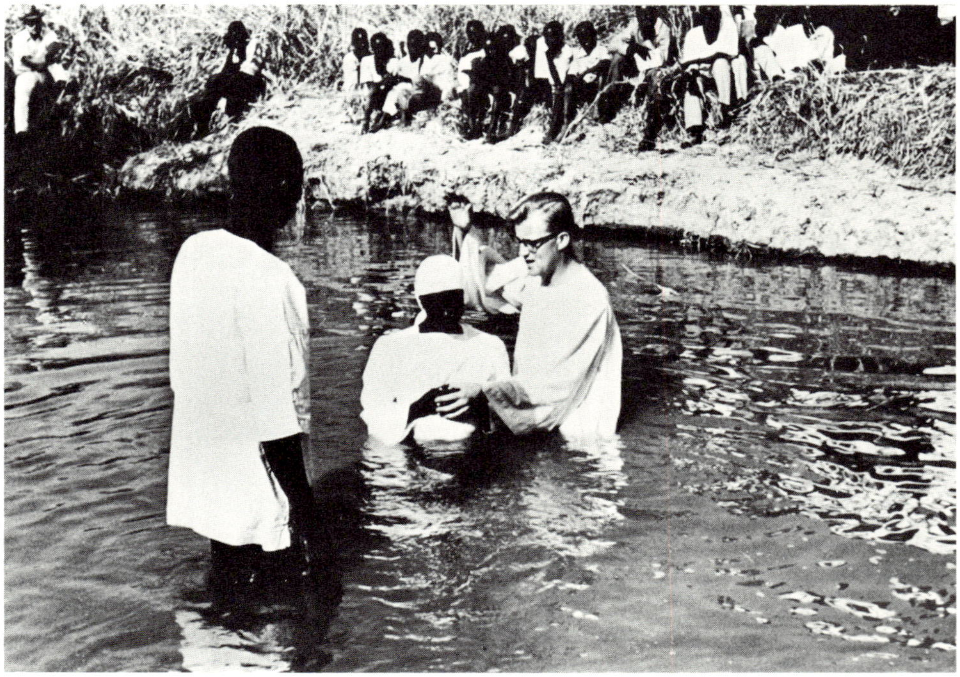

Bild 19. *Taufe wie in alten Tagen: Gleich wird der Baptistenmissionar den Täufling unter Wasser tauchen.*

Im Bad die Unterwelt vergessen

Um die gleiche Zeit, kurz vor Christi Geburt, steckte in *Ostasien* das Badewesen noch in den Kinderschuhen. Aber die fernöstlichen Ursprünge sind den vorderasiatischen sehr ähnlich. In *Japan* jedenfalls wurden dem Wasser schon in den frühen Mythen reinigende und sühnende Aufgaben zuerkannt. So wusch sich der Gott Izangagi in einem Fluss, nachdem er von einem Besuch seiner verstorbenen Frau aus der Unterwelt zurückgekehrt war. An den buddhistischen Tempeln entstanden früh Badehallen für Mönche, sogenannte «Yokudo». Für die Gläubigen gab es bald die «Oyuya» – grosse Bäder, die später zu Armenbädern verkamen, während sich die vornehmen Kasten zunehmend in Mineral- und Thermalquellen vergnügten.

Die Vorliebe für Thermalbäder wie für sehr heisse Wannenbäder hat sich in Japan bis in unsere Gegenwart erhalten – kein Wunder, sprudeln dort doch rund eintausend Thermalquellen aus dem vulkanisch durchsetzten Untergrund. So hat im Jahre 1903 *Eduard Bäumer* in seiner «Geschichte des Badewesens» vermerkt: «Die heissen Mineralquellen werden bei der Vorliebe der Japaner für warme Bäder in ausgedehntem Masse für Bade- und Heilzwecke benutzt. Dies wird vielfach derartig übertrieben, dass die Badenden einen ganzen Monat im Wasser bleiben, wobei sie, um nicht weggespült zu werden, einen Stein in ihren Schoss legen.»

Auch in den Städten entstanden öffentliche Bäder, sogenannte «Machiburo», für jedermann, und die weit vornehmeren «Sento», «Geldbäder», für den Adel. Wenn Reisende in einer Herberge abstiegen, kletterten sie zuerst in die hölzerne Badewanne oder in grössere Gemeinschaftsbecken. Bei privaten Einladungen wurde der Gast ganz selbstverständlich vom Gastgeber zum gemeinschaftlichen Bad mit der gesamten Familie eingeladen.

Das kann einem auch heute in Japan noch passieren. Wem die Ehre widerfährt, als Gast des Hauses ins «Ofuro», das «ehrwürdige Familienbad», gebeten zu werden, wird sich zunächst – ausserhalb der Sitzwanne oder des Badebeckens – mit warmem Wasser übergiessen, sich abseifen und die Seife gründlich abspülen. Dann erst steigt man – der Gast zuerst – ins eigentliche Bad, um abzuschalten, sich zu entspannen, den Tag zu vergessen und sich rundum wohlzufühlen.

Eine andere Sitte aber, um die Jahrhundertwende noch weithin geübt, gehört heute der Vergangenheit an. Um noch einmal Bäumer zu zitieren: «Da, wo keine Badehäuser vorhanden sind, stellt der Japaner, unbekümmert um die Vorübergehenden, seine Badewanne vor die Tür und badet vor aller Augen, denn Reinlichkeit gilt ihm mehr als unsere künstliche Prüderie.»

20

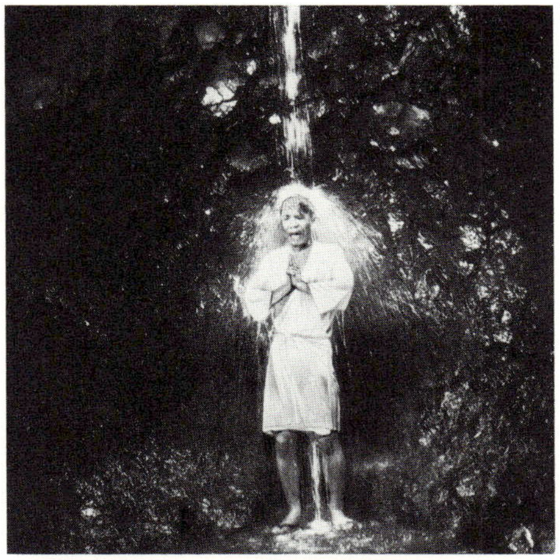

22

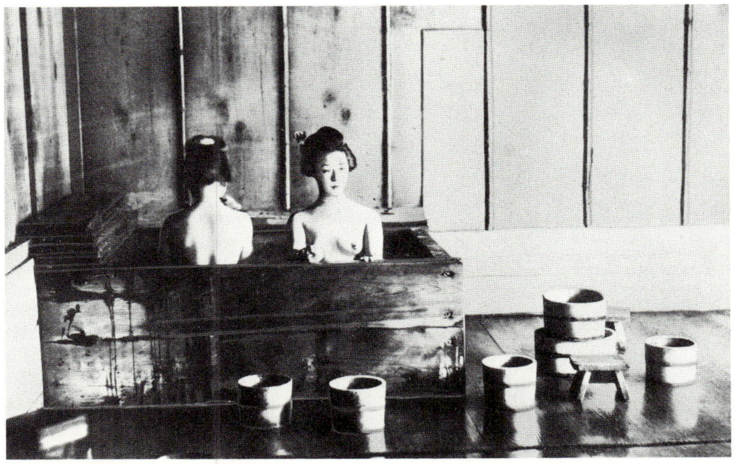

21

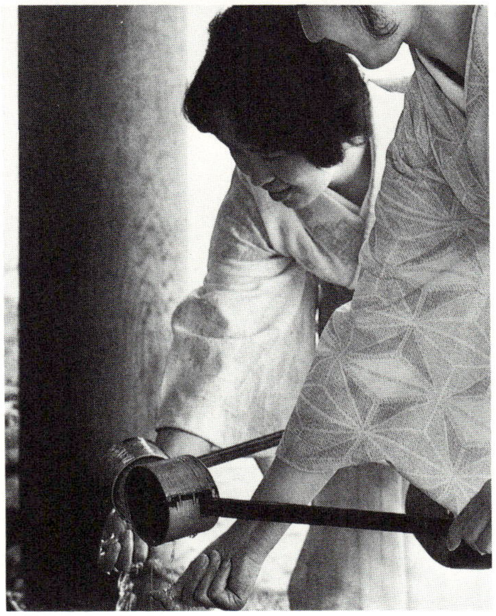

23

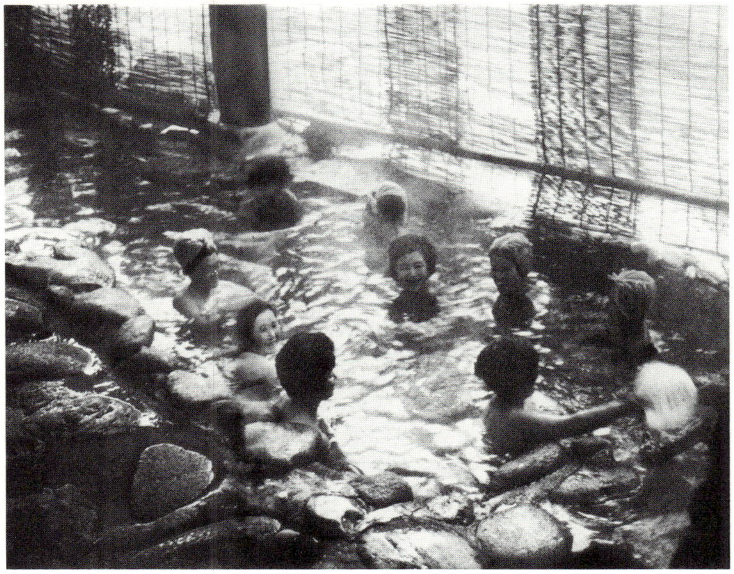

Bild 20. *Wasser wäscht die Sünde fort: Rituelles Bad unter einem Wasserfall in Japan.*

Bild 21. *Wasser erfrischt, belebt und macht rein: An einer Quelle in Japan.*

Bild 22. *Im Land der Kirschblüte gehört das tägliche Bad zum Leben.*

Bild 23. *Unter der aufgehenden Sonne: Munteres Leben im warmen Wasser.*

Hellenen entdecken die heilsamen Kuren

Mit einem grossen Fragezeichen beginnt die Geschichte des Badens in Europa. Dabei war für *Arthur Evans*, den Ausgräber des minoischen Palastes von Knossos, noch alles sonnenklar gewesen: Im Jahre 1900 hatte er, nach einem Hinweis von *Heinrich Schliemann,* mit Ausgrabungen auf Kreta begonnen. Er wollte den labyrinthischen Palast des sagenhaften Königs Minos finden. Und in der Tat, in den folgenden Jahren kam die umfangreiche Palastanlage, Schauplatz des Mythos vom Menschenopfer verschlingenden Minotaurus, Stück für Stück ans Tageslicht.

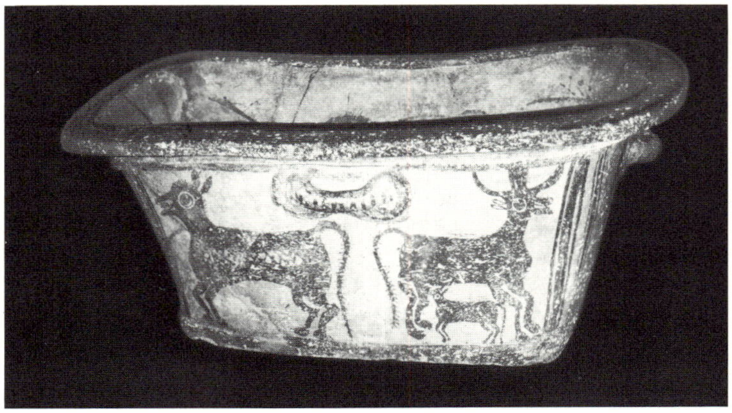

Bild 24. *Badewanne oder Sarkophag, das ist hier die Frage: Ausstellungsstück im Museum von Iraklion.*

Der gefundene Irrgarten aus Gängen und Kammern, der sich um den grossen Innenhof legt, macht die Sage plausibel, dass Minotaurus-Töter Theseus nur mit Hilfe des Fadens der Ariadne den Weg aus dem Palast zurück in die Freiheit fand. Klar war für Evans, dass die verschiedenen Bassins, die er ausgrub, Badebecken waren: Im «heiligen Bassin» an der Nordwestecke der Anlage hatten sich die Besucher des Palastes und der Kultstätten vor dem Hineingehen zu reinigen. Auch das Becken im Thronsaal, gegenüber dem «Thron des Minos», war zu Waschungen, vermutlich ritueller Art, benutzt worden. Dies jedenfalls glaubte Evans.

Sarg oder Wanne, das ist hier die Frage

So kann es aber nicht gewesen sein – das hat inzwischen der Geologe *Hans Georg Wunderlich* herausgefunden. Lange war übersehen worden: Die sogenannten Badebecken sind mit Gipsplatten ausgekleidet – Gips aber ist wasserdurchlässig! Auch haben die Bassins keine Zu- oder Abflüsse, und das in einem Palast, der von Kanalisationsleitungen durchzogen ist. Wozu die in den Fussboden eingelassenen Becken einst wirklich dienten? Wir wissen es nicht.

Aber, werden Knossos-Kenner einwerfen, da ist doch noch die Badewanne, die im Badezimmer neben dem sogenannten «Megaron der Königin» steht. Sie ist aus gebranntem Ton und deshalb eher geeignet, Gefäss für ein erfrischendes Bad zu sein. Schon recht, antwortet darauf der Geologe Wunderlich in seinem Kreta-Buch «Wohin der Stier Europa trug» und fährt fort: «Da im Badezimmer… jedoch weder Wasseranschluss noch Bodenentwässerung verlegt ist, wäre dort das Baden ein mühseliges Beginnen…»

Ein Besuch im Archäologischen Museum von Iraklion stiftet zusätzliche Verwirrung: Dort stehen die sogenannten «Badewannen», säuberlich in Viererreihe ausgerichtet. Aber dort sind es auf einmal Sarkophage, in denen Tote in Hockstellung bestattet wurden! Einige davon enthalten noch Knochenreste, so dass die Verwendung eindeutig zu sein scheint. Wunderlich dazu: «Man kann doch wohl kaum annehmen, die Minoer hätten je nach Bedarf in Sarkophagen gebadet oder sich in Badewannen bestatten lassen! Es gilt also leider, von der uns in der höheren Schule staunend mitgeteilten Vorstellung Abschied zu nehmen, die Minoer seien die Erfinder eines ersten raffinierten Badekomforts.»

Ob Wunderlich mit der Vermutung recht hat, Knossos und andere minoische Paläste seien «keineswegs heitere Residenzen fried- und kunstfertiger Fürsten», sondern vielmehr «kompli-

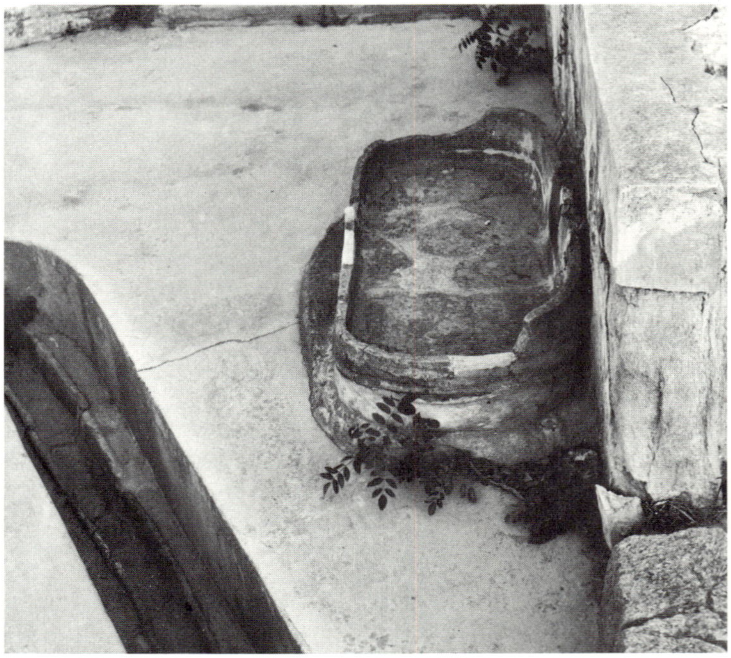

Bild 25. *Kanalisation und Reste einer «Badewanne» im Palast von Knossos auf Kreta.*

ziert gestaltete Kultbauwerke zur Totenverehrung und -bestattung», ist seit einigen Jahren bei Laien und Fachleuten heftig umstritten.

Nicht umstritten dagegen ist, dass wenig später, um die Mitte des zweiten Jahrtausends vor Christus, in den Palästen von Mykene und Tyrins gebadet wurde. Das Badezimmer hinter den zyklopischen Mauern von Tyrins besteht aus einem sauber geglätteten Kalkstein von vier Meter Länge und drei Meter Breite; es ist zur noch vorhandenen Abflussrinne hin leicht geneigt. Und in Mykene, dem Mythos nach Sitz des Agamemnon, ist ebenfalls ein Baderaum, nebst einer Badewanne aus unglasiertem Ton, gefunden worden.

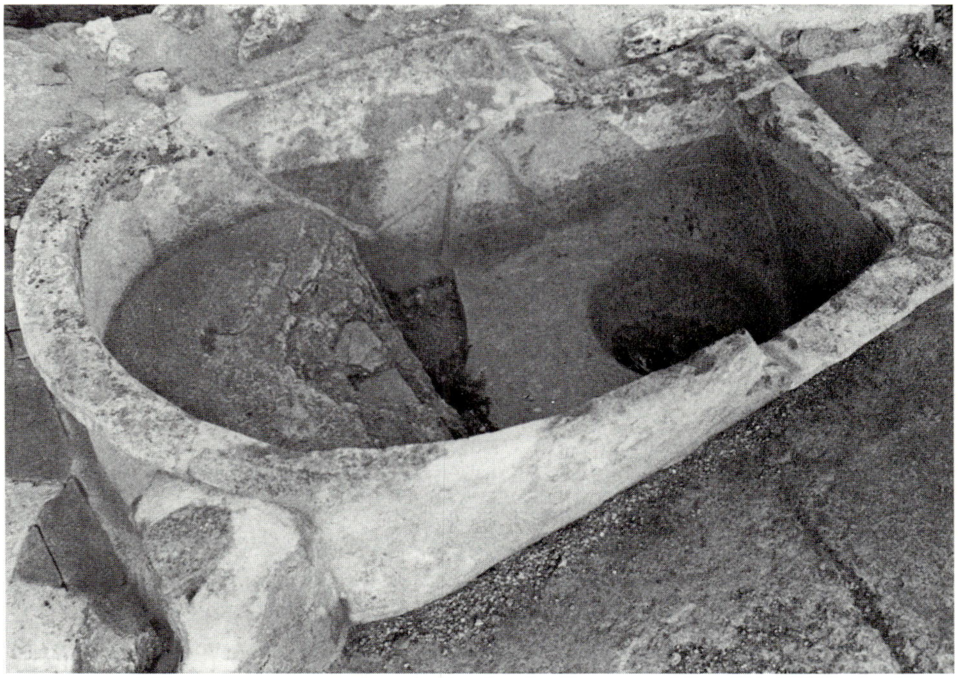

Bild 27. *Badewanne eines Palastbades in Eretria auf der Insel Euböa.*

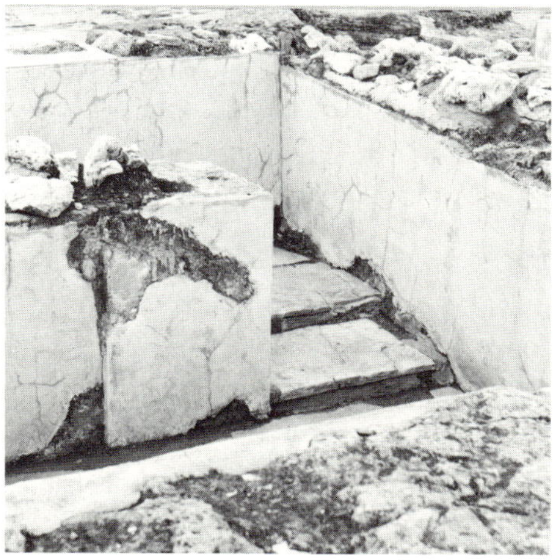

Bild 26. *Auch im minoischen Palast von Mallia gibt es ein «Badebecken», das vermutlich rituellen Zwecken diente.*

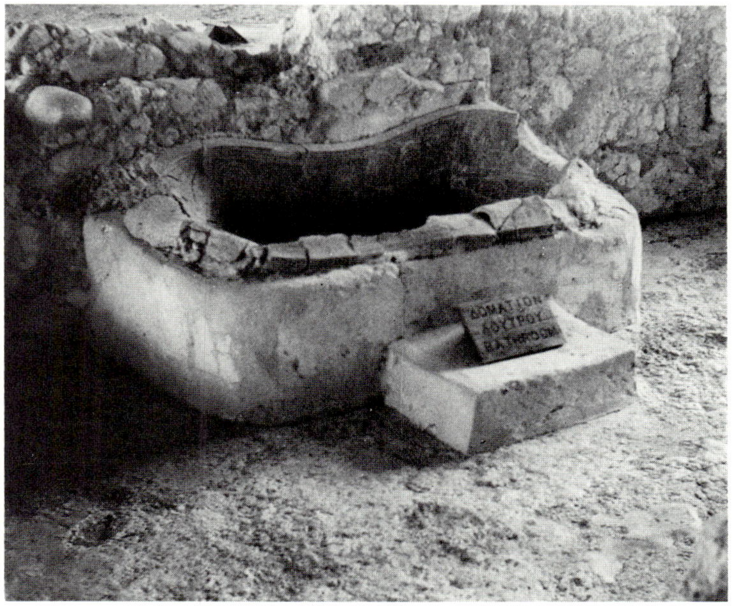

Bild 28. *Baderaum mit Wanne im Nestor-Palast bei Pylos auf dem Peloponnes.*

Schon Odysseus hat gebadet

Die Epen *Homers*, im 8. Jahrhundert vor Christus aufgezeichnet, aber in den geschilderten Vorgängen weit in die mykenische Zeit zurückreichend, zeigen auf, dass die frühen Griechen in der Tat gebadet haben. Das Bad war ihnen, wie uns heute noch, zunächst ein Mittel zur Erquickung nach Arbeit, Sport und anderen körperlichen Anstrengungen.

So reinigten sich Odysseus und Diomedes nach ihrem Raubzug erst im Meer, um darauf ein warmes Wannenbad zu nehmen. Und im Bericht vom schiffbrüchigen Odysseus ist gleich zweimal vom Bade die Rede: Die Prinzessin Nausikaa war mit ihren Dienerinnen zum Strand gegangen. Man wusch Wäsche, spielte Ball und badete. Der Ball rollte in das Gebüsch, in dem der gestrandete Odysseus für die Nacht Zuflucht gesucht hatte. Dem Fremden blieb nichts anderes übrig, als sich, seine Blösse notdürftig mit einem Zweig bedeckend, den Mädchen zu zeigen. Die Dienerinnen flüchteten, laut schreiend, doch Nausikaa blieb, den Fürsten in Odysseus ahnend. Auf ihre Fürsprache hin wurde er bei ihren Eltern im Palast aufgenommen – und auf Weisung der Königin zunächst einmal in die Badewanne gesteckt. Anschliessend kämmten Mägde den verwilderten Helden. Sie salbten ihn und kleideten ihn in standesgemässe Gewänder.

Müden und staubigen Gästen bot man damals zumindest ein Fussbad an, angesehenen Besuchern aber ein warmes Vollbad. Die «schöngeglättete» Badewanne war zu Homers Zeiten selbstverständlicher Bestandteil jedes vornehmen Haushaltes. Und auch Töchter aus bestem Hause verschmähten es nicht, den Gast im Bade zu bedienen, ihn auch zu salben – wie etwa Nestors jüngste Tochter Polykaste den Telemach.

Wasser reinigte aber auch nach griechischer Auffassung nicht nur den Körper, sondern zugleich auch die Seele. Die kultischen Zwecke oder Hintergründe vieler Waschungen und Bäder sind nicht zu übersehen. Die Sitte verlangte, vor dem Gebet sich zumindest die Hände zu waschen, besser aber ein Bad zu nehmen, reine Kleider anzulegen und sich zu schmücken. An den Eingängen der Heiligtümer waren Wasserbecken aufgestellt. Wer eintreten wollte, besprengte sich. Die erste gemeinsame Handlung am Altar bestand dann darin, sich aus einem Krug reihum die Hände zu benetzen. Opfertiere wurden vor dem Töten ebenfalls mit Wasser begossen oder bespritzt. Das dazu benötigte Nass stammte zumeist aus der dem Heiligtum eigenen Quelle oder aus einem speziell für den Tempel angelegten Brunnen, zuweilen wurde es auch aus einer anderen Quelle oder aus dem Meer herangeholt.

Ungebadet durfte niemand einen Orakelspruch empfangen, und wer in die Mysterien aufgenommen werden wollte, musste sich durch ein Bad darauf vorbereiten. Man reinigte sich durch Besprengen auch nach einer Liebesnacht, der Geburt eines Kindes, dem Besuch eines Trauerhauses. Angehörige eines Verstorbenen hatten sich nach Ablauf einer gesetzlichen Frist zu baden – sich zumindest Wasser über den Kopf zu giessen. Und wer von einer Krankheit geheilt war, badete ebenfalls, um diese «Befleckung» loszuwerden.

Bei allen Krankheiten, so glaubte man, hatten verschiedene Götter ihre Hand im Spiel. Besonders Apollon, sein Sohn Asklepios (bei den Römern Aesculapius, für uns heute Äskulap) und dessen Frau Hygieia konnten Krankheiten bringen und fortnehmen. Apollon war der Gott der Orakel, die nicht zuletzt dazu dienten, herauszufinden, welche «Befleckung» für eine konkrete Erkrankung verantwortlich war. Reinigungsprozeduren mit Wasser waren Voraussetzung für den Heilungsprozess; aus diesem Grund lagen Apollon-Heiligtümer stets an Quellen oder Brunnen. In der «Ilias» wird Apollons Rolle als Anwalt der Reinheit sehr deutlich: Er erhob Anklage gegen Achilleus, der bei der Belagerung von Troja die Bestattung des toten Hektor verhindert hatte.

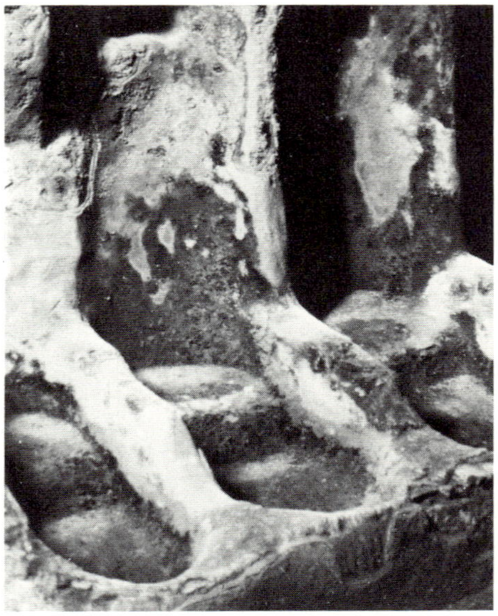

Bild 29. *Antike Sitzbadewannen der Bäder von Kyrene, einer griechischen Stadt im heutigen Libyen.*

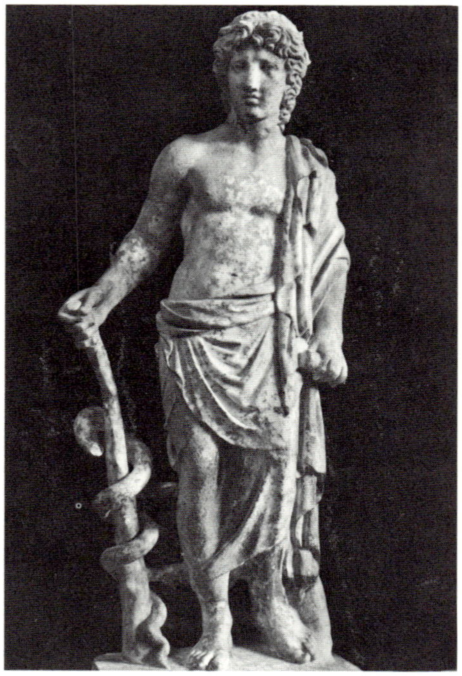

Bild 30. *Asklepios in Gestalt eines wandernden Jünglings.*

Die Kurorte der alten Griechen

An den Heiligtümern des Asklepios und der Hygieia pflegten die Heilung suchenden Gläubigen nicht nur zu baden, sondern nach der Gesundung Votivtafeln anzubringen. Eine dieser Heilungsgeschichten liest sich so:

«Kleimenes aus Argos war am ganzen Leib gelähmt. Nachdem er ins Abaton hinter dem Asklepieion gekommen war, schlief er ein und hatte ein Gesicht. Der Gott erschien ihm, schlang ihm einen Faden roter Wolle um den Leib und führte ihn unweit des Heiligtums zum Baden in einen Teich, dessen Wasser ungewöhnlich kalt war. Als Kleimenes davor zurückschreckte, bedeutete ihm Asklepios, dass er Feiglinge nicht heile, sondern nur solche Besucher des Heiligtums, die das Vertrauen hätten, dass der Gott ihnen nicht schade, sondern dass er sie gesund heimkehren liesse. Kleimenes vertraute ihm also. Als er erwacht war, wusch er sich und ging geheilt von dannen.»

Diese Heilung soll sich in *Epidauros* zugetragen haben, dem berühmtesten Asklepios-Zentrum in Griechenland. Mit Gästehäusern, Brunnenhaus, Liegehallen, Museum, Bibliothek, Sportanlagen und grossem Theater war das glänzende Epidauros ein voll funktionsfähiges Heilbad. Kaum minder gut ausgestattet, bekannt und gern besucht waren ähnliche Kurzentren in Kos, Korinth, Athen, Ephesos und Pergamon.

Bei der Bedeutung, die der Gott Asklepios im Gesundheitswesen der Griechen erlangt hatte, war es nicht verwunderlich, dass viele Ärzte bestrebt waren, ihre Abstammung vom Geschlecht der Asklepiaden herzuleiten. Der bis heute berühmteste Arzt des antiken Griechenland machte da keine Ausnahme: *Hippokrates*, geboren zwischen 469 und 460 vor Christus, «Vater der Heilkunde» und Zeitgenosse des Philosophen Sokrates, verstand es in sehr griechischer Manier, Freude am Körperlichen mit gedanklicher Abstraktion zu verbinden und in seiner Heimat Kos eine medizinische Akademie zu gründen, deren Glanz bald den der Akademie von Knidos überstrahlte. Die Mediziner von Knidos vertraten – ähnlich wie die ihnen geistig verbundenen Ärzte der sizilianischen Schule – eine physiologische Richtung der Medizin, die «streng wissenschaftlich» vorging, Krankheiten kühl analysierte und möglichst weitgehend unterschied. Die Schule war beeinflusst von Gedanken des Naturphilosophen Empedokles, der die Lehre von den «vier Elementen» Feuer, Wasser, Luft und Erde entwickelt hatte. Diese – getrieben von den Urkräften Liebe und Hass – bestimmen seiner Meinung nach «alles Sein auf der Erde».

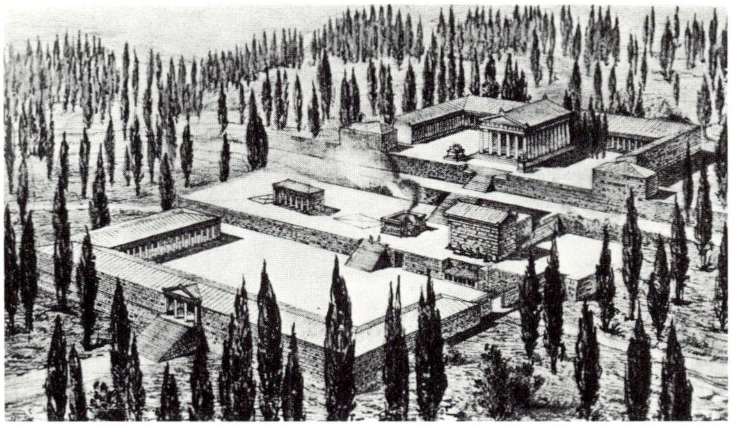

Bild 31. *Rekonstruktion des Asklepieion von Kos.*

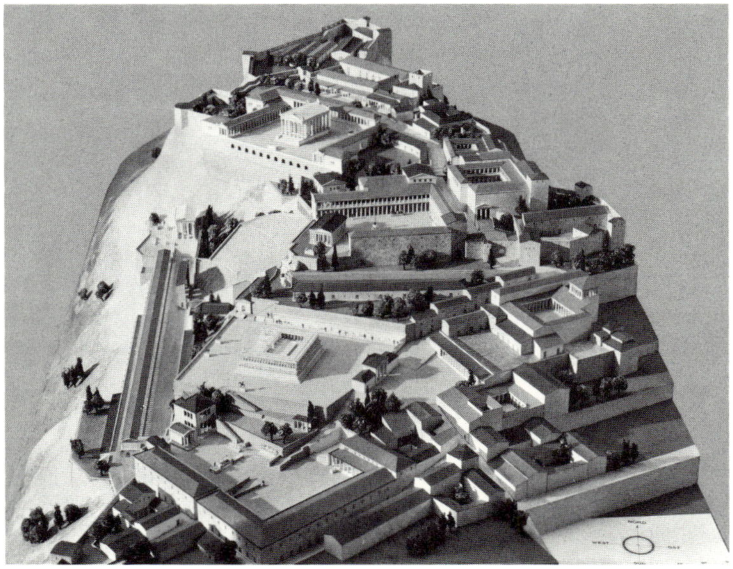

Bild 32. *Rekonstruktion des Burgberges von Pergamon, der ein berühmtes Asklepios-Heiligtum enthielt.*

Hippokrates hingegen behielt trotz einer genauen Diagnostik stets den ganzen Menschen im Blick, dessen Seelenlage sich der Arzt intuitiv zu nähern habe, wenn seine Heilkunst (schliesslich sei ein Arzt mehr Künstler als Wissenschaftler) zum Erfolg führen solle.

Die beste Arznei, ja der beste Arzt sei ohnedies die «im Menschen wohnende Lebenskraft», Heilung sei letztlich immer im Kern eine Selbstheilung. Deshalb sei es so wichtig, Kranken Mut zu machen und Hoffnung wie Freude zu verbreiten: «Heiterkeit entlastet das Herz» – dieser Satz soll von Hippokrates stammen.

Hippokrates lobt kaltes Wasser

Krankheiten, davon ging der Arzt von der Insel Kos aus, haben ihre Ursache in einer «falschen Mischung der Körpersäfte». Als Mittel, die Säfte wieder ins Gleichgewicht zu bringen, empfahl Hippokrates eine Umstellung der Lebensgewohnheiten, einen «Tapetenwechsel» also. Spazierengehen, Diät oder Fasten, mehr Schlaf, gymnastische Übungen, Massage, Schwitzen und verschiedene Bäder verordnete er ähnlich dem modernen Kurarzt.

Was die Bäder betrifft, so wusste Hippokrates bereits, dass kalte Bäder – besonders wenn der Badende sich anschliessend stark bewegt – erwärmend wirken. Die Temperatur des Wassers bestimmte er in Absprache mit dem Badenden, also in Übereinstimmung mit dessen «Heilgefühl». Viele Formen moderner Wasseranwendungen waren auf Kos bereits im Einsatz, so verschieden temperierte Vollbäder mit gewöhnlichem Wasser oder mit Meerwasser, feuchtheisse Umschläge, heisse Auflagen mit Schlamm, Kleie oder Gerste. Wissenschaftliche Medizin und Naturheilkunde befanden sich bei Hippokrates in einer als selbstverständlich empfundenen Harmonie.

Den Badereisenden jener Tage war nicht fremd, dass Baden in warmem oder lauem Wasser angenehmer ist als in sehr kaltem. Mit zunehmender kultureller Verfeinerung kamen deshalb Thermen mehr und mehr in Gebrauch. So die warmen Wässer von Mythilene auf Lesbos, die heissen Schwefelquellen von Adepsos und die Thermen von Segesta, Himera und Selinunt auf Sizilien. Bei ihnen wurde zumeist Herakles, «der Quellenfinder», verehrt. In den letzten Jahrzehnten hat man besonders in Himera Münzen ausgegraben, die den kräftigen Halbgott unter einem Wasserstrahl zeigen, der aus einem Löwenrachen herausströmt.

Pythagoras, Pindar oder Euripides – bedeutende Denker und Dichter aus Griechenlands klassischer Zeit – haben das Wasser und seine Heilkraft gerühmt. Das Baden war überall im weitläufigen Gross-Griechenland voll ins tägliche Leben einbezogen.

Auch zu Hause beliebten die Griechen zu baden. Zwar waren Badewannen offenbar sehr selten, aber Sklaven hatte man in den vornehmeren Familien genug: Sie schütteten dem Badenden das warme oder kühle Nass kübelweise über den Körper.

Man traf sich auch schon in Bädern zum Plaudern, zum Austauschen des neuesten Stadtklatsches und zum Politisieren. Wir wissen dies von Plutarch, der erzählt, dass mit den Anklägern des Sokrates – sie hatten seinen Tod zu verantworten – fortan kein Athener mehr im gleichen Wasser baden wollte.

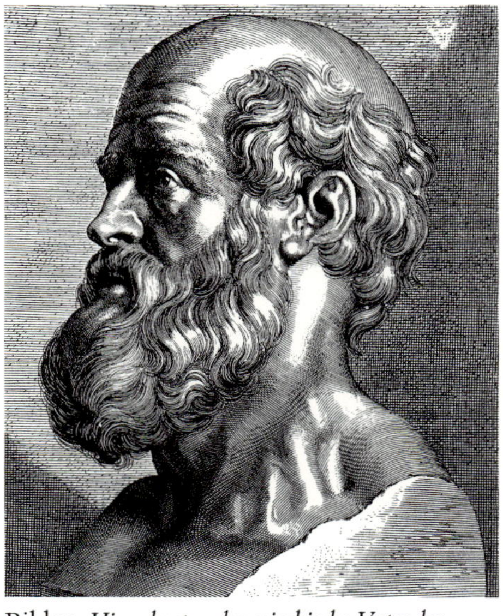

Bild 33. *Hippokrates, der griechische Vater der Heilkunde.*

Ob König Hieron II. von Syrakus allein badete, ob er Freunde oder die Gesandten aus Rom und Karthago zu sich ins Bad einlud, das ist nicht überliefert. Sicher aber ist, dass Archimedes, der geniale Mathematiker und Physiker, ihm ein Prunkschiff konstruierte, auf dem sich eine Wasserleitung und üppig ausgestattete Bäder befanden.

Schlichter waren die Badeanlagen in den Sportstätten der Griechen. Die antiken Übungsstätten, so schreibt *Carl Diem* in seiner «Weltgeschichte des Sports und der Leibeserziehung», waren «einfache, zweckvoll geebnete und hergerichtete Freiflächen, meist in der Nähe eines Wassers oder einer Quelle, von schattigen Bäumen und Büschen umgeben».

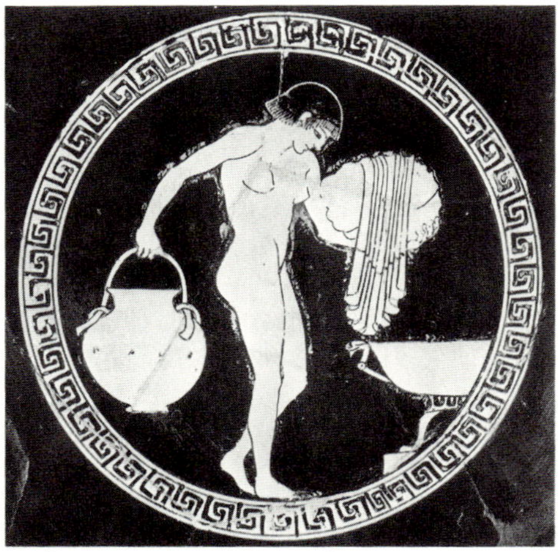

Bild 34. *Vorbereitung zum Bade. Innenbild einer Schale aus der klassischen griechischen Antike.*

Der ewigen Jugend gewidmet

Wer Sport treibt, kann nach dem Wettkampf eine kühle Erfrischung vertragen. Historiker wissen aber auch, dass die sportlichen Wettkämpfe aus Totenfeierlichkeiten hervorgegangen sind und dass Waschungen wie Bäder auch vor den Wettkämpfen üblich waren. Sie hatten deshalb auch hier zunächst vor allem eine kultische Bedeutung.

Dazu Carl Diem: «...so galten die Totenfeiern, nachdem die dumpfe Angst vor den Geistern der Dahingeschiedenen überwunden war, als Versöhnungsfest zwischen den Toten und den Lebenden, also auch dem sich fortpflanzenden Leben. So wandelten sich die Totenfeiern sportlicher Prägung in Bekenntnisse zum Leben, wurden Ausdruck des Willens zum Dasein.»

Ein Beispiel dafür: Die berühmten, alle vier Jahre ausgetragenen Wettkämpfe in Olympia waren ursprünglich Totenfeiern am Grabe des Pelops – erst später kam die Meinung auf, sie seien von Zeus persönlich gestiftet worden. Bei diesen und bei anderen Spielen dieser Art, etwa in Delphi oder am Poseidon-Tempel bei Korinth, lösten religiöse, musikalische, literarische und sportliche Darbietungen einander ab. Dies geschah in Erinnerung an einen grossen Toten und mit dem Ziel, die Kraft, den Mut, die Tugenden und das Können des toten Helden in die Gegenwart und in die Zukunft hinüberzuretten. Carl Diem: «So lässt sich die kultische Idee aller dieser Sportfeste auf eine Sinnformel bringen: sie waren der ewigen Jugend gewidmet.»

Bei diesen Spielen wurde ursprünglich an der nahen Quelle oder im vorbeifliessenden Gewässer gebadet. Später dann bauten sich die Griechen spezielle Badeanlagen. Beim Gymnasion von Delphi haben die Archäologen nur ein recht kleines rundes und flaches Wasserbecken gefunden, bei Olympia aber entdeckten deutsche Ausgräber ein richtiges Schwimmbecken von etwa 32 Meter Länge und 16 Meter Breite. Bei einer Tiefe von 1,60 Metern eignete es sich durchaus zum Schwimmen.

Die Sportstätten in oder bei grösseren griechischen Städten bestanden in der Regel aus der Palaestra, dem Gymnasion und dem Stadion. Die Palaestra umfasste kleinere Übungsfelder, für Ring- und Boxkämpfe etwa, sowie später Umkleide- und verschiedene Bade- und Schwitzräume. Aus diesen Palaestren sind dann allmählich geheizte Thermen entstanden. Ein eindrucksvolles Beispiel dafür bietet Pergamon, an der heute türkischen Westküste Kleinasiens: Neben dem dreigeteilten Gymnasion finden sich Baderäume und Thermen. Ein ähnlich eindeutiges Bild zeigt auch das Gymnasion zu Hierapolis, dem türkischen Pamukkale. Dort waren ein kaltes und ein warmes Bad in das Gymnasion einbezogen. Der Satz des berühmten Odendichters Pindar galt eben auch in den griechischen Sportstätten: «Wasser ist das Beste.»

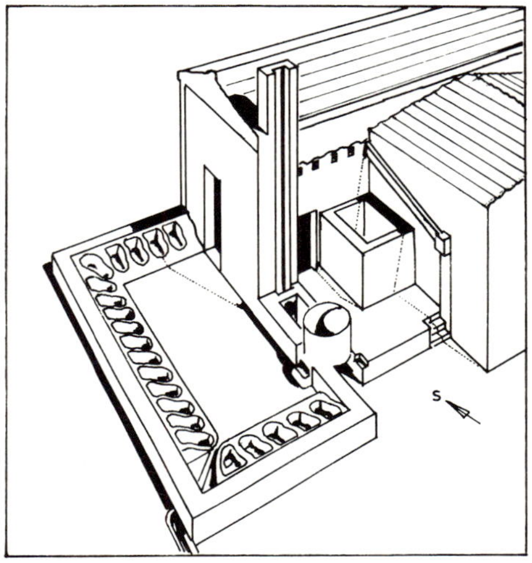

Bild 35. *Rekonstruktion des griechischen Bades von Olympia.*

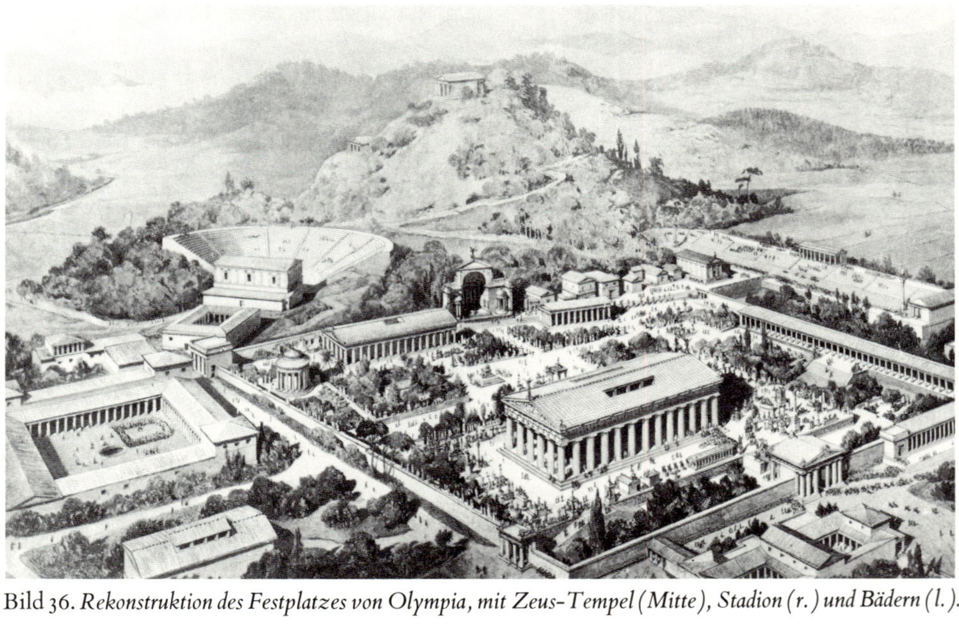

Bild 36. *Rekonstruktion des Festplatzes von Olympia, mit Zeus-Tempel (Mitte), Stadion (r.) und Bädern (l.).*

Römer lernen das Wasser lieben

Die Römer waren nüchterne Leute. Sie forderten in ihrem frühen, sehr straff geführten Staatswesen vor allem Disziplin, Leistung und Ordnung. Als oberste Tugend galt ein starkes Vaterlandsgefühl, das sie als Gemeinschaft zusammenhielt, motivierte und sie ständig zu weitläufigen Eroberungen beflügelte.

Während die eher schöngeistigen Griechen – genussfähige Individualisten – mit dem Wasser lebten und wohnten und sich ohne Bäder die Lebensfreude kaum vorstellen konnten, benutzten die Römer das Wasser zunächst nur zu Hygienezwecken. Sie glaubten, im blühenden Badewesen der Griechen verderblichen Luxus und eine unmännliche Form der Verweichlichung sehen zu müssen. Deshalb wollten sie am Badespass des alten Kulturvolkes zunächst keinen Gefallen finden. Die Genussfreude griechischer Ärzte in Rom sollte aber später noch erheblichen Einfluss auf die Römer gewinnen.

Die Jugend tummelt sich im Tiber

Das Flussbett des Tiber hatte zunächst den Römern als Badegelegenheit und Reinigungsort genügt. Besonders die Jugend tummelte sich im Fluss und hielt Schwimmübungen ab, was durchaus im Sinne der Erzieher war. Denn diesen Wassersport liess man als Körperertüchtigung durchaus gelten.

In den altrömischen Häusern gab es nur sehr karge Einrichtungen für die tägliche Hygiene. Die «Lacatrina» – das Badezimmer – war in der Regel ein äusserst enger Raum neben der Küche. Nur spärlich drang Licht durch schmale Spalten hinein. In dieser Kammer wuschen sich die Römer täglich die Füsse und Arme. Und nur alle neun Tage badeten sie den ganzen Körper. Dass üppige Badefreuden in solch kümmerlichen Räumlichkeiten ausblieben und sich Badelust erst gar nicht breitmachen konnte, versteht sich von selbst.

Die streng geregelten Badebräuche der Alt-Römer gingen soweit, dass es dem Sohne verboten war, mit dem Vater munter zu plantschen. Für Schwiegersohn und Schwiegervater waren gemeinsame Bäder ebenfalls tabu. Erst viel später – als die Stadt aus ihren Nähten zu platzen drohte – kamen Badehäuser auf. Teils waren sie öffentlich, vom Staat als Volksbad erstellt, teils waren es Mietbäder. In einem solchen «Balneum» musste kalt gebadet werden.

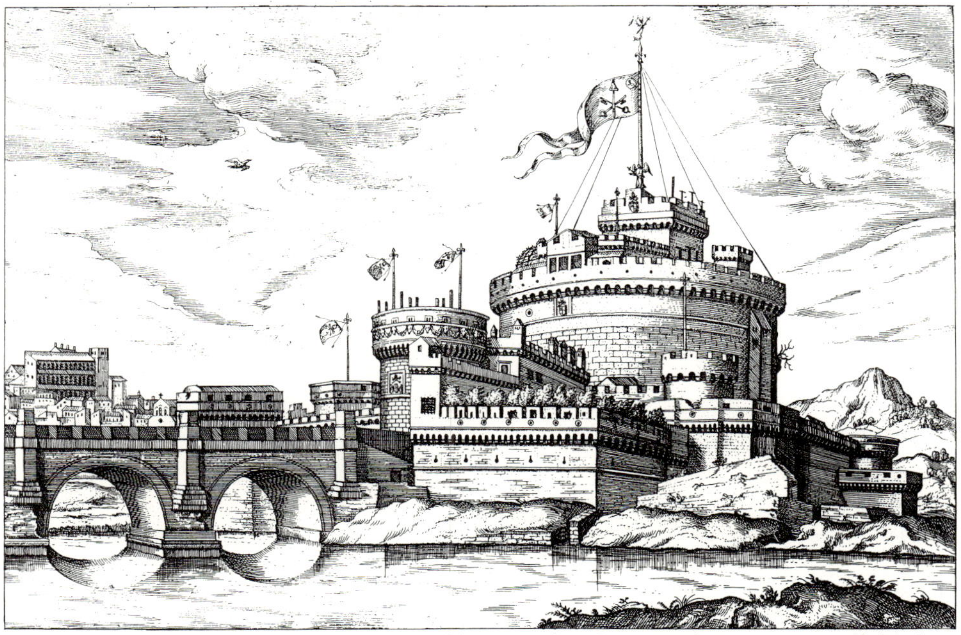

Bild 37. *Blick von Rom auf den Tiber und die Engelsburg. Kupferstich von Matthäus Merian, 17. Jahrhundert.*

In öffentlichen Bädern hatten die vornehmen Frauen zur Zeit der Republik nichts verloren. Das schickte sich nicht, obwohl die Geschlechter streng getrennt badeten. Nur Frauen niederer Herkunft scherten sich wenig um diese Anstandsregeln.

Um 200 vor Christus dann – also in der Zeit des *Scipio Africanus* – gewannen Warmbäder an Bedeutung. Sie wurden von der inzwischen wohlhabend gewordenen Bevölkerung begeistert aufgenommen. Diese Warmbäder prägten eine neue Gesellschaft, die sich den Luxus als Lebensinhalt wählte. Man konnte und wollte sich diese Errungenschaft leisten, obwohl – wie oft bei neuen Dingen – Zensoren sich gegen den neuen Badestil aussprachen. Selbst der ältere Scipio Africanus liess sich nicht «verweichlichen». Wie der Dichter Seneca beschreibt, badete er – wie gehabt – in schlichtester antiker Einfachheit, und das, so betonte er, obwohl die neuen Badesitten bereits in ihrer ersten Blüte standen.

Ein Blick auf die Stadt Rom: Immer mehr Menschen strömten in ihre Mauern. Neue Stadtviertel mussten errichtet werden. Rom entwickelte sich zu einer bedeutenden Metropole, zum Zentrum des entstehenden Weltreichs. Da blieb es natürlich nicht aus, dass immer neue Probleme auf die Stadtverwaltung zukamen.

So kannte man schon im alten Rom die Umweltverschmutzung. Die Kanalisation und die Wasserversorgung brachen oft zusammen. Zum Teil wurden die Zustände unerträglich. In vielen Strassenzügen häuften sich Dreck, Kot und Unrat, die bei sommerlicher Hitze ekelerregenden Gestank verursachten. Das Tiberwasser – immer noch Badestätte der ärmeren Bevölkerung und der Jugend – «kippte um». Schuld an diesem Umweltskandal war die Cloaca Maxima. Denn durch sie flossen die ständig zunehmenden Abwässer der Stadt in den Tiber. Der Fluss konnte soviel Kloake nicht aufnehmen. An ein kühles Bad oder an Schwimmübungen war in dieser «Brühe» nicht mehr zu denken.

Wunderwerk Wasserleitung

Dieser Umstand begünstigte wiederum den Aufbau neuer Bäder und Wasserleitungen. Hervorzuheben sind die grossartigen Ingenieurleistungen, die für Abhilfe sorgten: Appius Claudius baute bereits 312 vor Christus die erste Wasserleitung, der dann zwölf weitere folgten. 273 kamen zum Beispiel der Aquädukt «Anio Vetus» und 144 die «Aqua Marcia» hinzu. Aus diesen Leitungen – wahren technischen Wunderwerken – wurden nicht nur die Trinkwasserversorgung, sondern auch besondere Schwimmteiche – piscinae genannt – gespeist. Der erste Teich wurde der Bevölkerung als Volksbad übergeben.

Trotz dieser Wasserleitungen war das Badewesen immer noch schlicht, ganz im Sinne der ernsten Republikaner. Aber die Entwicklung zu mehr Luxus und Badespass war nicht aufzuhalten. Während der Eroberungskriege im südlichen Italien stiessen die Römer immer wieder auf die kultivierten Badeeinrichtungen der griechischen Kolonien. Die sieggewohnten Soldaten liessen sich besonders in dem 275 von ihnen eroberten Tarent von dem vorgefundenen verfeinerten Kultur- und Badeleben beeindrucken und begeistern.

Die kriegerischen Erfolge Roms verwandelten die Hauptstadt und die angrenzenden Provinzen. Ein regelrechter Bauboom brach aus, denn aus allen Teilen der damaligen Welt strömten Glücksucher, Geschäftsleute und gescheiterte Existenzen in das rasch wachsende Zentrum der neuen Weltmacht. Hinzu kamen viele Sklaven, die auch eigene Vorstellungen von Kultur und Lebensweise mitbrachten.

Besonderen Einfluss gewannen damals gefangene griechische Ärzte. Gerade sie wurden von den Römern wegen ihrer gründlichen wissenschaftlichen Kenntnisse gebraucht und geschätzt. Den besonders begabten gewährten sie deshalb – wohl um sie bei Laune zu halten – die Rechte eines Freigelassenen. Im Jahre 217 räumte man zum Beispiel dem verdienten griechischen Arzt Archagathos sogar das Bürgerrecht ein.

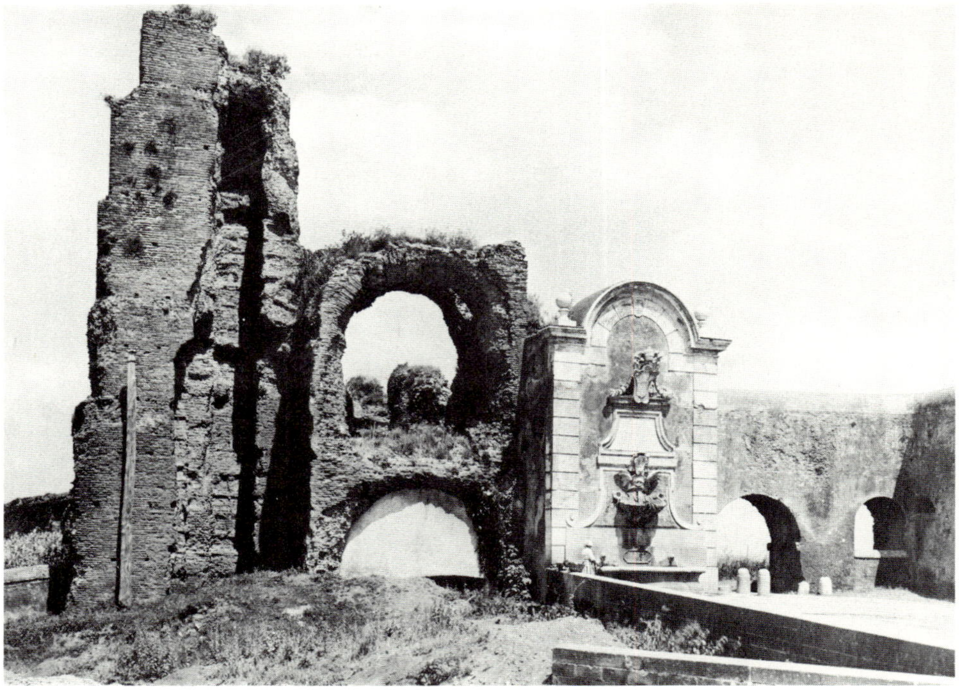

Bild 38. *Überreste einer römischen Wasserleitung.*

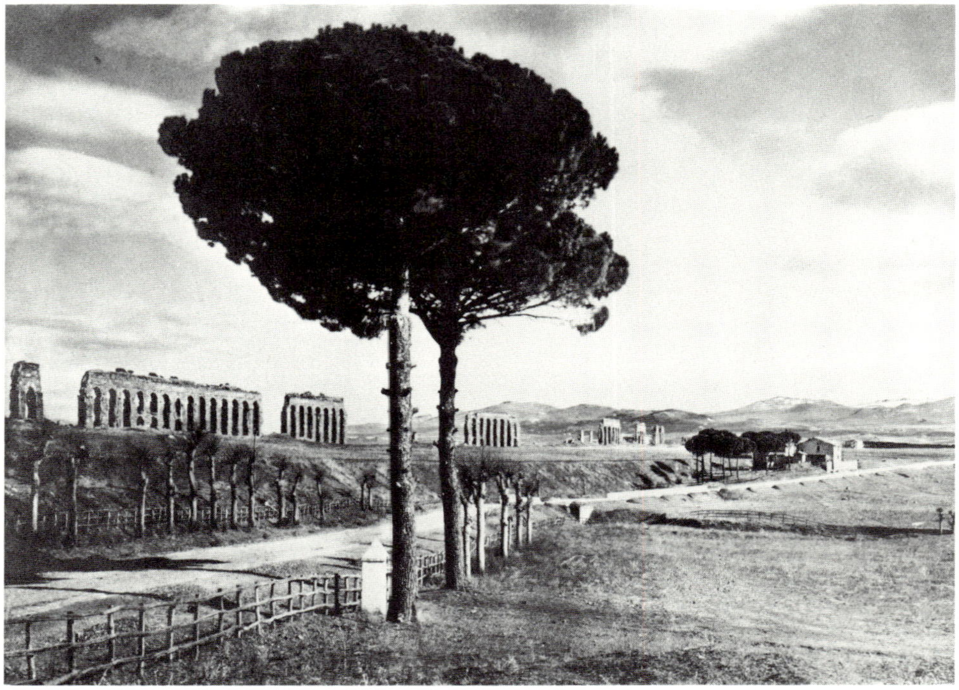

Bild 39. *Via Appia mit dem Aquädukt des Kaisers Claudius.*

Ein Sklave heilt den Kaiser

Als Arzt berühmt wurde der freigelassene Sklave *Antonius Musa*, der mit seiner Kaltwasser-Heilmethode den ernsthaft erkrankten Cäsar *Augustus* kurz nach der Zeitwende von einer katarrhalischen Krankheit heilte. Er hatte dem Kaiser kalte Bäder und Trinkkuren verschrieben. Der hypochondrische Herrscher zeigte sich nicht kleinlich, er beschenkte Musa reichlich: Der Mediziner durfte – was eine besondere Ehre war – goldene Ringe tragen. Musa wurde mit Privilegien überschüttet: Er und einige Kollegen waren so angesehen, dass sie keine Abgaben zu zahlen brauchten.

Kaltes Wasser als Heilmittel wurde unter Augustus sehr beliebt. Die Badeärzte hatten Hochkonjunktur. Wir wissen dies vor allem aus den Schriften des

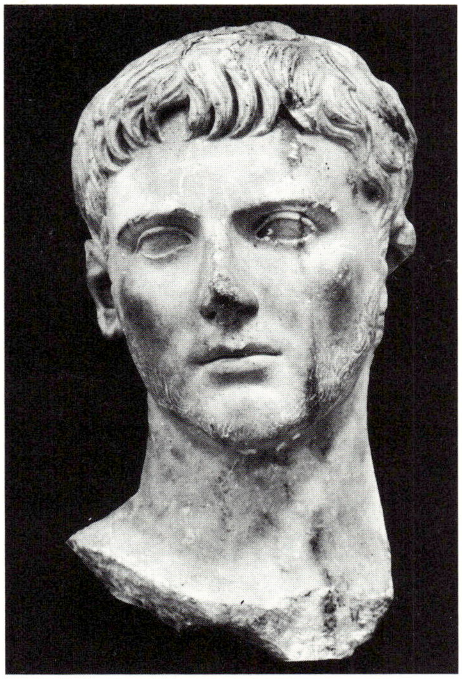

Bild 40. *Kaiser Augustus in jungen Jahren.*

Arztes Aulus Cornelius Celsus, der selbst gern Bäder und Güsse einsetzte. Angewendet wurden diese Kuren «gegen Magenkrankheiten, gegen Fieber bei gleichzeitiger Erkrankung der Haut, gegen Narrheit ohne Fieber, gegen Schlafsucht, Epilepsie, Kopfschmerzen». Kalte Umschläge wurden gegen Bauchschmerzen angeordnet, Übergiessungen gegen «Erschlaffungen der Gedärme und Samenfluss».

Der griechisch-römische Arzt *Galen*, im Jahr 129 zu Pergamon geboren und «medizinischer Kirchenvater», erlaubte kalte Getränke nur bei Kranken und Tauchbäder bei fiebernden Patienten. Der Hofarzt, der sich auf vielen Reisen weiterbildete, bestritt die Heilkraft von Mineralbädern, obwohl er in der Nähe von Heilquellen aufgewachsen war. Er tat sich eher in Krankheitsfällen als Lobredner der Hausbäder hervor. Mineralwasser hielt er für «allzu erhitzend». Nur selten – zum Beispiel bei Fettsucht – machte er da eine Ausnahme. Auch von Seebädern war er nicht überzeugt.

Wie Galen zu den häufig benutzten Brausebädern stand, ist nicht bekannt. Diese für die Römer neue Technik führte der griechische Arzt Asklepiades ein, der um 100 nach Rom übersiedelte. Sie wurden «Balneae pensiles» genannt, einige übersetzten das mit Tropfbädern. Aber mit spärlichen Tropfen werden die Römer nicht einverstanden gewesen sein, denn bei ihnen hatte das Wasser üppig zu fliessen.

Richtig in Schwung aber kam das römische Badewesen nach 89 vor Christus durch die Erfindung des Hypocaustum, der Luftheizung, die ursprünglich nur als Fussbodenheizung gedacht war. Man mauerte nun grosse Badebecken, in denen gleichzeitig viele Menschen Platz fanden. Die Wassertemperaturen betrugen 35 bis 36 Grad. Die Luft in den Räumen war auf 25 bis 30 Grad erwärmt. Diese neue Heiztechnik schuf eine neue Badeepoche, die Thermen wurden geboren.

Thermen sind nicht nur als Badeanstalten zu sehen. Neben den Baderäumen und «Fitnesszentren» richteten sich die Römer Bibliotheken, Studienräume, Kunstsammlungen und Sportplätze ein. Sicher diskutierten wieder gestrenge Herren der Gesellschaft die Frage, ob diese Bäder mit dem vorgewärmten Wasser nicht etwa zur Verweichlichung der römischen Männer beitrügen.

Die Sittenrichter der Römischen Republik legten auch dann gleich fest, dass die beiden Geschlechter getrennt zu baden hätten. Der öffentlichen Ordnung wegen mussten die Thermen bei Einbruch der Dunkelheit ihre Pforten schliessen. Beamte hatten die Wassertemperaturen zu kontrollieren, damit die Badequalität auch gewahrt blieb.

Treffpunkt Therme

Die Thermen etablierten sich rasch im ganzen Land. Sie wurden zu wichtigen Treffpunkten, zu Kommunikationszentren. Reiche Römer – von ihnen soll es eine stattliche Anzahl gegeben haben – liessen es sich nicht nehmen, mit ihren privaten Bädern zu protzen. Sie engagierten namhafte Architekten und Künstler, die ihnen die Bäder üppig ausgestalteten. Sie scheuten keine Kosten, denn Luxus war in Rom die Visitenkarte der Erfolgreichen. Die Privatbäder dienten als Statussymbol.

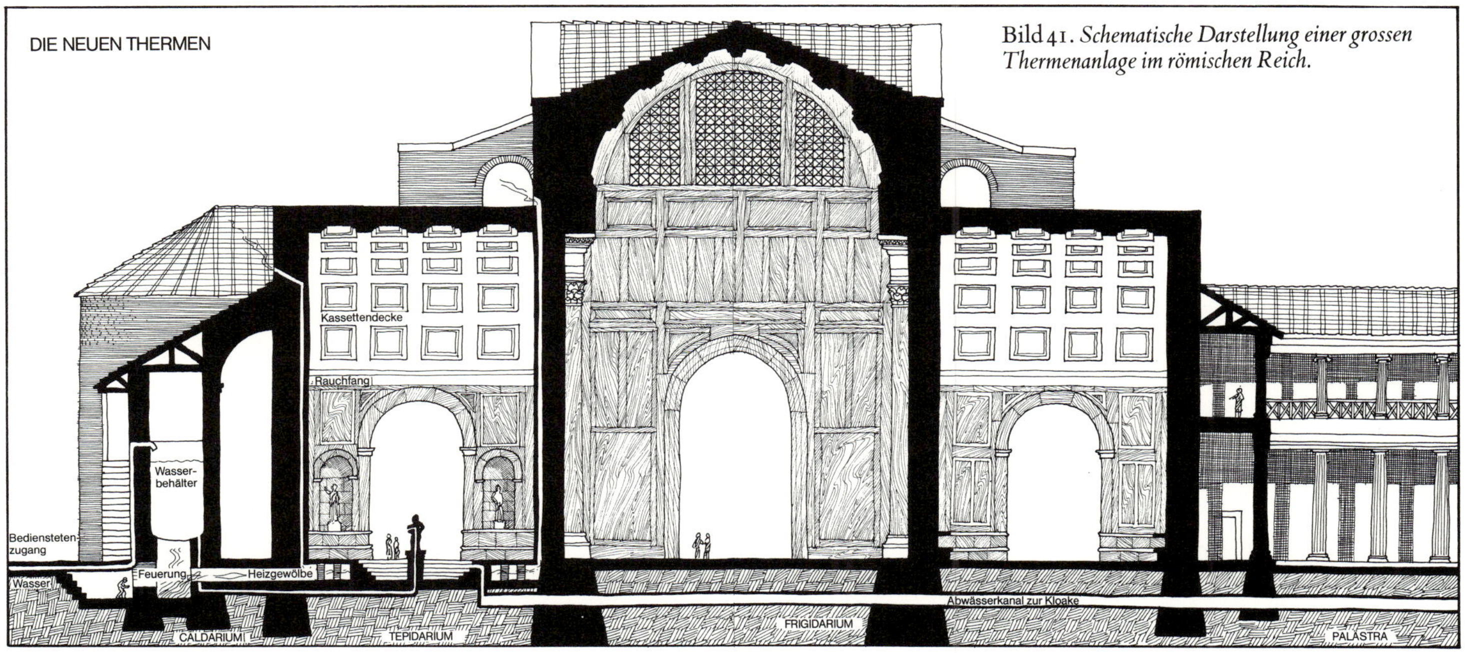

Bild 41. *Schematische Darstellung einer grossen Thermenanlage im römischen Reich.*

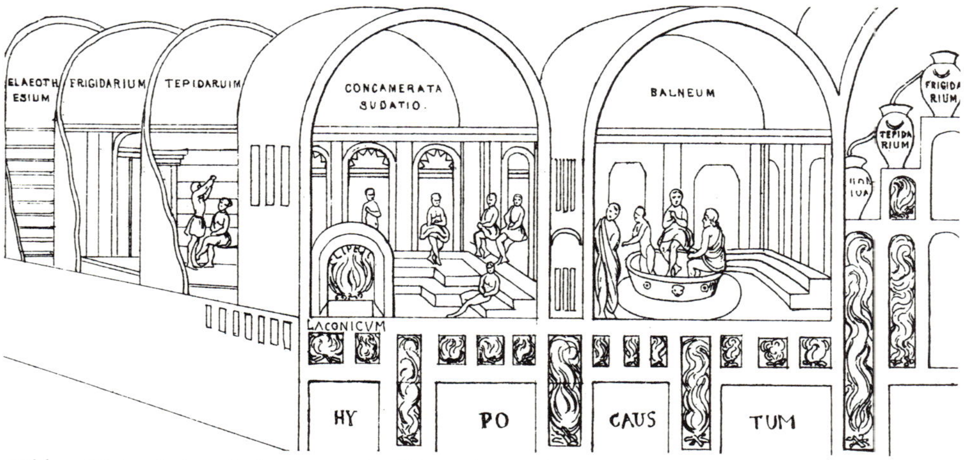

Bild 42. *Kleine römische Badeanlage aus der Zeit des Kaisers Augustus.*

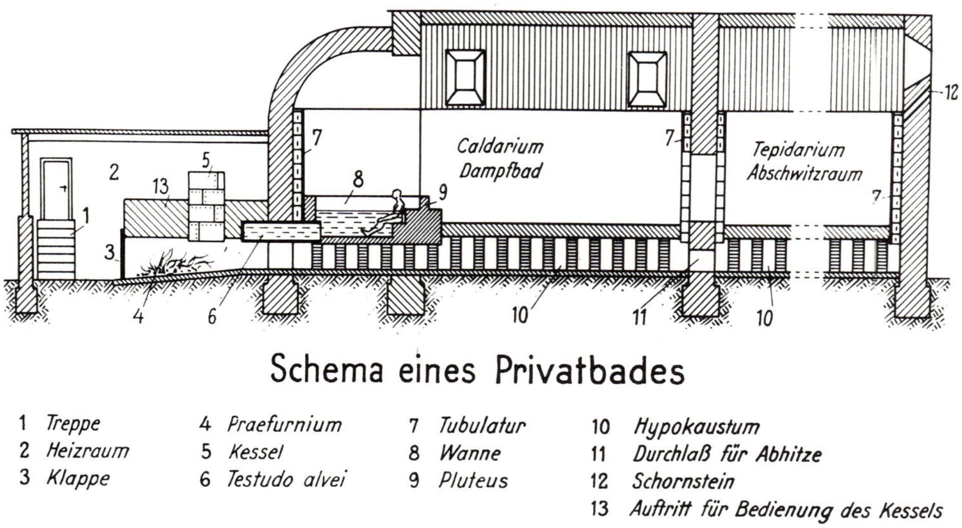

Bild 43. *Schema eines römischen Privatbades.*

In dieser Pracht und Herrlichkeit vergassen die «feinen Leute» bald ihre altrömischen strengen Sitten. Die «Gesellschaft» nahm sich jede Freiheit. Man wollte geniessen, was man ererbt, erworben oder gar erschachert hatte. Dazu gehörten auch die luxuriösen Bäder.

Besonders viele der zu Wohlstand gekommenen auslandserfahrenen Soldaten schleppten «lose Sitten» ins Land der Zivilisation. Denn natürlich wollten die orienterfahrenen Heimkehrer nicht auf die einmal liebgewordene lokkere Lebensführung verzichten. Und Freigelassene, die zu Reichtum gekommen waren, bemühten sich mit ihrem Geldsegen, ihre ehemaligen Herren zu übertrumpfen. In der Weltstadt Rom ging man daran, Freizeit, Vergnügen und Müssiggang grosszuschreiben.

Agrippa, Schwiegersohn des Augustus, zählte 33 vor Christus 170 öffentliche Thermen in Rom, später sollte ihre Zahl auf fast 1000 hochschnellen. Agrippa hatte als «Ädil» alle öffentlichen Bäder zu überwachen. Er musste die Heizung und die Sauberkeit kontrollieren. Um seiner Magistratur grossen Ruhm zu verschaffen, entschloss er sich zu einer aufsehenerregenden Spende: Er übernahm die Bezahlung aller Eintrittsgelder.

In dem Jahr seiner «Ädilität» konnten die Bürger zum Nulltarif die öffentlichen Bäder benutzen. Nach dieser sozialen Tat entdeckte er die Wichtigkeit und den Stellenwert eines Bades bei den Menschen. In grosszügiger Spenderlaune stiftete er eigene Thermen, die seinen Namen trugen. Auch sie boten die gesellige Planscherei kostenlos an.

Den römischen Bädern lag ein bewährtes Prinzip zugrunde. Der Badegast wechselte langsam von einer Temperatur zur anderen über. Vornehmlich griechische Ärzte verboten den schroffen Wechsel der Temperaturen. Sie sahen darin die Ursachen für Erkältungen und rheumatische Krankheiten.

Baden wie die alten Römer

Nach dem Passieren der Kasse – der Eintritt kostete nach heutigem Geld umgerechnet fünf bis zehn Pfennig – schritt der Römer in den Auskleideraum, das «Apodyterium». Da hier meistens grosses Gedränge herrschte und auch Langfinger zum Bade gingen, übergab man seine Kleidung dem «Capsarius», der auf die Garderobe und die Wertsachen aufpasste.

Die Männer trugen in den Thermen ein Lendentuch oder eine kurze Badehose, die Frauen hatten eine Art «Bikini» angezogen. So betrat man das «Tepidarium». Das Klima in diesem Raum war wohltuend mild. Bequeme Bänke, zum Teil aus Marmor oder Bronze, luden zum Ausruhen ein. Hier setzte sich der Römer nieder, begrüsste Freunde und Bekannte und plauderte mit ihnen. Der Raum glich einem behaglichen Empfangssalon, Wände und Decken waren von Künstlern dekoriert.

Ein Kohlebecken strahlte wohlige Wärme aus. Die ersten leichten Schweissausbrüche stellten sich ein. Der Besucher entspannte sich und genoss. Nach einiger Zeit rief oder winkte er sich einen der «Frictores» herbei, der ihn dann mit Tüchern abrubbelte. Das belebte die Durchblutung der Haut. Ohne Hast und Eile betrat der leicht erhitzte Badegast den nächsten Raum, das «Caldarium». Hier herrschte eine wesentlich höhere Temperatur, denn es lag dem Heizraum sehr nahe. Der Römer bestieg dann eine mit warmem Wasser gefüllte Wanne, die das Personal ihm zuwies. Einige waren so gross, dass mehrere Besucher gleichzeitig darin Platz fanden. Später erst kamen regelrechte Schwimmbecken auf. In dem warmen Wasser der «Calida piscina» tummelte man sich. Man unterhielt sich, lernte neue Gesichter kennen.

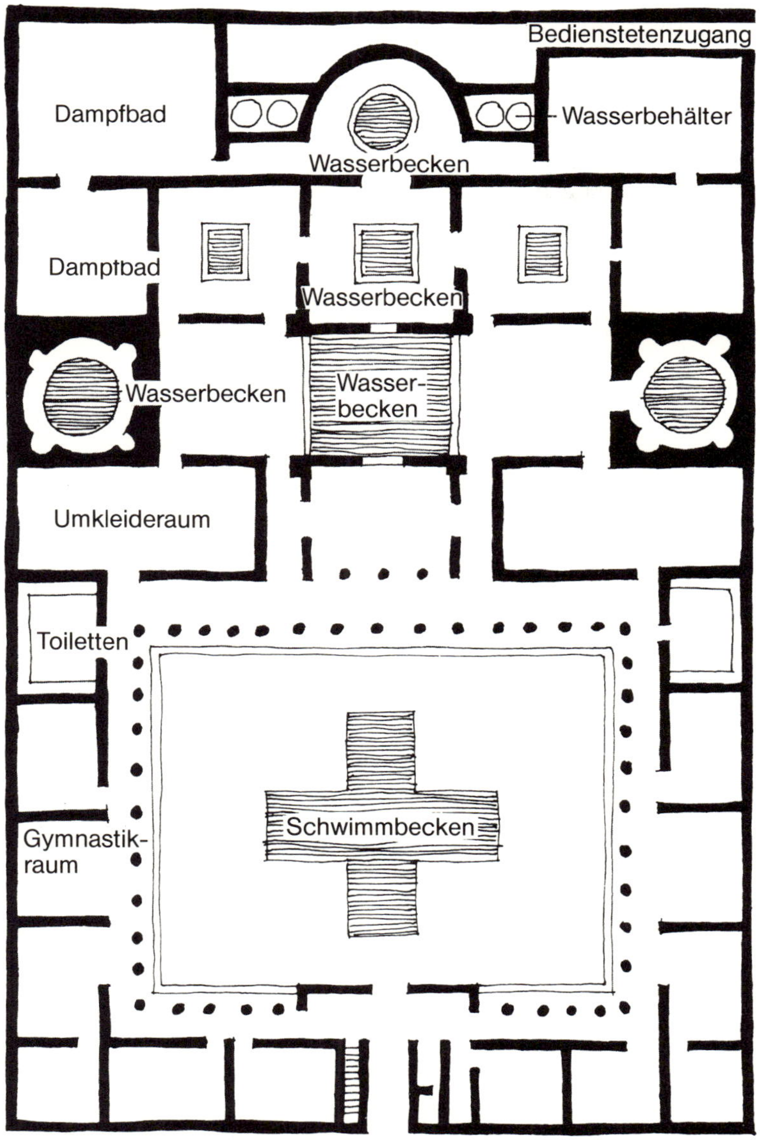

Bild 44. *Grundriss einer grossen Therme.*

Hatte der Gast sich genug in seiner Wanne gewendet und bewegt, stieg er aus und lief zu einer halbrunden Nische hinüber, zum «Labrum», einem flachen Becken, in das kaltes Wasser einfloss. Diener schöpften mit Kellen Wasser und übergossen ihren Klienten. Die Nische diente nicht nur als Erfrischungsort, sondern gleichzeitig als beliebter Treffpunkt in der Thermenanlage. Das flache Becken war stets dicht umlagert.

Nach diesen erfrischenden Kaltwassergüssen war der Gast reif für das «Frigidarium». Er begab sich in das kalte Schwimmbecken und bewegte sich. Wurde es ihm zu kalt, ging er hinaus ins Freie zur «Piscina» der «Palaestra». Hier war das Wasser wärmer, denn die Sonnenstrahlen hatten die Temperatur angenehm erhöht. Der Badegast erholte sich von seinem Kälteschock.

«Destrictores» kamen dann mit Badetüchern und rieben ihn gründlich ab. Ein Sklave brachte Striegel und Salben. Er bearbeitete die Haut des Gastes. Wohlriechende Öle bot anschliessend einer der «Unctares» an. So mit aufregenden Düften versorgt, liess sich der Badefreund die Kleider bringen und gesellte sich nach einem Rundgang durch die Therme zu den Zuschauern in der «Palaestra». Hier sah er gymnastischen Spielen zu, lauschte vortragenden Dichtern oder beteiligte sich an Diskussionen.

Zur Zeit des Agrippa kam ein weiterer Raum im römischen Bade in Mode: das «Laconium». Es bürgerte sich schnell ein und wurde später oft grossartig ausgestaltet. Dieser kreisrunde Raum diente als Heissluftbad und befand sich meist neben dem «Tepidarium».

Die Römer schrieben dem Heissluftbad heilsame Wirkungen auf die gestörte Verdauung zu. Die Heisslufttherapie hatten sie oft nötig, denn die wohlhabenden Bürger assen leidenschaftlich gut und viel. In manchen Bädern veranstalteten sie regelrechte «Fressorgien» und hatten dann ihre Mühe, sich für den Heimweg wieder «fitzuschwitzen».

Der römische Badespass war zu dieser Zeit genau geregelt. Hatte der Römer seinen zweistündigen Mittagsschlaf beendet, lockerte er seinen Körper mit Gymnastik im «Sphaeristerium». Erst nach dieser leichten sportlichen Prozedur ging er baden. Mit einem Glockenton, der ankündigte, dass das Feuer brannte und das Wasser erwärmt war, wurden die Türen zum Bad geöffnet.

Tagtäglich wiederholte sich dieses Ritual. Müssiggänger und die, die es sich zeitlich leisten konnten, badeten fünf- bis siebenmal hintereinander an einem Tag. Auf das Bad konnte und wollte keiner, der etwas auf sich hielt, verzichten. Die Lebensfreude und Genussucht steigerte sich.

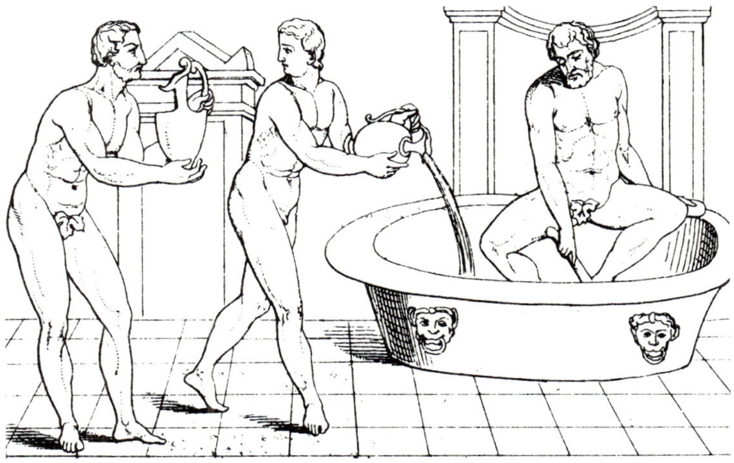

Bild 45. *Häusliche Badeszene in Rom.*

Kaiserliche Badefreuden

Neue Techniken und Erfindungen läuteten eine geradezu sensationelle Badeepoche ein. Man hatte feuerfeste Ziegel entwickelt, die höhere Heiztemperaturen erlaubten. Weiter verwendeten die Baumeister jetzt Fensterglas – und vorbei war es mit den zugigen Räumen, aus denen die Wärme ungehindert entweichen konnte. Dann erfanden Baustofftechniker die Hohlziegel, die eine günstige Wärmedämmung der Baderaumwände ermöglichten. Mit diesen Errungenschaften wurden wesentlich höhere Temperaturen in den Badegebäuden erreicht und gehalten.

Diese drei technischen Faktoren begünstigten den neuen Badeluxus, der in der Kaiserzeit, im ersten Jahrhundert nach Christus, Wirklichkeit wurde. Das «goldene römische Zeitalter» dauerte von der Regierung des Kaiser Augustus, der 14. n. Chr. starb, bis etwa zum Jahr 300 unter Kaiser Konstantin.

Die Kaiserthermen – noch heute bestaunen wir ihre Reste – waren technisch perfekte Wunderwerke. Aus der ganzen unterworfenen Welt zusammengetragene Reichtümer und Schätze ermöglichten den Römern, geniale Ideen der Griechen in die Tat umzusetzen. Rom wurde zum Nabel der Welt.

Die Römer lebten sich in einen Höhenrausch der Lebensfreude hinein. Die Genussucht wuchs ins Unvorstellbare. Überfluss und Wohlstand regierten das Bürgertum. Der allgemeine Übermut sprengte manche Schranke, viele Grenzen galten nicht mehr. Auch in den Bädern genehmigte man sich nahezu jede Freiheit.

Jubel, Trubel, Heiterkeit

Männer und Frauen gingen nun gemeinsam in die Thermen – besser gesagt in die «Mixta balnea», wo sie auch miteinander badeten. Die Frauen liessen sich dort von Sklaven, die Männer von reizenden Sklavinnen umsorgen, bedienen und massieren. Es herrschte in den Thermen Jubel, Trubel, Heiterkeit bei

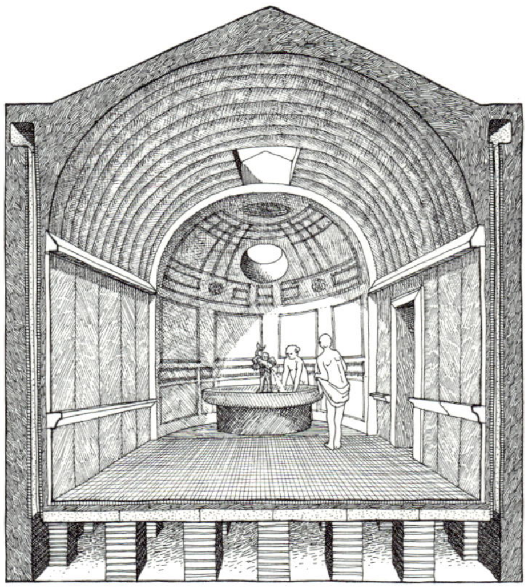

Bild 46. *Blick in eine römische Therme.*

Spiel und Badespass. Dabei – so ein aufmerksamer Beobachter aus der Zeit des Kaisers Domitian – wurden «Frictiones genitalium», wollüstige Kitzeleien also, als nichts Ungewöhnliches oder Verwerfliches angesehen. Das Baden – und deshalb ging man auch in erster Linie in eine Therme – wurde zu einer sexuellen Lustbarkeit umfunktioniert.

Die geregelten Badezeiten warf man flugs über Bord. Selbst nachts hatten die Thermen geöffnet, was als besonders reizend angesehen wurde. Lampen leuchteten die Räume aus. Die Stimmung im schummrigen Kerzenschein, das Spiegeln der Lichtreflexe im Wasser und die Schatten der sich bewegenden Körper: das genossen nicht nur die verliebten Paare, sondern auch die Einzelgäste, die hofften, neue Kontakte anzubahnen. In seinem Buch «Epochen und Werke» nennt der österreichische Kulturhistoriker Hans Sedlmayr die Kaiserthermen «Kathedralen des Fleisches».

Einige Kaiser versuchten zwar, die wilden Sitten einzudämmen, um Anstand und Ordnung alter Tage wiederherzustellen. Aber sie hatten als Moralapostel keinen durchschlagenden Erfolg. So verboten Hadrian und Mark Aurel die gemeinschaftlichen Bäder der Geschlechter. Heliogabal dagegen fand an dem erotischen und geselligen Chaos wieder Gefallen und erlaubte alle Schlüpfrigkeiten. Alexander Severus verbot dann erneut die freizügigen Sitten.

Es ging auf und ab. Verbote fruchteten nicht. Den Römern war das Prassen und die Völlerei in den Bädern nicht auszutreiben. Die Thermen wurden zum Mittelpunkt eines mondänen Lebensstils, aber eben auch von Ausschweifungen aller Art. Nicht wenigen Zeitgenossen galten erotische Abenteuer als einzig erstrebenswerter Lebensinhalt.

Joachim Fernau fasst in seinem Buch «Und sie schämten sich nicht» zusammen: «Die riesigen, gut geheizten Hallenbäder waren Börsen der Liebe; der Balneater, der Bademeister, war ihr Makler, seine Masseusen waren die schönsten Frauen des römischen Weltreiches, sie waren pastellene Wunder an Körperpflege und Schminkkunst.»

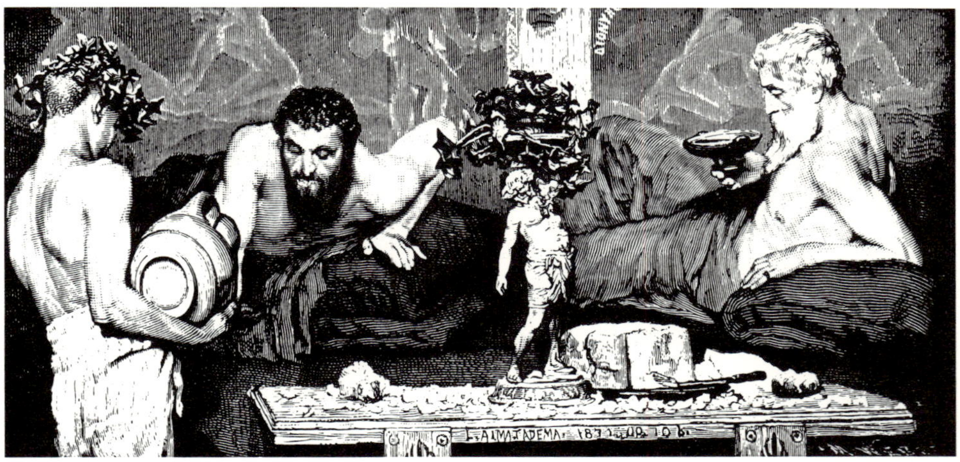

Bild 47. *Szene aus einem Gelage in der römischen Kaiserzeit.*

Der Philosoph und Tragödiendichter *Lucius Annaeus Seneca,* Sohn des bekannten Rhetorikers, beschreibt sehr plastisch das bunte Leben in einer kleinen Therme, ohne sich über allzu Frivoles näher auszulassen. Dieser Seneca war übrigens der Erzieher und Berater Kaiser Neros und nahm sich auf Befehl des Kaisers im Jahr 65 n. Chr. das Leben. Zuvor war der Moralist wegen Teilnahme an einer Verschwörung zum Tode verurteilt worden. Seneca berichtet: «Ich wohne gerade über einem Bad; Ihr könnt euch vorstellen, was für ein Schwatzen, Lärmen und Schreien in allen Tonarten heraufdringt, so dass man wünschen möchte, taub zu sein; ich vernehme das rhythmische Rufen jener, die sich mit den Hanteln betätigen; sie stossen kurze Laute aus und keuchen angestrengt. Wenn sich jemand massieren lässt, hört man das Schlagen der Hände auf den Schultern, das einen verschiedenen Ton gibt, je nachdem, ob der Schlag mit der flachen Hand oder dem Handrücken gegeben wird. Wenn dann noch jemand kommt, der nicht mit dem Ball spielen kann, ohne zu schreien, dann ist es ganz aus. Es gibt dann auch noch die Streitsüchtigen, den Dieb, den man auf frischer Tat ertappt hat, den Schwätzer, der seine Freude daran hat, sich selbst zu hören; und dann die Taucher, die sich ins Schwimmbekken stürzen, dass das Wasser nach allen Seiten hoch aufspritzt. Diese betätigen sich noch wenigstens mit ihrer eigenen Stimme. Hingegen ist aber da der Haarentfernungskünstler, der alle Augenblicke seine Dienste mit einer hässlichen Fistelstimme anbietet und nicht eher schweigt, bis er jemanden gefunden hat, dem er die Haare entfernen kann; dann aber fängt der zu schreien an, den er unter den Händen hat. Ganz abgesehen von den Strassenhändlern, die Getränke, Würste und Pasteten anpreisen, oder den Kellnern, die herumziehen, um ihre Ware anzubieten, wobei sich jeder eines anderen Tonfalls befleissigt.»

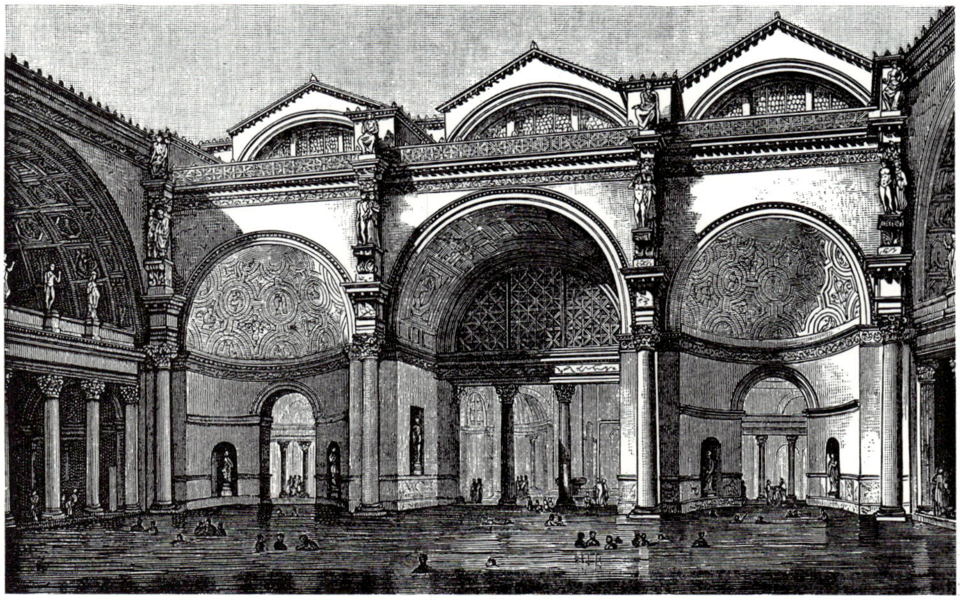

Bild 48. *Caracalla-Thermen in Rom: Rekonstruktion des Kaltbades (Frigidarium).*

Seneca verurteilte die losen Sitten. Für ihn sollte ein sittliches Leben aus unbedingter Strenge gegen sich selbst, aus Grundsatztreue und Nächstenliebe, Mitleid, Milde, Verzeihen und Wohltun bestehen. Er fand mit seinen Vorstellungen nur wenig Gehör und wurde von einigen als «Mann von vorgestern» diffamiert. Seneca besuchte in den Thermen nur die Bibliotheken, denn er verabscheute den «Jahrmarkt der Leiber».

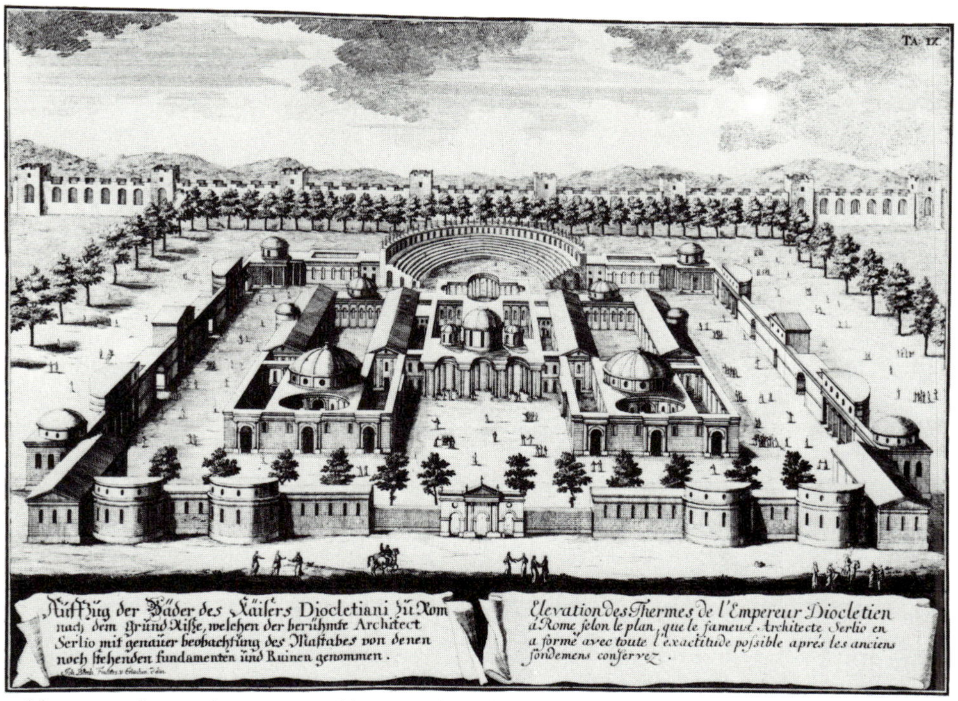

Bild 49. *Die Thermen des Kaisers Diokletian, nachempfunden in einer Zeichnung aus dem Jahre 1721.*

Grossartige Bäderbauten

Sieht man von den Auswüchsen einmal ab, muss man die ungeheuren Leistungen der Wassertechniker und Ingenieure würdigen, die den Badespass erst möglich machten. Rom verbrauchte – so schätzen Kenner der damaligen Zeit – täglich 750 Millionen Liter Wasser. Das ist eine unvorstellbare Menge, die heute von kaum einer Grossstadt – trotz der wasserhungrigen Industrie – erreicht wird. 54 Aquädukte versorgten um 330 unter Konstantin 15 Grossthermen und über 850 sogenannte kleine Volksbäder. Kaiser Konstantin übrigens war der letzte Herrscher, der das Wasser innig liebte und, wie einige seiner Vorgänger, eine Therme erbauen liess, um damit das Volk zu beglücken. Auch Nero, Titus, Trajan, Caracalla und Diokletian stifteten den Untertanen neue Bademöglichkeiten. Sie wollten sich bei den Massen einschmeicheln.

Die grossartige Therme des *Caracalla*, deren gesamte Grundfläche 56000 Quadratmeter betrug, mass 400 mal 400 Meter. Über 60 Hallen, Säle, Kuppelbauten beherbergte der Mammutbau. In den vier Super-Warmwasser-Pools herrschte ebenso reges Badeleben wie in dem ausserhalb liegenden Badeareal, dessen Zentrum ein Schwimmbecken von weit über 1000 Quadratmetern Grösse war.

Diokletian, der Vorgänger Kaiser Konstantins, liess seine um 290 n. Chr. erbaute Therme etwas kleiner ausfallen. Einer Überlieferung nach schufteten fast 40000 christliche Sklaven für das Bauwerk, in dem dann über 3000 Bürger gleichzeitig ihrem Badevergnügen nachgehen konnten.

Für die Inneneinrichtung liess der Herrscher 3000 Einzelbadewannen aus Alabaster und fast 2500 Sessel aus Marmor anfertigen. Das zur Anlage gehörende Kaltwasserschwimmbecken im Freien liess er fast doppelt so gross wie das der Caracalla-Therme bauen.

Den Kuppelsaal der Diokletian-Therme gestaltete Michelangelo 1563 zur Kirche Santa Maria degli Angeli um. Auch der moderne römische Bahnhof «Stazione Termini» bedeckt einige Fundamente dieser ehemaligen exklusiven Badeanlage.

Fast jede grosse Therme von Agrippa bis zu Konstantin war mit einer Bibliothek ausgestattet. Natürlich fehlte in den Gebäuden auch nicht der Schutzgott der Bäder, Herkules. Gott Merkur überwachte die Gymnastikhalle, die «Palaestra». Auch die kampferprobte Minerva, der sieghafte Apollo, Diana, Mars, Bacchus, Vulkan, Neptun hatten in den oft weitläufigen Anlagen ihr würdiges Zuhause. Sie bewohnten einträchtig nebeneinander die Säulenhallen, Wandelgänge und Lauben.

Genauso bunt gemischt war das Publikum. Auch die Kaiser liessen es sich nicht nehmen, die öffentlichen Thermen zu besuchen, um sich vom Volk bestaunen zu lassen. In den Thermen herrschte keine Trennung nach Standesklassen. Jung und alt, arm und reich strömte zum Bade. Man traf sich zu Ballspielen, wettete, turnte oder bildete sich bei Diskussionen in kleinen Zirkeln oder in den Bibliotheken. Diskuswerfen, Ringen, Wettlaufen waren an der Tagesordnung.

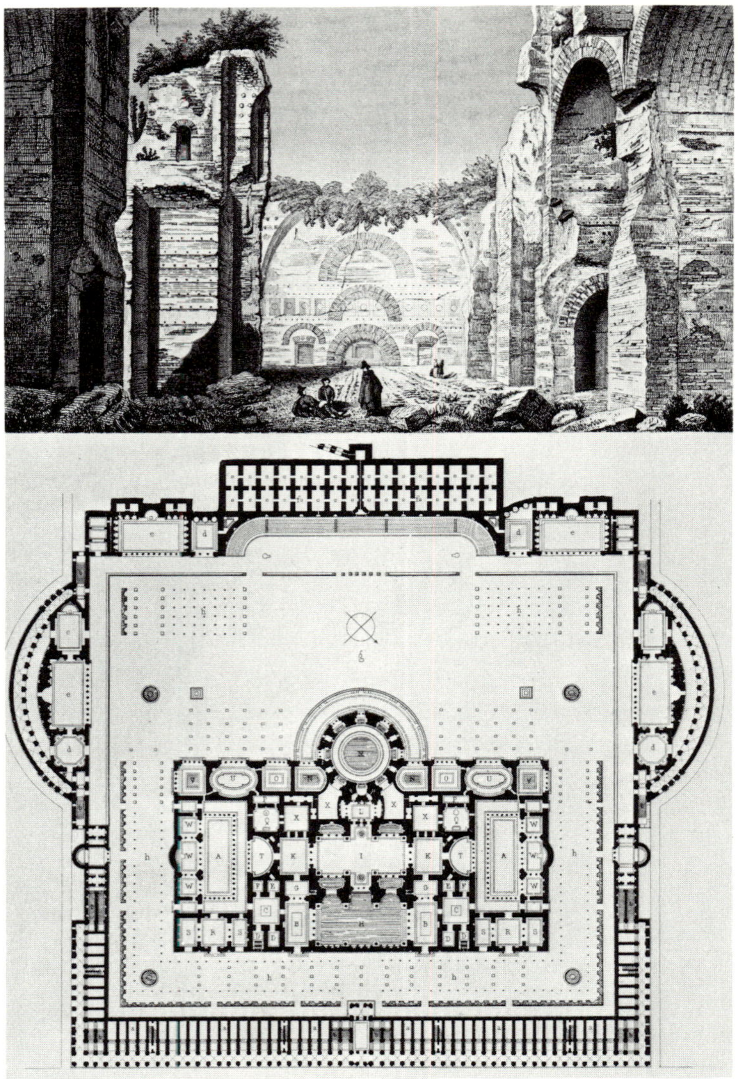

Bild 50. *Die Caracalla-Thermen. Ruinen und rekonstruierter Grundriss nach einem Stich aus dem 19. Jahrhundert.*

Zu diesen Spielen traten Männer und auch Frauen bekleidet an. Man trug die Tunika, einen Kittel oder einen für sportliche Zwecke extra zugeschnittenen Umhang. Zum athletischen Ringkampf jedoch erschienen die Gegner völlig nackt. Denn sie rieben ihren Körper mit diversen Ölen und Fetten ein, um geschmeidig zu sein. Danach bestreuten sie sich mit Staub, damit sie wenigstens etwas griffig wurden.

Nicht nur die Männer trieben diesen Sport, sondern auch die Frauen, was dann oftmals grosse Zuschauermengen anlockte. Nach den Anstrengungen gingen die müden Helden dann ins Bad, um sich zu reinigen, zu erholen und zu entspannen.

Die Massage gehört dazu

Im «Labrum» leisteten sich Leute mit Geld einen Sklaven, der das Striegeln und Abreiben verstand. Reiche Zeitgenossen brachten gleich ihr Dienstpersonal mit ins Bad. Sie liessen sich reiben, massieren und parfümieren. Sie verwendeten nur die teuersten Laken aus zartester Wolle. An den Tüchern konnte man den jeweiligen Lebensstandard erkennen. Vornehme Römer liefen selbstverständlich nicht zu Fuss nach Hause, sie hatten ihre Sänfte.

Bei den Armen wurde das gegenseitige Abreiben zu einem nicht wegzudenkenden Badevergnügen. Dazu eine kleine Geschichte, die der Biograph von Kaiser Hadrian notierte: «Der Kaiser ging in die Therme auf Tuchfühlung mit dem Volke. Er sah einen Veteranen, den er von einigen gemeinsamen Kriegsfeldzügen her kannte. Der Alte scheuerte sich mühsam seinen Rücken an einem Marmorvorsprung der Verkleidung des Caldariums. Hadrian fragte erstaunt, warum denn der ehemalige Kampfgefährte sich selber am Stein reiben müsse. Der Soldat erwiderte, dass er zu arm für einen Striegler sei. Hadrian zeigte sich spendabel und gab ihm Geld für einen Sklaven.

Tage später – es hatte sich flugs herumgesprochen, dass Hadrian wieder die Thermen besuchen sollte – scheuerten sich gleich mehrere alte Haudegen ihren Rücken an der Mauer. Sie alle blickten fragend und erwartungsfroh auf ihren Kaiser. Doch der riet ihnen, sich selber gegenseitig zu striegeln.»

Nicht wenige Römer verurteilten das Treiben und die sittenlosen Auswüchse in den Thermen. Sie mieden diese Orte der Zügellosigkeit und badeten lieber zu Hause nach alter Norm. Ihnen war zuwider, dass sich unter den Säulenhallen Schankmädchen, Kuppler und fliegende Händler breitmachten.

Trotz allem waren die Kaiserthermen eine Wohltat für das Volk. Es waren nämlich durchaus Stätten, in denen gerade ärmere Römer einen Sinn für Körperpflege, Hygiene, Sport und Kultur entwickelten. *Jérôme Carcopino* behauptet in seinem Buch «Rom», dass besonders «die Thermen den Niedergang um mehrere Generationen hinauszögerten, weil die Römer durch sie zu dem alten Ideal zurückfanden, das einst ihre Grösse begründete und das ihnen jetzt Juvenal mit dem Wort vom ‹gesunden Geist im gesunden Körper› aufs neue vor Augen stellte». Diese These wird sicherlich von Historikern bestritten, die sich mit den damaligen Sitten beschäftigt haben.

Bereits *Cicero,* der römische Politiker und Schriftsteller, tat die Bäder um 60 v. Chr. als «Orte der Ausschweifungen und Liebschaften, des Ehebruchs, der Ausgelassenheit der Geschlechter, der Gastmähler und Schwärmerei, des Gesanges und der Kuppelei» ab. Auch waren ihm die immer kleiner werdenden Badeanzüge der Damen, die «Anfassspiele» der jungen Männer und Mädchen, die ungeniert sich liebkosenden Paare und die zu knappen Badelaken ein Dorn im Auge.

Marcus Terentius Varro, der bedeutendste römische Gelehrte aus der republikanischen Zeit, verurteilte ebenfalls schon sehr früh die Fress- und Saufgelage und die nächtlichen Orgien, während Seneca, wie wir sahen, sich hauptsächlich am Lärm des hektischen Badebetriebes störte.

Nicht nur Rom war mit aufwendigen Thermen bestückt, fast jede Provinzstadt hatte ihre öffentlichen Badeanstalten. Ostia zum Beispiel verfügte zu seiner Blütezeit über 18 Thermen für rund 50 000 Einwohner. Ungezählt sind auch die vielen Privatbäder der Reichen in Villen und Landhäusern.

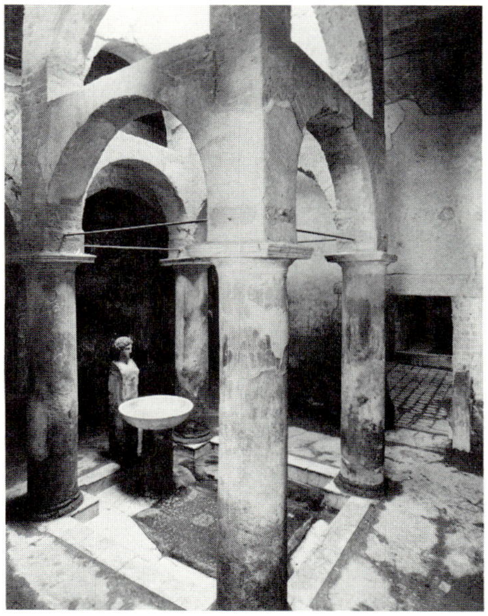

Bild 51. *Atrium einer Therme in Herculaneum.*

Bild 52. *Gemeinschafts-Badewanne einer Therme von Pompeji.*

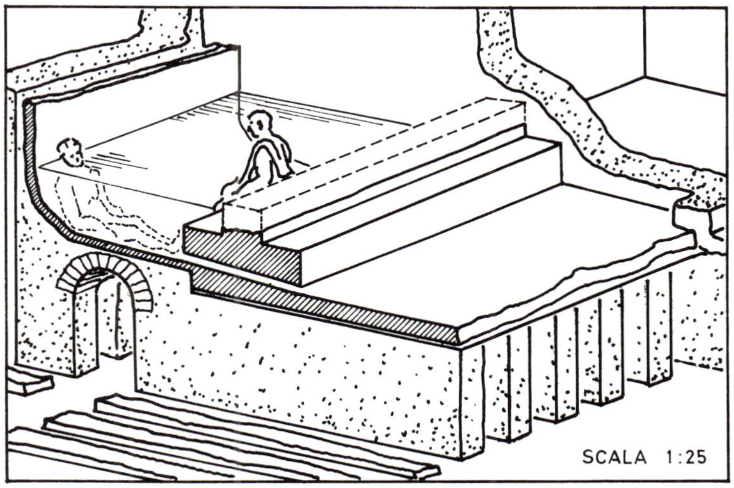

Badereisen kommen in Mode

Besonders beliebt aber waren die Bäder, in denen von Natur aus heisses Wasser sprudelte. Wohlhabende Römer fuhren in die Nähe von Neapel, denn hier gab es in dem vulkanischen Gebiet warme Quellen. Man reiste per Schiff an, denn über Land wurde der Weg zur Strapaze. Ärzte gaben den damaligen Bädertouristen Ratschläge und Rezepte mit auf den Weg. Sie wussten, was alkalische, schwefelhaltige, salzige oder kalkhaltige Wasser heilen konnten und verordneten den Kranken Kurbäder. Über 80 Kurstätten gab es in Süditalien. Und alle warben für sich und lobten die Heilkräfte ihres Wassers.

Zu besonderem Ruhm gelangten die auf einer breiten Halbinsel liegenden Kurorte *Bajae*, *Cumae* und *Misenum*. Der Andrang reicher Römer war gross, so dass Architekten hier immer neue Traumvillen und phantastische Gärten anlegten. Besonders Bajae sorgte für Schlagzeilen. Man rühmte die Wunderkräfte und Heilerfolge seines Wassers. Aber das gesellige Leben, das Flair des Kurortes erzeugten noch mehr Anziehungskraft und Werbewirksamkeit.

Wer Rang, Namen und auch noch Geld hatte, eilte nach Bajae, um sich hier sehen zu lassen und «mitzumischen». Die vornehmsten Römer bauten dort Villen. *Marcus Licinius Crassus*, ein einflussreicher römischer Patrizier, der Feldherr *Marius*, *Julius Caesar* und der Kaiser *Hadrian* liessen sich hier unter anderem nieder. Auch Kaiser *Nero* wohnte oft in Bajae – und feierte dort berüchtigte Orgien.

Bajae wurde zum Spitzenort für den damaligen «Jet-Set». Zur Kaiserzeit erlebte der Ort einen Boom, der seinesgleichen suchte. Vorbei war es mit der Kur-Ruhe und Gesundheitstherapie. Die verwöhnte Jugend stürmte den Landstrich. Sie suchte freilich nicht Erholung und Genesung, sondern wollte sich austoben, das freie Leben und Lieben auf der Halbinsel, auf der man «unter sich» war, geniessen.

In seiner «Sittengeschichte der Badewanne» schildert *Hermann Schreiber* die Szenen. Zum Beispiel führt er den gelehrten Beobachter Varro an, der verstimmt von seiner Villa aus dem Treiben im Nobelort zusah und pikiert feststellte, dass «nicht nur die Ledigen hier Gemeingut sind, sondern auch Damen von Stand und viele Knaben in Bajae zu Mädchen werden». Weiter erwähnt er Nero, der «in einem Sammelbecken einen Monstercocktail aller Heilquellen mischen und damit sämtliche Übel der Menschheit kurieren wollte – vor allem natürlich an seinem eigenen verwöhnten Leibe».

Vielleicht liess gerade Kaiser Nero die ersten Go-go-Girls der Geschichte tanzen. Schreiber in seinem Buch: «Mehr Geschmack verriet Nero durch die Anlage jenes kleinen Theaters über der zweiten Terrasse, das vielleicht als einziges seiner Art von vornherein als erotische Schaubühne geplant war. Dieses Theater enthielt als ‹unmoralische Anstalt› anstelle des Orchesters ein rundes Wasserbecken, in dem nackte Mädchen mit rhythmischen Pantomimen das Geschehen begleiteten. War hingegen den Zuschauern ein Vortrag oder Musik geboten worden, so konnte man die erhitzten Köpfe durch einen Sprung in dieses Becken kühlen. Von allen Plätzen des Theaters genoss man übrigens einen herrlichen Blick über den Strand und den Golf zu den Bergen am Horizont.»

Die Bäder zeitigten auch politische Folgen. Tacitus behauptet, dass der sieggewohnte Hannibal in den warmen Bädern Campaniens verweichlicht wurde und dass die Römer, um die Briten zu unterwerfen, ihre Bäder als «wehrkraftzersetzenden Luxus» nach England mitbrachten.

Man wählte die Badewärme sogar als Instrument, um andere ins Jenseits zu befördern. Octavia, Seneca, Varus mit Tochter und Schwiegermutter, Statilia, Messalina und Tigelinus starben vergiftet oder nach Verwundungen im Bade. Andere Opfer wurden durch heisse Bäder einfach erstickt. Soweit zu Grausamkeiten, Unsitten und Zuchtlosigkeiten.

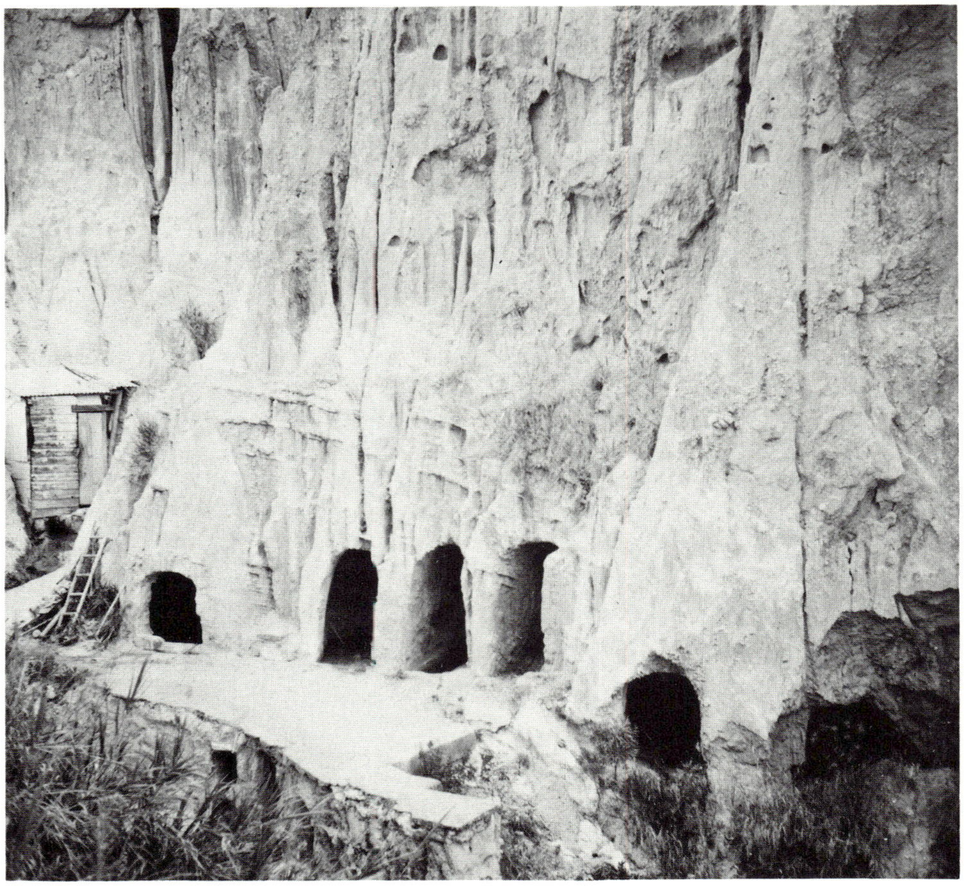

Bild 53. *Römische Thermal-Badeanlage auf Ischia. Ihr Wasser wird noch heute zu Heilzwecken genutzt.*

Moralisten heben den Zeigefinger

Zeitweilig jedoch litt die Konjunktur von Bajae und Cumae unter mangelnden Gästezahlen. Als nämlich der Arzt Musa Kaiser Augustus mit kaltem Wasser kurierte, sprach sich das herum. Für kurze Zeit machte man um die warmen Quellen einen Bogen. Celsus und Plinius dagegen schworen auf die Quellen und Dampfbäder von Bajae. Die Halbinsel blieb solange «in», bis sich das Christentum ausbreitete.

Die Christen brachten neue Ideale mit und gaben dem Geschlechtsleben eine neue Richtung. Sie sahen in Tugend, Bescheidenheit und Keuschheit die einzig richtige Lebensform. Kein Wunder, dass der neue Glaube der wilden Szenerie ungezügelter Fleischeslust allmählich ein Ende setzte.

Tertullian, ein aus Karthago stammender Kirchenschriftsteller und späterer rigoros strenger Sektierer – gestorben 220 n. Chr. – förderte die neue Richtung. Seine Worte wurden zur Wurzel der christlichen Moral, die aber nur sehr langsam bei den verwöhnten Römern fruchtete: «Das Seelenheil nicht allein der Frauen, sondern auch der Männer besteht hauptsächlich in der Bekundung der Schamhaftigkeit. Da wir alle der Tempel Gottes sind, so ist das Schamgefühl die Hüterin und Priesterin dieses Tempels, die nichts Unreines und Profanes einlässt, aus Furcht, den Gott, der in ihm wohnt, zu beleidigen.» Tertullian war anfangs kein Weltfremder, er verbot noch nicht die Bäder als Stätte der Hygiene.

Der christliche Moralist *Clemens Alexandrinus* kämpfte hartnäckiger gegen die nicht enden wollende Sitte des Zusammenbadens der Geschlechter:

«Frauen werden sich vor ihren Ehemännern kaum vollständig entblössen, sondern irgendeinen glaubwürdigen Vorwand von Schamhaftigkeit erheucheln; aber alle anderen, die es wollen, können sie zu Hause in ihren Bädern erblicken, denn dort genieren sie sich nicht, sich vor Zuschauern zu entkleiden, gleichsam, als wollten sie ihre Person zum Kauf anbieten. Die Bäder stehen sowohl Männern wie Frauen offen... diejenigen, die noch nicht allen Schamgefühls bar sind, schliessen wohl Fremde aus, baden jedoch gemeinsam mit ihren Dienern und entledigen sich ihrer Kleider vor ihren Sklaven, lassen sich von ihnen abreiben und gewähren so diesen wollüstige Freiheiten, indem sie ihnen gestatten, frei zu hantieren. Die Sklaven, die ihrer nackten Herrin nahen dürfen, entkleiden sich dann auch selbst mit dreister Begierde, da sie infolge des lasterhaften Brauchs alle Furcht ablegen.»

Der engagierte Clemens leitete eine Katechetenschule in Alexandrien und musste 202 oder 203 n. Chr. vor der grausamen Christenverfolgung des Septimus Severus fliehen. Der in Griechenland geborene Clemens badete jedoch gern und empfahl dies auch seinen Glaubensbrüdern. Bäder im eigentlichen Sinne sollten der Gesundheit, Reinigung und Erwärmung dienen und waren statthaft. Aber der in den Thermen sich ausbreitende Luxus und die Ausschweifungen waren, so Clemens, für einen Christen nicht erlaubt.

Erst als Kaiser *Konstantin* das Christentum zur Staatsreligion erhob, erhielt das Gesetz Achtung, dass Männer und Frauen nicht gemeinschaftlich baden durften.

Für den oströmischen Kaiser *Justitian*, 482 n. Chr. geboren, war es ein Scheidungsgrund, wenn eine Ehefrau nackt mit einem anderen Mann badete. Bei einer solchen Trennung behielt der Mann die Hochzeitsgeschenke – aber nur, wenn er ebenfalls nicht nackend mit Damen ein Bad aufgesucht hatte.

Ein lombardisches Gesetz verbot später ausdrücklich, die Gewänder einer im Fluss badenden Frau zu stehlen oder auch nur zu verstecken. Solche in vergangenen frivoleren Tagen üblichen Scherze wurden jetzt streng geahndet.

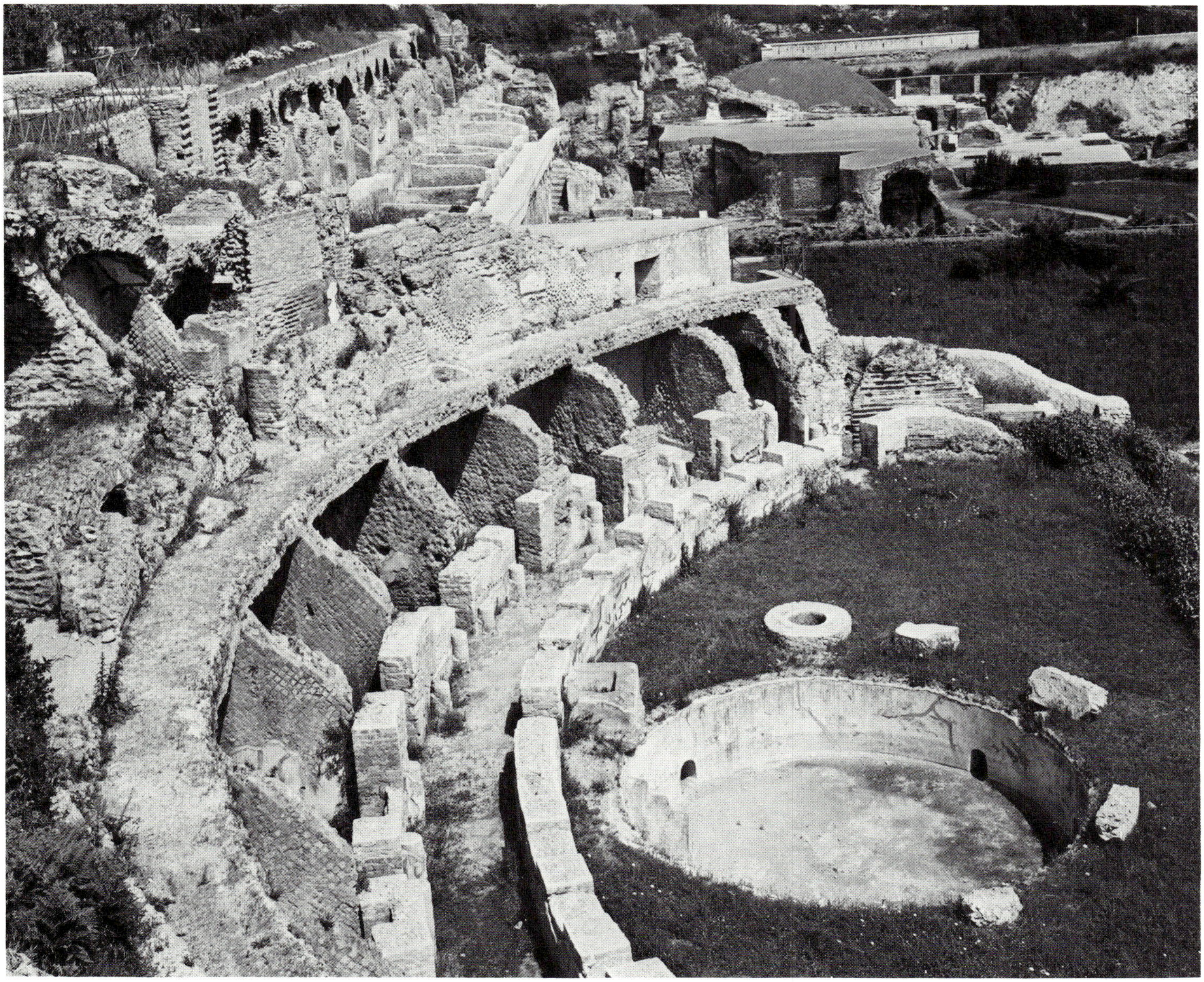

Bild 54. *Ruinen einer grossen Thermalwasser-Badeanlage im römischen Nobel-Kurort Bajae.*

Thermen – römische Exportartikel

Wohin die erfolgreichen römischen Eroberer auch kamen, sie bauten ihre Bäder. Selbst in den entlegensten Kolonien entstanden ihre Thermen nach bewährtem Muster. Wasserfachleute prüften Thermalquellen und erschlossen sie für die Soldaten und Verwaltungsbeamten. Römisches Badeleben und römische Sitten hielten Einzug in Nordafrika, Arabien, Kleinasien, auf dem Balkan und im nördlichen Europa. Und die Einheimischen lernten von ihren Besetzern.

Römische Abenteurer, Kaufleute, Gelehrte, Politiker und die ersten Touristen reisten durch ihr weitläufiges Weltreich. Auf die Bequemlichkeiten von Bädern mussten sie nicht verzichten, denn im römischen Imperium soll es über 175 Grossthermen gegeben haben. Dazu kamen die ungezählten kleineren Bäder an den alles miteinander verbindenden Heerstrassen.

Möglich wurde der aufkommende Bädertourismus durch den grossen Weltfrieden, die «Pax Romana». Von der Nordsee bis zur Sahara, vom Atlantik bis tief nach Mesopotamien wurde – wenn oft auch nur annähernd – der Friedenstraum von Homer wahr: Die Erde ist allen gemeinsam.

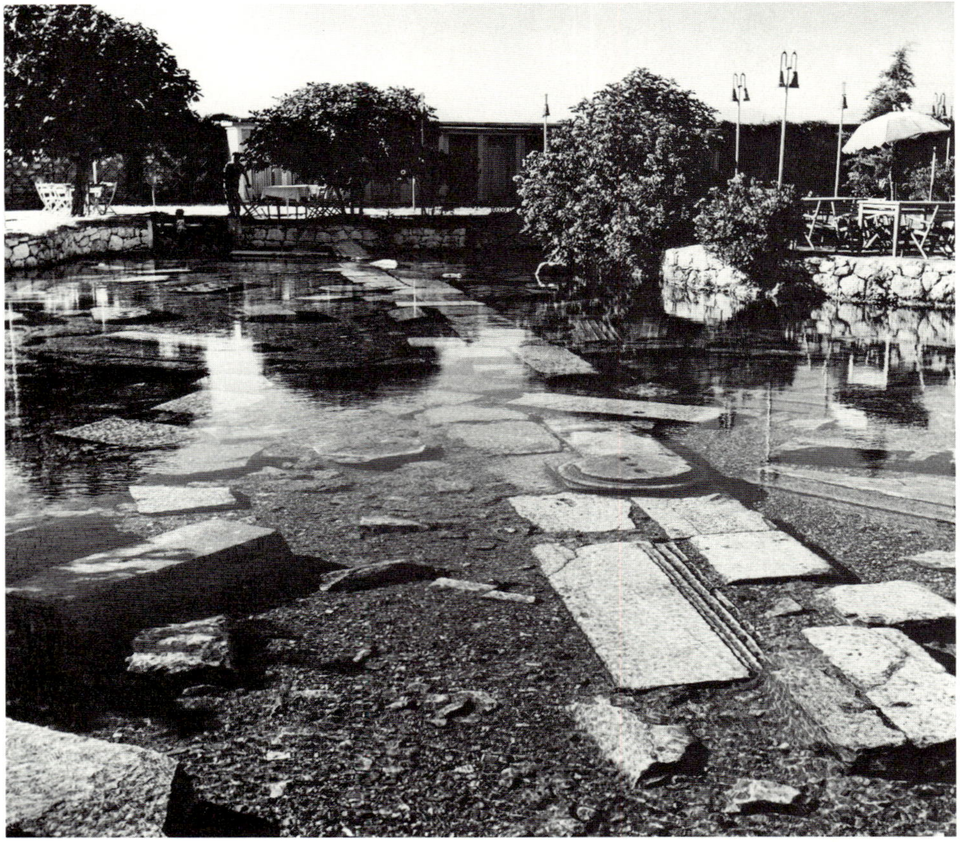

Bild 55. *Fundamente der antiken Bäder von Hierapolis (Pamukkale) im heutigen Badebecken.*

Wässer wirken Wunder

Schnell sprach sich im Zentrum der Macht herum, wo bedeutende Badeorte mit vorzüglichen Heilwässern lagen. Gebildete Ärzte hatten den ersten balneologischen Wegweiser der ersten Jahrhunderte im Kopf. Einige Heilquellen erlangten wegen aufsehenerregender Heilerfolge bei gewissen Krankheiten Weltruf.

Da gab es Wässer, die auf die Stimmung einwirkten. Einige Quellen liessen den Liebestrieb auf den Nullpunkt sinken, andere dagegen stimulierten die Libido ins gewünschte Mass. Ein besonders laues Wasser sollte gut gegen den Wahnsinn bei Männern sein, und andere Quellen verscheuchten aufkommende Melancholie. Gegen die Trunk-

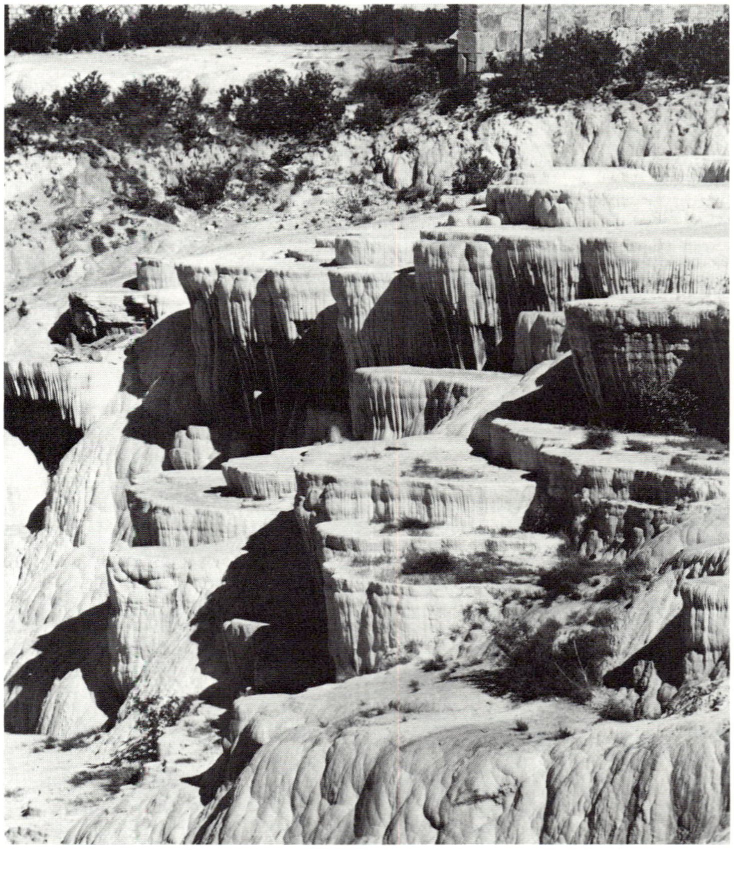

Bild 56. *Kalkablagerungen bei den Quellen von Pamukkale.*

sucht gab es ebenso Quellen wie gegen Kopfschmerzen, Nervenleiden und Hypochondrie. Bei Paralysen verordnete man Alaun-, Kupfer- oder auch Schwefelwässer.

Arthritis-Kranke konnten je nach Lehrmeinung der Ärzte kalte oder warme Schwimmbäder aufsuchen. Andere erhofften sich Heilung von Mineralwasser oder einem Bad in einem bestimmten Fluss in Kleinasien.

Gegen Kropfbildung verordneten Mediziner kaltes Wasser. Wackelten die Zähne, konnte eine gewisse Quelle zwischen Puteoli und Neapel Abhilfe verschaffen. «Astringierende Kupferwässer» kurierten Leiden im Mund und an den Mandeln. Thermalwässer wirkten gegen Kopf- und Ohrenkrankheiten. Selbst verdorbene Singstimmen ertönten nach einer Wasserkur wieder frisch. Praktisch hatte man gegen jedes Leiden damals das richtige Wässerchen. In manchen Orten wurden unfruchtbare Frauen wieder gebärfähig, andere Quellen vertrieben Magenübel und lösten Verstopfungen auf. Für Patienten, die an Blasensteinen litten, gab es Bäder bis nach Syrien hinein gleich dutzendweise.

Viele der Kurbäder spezialisierten sich: Ihre Sanatorien boten Programme gegen Fettsucht, andere warben für Linderung nach einem Hundebiss, selbst gegen die Tollwut wurden Therapien angeboten. Die Manager der damaligen Kurorte konnten zufrieden sein. Die Geschäfte mit den Heilquellen blühten und warfen gute Gewinne ab. Eine enorme Bautätigkeit und eine schnelle Expansion der Bäder waren die Folge.

Besonders viele griechische Badeorte und Heilquellen sind heute verschollen. Werden antike Bäder gefunden, sorgen sie für Überraschungen. So staunte der Archäologe Franz Miltner, als er eine Therme in Ephesus ausgrub, über eine freigelegte Inschrift. Sie gab Auskunft darüber, dass einige der Räume im Erdgeschoss als Freudenhaus gedient hatten. Ein zierlicher Fuss, in die Strassenpflasterung gemeisselt, zeigt den Weg dorthin an.

Kleinasien war ebenfalls grosszügig mit Thermen und Wunderquellen versorgt. Die kleinen Kurorte sind auch hier zumeist verschollen, die grossen sind bekannt. Hervorzuheben ist das noch immer bedeutende Bad von Hierapolis (heute Pamukkale) in der Türkei. Dort bestanden das berühmte «Plutonium» und noch zwei weitere Höhlen, «Charonia» genannt. Sie lagen im Flussgebiet des Mäander. Hierhin eilten die Kranken und liessen sich von den dort errichteten Orakeln die Zukunft weissagen und Ratschläge zur Heilung ihrer Krankheiten geben. In Palästina, Syrien und Arabien, Tunis und Algier, überall sprudelten heilsame Quellen: zum Wohle der kranken Menschen und der Geschäftsleute, die dabei ebenfalls «gesund» geworden sein sollen.

Frühe Bäder zwischen Alpen und Nordsee

In Frankreich sind die Thermen von Greaux, Luxeuil, Châteauneuf, St-Alban, Uriage und besonders das Bad von Plombières als römische Bäder zu nennen. Man fand in diesen Orten Münzen, Medaillen und etliche Mauerreste, die die ehemaligen Anlagen gut erkennen lassen. Weiter ist Aix in Savoyen hervorzuheben. Der Ort und das Bad wurden unter Cäsars Prokonsul Sextius gegründet. Man hat bedeutende Ruinen des alten Thermalgebäudes ausgegraben. Gut erhalten ist das ehemals hauptsächlich als Dampfbad dienende Cäsar-Bad. Es bestand aus einem unregelmässigen Achteck und hatte eine Grundfläche von rund 15 Quadratmetern. Um diese Fläche herum floss das warme Wasser in einem Kanal, etwa 100 viereckige Säulchen umgaben den Raum. Die Decke über dem Wasserlauf war mit kleinen Röhrchen durchlöchert. Durch sie quoll der Dampf ins Bad. Die in Aix gefundenen Münzen stammen meistens aus dem zweiten Jahrhundert. Auch in Paris sind eindrucksvolle Ruinen einer Grosstherme im Musée de Cluny zu bestaunen.

England wurde von den Römern nicht gerade mit Thermalbauten verwöhnt. Von den wenigen sind die Bäder von Bath, Carlton und Buxton zu nennen. Bath ist auch heute noch der bedeutendste Thermal-Badeort in Grossbritannien. Grösser als bei den Briten fallen die Funde von Bädern und deren Überresten im deutschsprachigen Raum aus.

In Aachen entdeckte man ein Dampfbad in der Nähe der berühmten Kaiser-

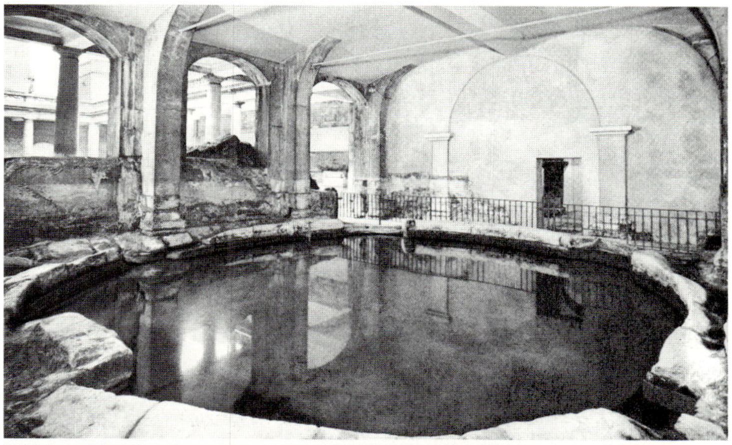

Bild 57. *Römisches Rundbad in Bath, England. Es wird noch heute von heissen Quellen gespeist.*

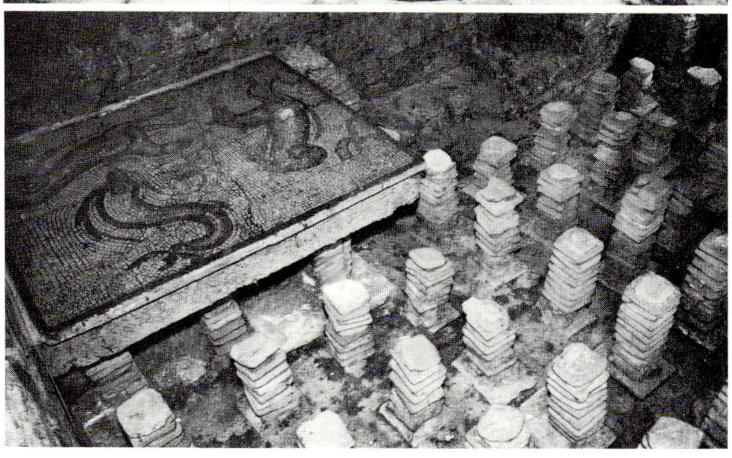

Bild 58. *Hypocaust-Anlage von Bath.*

quelle. Der Name Aachen stammt übrigens von «Aquae Grani» her. Die Römer nannten die Stadt nach dem keltischen Wasser- und Heilgott Granus, der hier an der heissen Quelle verehrt wurde.

In Ems, dem Standort der 22. Legion, benutzten die Römer das bekannte Wasser. Man fand in den gefassten Brunnenresten Münzen aus Kupfer und Silber, die Zeiten von Augustus bis zu den Söhnen Konstantins belegen. Tiberius errichtete in Ems eine Festungsanlage, spätere Kaiser liessen sie verstärken. Geschätzt haben die Römer besonders die Säuerlinge, die in der Nähe des Laacher Sees hervorsprudelten. Auch bei Burgbrohl beweisen Quelleinfassungen und Gebäudeüberreste römische Wasserfreude.

Bäderruinen entdeckte man auch in Wiesbaden. Gefässe, Trinkgeschirre und viele Ziegelstücke, dazu Schmuck und Münzen geben einen tieferen Einblick in das Leben der Römer in dieser Stadt. Tiberius soll in Wiesbaden sein Winterquartier aufgeschlagen und die Thermen erbaut haben.

In Baden im Aargau fanden Archäologen neben vielen römischen Porträts und Münzen auch hochinteressante heidnische Götzenbilder. Von Altertumsforschern als grossartig bezeichnet werden die Bäderruinen von Badenweiler im Schwarzwald. Baden-Baden benutzten die Römer vom Ende des ersten Jahrhunderts bis etwa 260, bis zum Alemannen-Einfall, als Kurort. Baden in Österreich, Niederau, Gleichenberg und Gastein können ebenso die Römer als Urahnen ihrer Bäderkultur nachweisen. Die bekannten Barbarathermen von Trier, im 2. Jahrhundert erbaut, waren vermutlich bis in die fränkische Zeit im Gebrauch. Ihre gewaltigen Ruinen sind erst zu Beginn des 17. Jahrhunderts von den Jesuiten abgebrochen worden. Die noch grösseren Kaiserthermen von Trier, unter Kaiser Konstantin begonnen, konnten nicht mehr vollendet werden.

Als das römische Weltreich unter den Schlägen der Germanen zusammenbrach, ging es nicht nur mit den Bädern an Rhein und Donau bergab. Die meisten Thermalanlagen im Imperium verfielen, die Heilquellen und Sauerbrunnen verkümmerten. Die unter den Römern so hoch geschätzten Badepaläste wurden oft zu Steinbrüchen.

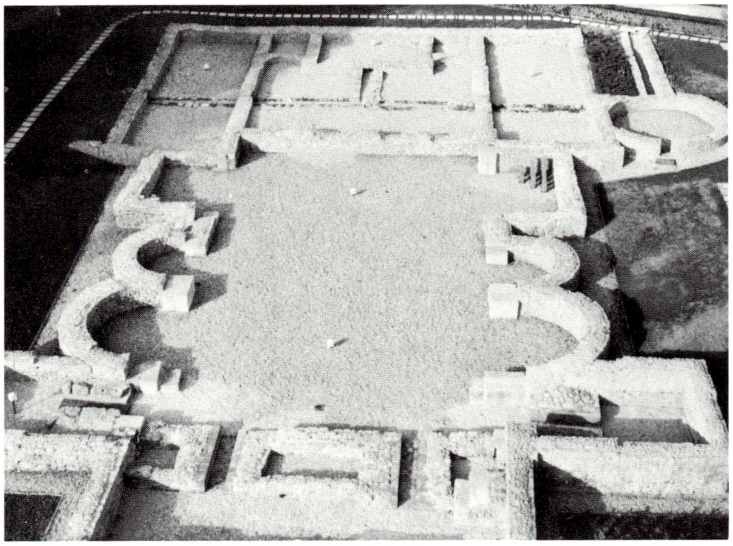

Bild 59. *Grosszügiges Kastell-Bad am Rätischen Limes.*

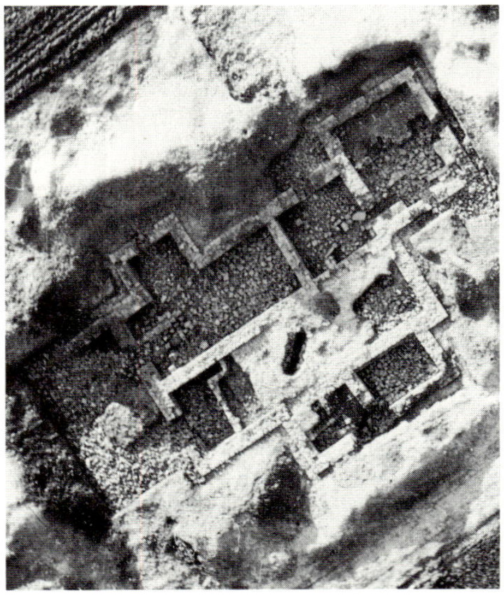

Bild 60. *Thermalanlagen-Grundmauern in Unterboihingen, Schwäbische Alb.*

G = geheizter, erst später angebauter Raum
D = Schwitzraum
E_1 = Kaltwasserbad
E_2 = geheizter Auskleideraum
B = Warmwasserbad mit Warmwasserbecken
A = geheizte Auskleideräume
F_1, F_2 = Toiletten
C = Heizraum

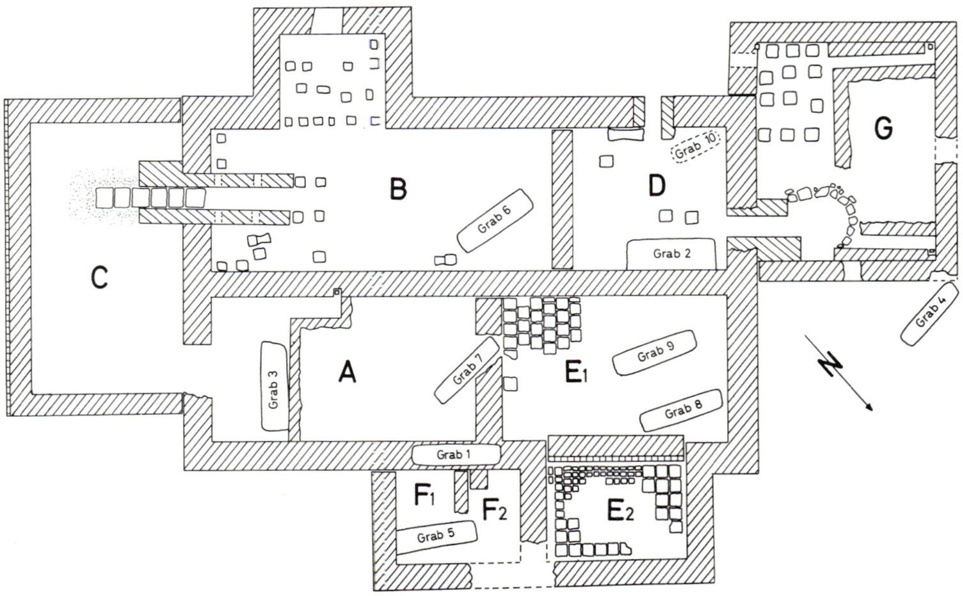

Bild 61. *Grundrisszeichnung der Anlage von Unterboihingen. Die Gräber stammen aus dem Mittelalter.*

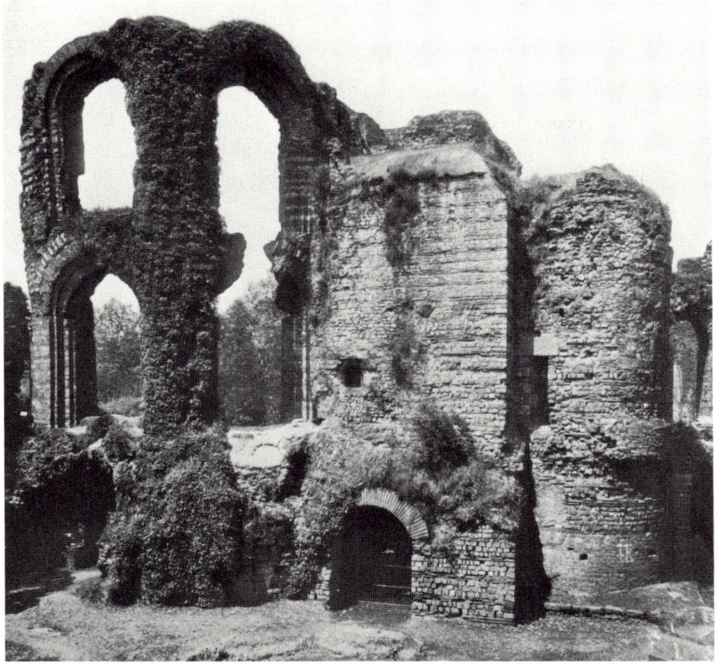

62

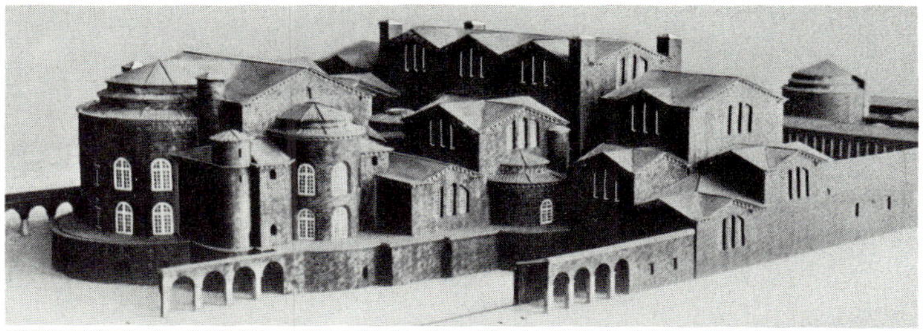

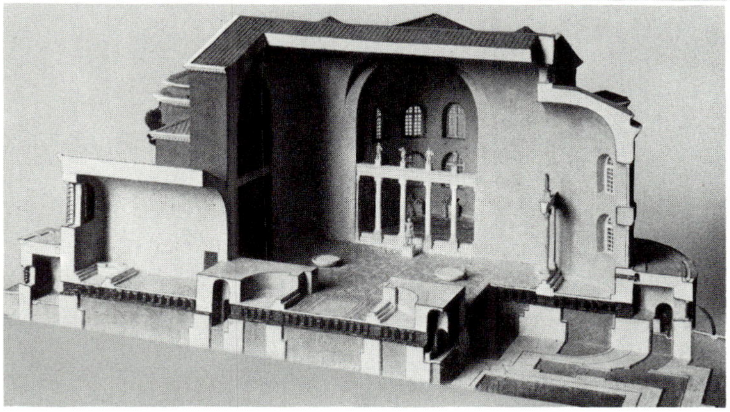

△ 63/64

Bild 62. *Die Reste der Kaiserthermen von Trier.*

Bild 63. *Rekonstruktions-Modell der Trierer Kaiserthermen.*

Bild 64. *Schnitt-Modell des Warmbades (Caldarium) der Trierer Therme.*

Bild 65. *Reste der Säulenhalle des römischen Thermalbades in Aachen.*

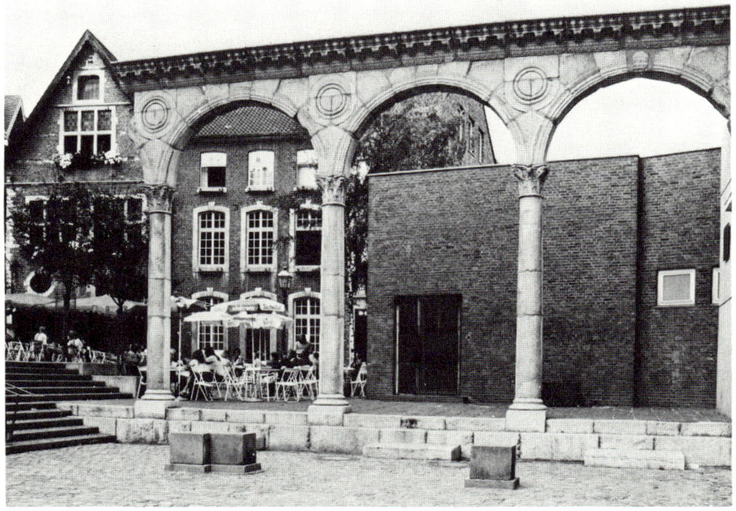

65

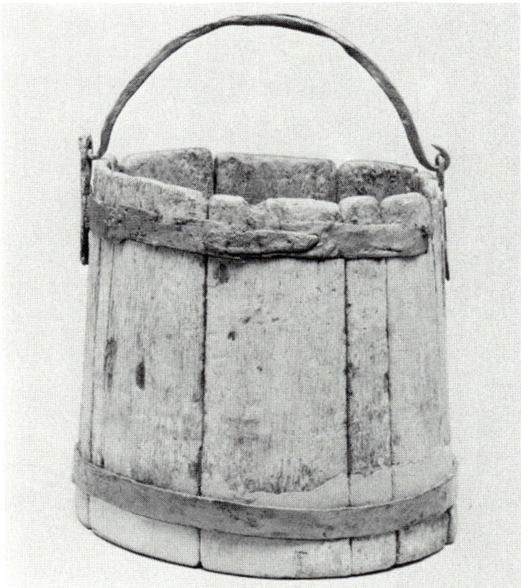

67

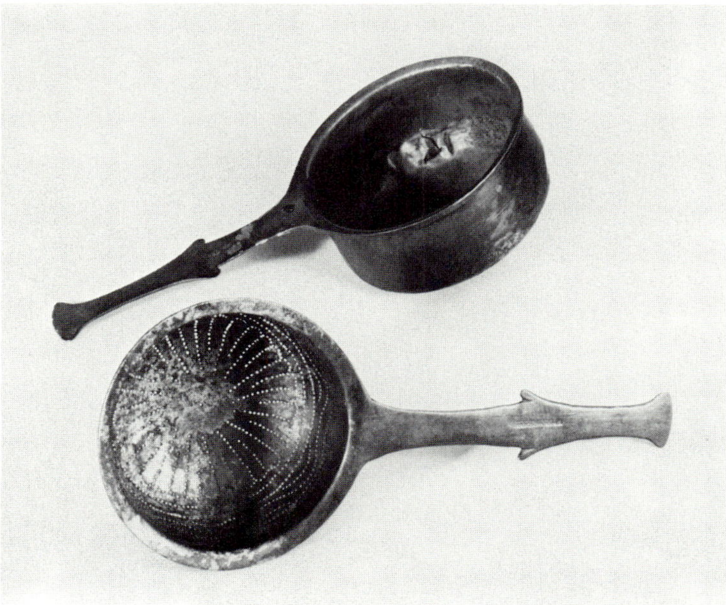

66

Bilder 66, 67, 68. *Schöpfkelle, Sieb, Eimer und kunstvoll gearbeitete Wasserschale: Funde aus dem römischen Vicus-Brunnen von Reinau-Buch auf der Schwäbischen Alb.*

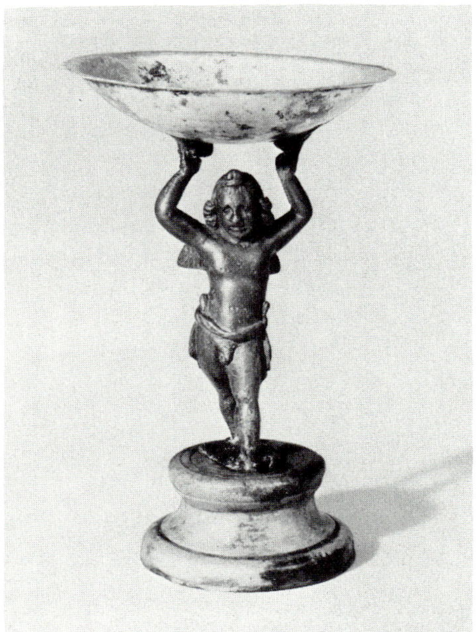

68

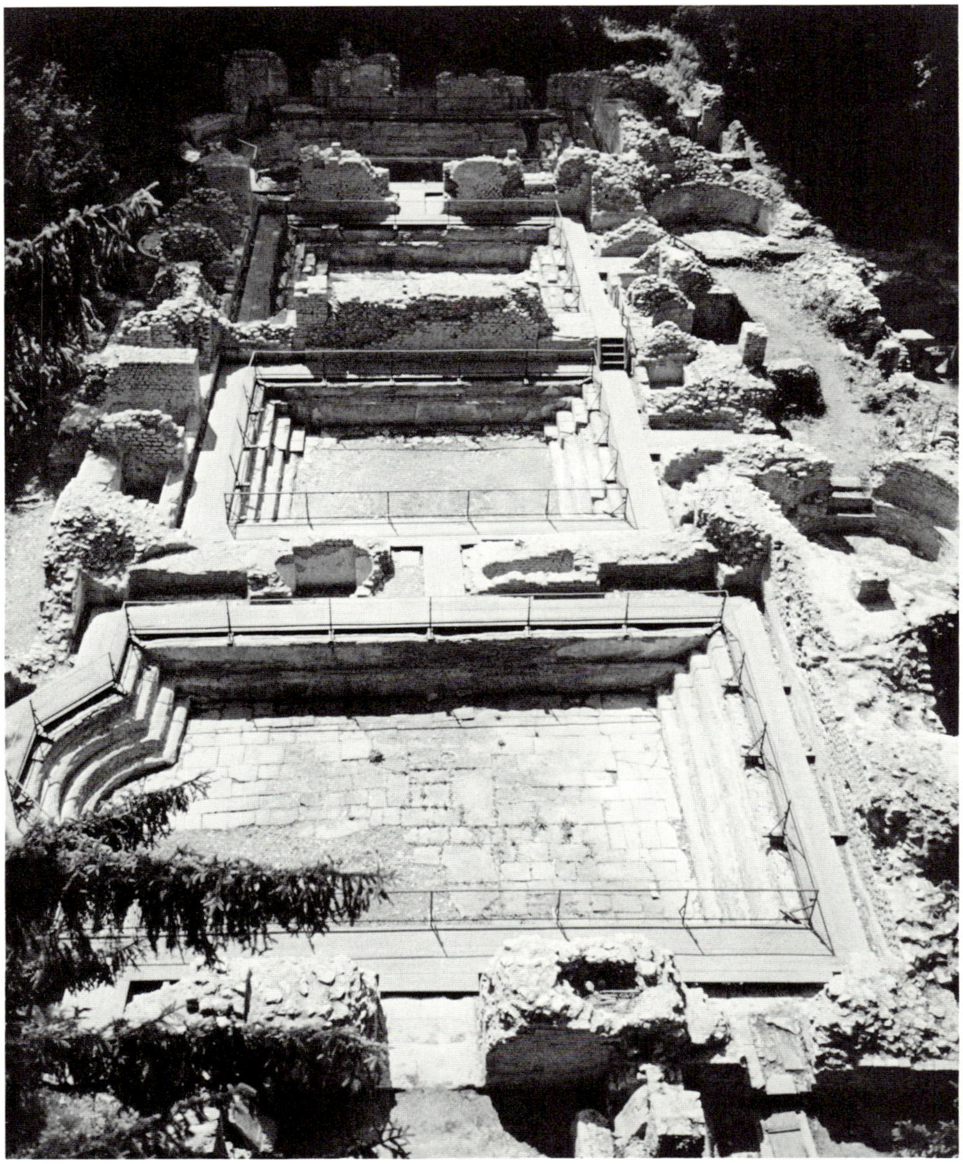

Bild 69. *Reste der römischen Thermalbäder von Badenweiler.*

70

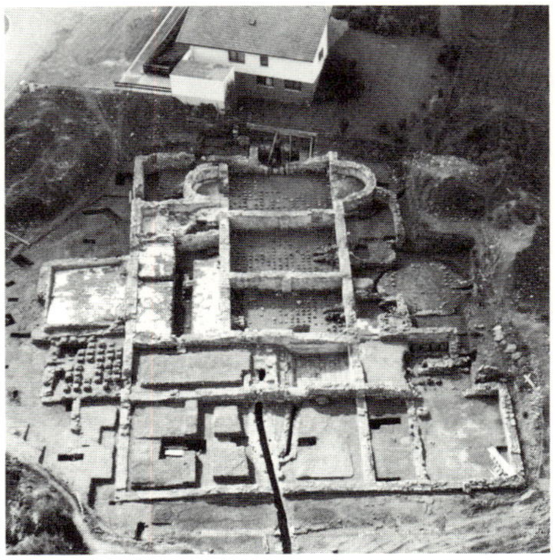

71

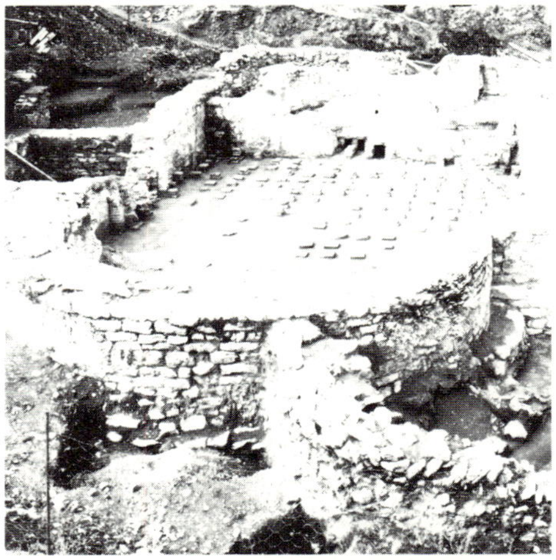

72

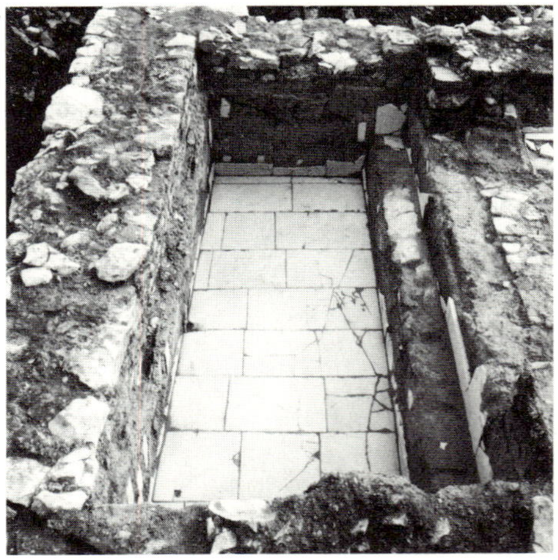

Bild 70. *Weissenburg in Bayern: Luftbild der römischen Thermen-Grundmauern.*

Bild 71. *Das Warmbad (Caldarium) der Therme von Weissenburg.*

Bild 72. *Mit geschliffenen Platten aus Solnhofener Marmor ausgekleidetes Badebassin in Weissenburg.*

Bild 73. *Schnitt-Rekonstruktion der Weissenburger Thermenanlage.*

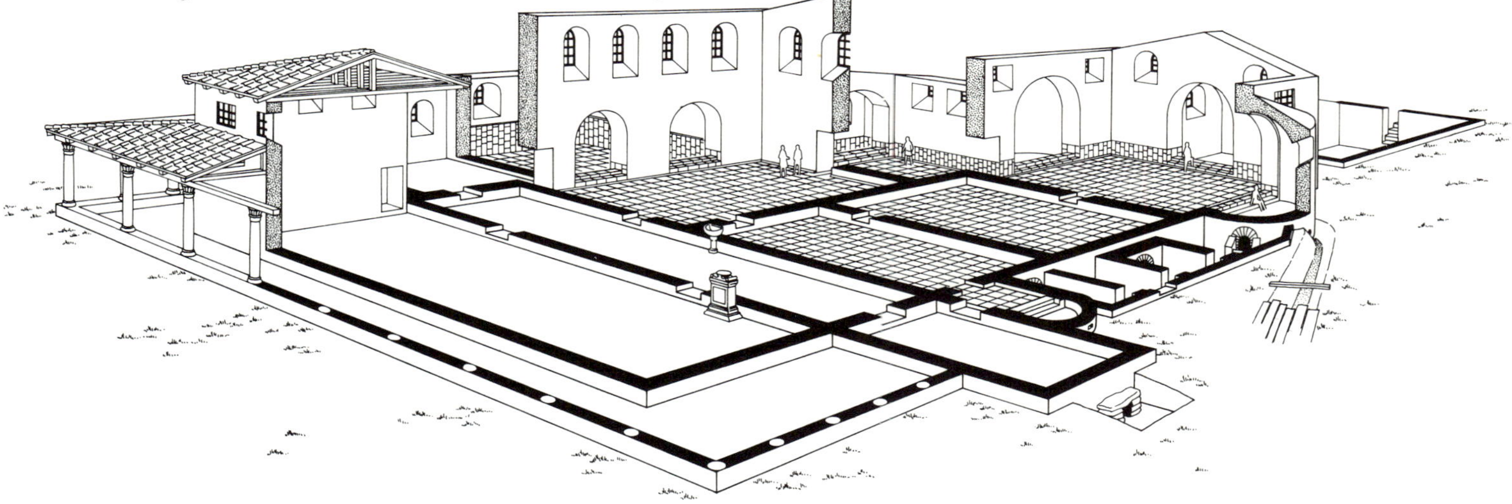

Die Goten zerschlagen die Aquädukte

Bis tief nach Süditalien hinein brausten die Stürme der Völkerwanderung, die Eroberungs- und Plünderungszüge durch kriegerische Stämme aus dem kühlen Norden. Die Zerstörungen nahmen ihren Lauf. Ein grossartiges Kapitel der Bädergeschichte fand ein unrühmliches Ende. Die Thermen des Titus und des Trajan «starben» bereits Anfang des fünften Jahrhunderts. Der Ostgotenkönig Vitigis zerschlug 537 die kunstvollen Aquädukte, in den Bädern versiegte das Wasser. Nur die Aqua Virgo entging der Wut der Angreifer, weil sie unterirdisch ihr Wasser nach Rom transportierte.

Alarich und seine Horden zogen brandschatzend und plündernd nach Rom, das zu dieser Zeit bereits erheblich an Glanz und Grösse verloren hatte. Nur noch 50000 Einwohner soll die Metropole damals gehabt haben. Die Westgoten verwandelten die prunkvollen Badepaläste in Schutthaufen. Was sie nicht in Trümmer legten, besorgten die etwas später einfallenden Wandalen und Langobarden.

Etliche Einbussen hatte das ehemals herrliche Badeleben der Römer schon früher verkraften müssen, nämlich als um 330 Konstantin der Grosse seinen Herrschaftssitz nach Byzanz verlegte, womit die Teilung des Reiches besiegelt war. Sie fand 395 dann offiziell statt. Im oströmischen Reich lebte die hohe Badekultur, lebten die verfeinerten Sitten fort. Vieles wurde sogar noch «römischer» als im ehemaligen Mittelpunkt der Welt, in Rom selbst. Konstantin und seine Nachfolger liessen Paläste und Kirchen bauen. Gigantische Wasserbassins und Aquädukte ermöglichten in den Bädern wieder einen üppigen Luxus.

Als Konstantin im Alter an Wechselfieber litt, pflegte er in die Thermen von Jaleikas in der Nähe des alten Helenopolis zu reisen. Die Kuppelbauten der Bädergebäude sollen angeblich von der Kaiserin Helena errichtet worden sein. Die Herrscherin erkrankte an Aussatz und wurde ebenfalls in Jaleikas geheilt.

Die byzantinischen Kaiser hatten in ihrer Begleitmannschaft oftmals Eunuchen. Diese Diener mussten, bevor die Majestäten zu baden geruhten, erst einmal die Temperatur des Wassers prüfen.

Zeitweilig war mit dem Besuch eines Bades sogar ein Asylrecht verbunden. So billigte Theodosius der Grosse den Bädern bei den Kirchen von Konstantinopel zu, Verfolgten Zuflucht und Sicherheit vor Verfolgung zu bieten. Eine ähnliche Regelung wurde später in Mitteleuropa in die fränkische Gesetzgebung übernommen.

Einen Aufschwung erlebte die oströmische Heilkunde, als arabische Ärzte ihr Wissen mit einbrachten. Neben den reinigenden und religiösen Kräften des Wassers gewann die medizinische Anwendung Achtung und Bedeutung. Darüber hinaus stand in Kleinasien die Wiege des später berühmt gewordenen türkischen Bades, eines reinen Schwitzbades.

Warme Bäder in Wannen wurden nur noch von Ärzten verordnet. Das eigentliche Schwimmbad des klassischen Griechenlands und Roms verlor in den türkischen Bädern seine Bedeutung. Auch das sportliche Treiben in den Gymnasien und Palaestren endete. Die Zeitgenossen liessen sich viel lieber von kundigen Dienern massieren, die Körper systematisch durchkneten.

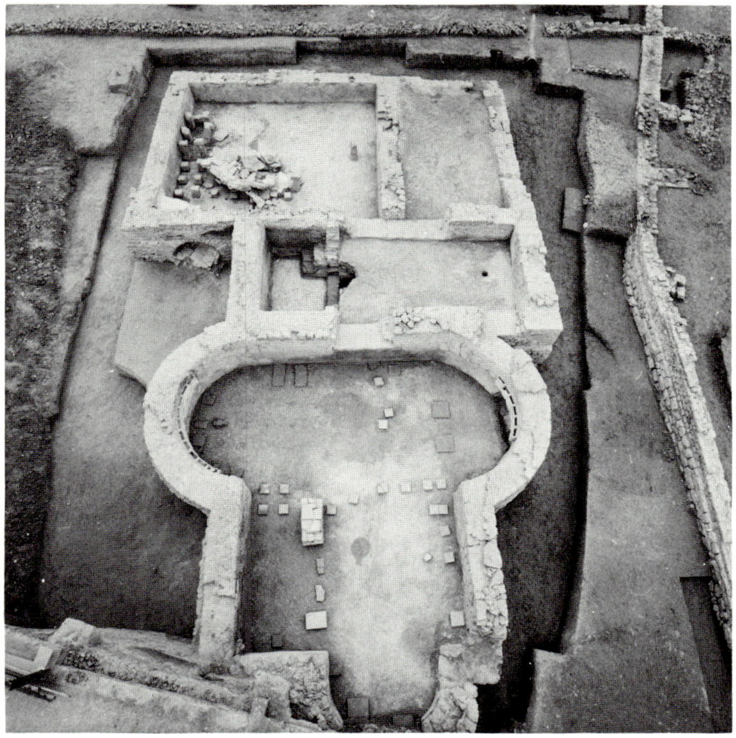

Bild 74. *Grundmauern eines Kastell-Bades bei Rottenburg.*

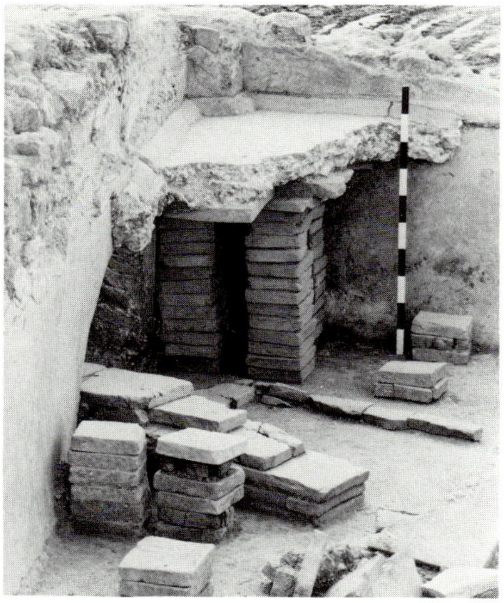

Bild 75. *Detail der Hypocaust-Anlage des Rottenburger Römerbades.*

Die frühchristlichen Saubermänner

Christen sorgten wieder für «saubere» Bäder. Als sich die Christen im noch blühenden Rom – trotz heftiger Verfolgungen im zweiten und dritten Jahrhundert – zu immer grösseren Gruppen zusammenfanden, hielten sie ihre Gottesdienste häufig in den Bädern ab, denn sie besassen noch keine eigenen Kirchen. Später, als sie schon Versammlungsstätten hatten, wurden Badepaläste auch zu Zufluchtsorten, wie eine Verfolgungsszene aus dem Jahre 204 zur Zeit des heiligen Chrysostomus zeigt.

Massentaufen in römischen Thermen

Über 3000 Täuflinge sollten in der Nacht des Karsamstags ihr Bad der Wiedergeburt, die Taufe, erhalten. Römische Soldaten stürmten die Kirche. Viele der bereits entkleideten Frauen flohen in die Sakristei. Die Überlebenden versammelten sich jedoch nach diesem Angriff in den Bädern, wo sie getauft werden konnten.

Nach der Zeit der Christenverfolgung feierten die Gläubigen oftmals ihr Osterfest in den Thermen. Die Bischöfe der frühchristlichen Zeit hielten ihre Tagungen in den Gargilianischen Bädern ab.

Badepaläste wurden auch oft zu Kirchen umgebaut. So die von Novatus und Timotheus errichteten Bäder, das Bad des Senators Pudens, die Thermen von Decian, Domitian, Cordian und Titian. Marmor und metallene Gefässe wurden dann mit christlichen Symbolen versehen und mit Bibelzitaten geweiht, um als Taufbecken oder Weihwasserbehälter zu dienen.

Die Christen dieser ersten Zeit waren durchaus den Bädern gegenüber nicht feindlich eingestellt. *Tertullian* berichtete bereits, dass die Christen, mit Ausnahme der Mitglieder seiner Montanisten-Sekte, wie an jedem normalen bürgerlichen Leben, so auch am Badeleben teilnahmen. Nur sonntags sollten sie das Baden unterlassen, um den Gottesdiensten beiwohnen zu können.

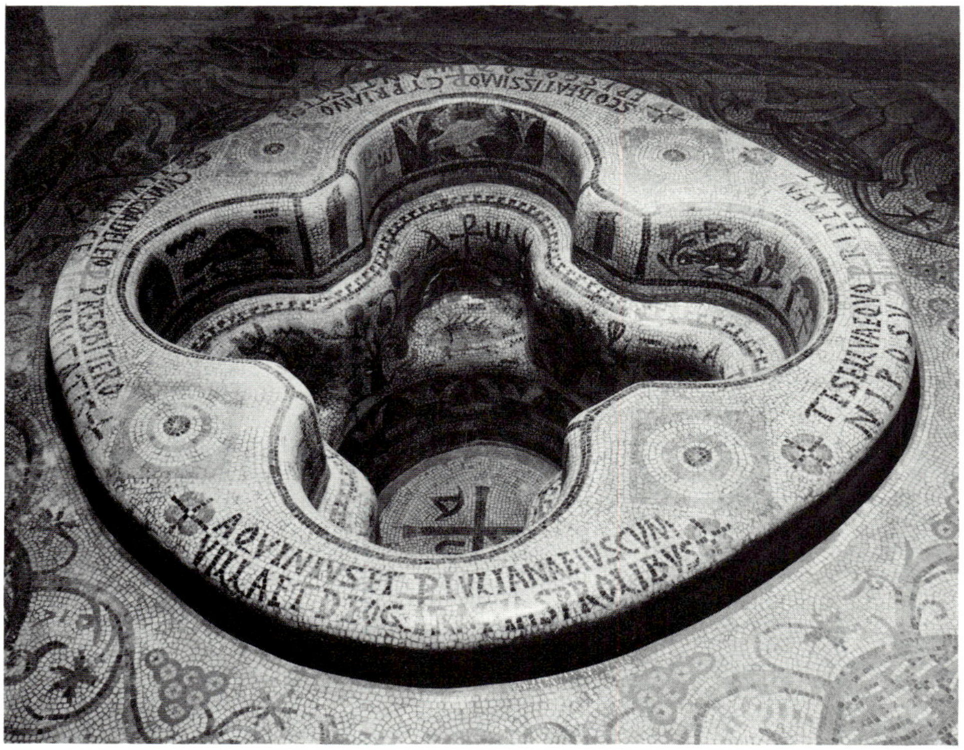

Bild 76. *Byzantinisches Mosaik-Taufbecken im Museum Bardo, Tunis.*

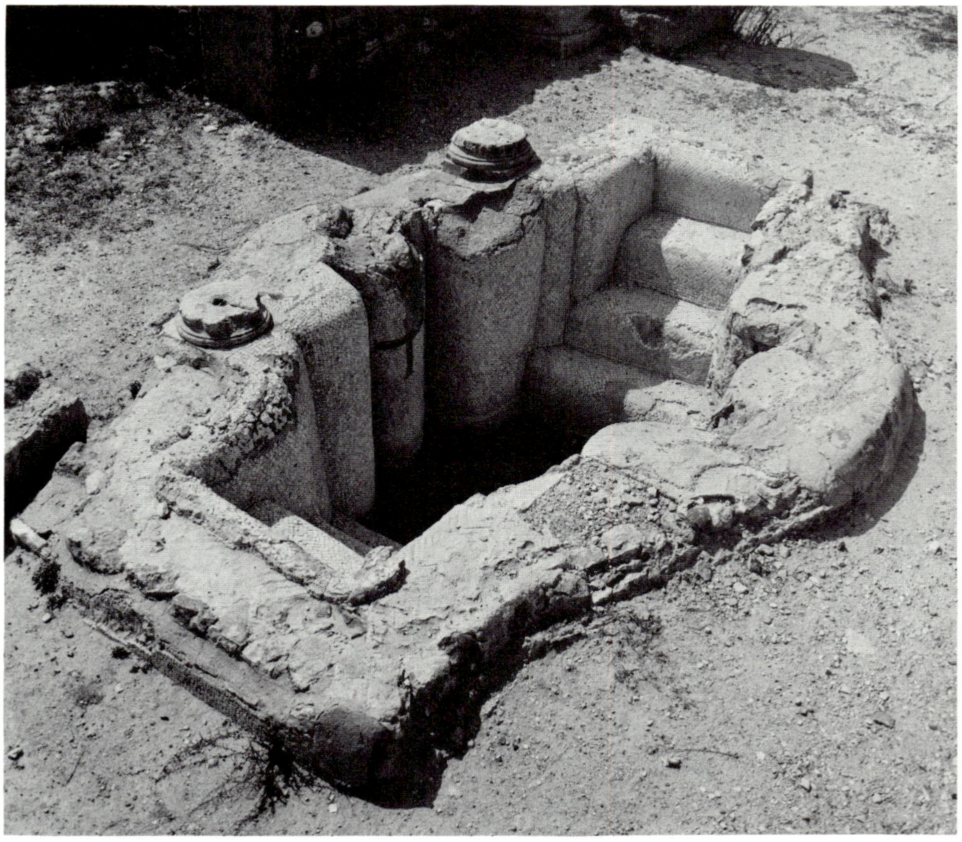

Bild 77. *Byzantinisches Taufbecken in den Ruinen einer Kirche im heutigen Tunesien.*

Vielfach wurden Gebete mit sühnenden Bädern verbunden. Die Christen betrachteten das Wasser als ein schon in der Schöpfungsgeschichte von Gott und später durch Jesus Christus geheiligtes Element. Daher schätzten sie die natürlichen Mineralwässer und ebenso die Bäder. Auch die Taufzeremonie zeigt, dass der Gebrauch des Wassers den Christen nicht abwegig erschien. Nur gegen die Sittenlosigkeit und gegen den übertriebenen Luxus machten die Gläubigen Einwände. Tertullian beispielsweise hielt nur das ausschweifende Badeleben nicht mit dem Bussgeist des Christentums vereinbar.

Der schon erwähnte *Clemens Alexandrinus* gab in seinen Lehren Warmbade-Regeln bekannt: Seiner Auffassung nach sollte man nicht zum eitlen Vergnügen das Bad besuchen, sondern der Gesundheit wegen, die Frauen zudem auch aus Reinlichkeits-Rücksichten. Dazu sei ein grosser Wärmegrad vonnöten. Man könne übrigens die durch Kälte verhärteten Muskeln auch in anderer Weise wieder beleben. Der häufige Gebrauch des Warmbades

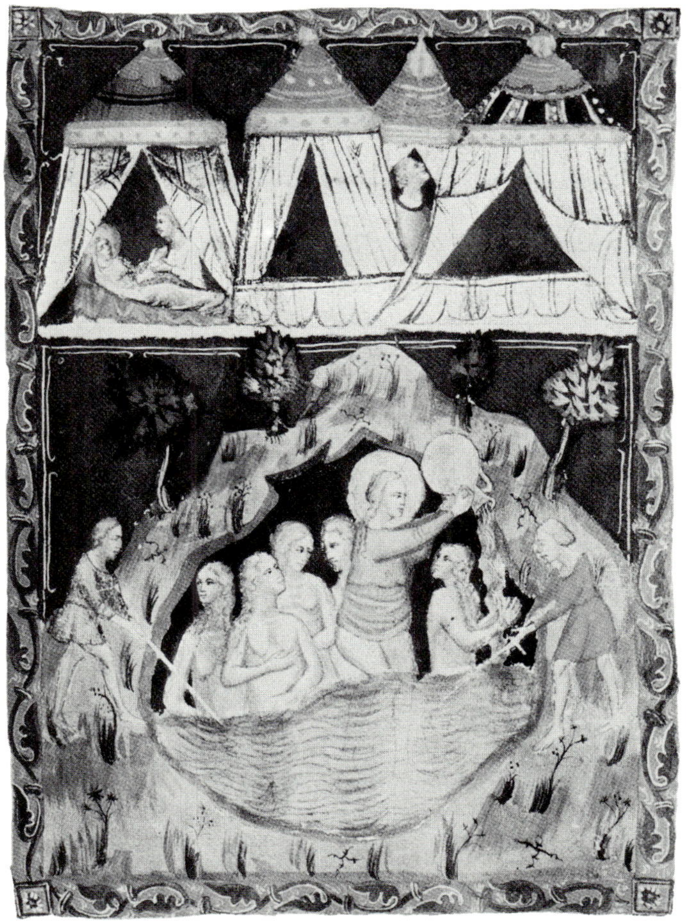

Bild 78. *Das Bad der heiligen Anastasia: Erst baden, dann ruhen.*

Theoderich, König der Ostgoten, richtet einen Gruss an den Baumeister Aloisius

Wenn Wir die Reihe bewundernswerter Taten, die Wir von früheren Königen kennen, zum Ruhme Unserer Milde fortsetzen wollen – denn sie mehren Unseren königlichen Ruhm, wenn sie unter Unserer Herrschaft in keiner Weise gemindert werden – mit welchem Eifer muss man sich dann erst um die Wiederherstellung eines Bauwerkes kümmern, das Uns bekanntlich geradezu regelmässig vor Augen steht? Wir erinnern uns mit Freude an die heilkräftige Wirkung von Abano, woraus Du ersiehst, wie eindringlich Wir die Wiederherstellung eines Gebäudes wünschen, das nicht aus Unserem Gedächtnis schwinden kann: Haben Wir doch eine blaue Quelle gesehen, die sich aus klaffenden Höhlen in ein Behältnis von Gestalt eines Fasses ergiesst, und Heizbecken zur Erhitzung der Wassermassen, die von einer geschmiedeten Einfassung umschlossen und von Aufbauten, welche leicht die Natur geschaffen haben könnte, gekrönt sind. Obwohl diese Anlagen, wie es Heisswasserbecken eben zu tun pflegen, nebelartige Dämpfe ausströmen lassen, bieten sie dem menschlichen Auge doch einen so angenehmen und vor allem deutlichen Anblick, dass jeder Mensch jene reizvolle Erscheinung berühren möchte – auch, wenn er sehr wohl weiss, dass sie glühend heiss ist. In der völlig mit Wasser gefüllten Höhlung – sie hat die Gestalt einer Kugel – schwellen die sanften Wasserwellen an, bis sie sich über ihre Umrandungen ergiessen. Das Wasser strömt dann durch kalte Leitungen, aber es ist so heiss, dass es, wenn das Bad durchlaufen ist, immer noch lauwarm abfliesst. O Begabung ihres Meisters, die du immerwährender Bewunderung würdig bist! So gut hat er die Gluten der blind wütenden Natur zum Nutzen des menschlichen Körpers gezähmt, dass eine Kraft, die ursprünglich Tod bringen konnte, nun, da sie mit grösster Klugheit einer Ordnung unterworfen worden ist, nicht nur Freude, sondern auch Heilung spendet. Man muss sich freuen, wenn man das geheime Innere des ganzen Werkes sieht: die Wassermassen, die feurige Dämpfe aufsteigen lassen, die Glut, die mit den Wellen in dauerhafter Freundschaft verbunden ist, und überhaupt die Hitze, die von einem Wasserfalle erst geschaffen, nicht, wie das in der Natur der Fall wäre, gelöscht wird. Zu Recht sagen die Philosophen, dass die Elemente, die sonst miteinander im Kampfe liegen, sich hier gegenseitig durchdringen und verbinden. Siehe: Offenkundig erzeugt ein nasser Stoff feurige Dämpfe. Und sobald er die Thermen-Gebäude erreicht hat – und zwar in Gestalt eines von spitzen Felsen herabfliessenden Wassers –, erhitzt er auch die Luft. Dann in Badebecken aufgefangen, kann man ihn sogar schon anfassen. Wohltuende Lust gewinnt man daraus, vor allem aber angenehme Heilung: ärztliche Behandlung ohne Qualen, Heilmittel ohne Schrecken. Gesundung ohne Bezahlung, Bäder, die gegen verschiedene körperliche Leiden verschrieben werden.

schwäche aber den Körper und die natürliche Spannung der Organe und führe oft zu Erschlaffung und Ohnmacht. Und zur Begründung fügte er an: Gleich den Bäumen trinke der Körper im Bade, vor allem durch die offenen Poren. Beweis dafür seien diejenigen, welche ihren Durst dadurch löschen, dass sie ins Wasser gehen.

So sei also das Bad etwas Nützliches. Die Alten nannten es auch eine «Menschenwalke», weil es den Körper vor der Zeit runzlig und alt mache. Wie das Eisen bedürfe der durch die Hitze erweichte Körper der Abkühlung, um wieder gefestigt und gestählt zu werden. Nicht immer sei aber das Bad an der Zeit, besonders dann nicht, wenn der Leib zu leer oder zu voll sei. Auch sei auf das Alter des Menschen und die Jahreszeit Rücksicht zu nehmen, denn nicht allen und nicht jedem zu jeder Zeit nütze das Bad.

Rechtes Mass und Ziel sei hier wie in der übrigen Lebensweise zu beachten. Man solle beispielsweise nicht im Bade bleiben, bis man, um herauszukommen, fremde Hilfe nötig habe, auch solle man nicht in einem fort baden oder öfter im Tage, «wie diejenigen, welche Gesellschaften zu besuchen pflegen».

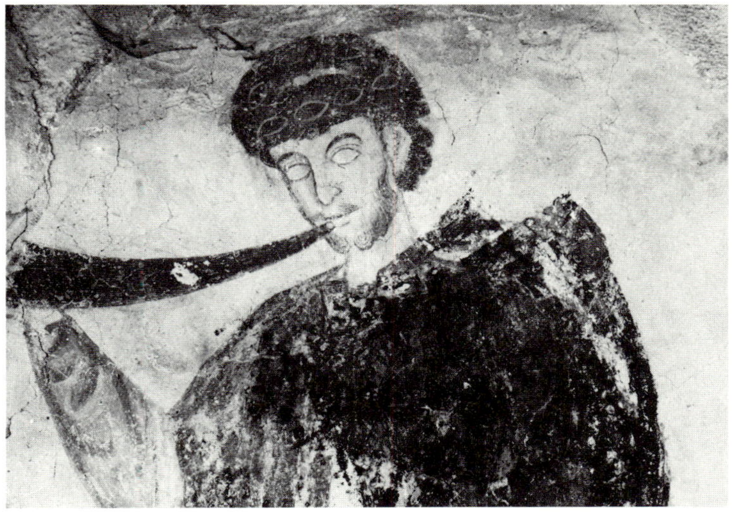

Bild 79. *Theoderich der Grosse, der als «Dietrich von Bern» in die Sage einging.*

Theoderich lobt Abano

Sogar als das Christentum die heidnischen Kulte verdrängt hatte und als es im römischen Staat eher «drunter und drüber» ging, gab es noch einige Badeorte, die berühmt und anziehend waren und weiterhin einen grossen Ruf genossen. Besonders gut besucht waren die Quellen von Abano. Der Aachener Badearzt *B. M. Lersch* zitiert in seiner «Geschichte des Gebrauches des Wassers» aus dem Jahre 1863 einen ausführlichen Brief, in dem der mächtige Ostgotenkönig *Theoderich*, er lebte von 471 bis 526, die Bäder von Abano als besonders heilsam hervorhebt.

Ein berühmter Geistlicher des 6. Jahrhunderts lobte diese Quellen über-

Deshalb haben die alten Griechen dieser Einrichtung den Namen «Wohltat» gegeben. Sollte doch der Kranke, indem er über die Bedeutung eines solchen Namens keinen Zweifel haben konnte, die Ursache einer so wirkungsvollen Heilung verstehen. Aber unter all den Vorzügen haben Wir vornehmlich einen zu bewundern gelernt: Das Wasser wirkt vielfältig. Sobald es nämlich mit dem Steine, der es aufnimmt, zusammengetroffen ist, macht es aus der ersten Badezelle einen Schwitzraum. Dann fliesst es, schon etwas abgekühlt, in eine Wanne, die es, da es seine bedrohliche Gluthitze schon abgegeben hat, wohlig warm werden lässt. Jetzt wird es in einen benachbarten Raum geleitet, in dem es für einige Zeit zum Stehen gebracht und allmählich angenehm lau wird. Schliesslich ergiesst es sich in das neronianische Schwimmbecken – gerade so eiskalt, wie es zuvor glutheiss gewesen war. Damit aber das Badebecken noch besser zu benützen ist, wird es beheizt, wenn eine Frau in das Wasser steigt, in dem sich sonst Männer erfrischen. Die unaufhörliche Dauer des Wasserzuflusses kann man als Zeichen dafür nehmen, dass das reine Nass der siedenden Quelle in verborgenen Leitungen durch feurige Adern der Erde strömt, bis es ans Tageslicht sprudelt. Denn wenn dem Wasser jene Brandeshitze schon von Natur zu eigen wäre, so könnte sie, solange der Stoff selbst nicht untergeht, nicht verloren gehen. So aber gewinnt das Wasser, das Eigenschaften aus der Umwelt aufzunehmen vermag, wie es erst das ihm wesensfremde Feuer aufgenommen hat, so leicht wieder seine wesenseigene Kälte. Aber auch andere Hilfe bietet jene Heilkraft: Neben der Stelle, an der die Glut-Quelle zu Tage tritt, hat sich die Natur in ihrer Fähigkeit zur Vorsehung eine Bahn gebrochen. Über dieser Stelle ist nämlich ein Sitz gebaut, der, den menschlichen Bedürfnissen entsprechend, mit nischenartigen Öffnungen durchbrochen ist. Dieser Sitz nimmt Kranke auf. Während sie dort sitzen, von allzu langer Bewegungslosigkeit erschlafft, erholen sie sich durch den Reiz, den jener Dampf ausübt. Und so schaffen sie ihren erschlafften inneren Organen Genesung und beschränken die Körpersäfte, die überhand genommen hatten, durch die Einwirkung lebensfreundlicher Trockenheit auf ein vertretbares Mass. Und als ob sie sich an einer leckeren Speise erquickt hätten, können sie folglich sofort als gekräftigt gelten. So kommt die heilende Wirkung des Stoffes also einerseits vom Schwefel, weil er wärmt, andererseits vom Salzgehalt, weil das Salz trocknet. Solche Einrichtungen der Nachwelt nicht zu überliefern – das hiesse ja, sich an der ganzen langen Zukunft schwer zu versündigen. Aus diesem Grunde sollen die dortigen alten Gebäude wiederhergestellt werden. Ob an den Thermen oder an den unterirdischen Gängen etwas auszubessern sei – Dir obliegt es jedenfalls, es gründlich wiederherzustellen. Auch die Sträucher, die an unzugänglichen Stellen wuchern, sollen entfernt werden; zuvor aber ist das Unkraut zu jäten. Dabei ist darauf zu achten, dass nicht etwa haarfeine Wurzeln in das Mauerwerk gelangen: Denn sie wür-

schwenglich. Der Bischof von Pavia, der heilige *Ennodius*, war von Abano so begeistert, dass er sich zu schwülstig-übertriebenen Versen hinreissen liess.

Das Christentum sah sich selbst als «Heilmittel» für Kranke, Beladene und Unfreie. Christus der Heiland war für die Menschen ein Arzt, der die Armen und Kranken umsorgte. Die Taufe, die einen Menschen in die Gemeinschaft der Gläubigen aufnahm, war ursprünglich ein Bad, das die Gesundheit der Seele wiederherstellte, indem es die Sünden symbolisch abwusch. So bejahten auch die ersten Päpste das Bad. Sie erlaubten den Klöstern ausdrücklich eigene Baderäume, die freilich nur von den Geistlichen besucht werden durften. Auch der heilige Benedict, gestorben 543, Stifter des bedeutendsten Mönchordens des Abendlandes, gestattete seinen Brüdern mässigen, Kranken jedoch öfteren Gebrauch der Bäder, je nach Bedürfnis. Ein Verzicht auf Bäder wurde damals allerdings bereits von etlichen Einsiedlern, den «Anachoreten», als hoher Grad von Askese gepriesen. Der heilige Augustinus verbot den Nonnen allzu häufiges Baden in gesunden Tagen, aber verpflichtete sie, Bäder zu nehmen, wann und wie die Ärzte es damals vorschrieben. Sie sollen nicht allein gehen, wenigstens zu zweit, um auf sich aufzupassen.

Jungfrauen sollen im Dunkeln baden

Der heilige *Hieronymus* schrieb folgendes vor: «Eine Jungfrau solle im Dunkeln, bei Nacht oder bei geschlossenem Fenster ihr Bad nehmen, um nicht die Schamhaftigkeit zu verletzen.» In den Klöstern wurde das Baden als notwendige Hygiene betrachtet. Aber einige Mönche wie Nonnen rühmten sich, Verzicht zu üben.

Diese Vorbilder – als solche wollten sie sich ihrer Askese wegen verstanden wissen – waren unter anderen der Apostel *Jakobus der Jüngere*. Er enthielt sich des Bades ganz. Der heilige Antonius benetzte sich seinen Leib nie mit Wasser, es sei denn, dass er durch einen Bach waten musste. Evagrius rühmt sich, weder Fleisch gegessen noch gebadet zu haben. Auch Isidor von Alexandrien, Bischof Epiphanias von Pavia und der heilige Fulgentius, Bischof von Ruspe in Afrika, lehnten Bäder kategorisch ab. Letzterer wehrte sich selbst sterbenskrank gegen die ihm verordneten Heilbäder.

Der Abt des Klosters Scopulo in Sizilien sorgte sogar für ein Wunder, das gegen das Baden sprach: Bei einem inbrünstigen Gebet quoll unter ihm plötzlich eine Quelle hervor. Die Mönche baten nun ihren Vorsteher, im Kloster einen Baderaum für dieses köstliche Nass erbauen zu dürfen. Nach langem Zögern gab der Abt diesem Wunsche nach. Doch als die Fratre das erste Mal in ihr Bad stiegen, versiegte die Quelle. Sie tauchte erst wieder aus der Versenkung auf, als man den Baderaum abgebrochen hatte.

Diese christlichen Eiferer blieben in ihrem Verzicht auf Bäder aber eine Minderheit. Gläubige Christenmenschen durften sich noch lange ungestraft der Bäder bedienen und sich daran erfreuen. Prüderie und Bäderfeindlichkeit kamen erst sehr viel später auf.

den allmählich dicker werden, die Wände würden – wie Vipern das tun – gleichsam eine Nachkommenschaft nähren, die ihnen selbst wegen ihrer Fruchtbarkeit feindlich wäre, und als Folge davon würde sich das Gefüge der Steine lockern, so dass es einmal einstürzen könnte. Stärke auch den Palast, der wegen seines hohen Alters baufällig geworden ist, durch sorgfältige Ausbesserung! Säubere den Platz zwischen der öffentlichen Halle und der Stelle, an der die Feuer-Quelle entspringt, von dem dichten Gestrüpp! Prangen mögen die Flächen der Felder, die auch aus der fruchtbar machenden Kraft des glühend heissen Wassers Nutzen ziehen, im Schmucke blühender Blumen; und während dieses Wasser in nächster Nachbarschaft unfruchtbar machendes Salz hervorbringt, möge es auch üppige Grünflächen wachsen lassen. Aber nicht nur deshalb ist Antenors Land reich: Es bietet auch noch andere Besonderheiten, über die Du wohl in noch viel grösseres Staunen geraten wirst. Seine Berge vermögen Rechtsstreitigkeiten zu entscheiden, als ob sie geheime Mitwisser gewesen wären. Denn gesetzt den Fall, dass jemand Schafe gestohlen und geschoren hat, so wird er, wenn man ihn wiederholt in das glühend heisse Wasser getaucht hat, mit untrüglicher Sicherheit die Sache gestehen, bevor er in der Hitze umkommt. O du geheimer Mitwisser, der du wahrlich zu Recht der Verehrung würdig bist! Ist doch gewiss, dass diesen Wassern nicht nur Empfindungs-, sondern auch Urteilskraft innewohnt; und was von Menschen nicht gelöst werden kann, das wird von der Gerechtigkeit der Quellen entschieden. Dort spricht die sonst schweigende Natur, wenn sie richtet, und fällt – wie das auch immer zugehen mag – eine Entscheidung, die trügerische Fälschung durch Leugnung ausschliesst. Wer aber sollte diese Quelle vernachlässigen, noch dazu, wenn er sich damit den Vorwurf des Geizes zuzöge? Wenn dieser Ort, von dem es heisst, er sei auf dem ganzen Erdkreise einmalig, Unser Königreich ziert, und wenn es andererseits nicht möglich sein sollte, das Unterfangen mit dem Dir zur Verfügung gestellten Gelde zu vollenden, so wirst Du Uns in einer kurzen Nachricht mitzuteilen haben, wie gross die noch erforderlichen Ausgaben nach Deiner Schätzung sein werden. Schliesslich scheuen Wir Uns nicht, viel aufzuwenden, damit alle Welt sehe, dass Wir die Perlen Unseres Landes hegen und pflegen. Lebe wohl!

Übersetzt von Gotthard Baron von Manteuffel-Szoege

Germanen und Kelten baden in heissen Dämpfen

Waren die Germanen vor der Ankunft der badeverwöhnten römischen Legionäre wasserscheue Landratten oder unsaubere Hinterwäldler? Nein, ganz im Gegenteil. Unsere Vorfahren hatten ein ausgesprochen gutes Verhältnis zum Wasser – wie übrigens die Kelten auch. Allerdings sind konkrete Hinweise auf Gebräuche und Gewohnheiten dieser Völker Mangelware. Denn aus der Zeit der Völkerwanderung und davor ist uns nur Spärliches überliefert.

Die «Barbaren» sind tüchtige Schwimmer

Die germanischen und keltischen Stämme liebten, so scheint es, Bäder in den Flüssen und Seen. Die Römer zeigten sich erstaunt darüber, dass in Germanien Männer, Frauen und Kinder gemeinsam und nackt im kalten Wasser ihren sichtlichen Spass fanden. Den Legionären mag der blosse Anblick schon eine Gänsehaut beschert haben. Aber sie erwähnten besonders lobend, dass die «Barbaren» äusserst tüchtige Schwimmer waren.

Tauchen und Schwimmen war bei den Germanen in der Tat eine der beliebtesten Freizeitbeschäftigungen. Wettschwimmen und Wettschiessen galten bei den nordgermanischen Völkern der Körperertüchtigung und als wichtige sportliche Disziplin. Die Wikinger sollen sich sogar darin geübt haben, Gegner im Wasser zu ertränken.

Die Teutonen und Ambronen tummelten sich vor dem Krieg gegen Rom in den Bädern von Aquae Sextiae. Die Markomannen meinten einst zu Kaiser Mark Aurel, dass sie sich ein Leben in der engen Stadt wohl kaum vorstellen könnten, weil sie darin kein offenes Wasser fänden.

Wasser und Badelust in der Natur war für die Germanen eine Grundvoraussetzung ihrer Lebensfreude. Selbst ihre neugeborenen Kinder legten sie auf ihren Schild und badeten sie, zum Beispiel im Rhein.

Das Wasser hatte in den germanischen Mythen und im Kultus einen hohen Stellenwert. Erinnert sei an die vielerorts verehrten Quellgottheiten, an den Glauben vom Fruchtbarkeit spendenden Osterwasser und an die Bedeutung des Wassers als Sühnemittel.

Archäologische Funde beweisen, dass vor den Römern die Kelten warme Quellen benutzten. Viele Beispiele aus Frankreich, Deutschland, der Schweiz und der Tschechoslowakei sind durch solche Funde belegt worden. Auch die nachdrängenden Germanen nahmen dann diese Stellen in Beschlag. In Bad Pyrmont fand man 1863 bei Arbeiten an der Hauptquelle Schöpfgefässe aus Holz, Hunderte von Opfergaben und etliche germanische Fibeln. Diese Funde deuten an, dass Bad Pyrmont eine gutbesuchte Kultstätte und Quelle der Germanen war. Der Name der Stadt Wiesbaden, abgeleitet von «Wisibadun», deutet ebenfalls auf eine frühmittelalterliche Benutzung als Bad hin.

Fritz Geschwendt stellt in seinem wissenschaftlichen Untersuchungsbericht «Der vor- und frühgeschichtliche Mensch und die Heilquellen» fest, «... dass die Römer nicht die Väter einer länderumfassenden Balneologie waren, sondern sich genau wie andere Völker uralte Erfahrungen ihrer Vorgänger zunutze machten».

Trinkbecher aus Birkenrinde

Nicht erst die zivilisierten Römer suchten also Heilung an Quellen. Germanen nutzten die Säuerlinge von Salzbrunn in Schlesien (hier kurten die Wandalen im 3. und 4. Jahrhundert), und Kelten tranken die Eisensäuerlinge von St. Moritz, die bereits zur Bronzezeit als heilend bekannt gewesen sein müssen. Noch früher wird es an der Bitterquelle von Ganovce (Gansdorf) in der Tschechoslowakei bereits Trinkkuren gegeben haben, wie aufgefundene Becher aus Birkenrinde zeigen. Die damaligen Kurgäste warfen nach ihrer Kur ihre Becher als Opfer einfach in den Brunnenschacht. Auch im berühmten französischen Vichy hat man vorrömische Trinkgefässe aufgespürt.

Geschwendt führt viele Orte an, in denen Quellfassungen, Gefässe und andere Opfergaben gefunden wurden. Aber trotz dieser interessanten frühen Hinweise bleibt die vorrömische Heilwasser- und Badegeschichte unserer Breitengrade immer noch weitgehend im dunkeln.

Lassen wir wieder Zeitgenossen der späteren germanischen Völker zu Worte kommen. *Tacitus,* der grösste römische Geschichtsschreiber – er lebte etwa von 55 bis 120 – berichtet in seinem damals aufsehenerregenden Buch «Germania» nicht nur lobend von den tüchtigen Schwimmern. Er schreibt auch, «dass die Germanen gleich nach dem Schlaf, den sie meistens bis in den Tag hinein ausdehnen, sich öfters in warmem Wasser baden, weil bei ihnen die meiste Zeit über Winter ist».

Demnach haben also die Germanen bereits künstliche Warmbäder genossen. Nicht nur Tacitus schreibt das. Die lange vertretene Meinung, erst die «vorbildlichen Römer» hätten den Germanen das Warmwasserbad beschert, ist also ein Irrtum.

Zur Ehre der Germanen und Kelten kann ausserdem angemerkt werden: Erst in Gallien und Germanien haben die römischen Legionäre die Seife kennengelernt. Seife wurde zu einer der ersten Handelswaren der Mitteleuropäer. Die Römer führten den begehrten Stoff in Kugelform ein. Die damalige Seife scheint aber zunächst für die Römer als eine Art Pomade gedient zu haben, mit der sie ihren modischen Frisuren Halt verliehen. Seit etwa 167 wurde dann die Seife in Rom als Reinigungsmittel verwendet. Der griechisch-römische Arzt Galen lüftete für seine Landsleute dieses Geheimnis der Germanen: Er stellte fest, dass die Seife aus Fett und Aschenlauge mit Kalk besteht und «die Haut weich macht und den Schmutz löst».

Doch zurück zu den Bädern unserer Vorfahren: Richtig wird also sein, dass sich die Germanen im Sommer vor allem im kalten Wasser der Natur badeten, während sie sich in der kalten Jahreszeit warmes Wasser gönnten. Im Winter nämlich stiegen sie in eine hölzerne Wanne, einen Zuber oder in Kufen. Um das Wasser zu erwärmen, warfen die Germanen im Feuer erhitzte Steine hinein – eine Methode, die noch um 1850 in Tirol beobachtet werden konnte. Im so gewärmten Wasser reinigten sich die Germanen. Der Zuber war in jenen Tagen fast stets kreisrund, denn unsere Vorfahren höhlten dafür grosse Baumstämme aus.

Noch 1874 fand man solche Holzbottiche an der Val-Sinistra-Quelle in Graubünden. Sie waren zwar ziemlich verfault, sollen aber noch bis 1860 in Gebrauch gewesen sein. Auch zeigen Grundrisse des Klosters St. Gallen aus dem Jahr 820 kreisrunde Badebecken auf. Nicht von ungefähr hat sich diese Rundform bis heute im Taufstein erhalten. Denn zur Taufzeremonie benutzte man früher die Badewanne: Man tauchte den Täufling ganz unter Wasser.

Die Stube ist ein Baderaum

Auch das Dampf- oder Schwitzbad soll von den Germanen bereits geschätzt worden sein. Sprachwissenschaftler begründen dies so: Der Begriff «Stube» – der erst wesentlich später zur Bezeichnung eines beheizbaren Raumes verwendet wurde – kommt vom althochdeutschen «stiuban» oder «stioban», was stieben oder stäuben bedeutet. Mit dem stiebenden Wasser war Wasserdampf gemeint. Heisser Wasserdampf treibt Schweiss – die erste «Stube» war nichts anderes als die heute so beliebte Sauna. Sicherlich sah dieses Urbadehaus ganz anders aus als eine moderne Sauna, aber die Funktion ist die gleiche. Den Begriff «stiuban» (oder eine ältere Vorform dieses Wortes) hatten die Goten und Langobarden in der Völkerwanderungszeit nach Italien mitgebracht: Das Wort «stufa» (heute Ofen) bürgerte sich dort ein. Auch die slawischen Völker kannten den Begriff der «stuba» oder «istuba». Und im nordischen wie im angelsächsischen Raum findet sich diese Wortwurzel ebenfalls wieder.

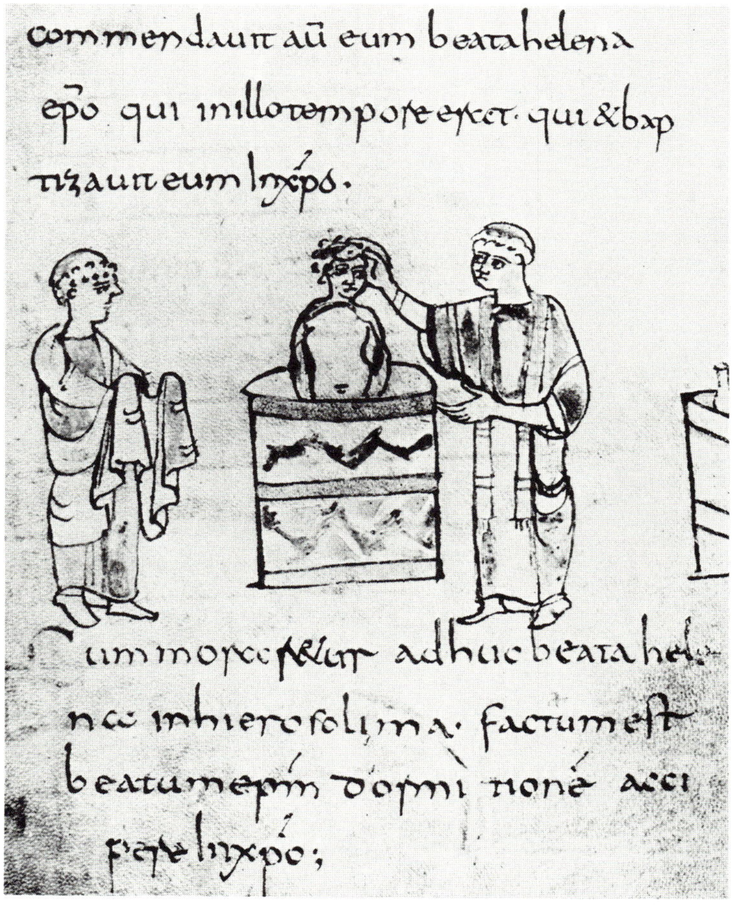

Bild 80. *Älteste mitteleuropäische Darstellung der christlichen Taufe im Codex des Wessobrunner Gebets, entstanden vor 814.*

Wie eine solche Sauna aussah, berichtet der jüdische Mediziner *Ibrahim-ibn-Jakub,* der sich 973 in Merseburg bei Kaiser Otto I. als Gesandter des Kalifen von Cordoba aufhielt und der anschliessend slawische Länder bereiste. Aus dem heutigen Mecklenburg und aus Böhmen schilderte er seine Sauna-Eindrükke:

«Bäder haben die Slawen nicht, aber sie bauen ein Gemach aus Holz, dessen Ritzen sie verstopfen mit etwas, das auf ihren Bäumen wächst und wie Wassermoos aussieht und das sie ‹moch› nennen. Sie gebrauchen das auch anstatt von Pech bei ihren Schiffen. In einer Ecke des Baues errichten sie einen Feuerherd aus Steinen und lassen darüber eine Öffnung, damit der Rauch entweichen kann. Ist der Herd nun heiss, so verstopfen sie das Luftloch und schliessen die Tür fest zu. In dem Bau sind Gefässe mit Wasser, woraus sie nun Wasser auf den glühenden Herd giessen, so dass der Dampf aufsteigt. Jeder hat einen Bund Heu in der Hand, womit er die Luft bewegt und an seinen Leib treibt. Dann öffnen sich die Poren, und das Überflüssige vom Körper kommt heraus und läuft in Strömen von ihnen ab, so dass an keinem von ihnen mehr eine Spur von Ausschlag oder Geschwulst zu sehen ist. Sie nennen einen solchen Verschlag ‹itba›.»

Das Wort «itba» ist offenkundig nicht weit entfernt vom erwähnten althochdeutschen Begriff «istuba».

Die Sauna-Beschreibung des jüdischen Arztes wird auch auf die Dampfbäder der Germanen zu übertragen sein. Um so erstaunlicher, dass der Berichterstatter davon nichts schreibt. *Alfred Martin* dazu 1906 in seinem Buch «Deutsches Badewesen in vergangenen Tagen»:

«Es muss befremden, dass die von Ibrahim-ibn-Jakub geschilderte Einrichtung diesem erst auffällt, als er die germanisch-slawische Grenze überschreitet, nachdem er sich vorher in deutschen Ländern aufgehalten hat. Zudem sind die ersten schriftlichen Zeugnisse über germanische Bäder nur Belege für Wasserbäder, so dass die Möglichkeit nicht von der Hand zu weisen ist, dass die germanischen Badehäuser Wannen enthielten und später erst die slawischen Dampfbäder eingeführt wurden, vorausgesetzt, dass der viereckige Herd und die Bänke auf dem Bauriss des Klosters St. Gallen nicht eine Dampfbadeeinrichtung darstellen, die neben den Wannenbädern bestand.»

Der Ursprung der Sauna liegt im dunkeln

Auch heute noch ist die Frage, woher denn nun die Sauna eigentlich kommt, nicht eindeutig beantwortet. Folgt man den Sprachwissenschaftlern, so ist die Sauna urgermanisch und wurde erst später von den östlichen Nachbarn übernommen. Andere Forscher schwören darauf, dass das Dampfbad von den Slawen nach Germanien gebracht wurde. Denn – so argumentieren sie – dort sei diese primitive Form heute noch heimisch.

Einige Historiker halten das Dampfbad für eine gesamtindogermanische Angelegenheit. Doch selbst die Indianer Amerikas haben die Sauna gekannt. Dampfbäder sind international. Lassen wir die Wissenschaftler streiten und weiter nach der Geburtsstätte des Dampfbades suchen.

Das beschriebene Dampfbad wurde sicherlich in ganz Germanien benutzt. Wegen der Brandgefahr abseits von Wohn- und Stallgebäuden errichtet, standen diese Badestuben auf vielen Höfen. Sie waren so bedeutsam, dass sie sogar Eingang in die alten germanischen Volksrechte fanden. In der «Lex Alemannorum», die zur Merowingerzeit im fünften Jahrhundert entstand, wird zum Beispiel eine Brandstiftung an einem Saunahäuschen mit der an Schweine- und Schafställen verglichen und dementsprechend geahndet. Auch die «Lex Bajuvariorum» erwähnt Badegebäude. Allerdings gibt es keine Überlieferung darüber, wie solch ein Badehaus eingerichtet war und wie die Germanen es benutzten.

Der fränkische König Dagobert vermachte 675 dem Abt von Weissenfels die Badischen Bäder. Baden-Baden war noch ein Trümmerhaufen, denn die Alemannen hatten um 260 dort alles kurz und klein geschlagen. Im selben Jahrhundert wurden die Burtscheider Thermen benutzt, der heilige Chlodulf weihte dort eine Kirche.

Viele Klöster entstanden in der Nähe von Quellen, so zum Beispiel Luxeuil im französischen Departement Haute-Saône, das der heilige Columban um das Jahr 600 gründete. Wo Quellen fehlten, wurden Baderäume in den Klöstern gebaut wie in Montecassino. Das zeigen auch die Baupläne des Klosters St. Gallen. Um 700 errichtete Receswinth bei den Bädern im spanischen Valladolid eine Kirche, die er Johannes dem Täufer weihte. Der heilige Spinulus soll um 707 beim Kloster Moyen-Moutier eine Salzquelle zum Sprudeln gebracht haben. Er hat sie aber, da viele Neugierige seine Mönche in der Ruhe störten, bald wieder versiegen lassen. 744 wurde am Ufer der Fulda ein Bonifacius-Kloster gegründet. Im letzten Drittel des achten Jahrhunderts erwähnt eine Chronik dort die Salzquelle von Soden-Salmünster, und zwar unter dem früher gebräuchlichen Namen Westera. Der Anlass: Frankenkönig Pippin I. schenkte den Ort mit den Salzwerken und Quellen dem Stift Fulda. Im Jahre 786 vermachte dann Karl der Grosse die Thermen von Arles einer Benediktinerabtei.

Auch die Araber lieben Bäder

In jenen Tagen gingen Ärzte erstmals seit der Antike daran, Heilquellen näher zu untersuchen. Das geschah allerdings nicht im germanischen Kernland, sondern weit südlich der Alpen. *Paulus von Ägina* war der Pionier. Er analysierte so gut er eben konnte den Inhalt der natürlichen Mineralquellen. Auf seinen Forschungen baute dann um 900 der arabische Arzt *ar-Rasi* auf, der in Europa als *Rhases* in die Geschichte der Medizin eingegangen ist. Er beschrieb nicht nur die heilende Wirkung von Mineralwässern, sondern unterschied schon Schwefel-, Alaun-, Kupfer- und Eisenwässer. Kalte Bäder und Güsse verschrieb er bei verschiedenen Krankheiten, unter anderem gegen Magenschwäche und Nasenbluten.

Um 980 verfasste der persische Arzt *Ali ben Abbas* eine medizinische Enzyklopädie. Sie enthält einen Überblick über den medizinischen Gebrauch des Wassers in der damaligen islamischen Welt. Darunter befindet sich ein kurioser Ratschlag für Reisende: Um in fer-

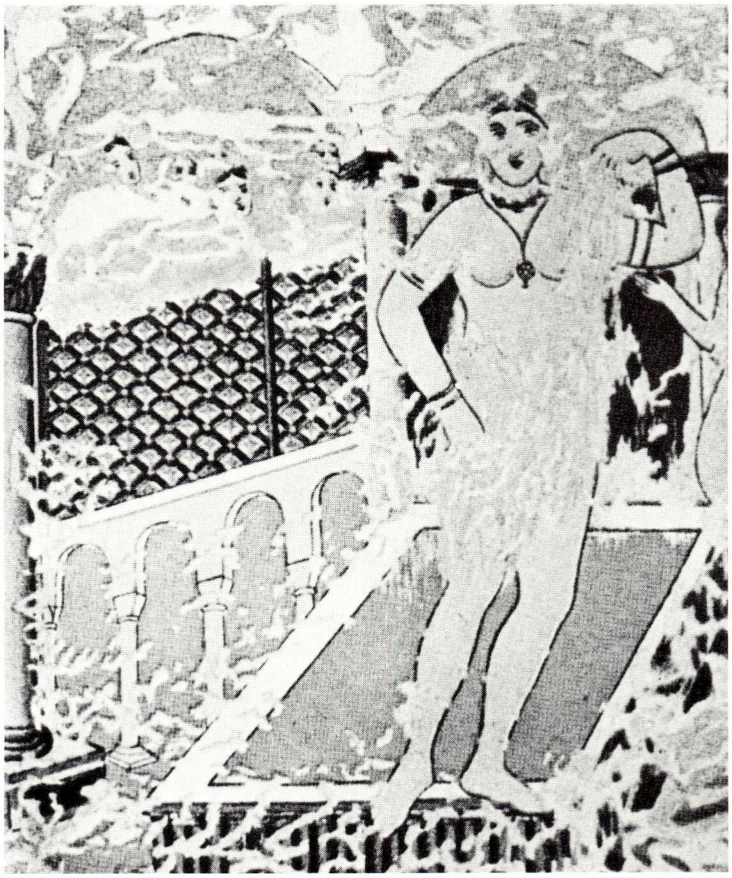

Bild 81. *Quseyr Amra, ein arabisches Jagdschloss in Jordanien, enthält neben Bädern auch Bade-Darstellungen.*

nen Ländern Wasser zu Trinkwasser aufbereiten zu können, solle man stets etwas «vaterländische Erde» im Gepäck haben. Ins Wasser gestreut, sei dies dann gefahrlos trinkbar.

Fünfunddreissig Jahre später stellte der arabische Arzt *Mesue* (der jüngere) besonders die «nach aussen zur Haut hin wirkenden Kräfte» des Wassers heraus. Auch der bedeutende Philosoph und Arzt *Ibn Sina*, in Europa *Avicenna* genannt, schätzte die schweisstreibenden Dampfbäder sehr. Sein Hauptwerk, in lateinischer Übersetzung unter dem Titel «Canon medicinae» erschienen, prägte die abendländische Heilkunst und blieb Lehrbuch in vielen medizinischen Fakultäten bis ins 17. Jahrhundert hinein. Zweihundert Seiten widmet er darin dem Wasser, insbesondere den verschiedenen Bädern.

Zwei- bis dreimal sollten Neugeborene in den ersten Tagen gebadet werden. Sowohl kalte wie auch warme Bäder werden empfohlen, auch Bäder im Meer als heilkräftig gepriesen. Allerdings solle man sich davor hüten, Wasser ins Ohr dringen zu lassen. Beim Genuss von Mineral- und Seewasser aber müsse man sehr vorsichtig sein: «Dunkelheit des Gesichts», Schwerhörigkeit, Kopfsausen und Hautjucken könnten sonst die Folge sein. Nach einer Liebesnacht sei Wassertrinken immer gefährlich, denn es verursache Herzzittern und Schweissausbrüche.

Ein anderer arabischer Mediziner, *Alsaharav*, empfahl um das Jahr 1100 kalte Bäder als Vorbeugungsmittel gegen die Pocken. Auch kaltes Wasser zu trinken sei gesund. Er und viele andere arabische Ärzte der Zeit wirkten stark auf die medizinische Hochschule von Salerno in Süditalien ein, die im 12. Jahrhundert zum Mittelpunkt der medizinischen Forschung und Lehre aufstieg und die abendländische Heilkunst massgeblich beeinflusste.

Wie selbstverständlich die Araber mit dem Bade auch im täglichen Leben umgingen, mag eine Zahl verdeutlichen: Um das Jahr 1000, so wird berichtet, besass die damals maurische Stadt Cordoba in Südspanien um die 900 Bäder. Es waren üppig ausgestattete Dampfbäder. Hundert Jahre später sollten die Kreuzritter solche Bäder in Palästina kennen- und schätzenlernen.

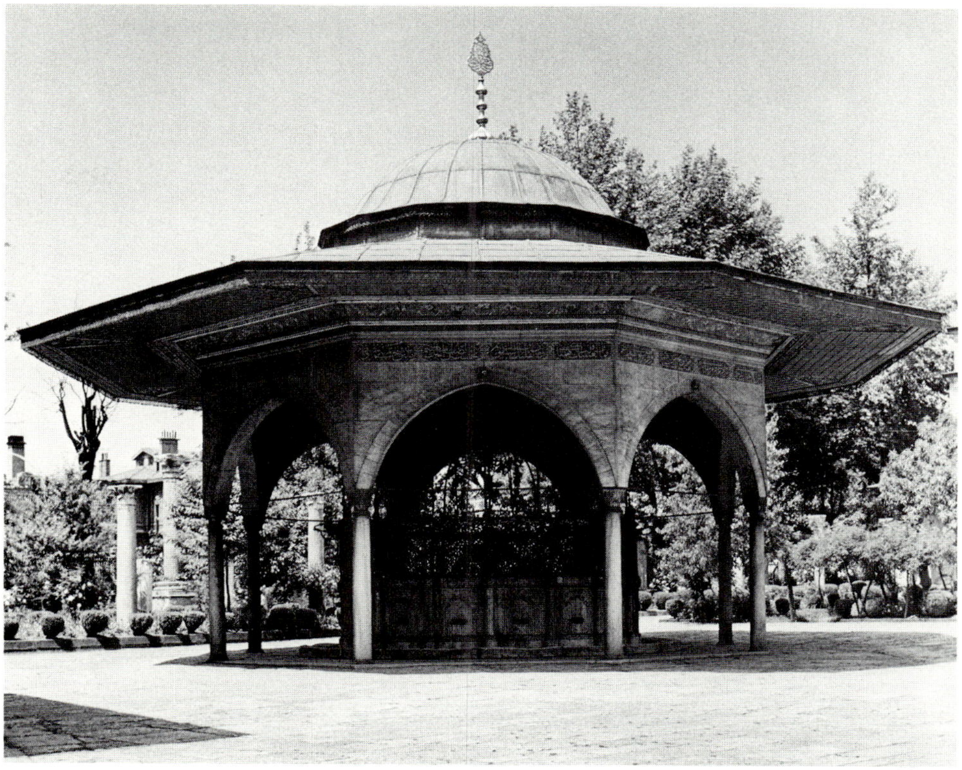

Bild 82. *Brunnen für rituelle Fusswaschungen vor der Hagia Sophia in Istanbul.*

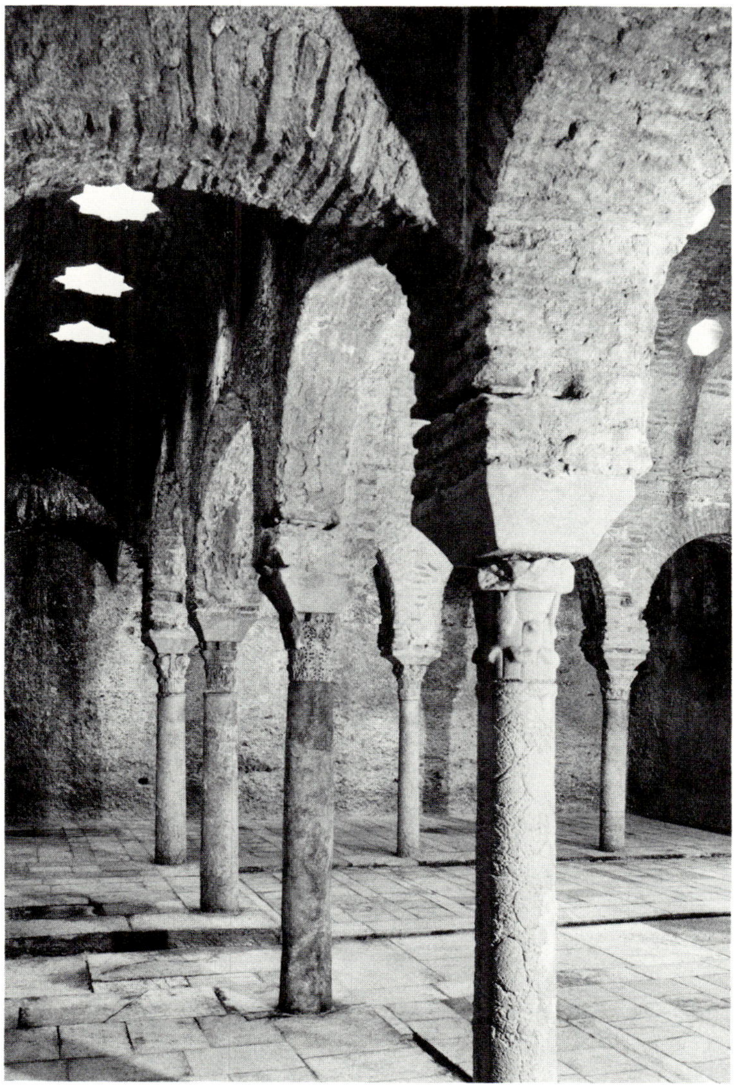

Bild 83. *Kürzlich wiederentdecktes maurisches Bad in der Altstadt von Granada.*

Kaiser Karl hält Hof im Bad

Der im ersten Kapitel dieses Buches erwähnte Huftritt des Wunderpferdes Karls des Grossen war ein «sagenhafter Fehltritt». Denn weit früher schon hatten die Römer die Heilquellen von Aquae Grani – dem späteren *Aachen* – genutzt. Sie weihten den Ort der Gesundheit ihrem Gott der Thermen, Apollo Granus, und pflegten in den Bädern ihre von harten Feldzügen angegriffenen Glieder. Aber in späterer Zeit wurden die Quellen offenbar vergessen, bis der erfolgreiche Karolinger kam, sah, badete und spontan eine Linderung seiner rheumatischen Schmerzen verspürte.

Aachen kommt zu neuer Blüte

Der grosse Karl machte Aachen zu seiner Lieblingspfalz und baute sie ab 795 zur Hauptstadt des fränkischen Reiches aus. Carolus Magnus selbst entwarf die Pläne für die Stadt. Er liess einen Palast errichten, legte den Grundstein für eine Kirche und gab Weisung, ein Hafenbecken anzulegen. Auch verpflichtete der jetzt fünfzigjährige Monarch bedeutende Künstler und Handwerker nach Aachen. Seine Stadt sollte zu einem zweiten Rom – zu seiner Metropole – werden. Sein besonderes Interesse galt der Gestaltung des Bades, das ihm unentbehrlich wurde und in dem er sich entspannen konnte. Die alten römischen Quellen liess er wieder freilegen und mit wertvollem Marmor einfassen, Badebecken kunstvoll mit Mosaiken ausgestalten.

Da die Aachener Quelle zu heiss hervorschoss, liess er Kaltwasser führende Leitungen legen. Er erreichte damit im Bad die richtige Temperatur. Sein Bad wurde zu einem Meilenstein in der Geschichte des Badewesens.

Einen anschaulichen Einblick in das Leben der damaligen Zeit hat Karls Biograph *Einhard* oder *Eginhart* der Nachwelt gegeben. Er stammte aus dem Maingau in Ostfranken, wo er um 770 geboren wurde.

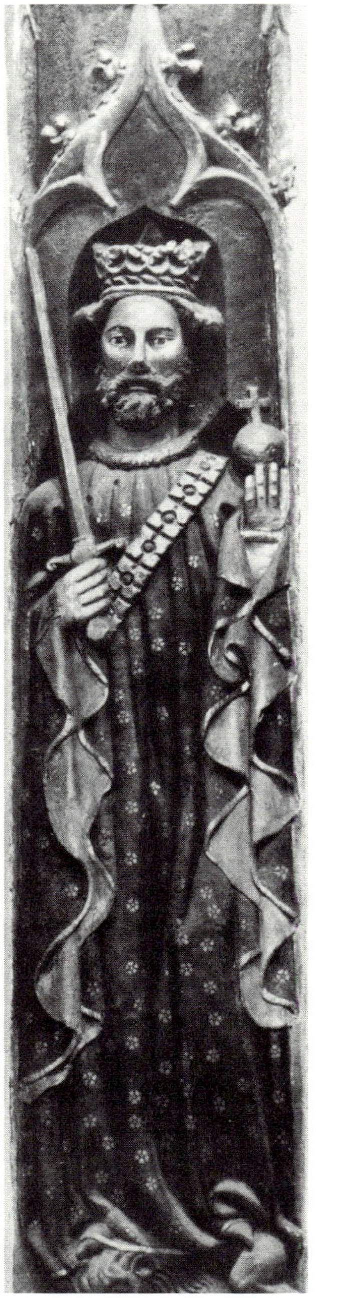

Bild 84. *Kaiser Karl der Grosse, nach einem Relief an einer gotischen Säule im Dom zu Fulda.*

Einhards Hauptwerk ist sein aufgrund des engen persönlichen Kontaktes aufgeschriebenes Buch über das «Leben Karls des Grossen», das ihn als bedeutendsten Geschichtsschreiber jener Zeit ausweist. Nach einer alten freien Übersetzung heisst es da:

«Offt, vil und mit sonderem Lust, hat er die warmen Wasser geliebt, und die gebraucht, darumb er dann zu Aach sich geren nidergelassen, und von dess warmen Bads daselbst wegen Wohnung gehabt, darinn er kürtzweylige Leut mit schimpfflichen Sprüchreden gern gehört, und mit Schwimmen in dem Bad die gröst Frewde gehabt.»

Ein Tag im Leben Karls des Grossen

Einhard berichtet auch über den Tageslauf des Herrschers. Frei nacherzählt, ergibt sich folgende Szenenfolge:

Der Kaiser schläft nackt unter Leinentüchern, darüber sind Wolfs- und Bärenfelle gebreitet. Kaum dass er sich in aller Herrgottsfrühe, noch schlaftrunken, räkelt und die Gardinen vom Holzgestell des Bettes beiseite zieht, kommen seine Kammerdiener. Er trinkt einen erfrischenden Schluck Wasser und lässt sich von seinen Dienern beim Ankleiden helfen.

Ein Mönch will ihm aus der Schrift vorlesen, aber Karl schaut sich lieber die schönen Bilder eines frommen Buches an. Kurz danach wird ihm die erste Mahlzeit gebracht: eine Haferschleimsuppe und etwas Graubrot. Er isst im Schlafzimmer, während die ersten Bittsteller ihm ihre Sorgen und Wünsche vortragen. Ist das Frühstück beendet, schreitet der Herrscher zur Haupthalle seiner Residenz, seine Beamten begrüssen ihn. Auch trifft er einige seiner Kinder, und er umarmt seine Frau.

Diskutierend verlässt er mit seinem inzwischen gross gewordenen Anhang die Halle und wandelt unter den gewölbten Arkaden. Carolus geht zum Baden. Nicht allein. Auch seine Gefolgschaft freut sich auf die Entspannung im warmen Wasser, in dem der Herrscher fast immer gut gelaunt ist. Der Kaiser geht mit seinem Tross die Marmorstufen zum grossen Schwimmbecken hinab, begibt sich nach dem Auskleiden in das Wasser und planscht munter und vergnügt, was seine Stimmung hebt. Oft sind seine Söhne dabei. Die vornehmen Beamten und den Hofstaat, selbst seine

Leibwache lädt er zum Bade ein. Das Wasser tut dem schmerzgeplagten Frankenkaiser so gut, dass sich das gemeinsame Bad zu einem fröhlichen Fest zu entwickeln scheint. Zwar baden Männer und Frauen getrennt, aber die Badebecken sind nicht weit voneinander entfernt. Scherze werden gemacht, man ruft sich zu, ab und zu sieht man nackte Körper. Der Kaiser nimmt auf einem Badesessel aus Marmor Platz und lässt sich dampfendes Wasser über den Körper giessen. Dann müssen ihm Bademägde mit Reisigbündeln die Haut massieren. Die Stimmung ist gelockert, ja locker, der Kaiser gnädig. Wenn er das Bad verlässt, löst sich die Gesellschaft auf, kleidet sich an und trifft sich an der Tafel wieder.

Soweit die Szenen des Einhard.

Der Kaiser, der auch als hervorragender Schwimmer gerühmt wird, hatte Überlieferungen zufolge oftmals mehr als hundert Personen im Bade um sich. Er traf im Wasser Entscheidungen, empfing Gäste und Kuriere, liess sich über Geschehnisse in seinem Reich berichten, hielt regelrecht im Bade Hof. Selbst Spassmacher liess er zur allgemeinen Belustigung auftreten. In Karls Bad wurde oft gelacht, geneckt und gescherzt. Der Kaiser war ungewöhnlich fröhlich, aufgeschlossen und gut ansprechbar.

Die Gesundheit «dess Allerchristenlichsten, unuberwindtlichsten Kaysers Caroli dess Grossen» verschlechterte sich jedoch nach dem Jahr 800 zusehends. Er war damals knapp 60 Jahre alt und litt an Fieberschauern und gichtigen Anfällen. Auch liessen seine Kräfte nach. Mit eiserner Disziplin versuchte er seine Gebrechen zu überlisten. Er war davon überzeugt, sich mit hartem Körpertraining aufrechthalten zu können. Aber auch die geliebten Bäder konnten dem geschwächten Körper keine neuen Kräfte herbeizaubern, sondern nur vorübergehend wohltun.

Im Spätherbst des Jahres 813 reiste der neunundsechzigjährige Kaiser für einige Wochen zur strapaziösen Jagd, seiner grossen Leidenschaft. Er kehrte im November abgespannt nach Aachen zurück, um sich in seinem Bad zu erholen.

Er genoss das warme Wasser, aber er erkältete sich im Bad. Anfang des Jahres 814 schüttelten ihn heftige Fieberanfälle. Er liess sich nichts anmerken und arbeitete wie gewohnt weiter. Eine Diätkur half nicht: der Kaiser bekam eine schwere Lungenentzündung. Er musste das Bett hüten. Eine Woche später war Karl der Grosse tot.

Ein Gedicht aus dem 14. Jahrhundert greift den Bericht auf, dass der Herrscher infolge eines «unzeitigen Bades» erkrankte und daran starb:

In der spurckelen id geschach
Dat hey up eynen dach
Sich selver dede baden.
Zo hantz wart hey beloden –
Myt dem vresen harde sere.

Nach Karls Tod wird es wieder still um das Baden. Nur noch karge Nachrichten sind aus den folgenden Jahren überliefert. So soll die Königin Walrade um 888 die Bäder von Plombières aufgesucht haben, doch fielen kurze Zeit später die Hunnen ein und zerstörten die Anlagen.

Zur Fastenzeit wird nicht gebadet

Ein Blick in die Klosterchronik von St. Gallen zeigt, dass dort ein Bad vor jedem christlichen Feiertag als «geistige Reinigung» angesehen wurde. Als zum Beispiel sich die Eltern des Mönches Iso um 860 «an kirchlichen Einrichtungen vergingen», badeten sie – wie ausdrücklich berichtet wird – ein zweites Mal, um von der Schande befreit zu werden.

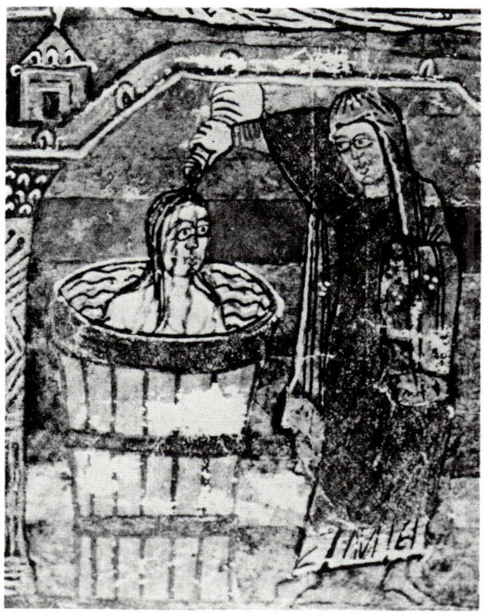

Bild 85. *Baden im 11. Jahrhundert: Königin Radegundis salbt eine badende Frau.*

Als besonders gute Tat wird in vielen Chroniken Baden von Armen und Pilgern erwähnt. Ein nicht näher benannter Bischof von Neustrien liess alle Badewannen der Stadt einsammeln, um selbst arme Leute mit warmen Bädern zu erfreuen. Der Grund dieser Busse: Er hatte während der Fastenzeit Fleisch gegessen. Der Geistliche soll dann auch jedem seiner bedürftigen Gäste den Bart rasiert und mit seinen Händen «die Geschwüre der borstigen Körper» gereinigt haben. Erst als letzter ging er selbst in die Wanne. Er fühlte sich daraufhin von der Last seiner Schuld befreit, sein Gewissen wieder gereinigt.

Das Baden war also durchaus auch in den Klöstern üblich. Mönche, die sich «vorbeibenommen» hatten, konnte der Abt mit einem Badeverbot bestrafen. Diese Strafe sollte aber auch weltliche Herren treffen. So erlaubten Priester dem exkommunizierten Kaiser Heinrich IV. nicht, sich vor dem Weihnachtsfest des Jahres 1105 – wie üblich – zu baden und sich die Haare schneiden zu lassen.

Wenig später verzichteten besonders fromme Zeitgenossen gern während der Fastenzeit auf die Bäder. Andere lehnten das Wasser völlig ab. So der Bischof Reginard von Lüttich. Er badete nie – wie er selbst stolz verkündete. Für die heilige Elisabeth war das Bad bereits mit dem Benetzen des Fusses beendet. Und selbst dazu musste sie noch überredet werden.

Der Mönch *Cäsar von Heisterbach* berichtet, wie er, der nie badete, einen frommen Sieg errang: Eine Dame von Stand entbrannte in sündiger Liebe zu ihm. Er aber kurierte sie von ihren nicht statthaften Träumen, indem er ihr seinen Körper, der vor Schmutz und Ungeziefer nur so strotzte, zeigte. Die Dame wird vermutlich laut «pfui» gerufen und den Mönch schnell aus dem Gedächtnis verbannt haben.

In der Regel badete man im frühen und hohen Mittelalter vor den kirchlichen Festen. Dabei liess man sich rasieren, die Haare schneiden und die Nägel reinigen. Berichtet wird, dass Kaiser Ludwig der Fromme nur samstags badete. Dies bürgerte sich ein und hielt sich noch lange in deutschen Landen.

Kreuzritter importieren feine Badesitten

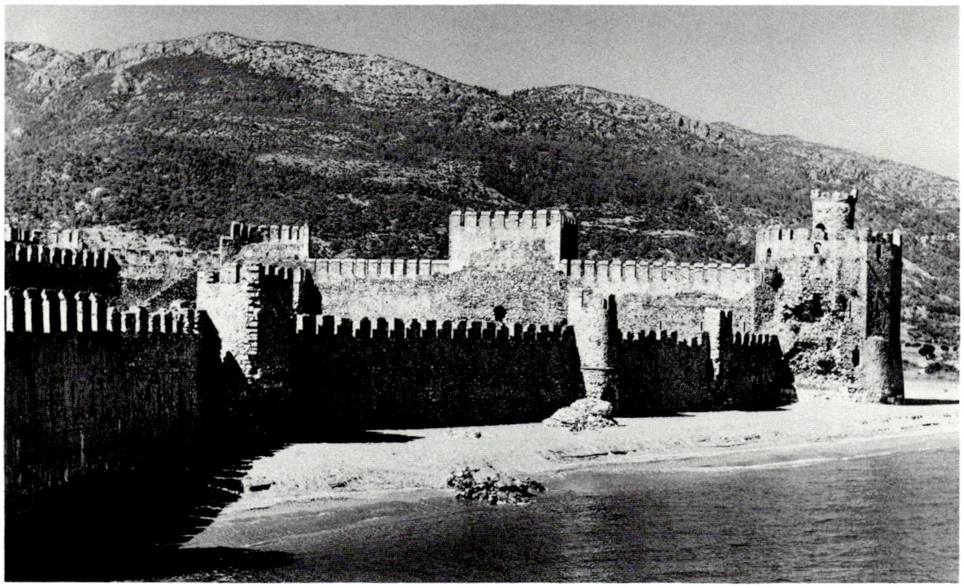

Bild 86. *Kreuzritterburg Anamur in der südöstlichen Türkei.*

Richtete sich das Leben im Abendland im 10. und 11. Jahrhundert vorwiegend nach überkommenen Traditionen, so brachten die Kreuzzüge in dieses fast idyllische Bild völlig neue Farbtöne ein. Bereits der Aufruf zur kriegerischen Wallfahrt ins Heilige Land schlug in Frankreich und später in den deutschen Herzogtümern hohe Wellen.

Für viele adlige Berufskrieger der Zeit – sie hatten nach dem Zusammenbruch des karolingischen Reiches an Macht gewonnen – brachte die Verkündigung des «heiligen Krieges» gegen die Ungläubigen in der Tat eine einmalige Chance: Sie konnten Abenteuer bestehen, im reichen Morgenland Beute machen und sich obendrein damit die Vergebung ihrer Sünden verdienen. Dies jedenfalls hatte Papst Urban II. allen versprochen, die das Kreuz nehmen und gegen Jerusalem ziehen würden. Mönche verkündeten es in Stadt und Land.

Kein Wunder, dass sich Bauern und Bürger, Desperados und Dirnen, ja Krüppel und Kranke dem frommen Heere anschlossen. Hatte der Heilige Vater nicht von einem Land gesprochen, in dem Milch und Honig fliesst? Schwärmten seine Prediger nicht von Jerusalem, der Stadt mit den goldenen Zinnen, dem Mittelpunkt der Welt?

Doch die lange Reise über den Balkan und Kleinasien war hart, entbehrungsreich und tückisch. Von Hunger, Seuchen und angreifenden Sarazenen dezimiert, kamen in allen sieben Kreuzzügen (der erste begann 1096, der letzte 1270) nur Teile der Armeen an, die in Europa so hoffnungsfroh aufgebrochen waren. Wer die Gefahren der Reise gesund überstanden und die Kämpfe mit den Arabern überlebt hatte, für den brachen zwischen Tripolis und Jerusalem aber in der Tat goldene Tage an.

Der Orient begeistert fränkische Krieger

Die Kreuzfahrer wohnten, sobald die Kriegsspuren getilgt waren, in kühlen steinernen Häusern (in Europa waren damals nur Kirchen und Burgen aus Stein gebaut). In den Innenhöfen plätscherten Brunnen, oft aus Wasserleitungen gespeist. Glas blitzte in den Fenstern – während man zu Hause im Winter die Fensterlöcher mit geölter Leinwand, mit Fellen oder mit Holzläden verschloss. Bunte Mosaike, weiche Teppiche, feingeschnitzte Möbel und hauchdünnes Geschirr waren in den Häusern zu finden, in denen sich die christlichen Recken breitmachten.

Auf den Märkten boten die Händler feinste Damaszener Stahlwaren an, dazu schillernde Seide, Chiffon, Damast. In den Auslagen lockten Orangen und Datteln, Feigen und Mandeln, Nüsse und sogar Bananen. Nicht zu reden von den Wohlgerüchen, die von den Ständen der Gewürzhändler ausgingen: Ingwer, Muskat, Salbei, Nelken, Thymian und der in Europa so kostbare Pfeffer türmten sich hier zu unglaublichen Bergen auf.

Kreuzfahrer, die etwas auf sich hielten, liessen sich von ägyptischen Köchen verwöhnen. Den Frauen der fränkischen Ritter gefielen vor allem die vielfältigen Essenzen und Duftwässerchen, die zu erschwinglichen Preisen käuflich waren.

Die europäischen Besatzungstruppen sogen die neuen Düfte in tiefen Zügen ein – und sie fanden ebenso Gefallen an den Dampfbädern, die in allen Städten ihre Pforten weit offen hatten. Die Bäder, eine Synthese einheimischer Badebräuche und der römischen Badekultur aus der Zeitenwende, dienten nicht nur der Reinigung, sondern waren auch galante Gärten der Lüste, besonders beliebt bei unbeweibten Abendländern, die sich hier in jeder Weise vergnügen, entspannen und erholen konnten.

Wer aus dem Morgenland nach Europa zurückkehrte, hatte seinen Horizont enorm erweitert. Die neue umfassendere Weltsicht bildete in den europäischen Ländern den Ritterstand weiter, verfeinerte seine Sitten und bereicherte seine Kultur. Die Ritter waren nicht mehr nur die robusten Haudegen, als die sie einst ins Morgenland gezogen waren.

Bis zu den Kreuzzügen hin hatte man in unseren Breitengraden vorwiegend in Wannen und Holzzubern gebadet. Mit der Rückkehr der Kreuzfahrer aus dem Orient aber gewann nun das Schwitzbad wieder an Bedeutung. Das hatte auch medizinische Gründe. Denn die Kreuzzügler hatten aus dem Morgenland eine unheimliche Krankheit mitgebracht: die Lepra. Wannenbäder

– so befanden damals die Mediziner – waren dagegen machtlos, eher sogar schädlich. Als Schutz und Heilmittel gegen «Feld-» oder «Sondersieche» hielt man nur Schwitzbäder für geeignet.

Auf zeitgenössischen Badebildern sind allerdings meistens Holzbottiche zu sehen. Diese Badekufen wurden nicht verbannt, sondern standen auch weiterhin im Baderaum, im Sommer sogar im Freien. Man wusch sich in ihnen und nahm reinigende Vollbäder, um sich anschliessend im Dampfbad zu entspannen. Dort befanden sich auch Bottiche mit kaltem Wasser, das nach der Hitze dazu diente, sich zu erfrischen.

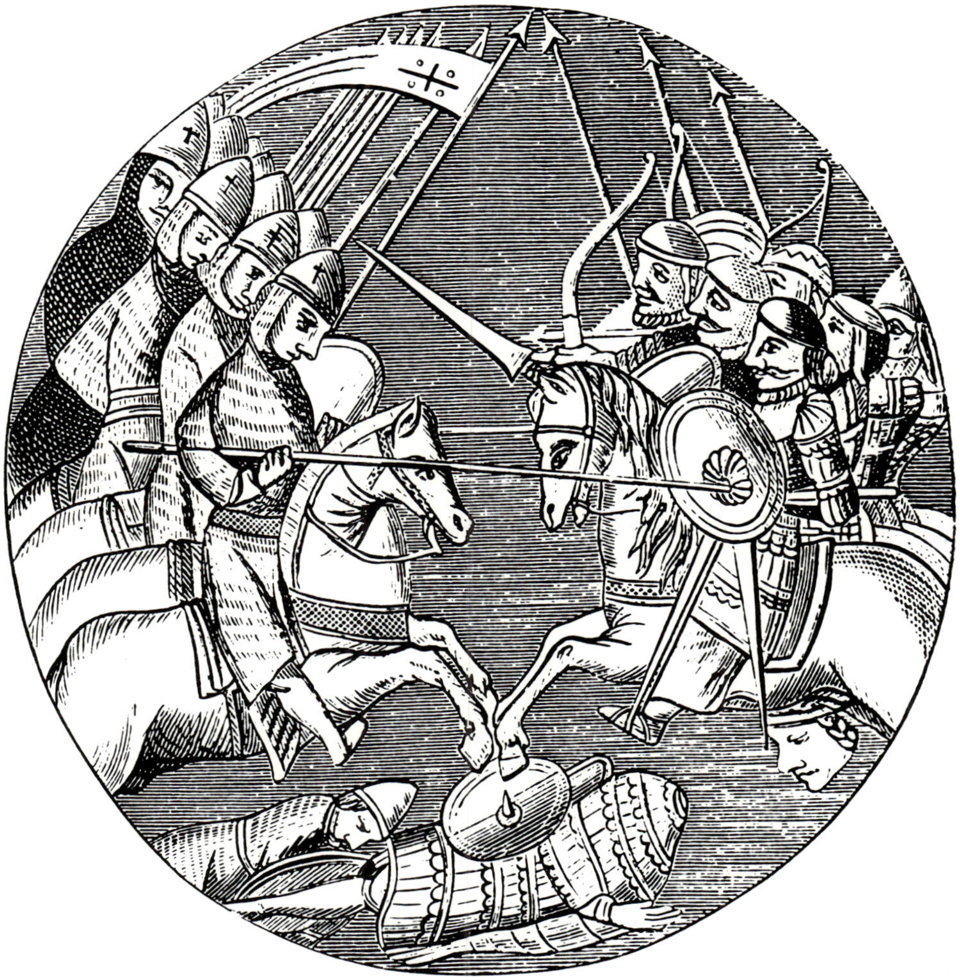

Bild 87. *Kreuzritter im Kampf. Nach einem französischen Kirchenfenster aus dem 11. Jahrhundert.*

Auch in den Burgen gibt es Bäder

Ein behagliches Leben entwickelte sich in Europa zuerst auf den Ritterburgen. Ihre Besitzer leisteten sich gern den Luxus einer Badestube, was bald zum guten Ton gehörte. Man schrieb die Gastfreundschaft gross und lud selbst Fremde ein, ein Bad zu nehmen. Wer von einer Reise oder einem Kriegszug zurückkehrte, liess sich als erstes ein Bad herrichten.

Diesen Brauch finden wir in vielen Helden- und Rittergeschichten aus der Zeit bestätigt. Alle Hinweise beschreiben das Bad als einen unentbehrlichen und erquickenden Genuss.

Der dichtende Ritter *Wirnt von Gravenberg* beschrieb in seinem Epos «Wigalois» den Empfang eines Burggastes um 1190 so:

er nam gesellecîche
hern Gâwein bî der hant.
den helm man im abe bant
und fuorte in an gout gemach.
zuo sînen knappen er dô sprach
‹nu badet den rîter schône,
daz ichs iu iemer lône›.
abe schutter sîn îsengewant.
si fuorten in enwec zehant
und batten in rîterliche.

Und der aus schwäbischem Geschlecht stammende Ritter und Dichter *Hartmann von Aue* – er hatte am dritten Kreuzzug (1189–1192) teilgenommen – schrieb in seinem Versepos «Erec»:

ein bat hiez er bereiten:
wand' er von arbeiten
und von dem gwaefen ûf der vart
sweizic unde ramîc wart

Auch in dem mittelhochdeutschen Heldenepos «Biterolf» (um 1250 geschrieben) wurden den Rittern «nach hübschen sîten» Bäder bereitet.

Wenn ein Knappe in den Ritterstand aufgenommen wurde, musste er vorher ein Bad nehmen. Diese nasse Zeremonie vor dem eigentlichen Festakt diente auch der geistigen Reinigung. Neu eingekleidet, verschwand dann der Knappe zum Fasten und Beten in der Kirche. Der über ganz Europa verbreitete Bath-Orden leitete vermutlich seinen Namen von dieser Badezeremonie ab.

Das normale «wazzerbad» diente dazu, Ritter und Reisige vom «râm» oder «harnaschrâm» zu reinigen. Das laue Badewasser entfernte den Staub der Reise und den «Rahm», der am Körper durch die Eisenrüstung und den Schweiss entstand.

Beim Bad leisteten Jungfrauen oder Knappen den vornehmen Rittern Gesellschaft und bedienten sie. Sie besorgten auch das «Streichen», womit das Abschaben des Schmutzes gemeint war. Mit «Streichen» wurden auch die Beulen massiert, die sich der Junker im Turnier oder bei einer Rauferei eingehandelt hatte.

Bäder waren nach Turnieren gang und gäbe; sie werden oft in der Ritterdichtung erwähnt. So heisst es im «Wigalois» (und könnte so auch in anderen Epen aus der Zeit stehen): *«Man schuf ihm gut Gemach von Kleidern, Speis und Bade.»*

Der Ritter-Dichter *Ulrich von Lichtenstein* meldete «mit Behagen» in seinen Gedichten, dass man den Rittern nach sattsamen «Buhurdieren» (das waren Reiterkampfspiele) manch schönes Bad angeboten habe, in dem sie sich dann bis tief in die Nacht ergötzten.

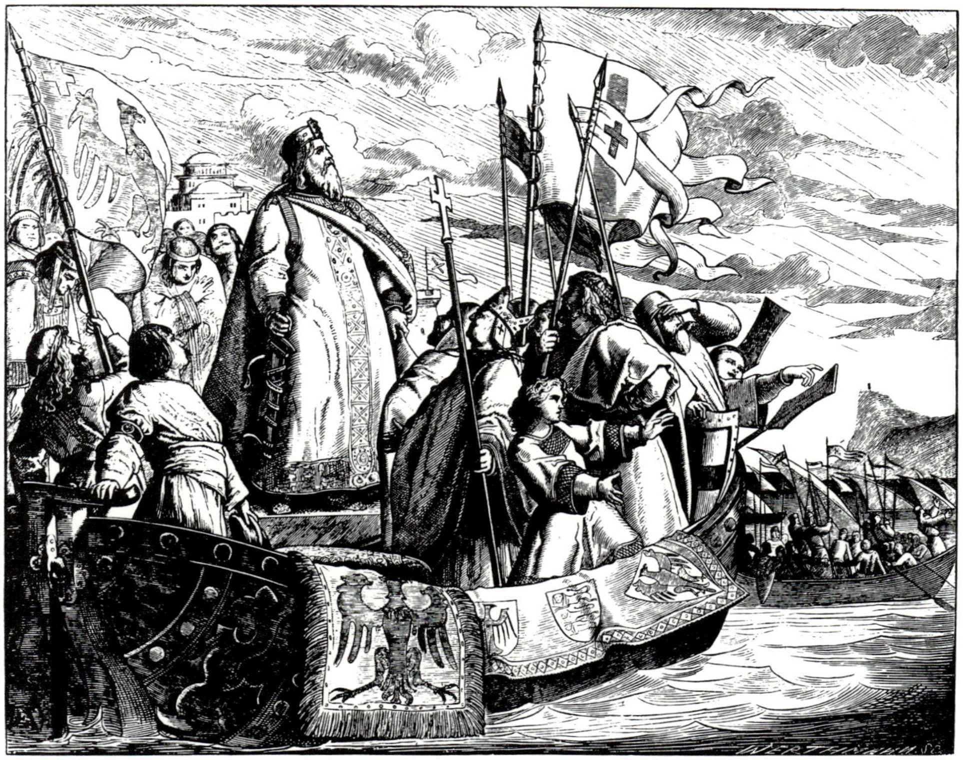

Bild 88. *Kaiser Friedrich Barbarossa auf dem Zug ins Morgenland.*

Schöne Weiber, Wein und Gesang

Das Bad im Bottich war für die Edlen nach grossen Strapazen das höchste Vergnügen. Man badete nicht jeden Tag, sondern einmal oder zweimal in der Woche. Der aus steirischem Geschlecht stammende Lichtenstein liess 1248 sogar für ein Bad seine über alles geliebte Falkenbeize «platzen». «Ich wil ez durch mîn bât hînt lân», schrieb er.

Der Minnesänger *Tannhäuser* – er hielt sich um 1240 bis 1270 in bayrischen und österreichischen Regionen auf – leistete sich zweimal pro Woche das Badevergnügen, «was neben schönen Weibern, gutem Wein und Morchelfrühstück auch den Geldbeutel sehr erleichterte».

Viele mittelalterliche Holzschnitte und Gemälde zeigen, dass man nicht allein im Bade hocken musste, sondern oft genug pärchenweise im Bottich sass. Man speiste dabei, trank und liess sich häufig von hübschen Mädchen bedienen.

Die wohllebigen Rittersleut kannten aber noch eine besondere Steigerung des Badegenusses. Wenn sie es sich leisten konnten oder bei ganz reichen Standesgenossen eingeladen waren, liessen sie sich und das Bad, die Wohnhalle und auch das Schlafgemach mit frischen Rosen bestreuen. Das galt als absolute Krönung des verfeinerten ritterlichen Badegenusses: «Ihm wurde für die Hitze der Saal mit Rosen ganz bestreut, dass der Duft ihn sehr erfreue», schreibt der Dichter *Heinrich von dem Türlin* aus Kärnten um 1215 in seinem langen Gedicht mit dem Titel «Der Abenteuer Krone».

Als Ulrich von Lichtenstein im Jahre 1227 von einem Abenteuer heimkehrte, verkleidete er sich, als er nach Neustadt kam, als Frau Venus. Ganz inkognito wollte er vor der Stadtmauer ein Bad nehmen. Nachdem es angerichtet war, wurde er von einem Knappen überrascht. Die Knechte des Knappen bestreuten den «weiblichen» Ritter mit Rosenblüten, so dass man «weder ihn noch das Bade mehr sah». Schweigend eilten sie dann fort, nachdem sie auf einem eigens ausgebreiteten Teppich noch kostbare Damenkleider, einen Ring und einen Brief niedergelegt hatten.

Was wäre geschehen, wenn die höflichen Werber erfahren hätten, wer da im Badezuber sass? Ulrich von Lichtenstein hätte das sicherlich nicht überlebt!

Die reichste und schönste Quelle mittelhochdeutscher Lyrik ist die prächtig bebilderte Manessische Handschrift aus dem 13. Jahrhundert. Fast 7000 Strophen von 140 Minnesängern – hauptsächlich aus dem süddeutschen und schweizerischen Raum – sind in ihr festgehalten. 137 wunderschön gezeichnete Miniaturen vermitteln einzigartige Einblicke in die Zeit. Die Zürcher Familie Manesse hatte diese Lieder sammeln, aufschreiben und illustrieren lassen.

Eines der schönsten Bilder dieses kostbaren Kunstschatzes zeigt den Minnesänger *Jakob von Warte.* Der Edelmann sitzt in einem Holzzuber unter einer schattenspendenden Linde. Und er ist – was eine besondere Ehre war – mit Rosen bestreut. Vier Personen sorgen sich um sein Wohl: Ein Fräulein will ihm gerade einen Blütenkranz aufsetzen, ein anderes reicht ihm den Becher mit dem Wein, die dritte – eine Magd – schürt mit einem Blasebalg die Glut unter dem Wasserkessel, während ein Page ihm den Arm streicht und ihm Blutegel zum damals üblichen Aderlass ansetzt. Rechts im Baum hängt das Wappenschild des Ritters, sein Erkennungssymbol, links der Helm mit der Helmzier.

Mit der hohen Zeit der Minnesänger zogen feinere Sitten und bessere Umgangsformen in die zuvor eher derbe

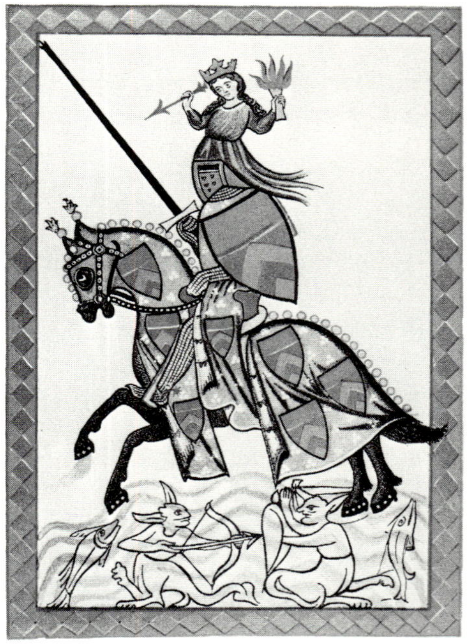

Bild 89. *Badefreund Ulrich von Lichtenstein nach der Manessischen Liederhandschrift.*

deutsche Gesellschaft ein. Das angestrebte Ideal der Ritterlichkeit jedenfalls sollte noch lange weiterwirken.

Ausserdem bescherte uns der Minnekult eine umfangreiche epische und lyrische Dichtkunst, die in den Burgen vorgelesen oder vorgesungen wurde – oft von fahrenden Rittern. Ihre zunächst meist zart erotischen, später oft auch eindeutigen Liebeslieder setzten sogar eine gewisse «sexuelle Befreiung» in Gang.

Man darf in den Minnesängern sicherlich nicht erotische Schwarmgeister oder schmachtende Liebesritter sehen. Die singenden Edelleute idealisierten und vergeistigten die Liebe – und hoben die Frau dabei in eine nahezu anbetungswürdige Höhe empor.

So ist kaum vorstellbar, dass es so profane Gerichte wie die «Minnehöfe» gegeben haben könnte, die angeblich Streitereien zwischen Liebenden zu schlichten hatten. Es gab sie in der Tat nicht. Der gelehrte Schwindler Nostradamus (den manche allerdings für einen hellsichtigen Denker und Deuter hielten und halten) erfand sie erst 1575, als ihm zum Thema Minnesänger nichts mehr einfallen wollte.

Nach dem Höhenflug der Liebesdichtung im Minnesang überwogen im Lande bald wieder realistischere Fress- und Sauflieder sowie derbe Verse über das Verhältnis der Geschlechter. Es begann die Zeit der «Meistersinger».

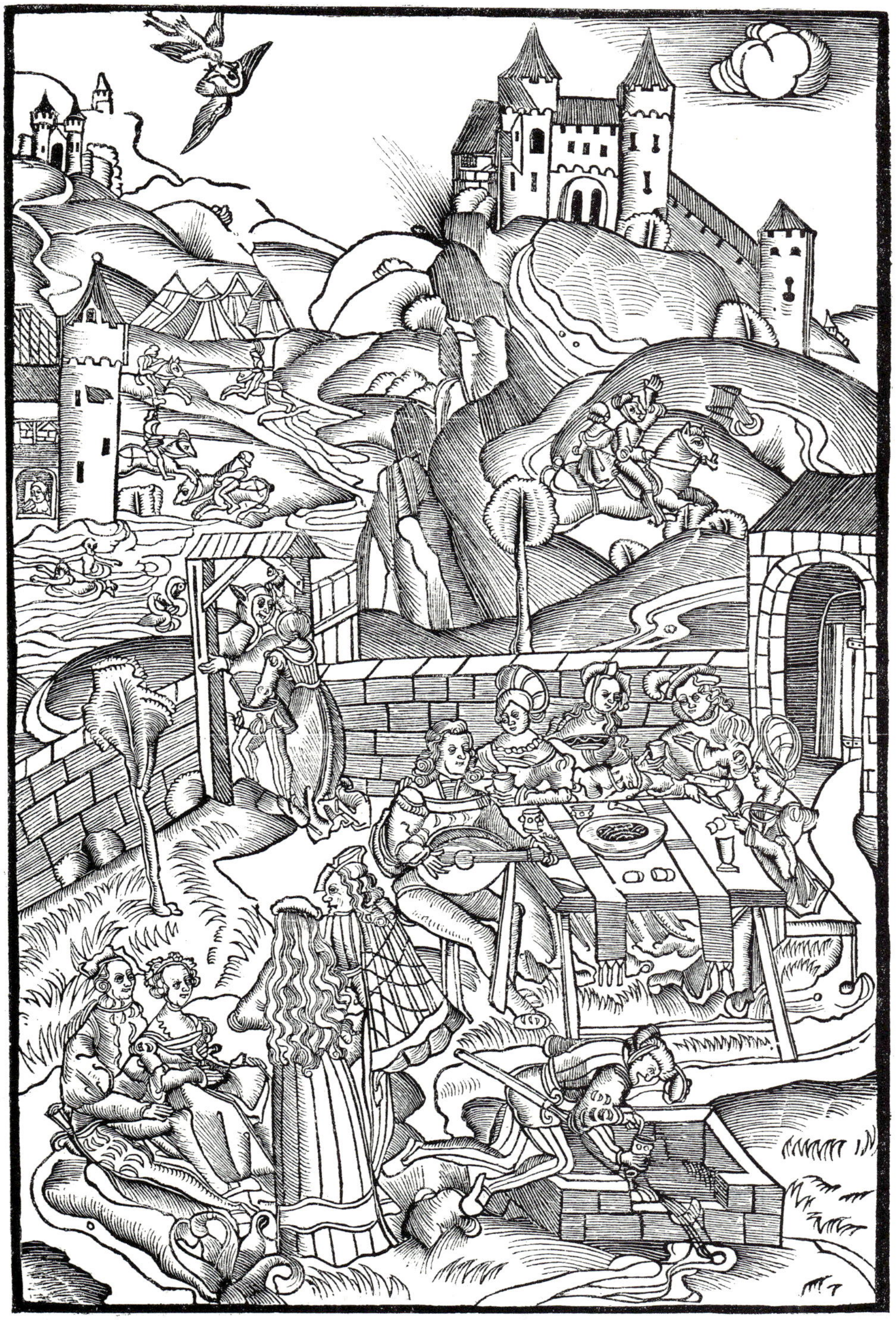

Bild 90. *Ritterliches Leben im Liebesgarten, mit Bad (links) und Brunnen (unten).*

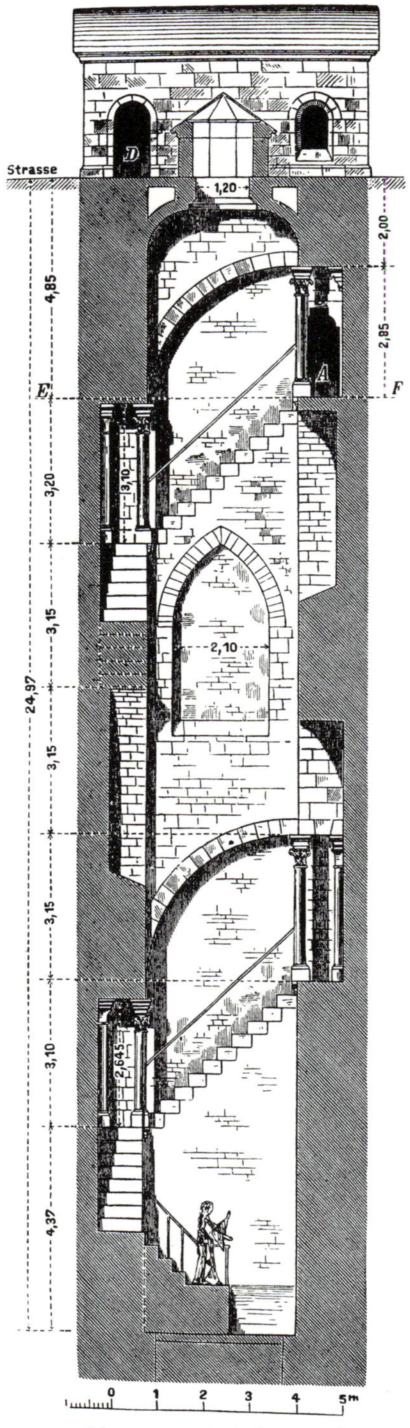

Bild 91. *Das Judenbad zu Friedberg.*

In den Badestuben regiert die Lebensfreude

Was den Rittern recht und auch nach Laune war, wurde rasch den Bürgern in den Städten billig. In den schnell wachsenden Marktflecken und Städten zählten die öffentlichen Badestuben neben den Wirtshäusern, den Mühlen und den Schmieden zu den «ehehaften», den privilegierten Stätten. Neuen Städten wurde das Recht eingeräumt, Badestuben zu bauen. Auch in den grösseren Dörfern herrschte Badefreude. Fehlten Badeanlagen, so nahm man mit Wannen vorlieb oder kroch in einen schrankähnlichen Holzkasten, der als Schwitzbad diente.

Die künstlichen Bäder wurden überall in Europa zu einem unentbehrlichen Bedürfnis, die Badestuben zu einem Treffpunkt fröhlicher und ausgelassener Menschen, zum Ort mittelalterlicher Volkstümlichkeit. Die Badehäuser genossen dabei eine besondere Stellung im öffentlichen Leben. Ihnen wurde ein gewisses Asylrecht zugestanden: Ein Schuldner zum Beispiel durfte erst nach Beendigung seines Bades vom Gerichtsdiener herausgeholt werden. Sass er in Haft, musste ihm sein Gläubiger alle vier Wochen ein Bad geben.

Ein Bader stösst ins Horn

Wie wichtig die Lebensfreude mit dem Bad zusammenhing, sagt ein alter Spruch: «Wiltu ein Tag fröhlich sein? – Gehe ins Bad. Wiltu ein Wochen fröhlich sein? – Lass zur Ader. Wiltu ein Monat fröhlich sein? – Schlacht ein Schwein. Wiltu ein Jahr fröhlich sein? – nimm ein jung Weib.»

Anschaulich beschrieb der Dichter *Seifried Helbling* gegen Ende des 13. Jahrhunderts die Vorgänge in einer Wiener Badestube. Sein Gedicht beginnt so:

‹Sît nû diu frâge ist volbrâht,
sô hân ich eines mir gedâht,
daz nâch unmuoze niht schat:
ob bereit sî daz bat,
des nim war frumer kneht.›
‹herr, ir welt wol und reht.
ob ich dâ bî die wârheit kies?
ich hôrte, daz der bader blies
und sach mit niugebürstem hâr
barfüez ân gürtel slîchen dar
unser nâchgebûren drî:
dâ kius ich die wârheit bî.›
‹ich wil dar, wol dan nâch mir!
nim mîn badhemd mit dir.›

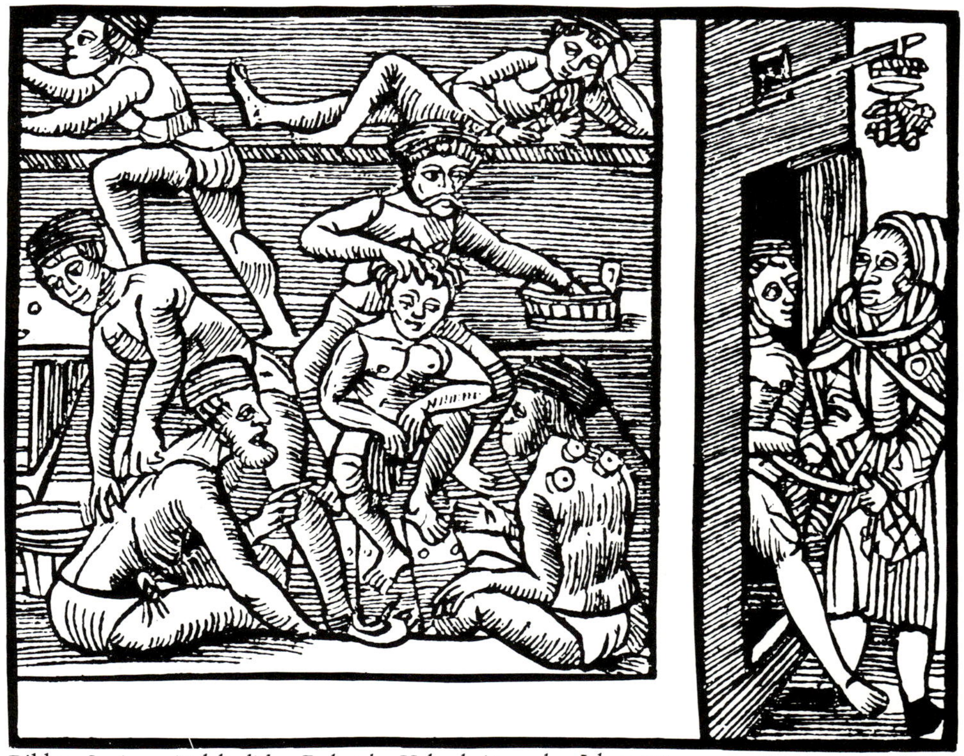

Bild 92. *In einer mittelalterlichen Badestube, Holzschnitt aus dem Jahre 1535.*

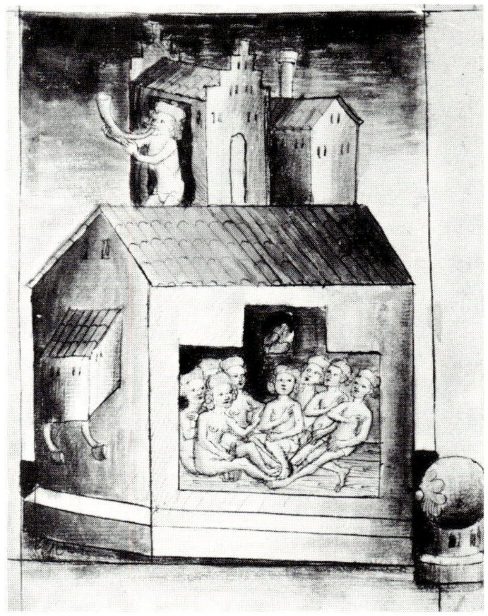

Bild 93. *Der Bader bläst zum Bade. Miniatur einer Badestube um 1420.*

Helbling hörte also den Bader blasen. Es war eine weitverbreitete Sitte, mit dem Horn zu verkünden, dass das Bad angerichtet sei. Auch Messingbecken wurden als Signal geschlagen.

Helbling, so hören wir, ging angekleidet zum Badehaus. Sein Knecht trug die Badewäsche, das Badehemd, hinterher. Doch barfuss und ohne Gürtel sah der Dichter seine Nachbarn ins Schwitzbad gehen. Es werden arme Leute gewesen sein, die nur mit dem Hemd bekleidet, die Wohnung verlassen hatten, was damals durchaus üblich war. Denn die Kleidung war im Mittelalter teuer – und oft weilten Langfinger in den Badestuben. In guten Badehäusern kümmerten sich extra angestellte Kleiderhüter um die Garderobe der Gäste. Kleiderdiebstähle wurden zu dieser Zeit mit harten Strafen geahndet, zuweilen drohte sogar der Galgen.

Das Wasser in den Bädern wurde mit Scheffeln herangeschafft und in Kesseln erhitzt. Der Dampf entstand durch Begiessen heisser Steine. Um Wohlgerüche und besondere Wirkungen zu erreichen, begoss man die Steine auch mit Kräutersud. Das Gesinde im Bad duschte zunächst den Besucher mit warmem Wasser ab. Wichtigstes Utensil im Schwitzbad waren die Badequasten, die

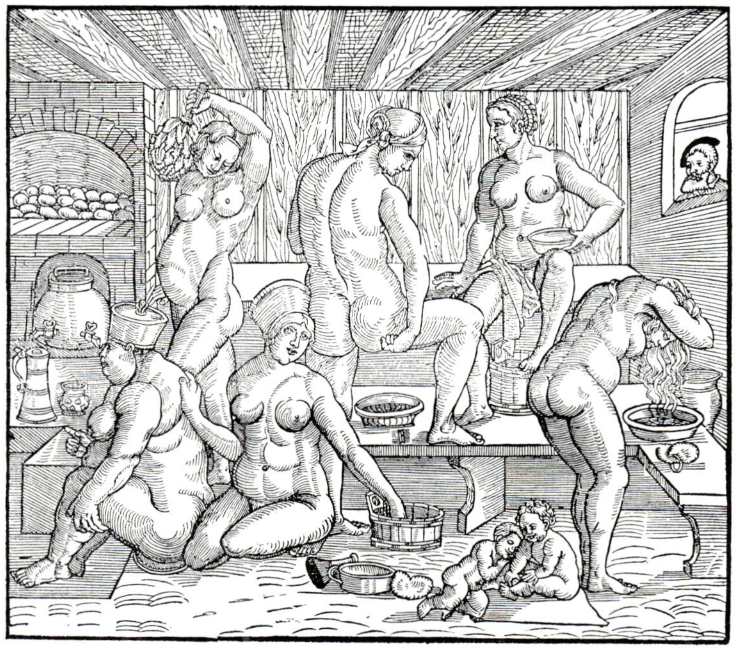

Bild 94. *Frauenbadestube. Ein Holzschnitt von Hans Sebald Beham, um 1530.*

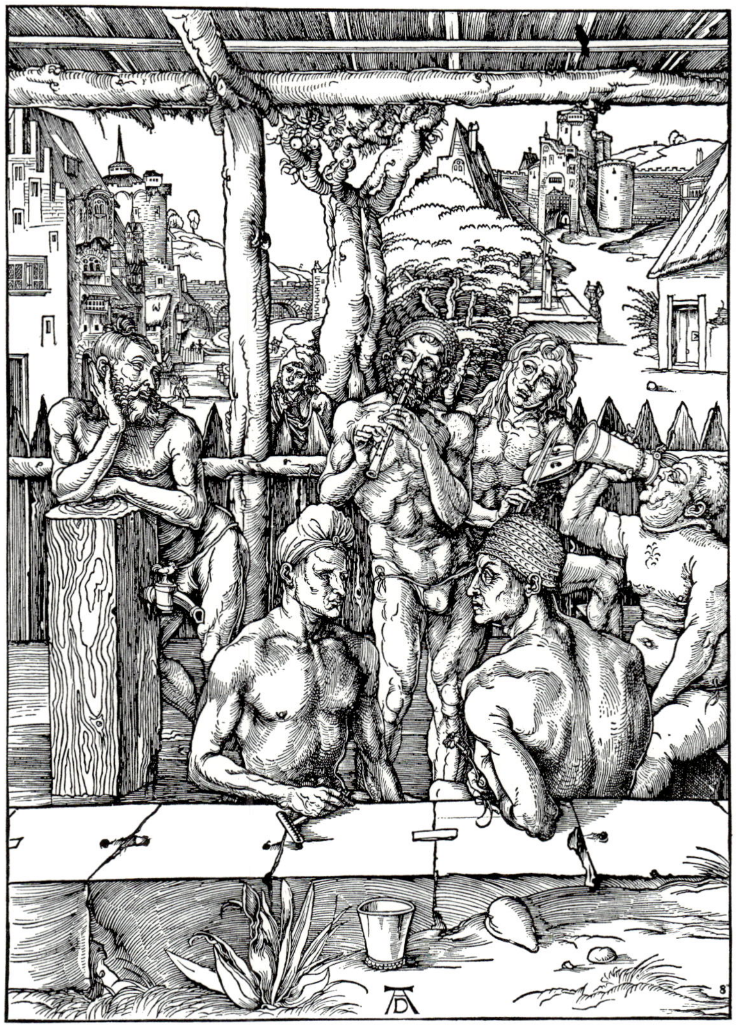

Bild 95. *Männerbad zu Beginn des 16. Jahrhunderts. Ausschnitt aus einem Holzschnitt von Albrecht Dürer.*

aus Laubbüscheln gebunden waren. Man sieht diese Wadel, Kosten oder auch Quästen oft auf zeitgenössischen Bildern. Mit ihnen wurden die Badegäste gepeitscht. Das «Streichen» oder «Lecken» der Haut trieb nicht nur den Schweiss, sondern förderte auch die Durchblutung.

Im Schwitzraum legten sich dann die Gäste auf eine der terrassenförmig aufgereihten Bänke und liessen sich vom Personal – meist waren es Frauen – bedienen. Die Bademädchen trugen weit ausgeschnittene Badehemden als Dienstkleidung. Aus einigen historischen Belegen geht hervor, dass in manchen Orten die Beschäftigung männlicher Badediener oder «Badereiber» gesetzlich vorgeschrieben war. Das Badegesinde rieb und kratzte den Gast, übergoss ihn mit Lauge und umschäumte seinen Körper mit Seife. Dann liess sich der Besucher die Haare scheren und auch den Kopf waschen. Nach diesen Prozeduren übergoss man ihn mit lauem oder auch kaltem Wasser. Er entlohnte die hilfreichen Geister und legte eine Ruhepause ein. Ärzte empfahlen oft sogar Bettruhe nach einem Bad.

Arme und Reiche eilen ins Badehaus

Zu Helblings Zeiten, den späten Jahren der mittelalterlichen Hochblüte, mag man noch den Vormittag als «richtige» Badezeit geschätzt haben, weil die Ärzte diese Stunden für die gesündesten hielten. Aber der Andrang in die Schwitzbäder wuchs so schnell, dass der Tageslauf neu eingeteilt werden musste. In der Liedersammlung der Nonne *Klara Hätzler* aus Augsburg (die Sammlung wurde 1471 vollendet) heisst es:

«Es baden am Montag die Trunkenen, am Aftermontag die Reichen, am Mittwoch die Witzigen, am Donnerstag die Kranken, am Freitag die Ungehorsamen und am Samstag die Hochwürdigen.» Später bürgerte sich dann die sogenannte «Badschicht» ein, die den Handwerkern das Bad am Samstag offenhielt. Nicht wenige Handwerksbetriebe hörten dann eine Stunde früher mit ihrer Arbeit auf. Die Arbeiter und Gesellen zogen damals oft in regelrechten Prozessionen durch die Stadt in ihr Bad. In vielen Regionen wurde es üblich, dass der Chef seinen Leuten ein «Badgeld» oder «Stovengeld» zusteckte. Schnell wuchs daraus so etwas wie ein «Tarifabkommen». So fand man in alten Handwerksbüchern Belege darüber, dass Maurer, Winzer und andere Handwerker, dass Lehrlinge und Gesellen fast aller Zünfte sich über dieses Badgeld freuen durften.

Selbst der Bürgermeister der Stadt Frankfurt erhielt, wie auch die anderen Kommunalbeamten, jeden Samstag seinen Badeheller aus der Stadtkasse, um sich vom Amtsstubenstaub reinigen zu können. In Basel wurden der Ratsschreiber und seine Unterschreiber von Zeit zu Zeit mit einem Badepfennig belohnt. Ausser dem meistens wöchentlich zugeteilten Badgeld für Bedienstete oder Handwerker gab man auch anderen hilfreichen Leuten diesen zweckgebundenen Obolus – wie man heute ein Trinkgeld gibt. Mit dieser Geste sicherte man sich die nützlichen Dienste von Knechten, Tagelöhnern und Dienern und hielt sie bei Laune.

Am Samstag standen die Bäder in der Regel nur den Männern zur Verfügung. Frauen durften an den Abenden der anderen Tage schwitzen. Diese strikte Terminplanung und Geschlechtertrennung wurde jedoch rasch durchbrochen: Männer und Frauen badeten viel zusammen.

Die Schwitzbäder schossen nicht nur im deutschsprachigen Raum wie Pilze aus dem Boden. In Frankreich, Holland und den anderen Nachbarländern gehörten Badehäuser dieser Art bald zu den beliebtesten Einrichtungen. So gab es 1291 in Paris bereits 26 Badestuben, in Nürnberg zählte man 8, in Wien 29, in Breslau 12. Und in der kleineren Stadt Ulm schwitzten die Bürger sogar in 168 privaten Badstüblein. Viele Dokumente in historischen Archiven beweisen, dass alle Städte und grösseren Marktflecken im hohen Mittelalter über Schwitzbäder verfügten. Sie waren volkstümlicher Reinigungsort und zunehmend auch geselliger Treffpunkt. Die Menschen entdeckten das Freizeitvergnügen im Bade. Vermehrter Wohlstand und wachsende bürgerliche Freiheiten gaben diesem Trend grossen Auftrieb.

Die Obrigkeit entdeckte schnell den Marktwert der Bäder: Sie bezog die «ehehaften» Badestuben in den Kreis der landesherrlichen Regalien ein und überliess die Gerechtsame Klöstern, Gemeinden oder auch Einzelpersonen. Oft waren damit auch Vogteirechte verbunden. In den Verleihungsurkunden werden ab 1250 die Bäder immer ausdrücklich erwähnt. Die mit Bädern betrauten Bürger machten in den meisten Fällen die ehehaften Einrichtungen als Erwerbsquelle zinsbar. Von der Mitte des 14. Jahrhunderts an traten dann städtische Bader als Pächter auf. So musste die Badestube zu Villingen jährlich ein Pfund Wachs an die Johanniter zinsen. Selbst als «Erblehen» wurden in manchen Orten Bäder verpachtet, manchmal mit komplizierter Abhängigkeit. Während die Bader in Berlin städtische Angestellte waren, betrieben Pächter die Badestuben in Hannover. Fast alle Landesherren legten nicht nur Wert auf den jährlichen Zins, sondern auch darauf, dass die Bader den baulichen Zustand des Bades gut erhielten und die Gäste zur Zufriedenheit bedienten.

Wurden Klagen laut, konnte der Pachtvertrag fristlos gekündigt werden. Bediente ein Bader seinen Gast schlampig, so kam es sogar vor, dass ihm der Landesherr einen tüchtigen Konkurrenten in die Nähe setzte. So liess der Markgraf Christoph von Baden einmal eine zweite Badestube zu, um den bis dahin allein wirkenden Bader wieder zur Raison zu bringen. Der Markgraf achtete sehr auf die Badehäuser. Die von Iffetzheim bei Rastatt liess er wegen Unordnung schliessen. Erst nach einiger Zeit erlaubte er der Stadt, die Badestube probeweise für sechs Jahre wieder zu eröffnen. Eine generelle rechtliche Handhabung von Bädern gab es im deutschsprachigen Raum aber nicht. Jeder Landesherr, jede Stadt behandelte die Badestuben nach eigenem Gutdünken.

Von Bademaiden und Bartscherern

Mit dem Aufschwung der Badestuben etablierte sich auch das Gewerbe der Bader. Ihr Beruf galt allerdings allgemein als anrüchig. Lange blieben sie von jeder Innung und Zunft ausgeschlossen. Erst 1548 wurden sie durch einen Beschluss des Augsburger Reichstages für «zünftig» erklärt und «rein gesprochen». Bis dahin standen die Bader und Barbiere oftmals unter erheblichem sozialem Druck. Sie galten als nicht gesellschaftsfähig, obwohl man gern ihre Dienste in Anspruch nahm. Man beschimpfte sie auch als «ehrlose Gesellen», mit denen man ausserhalb des Bades nichts zu tun haben wollte. Sie waren auch als Säufer verschrien, was der Satz «Er trinkt wie ein Bader» verdeutlicht. Ihr Gewerbe brachten nicht nur die vornehmen Bürger mit Kuppelei in Verbindung. Dass dieser Vorwurf nicht von ungefähr kam, veranschaulichen viele bildliche Darstellungen, die das Treiben in den Badestuben überdeutlich zeigen. Manche Bader versuchten andere mit einer eigenen «Erotik-Show» aus dem Geschäft zu bringen, indem sie noch hübschere Bademägde für ihre Gäste anstellten. Einige Bader sollen sogar so zudringlich geworden sein, dass sie Passanten von dem Gehweg weg in ihre Stuben zogen, um ihnen den Kopf zu waschen und sie zu rasieren. Bilder von Portiers einschlägiger Reeperbahnetablissements drängen sich auf.

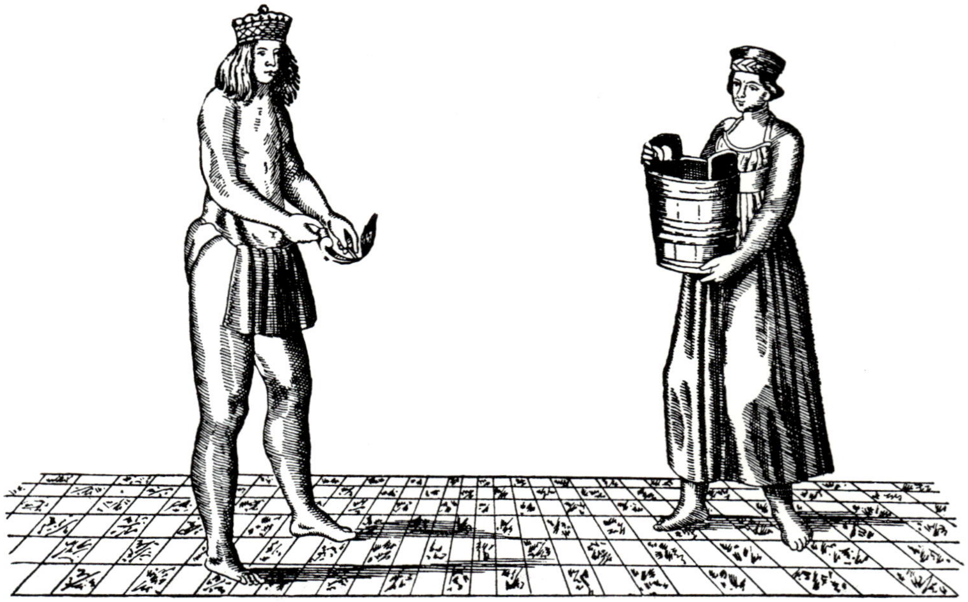

Bild 96. *Badeknecht und Bademagd. Nürnberger Kupferstich von 1669.*

Sicherlich gab es im Mittelalter eine beträchtliche Anzahl von «schwarzen Schafen» bei den Badern. Diese verursachten das schlechte Image des Berufsstandes, sorgten ständig für Klatsch und Tratsch. Wie einige schriftliche Überlieferungen und auch Bilder zeigen, hatte sich das Volk mit offensichtlichem Genuss die Bader «zum Thema» genommen, um mit allerlei Schlüpfrigkeiten dem Gesprächspartner zu imponieren. Aber nicht nur die Sitten der Bader liessen zu wünschen übrig. Er diente, weil es ja so einfach war, als Witzfigur für die Bürger, deren Wünsche er befriedigte und die durchaus nicht besser waren.

Übernahm ein Bader die Badestubengerechtigkeit, so hatte er etliche Verpflichtungen. Er musste an vorgeschriebenen Tagen die Badestube heizen, Personal anwerben und betreuen, das Inventar beschaffen und sauberhalten. Die Preise seiner Leistungen waren festgesetzt. Nur in frühen Zeiten durfte er in den Wäldern kostenlos Holz fällen.

In einigen Städten genoss der Bader besondere Vergünstigungen. In Augsburg zum Beispiel wurden bereits 1347 Bader, Bartscherer und Chirurgen von allen öffentlichen Abgaben befreit, «damit sie Tag und Nacht ihrer Kunst unverdrossen obliegen können». Aus dem fränkischen Dorf Wettringen wird zum Beispiel berichtet, dass der Bader frei von Fronen und anderen Beschwerungen war – aber nur solange die Badestube im Besitz der Gemeinde blieb. Auch Hildesheim befreite seine Bader im 15. Jahrhundert von allen Abgaben.

Oftmals hatten die Bader auch ausserhalb ihrer Badestube diverse Verpflichtungen. So befahl der Rat von Regensburg im 14. Jahrhundert, «daz alle padar, die hie sint», auch Feuerwehrmann zu spielen hätten. In Nürnberg hatten die Bader im 13. und 14. Jahrhundert jeweils einen ganzen Zuber, der «unzerlechent», also heil und wasserundurchlässig sein musste, für den Feuerlöschdienst bereitzuhalten. Andere Städte verlangten von den Badern, immer Eimer in Griffnähe zu haben.

In Ulm mussten die Bader, nach einer Verordnung, die von 1379 bis 1538 in Kraft war, sogar als Leichenwäscher dienen. Wer sich widersetzte, musste sechs Heller Strafe zahlen. Wie Rechnungen aus Klosterneuburg zeigen, betätigten sich Bader und Badknechte auch als Ofensetzer und Reiniger. In Bamberg und Altenburg machten sie sich als Schornsteinfeger nützlich. In Reutlingen erlaubte man ihnen, Seife herzustellen. Sie reinigten Brunnen in Speyer. In Nürnberg mussten sie einmal einen Ertrunkenen aus einem Brunnen bergen. In Zürich durften sie ihre eigenen Messer und Scheren am Schleifstein schärfen, eine Dienstleistung, die sie dann auch anderen anboten, was zu erheblichen Beschwerden der hauptamtlichen Scherenschleifer führte, denn diese sahen in den Badern eine unliebsame Konkurrenz.

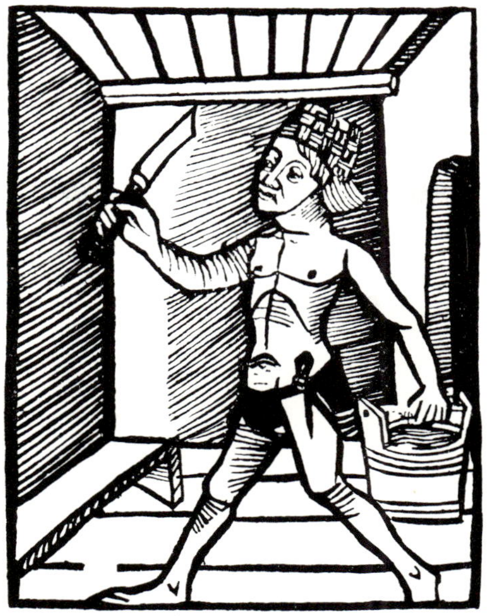

Bild 97. *Badeknecht mit Schermesser.*

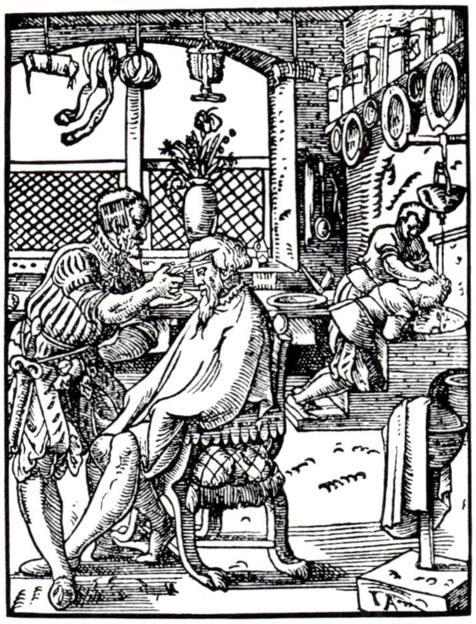

Bild 98. *Barbiere bei der Arbeit. Holzschnitt von Jost Amman in der «Beschreibung aller Stände» von Hans Sachs.*

Schröpfen und Aderlassen gehören dazu

Aber ungeachtet dieser nebenberuflichen Aufgaben hatte der Bader früher vor allem für das Bad dazusein. Er musste Schwitz-, Dampf-, Heissluft- oder Wannenbäder zubereiten und den Badegästen hilfreich zur Seite stehen. Dabei entwickelte er rasch weitere Dienstleistungen im Bereich der täglichen Toilette: Er schnitt Haare, rasierte, wusch Köpfe. Weiter versorgte er alte Wunden, behandelte Pickel, Beulen, striegelte die Haut und massierte.

Ferner setzte er Schröpfköpfe an. Frische Verletzungen hatten die Barbiere und Chirurgen zu versorgen. Zwei Berufe, mit denen der Bader oftmals in Streit lag. Ein Bader konnte aber durchaus selbst Chirurg werden, wenn er seine Kenntnisse vor einem Prüfungsausschuss bewies. Beinbrüche und Verrenkungen zu heilen war ihm immerhin bis 1699 erlaubt. In älterer Zeit war es gang und gäbe, dass Bader als Scherer und Wundbehandler fungierten. Die Stadt Breslau forderte 1486 von ihren Badern, dass sie selbst zu scheren, zur Ader zu lassen und zu schröpfen hatten. Es gab keine einheitliche Abgrenzung zwischen den beiden Berufen.

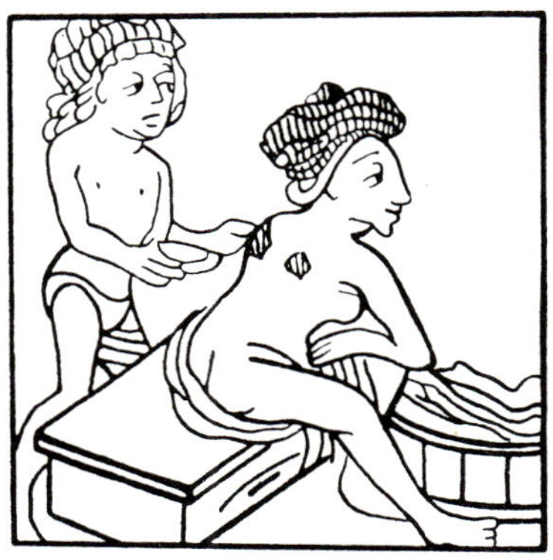

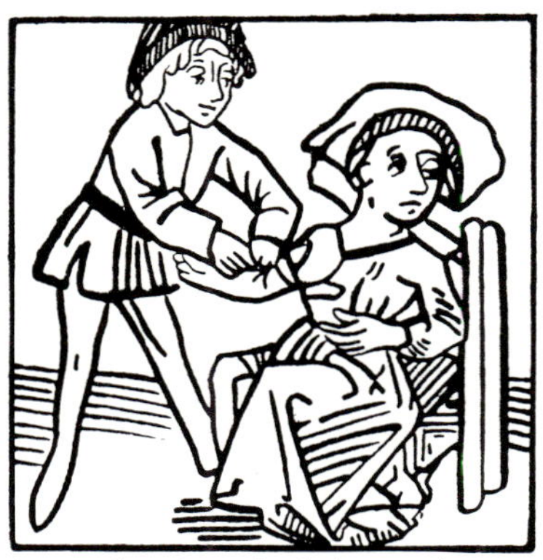

Bilder 99/100. *Schröpfen und Aderlassen gehörten im Badebetrieb des Mittelalters einfach dazu.*

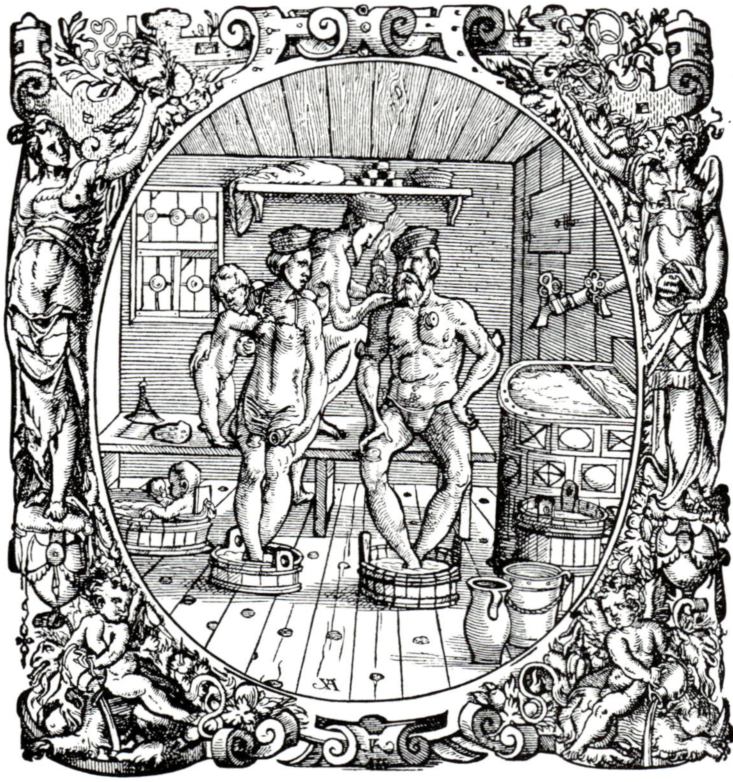

Bild 101. *Badestube. Titelholzschnitt von Jost Amman aus «PARACELSUS, Wund- und Artzney Buch» von 1565.*

Die Rasur im Bade hatte Vorteile, denn der Wasserdampf weichte die Barthaare auf, so dass sie leicht zu entfernen waren. In Nürnberg entstand die erste Schererstube erst im Jahre 1565, was den Badern gar nicht recht war. Sie wiesen ständig darauf hin, dass sie schon lange in diesem Bereich tätig waren.

Das Schröpfen wurde nicht nur bei Krankheiten vorgenommen, sondern vielfach regelmässig, weil man glaubte, dass man damit dem Körper schlechte Säfte entziehen könne. Oftmals war das Honorar fürs Schröpfen im Badepreis enthalten. Diese Dienstleistung wurde den Badern nicht streitig gemacht. Scherer durften jedenfalls nicht schröpfen. Selbst in Nonnenklöstern fand der Bader als Schröpfer Eintritt.

Doch nicht nur durch das beim Volk sehr beliebte Schröpfen wurde dem Körper Blut entzogen. Der Aderlass gewann ebenfalls schnell an Bedeutung. Ein Gesunder liess sich viermal im Jahr Blut abzapfen. In manchen Klöstern wurde diese Faustregel zur Vorschrift. Den Aderlass erreichte man recht einfach: Mit einer Binde, der Aderlass-, Lass- oder Läserbinde, staute der Bader das Blut im Arm und schnitt dann die stark angeschwollene Vene einfach an, so dass das Blut ablaufen konnte.

Eine Bademagd rettet den König Wenzel

Wer als Lehrling bei einem Bader anfangen wollte, musste im späten Mittelalter nach den damaligen Zunftregeln von «ehrlicher Geburt, gebührlichen Alters, feinen Verstandes, im Lesen und Schreiben wohl geübt» sein. Der Lehrling hatte ausserdem noch unter Beweis zu stellen, dass er ein guter Christ war. Die Lehrzeit dauerte drei Jahre, nach bestandener Prüfung begab sich der junge Geselle auf Wanderschaft. Nach einigen Jahren konnte er sich dann vom Badermeister oder dem Stadt-Physikus prüfen lassen, um sich anschliessend selbst als Meister niederzulassen. Natürlich hatten sich die Bader auch ein Zunftwappen zugelegt. Es war eine knotenweise geschlungene blaue Binde, in deren Mittelfeld ein grüner Papagei auf goldenem Grund sass. Die Bader durften mit weissem Wachs siegeln. Das hatte ihnen König Wenzel zugestanden. Der König mochte die Bader. Eine kleine Geschichte, die damals kursierte, erhellt die Hintergründe: Als Wenzel 1406 von den Böhmischen Ständen gefangen gesetzt wurde, konnte er nachts aus dem Badezimmer fliehen. Seine Komplizin war eine Bademagd, die er mit allerlei Versprechungen dazu überredet hatte. Sie organisierte die Flucht und ruderte ihn in einem Boot fort. Nach der gelungenen Aktion soll der Kaiser die Bademagd – wie versprochen – geheiratet haben. Seitdem jedenfalls standen die Bader bei ihm hoch im Kurs. Er erliess für diesen diskriminierten Berufsstand etliche wohlmeinende Verordnungen, die aber wenig fruchteten.

Später einigten sich die Bader wegen ewiger Streitereien mit den Barbieren auf ein neues Aushängeschild vor den Badehäusern. Sie liessen ein weisses Laken flattern, während die Barbiere mit einem Metallbecken an der Eingangstür auf sich aufmerksam machten.

Wenn ein Bader starb, war es oft üblich, dass seine Ehefrau das Geschäft weiterführte. Frauen hatten ohnehin schon in diesem Beruf Fuss gefasst. Bademägde, Maiden, Baderinnen, Gewandhüterinnen gehörten bald zum lebenden Inventar einer Badestube. Die Kunden wollten es so. Erst im 16. Jahrhundert tauchten Gesetze auf, die vorschrieben, dass männliche Gäste durch männliche Diener, weibliche durch Mägde bedient werden sollten. Diese Vorschriften fanden allerdings nur wenig Gehör, denn inzwischen waren die Badestuben schon längst nicht mehr nur ein blosser Ort der Reinigung, des Schröpfens und des Aderlassens, sondern ein Zentrum der Geselligkeit.

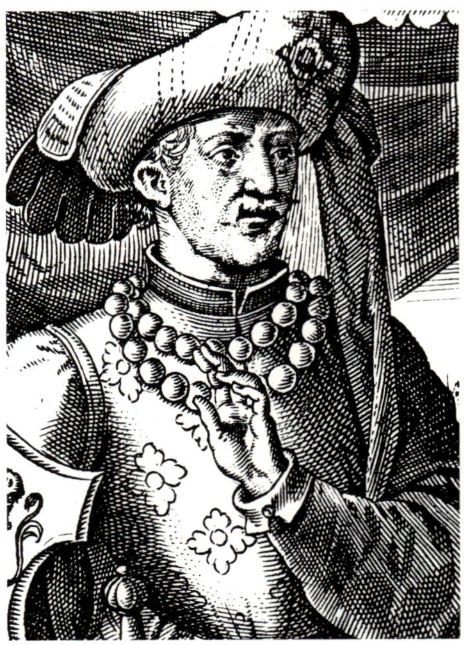

Bild 102. *Böhmen-König Wenzel IV.*

Von Hochzeits-, Maien- und Seelenbädern

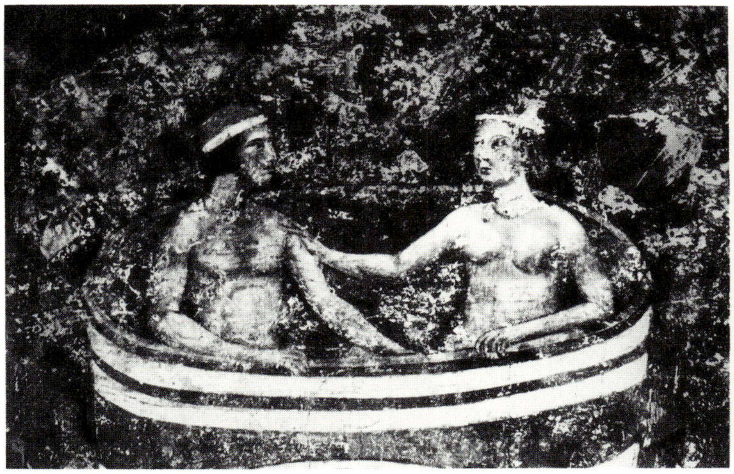
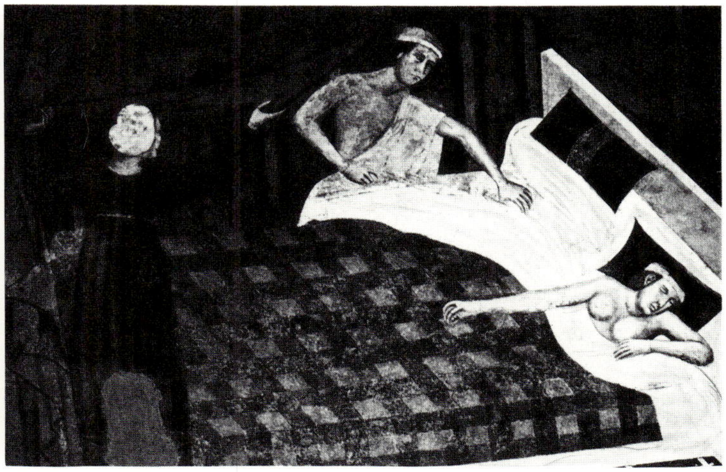

Bilder 103/104. *Hochzeitsszene im Stadtmuseum von Siena, zwei Fresken von Niccolo di Segna: Erst das Bad und dann das Bett.*

«Wol leben» – das wollten die Bürger im späteren Mittelalter ganz besonders. Dazu gehörten das Bad, gutes Essen und Trinken. Alle drei Genüsse verbanden die Menschen gern in den öffentlichen Badestuben. Wie bereits im alten Rom entwickelten sich manche Badehäuser zu Zentren von Ausschweifungen.

Kaum hatte der Bader zum Bade geblasen, strömten die Gäste herbei, um das oft recht derbe Geschehen zu geniessen. Die ehemals streng gezogenen Schranken zwischen den beiden Geschlechtern gehörten an vielen Orten der Vergangenheit an, die gesteigerte Lebensfreude hatte sie niedergerissen. Eine wahre Bäderlust blühte auf.

Fressen, Saufen, Buhlen

Viele alte Schriften berichten von den überschäumenden Sitten und Zuständen in den Bädern. Alle erwähnen, dass dort das «Fressen, Saufen, Buhlen, Singen und häufig zu langes Verbleiben» an der Tagesordnung waren.

Kritiker der Zeit schildern oft drastisch und ausführlich die «moralische Verkommenheit» der Menschen. Viele Kirchenmänner sahen bereits die Tage des Letzten Gerichts gekommen und wetterten gegen die freizügigen Badebräuche. Vergeblich. Männlein und Weiblein sassen weiter gutgelaunt im Badezuber und amüsierten sich köstlich.

Ganze Gesellschaften zogen ins Badehaus, um kräftig zu feiern. Wie das dann manchmal – besonders nach reichlichem Weingenuss – endete, verschlug der Obrigkeit gelegentlich den Atem. Schockiert schritten sie dann mit Gesetzen dagegen ein. Allerdings fruchteten die meisten Verbote nicht gleich, denn die Bürger liessen sich ihre Badefreiheiten nicht ohne weiteres nehmen.

Häufig wurden selbst Hochzeitsfeste in den Badestuben abgehalten. Dabei ging es sehr fröhlich zu, man tanzte, sang und trank Wein, verspeiste ein Festessen. Da die Badestuben nicht sehr geräumig waren, gab man Vorschriften heraus, die die Teilnehmerzahl an der Hochzeitsfeier begrenzten. Zum Fest schenkte man sich gegenseitig Badekappen oder Badewäsche. Erst im 16. Jahrhundert wurden vielerorts die Braut- oder Hochzeitsbäder ganz verboten.

Je mehr die Sitten verfielen, um so tiefer sank das Ansehen der Bader, die an der frivolen Freizügigkeit verdienten und mancherorts zu noch tollerem Treiben ermuntert hatten. Bald erwartete man von ihnen keinen «hohen Grad an Sittlichkeit» mehr. In einem Hausbuch aus der Bodenseegegend im 15. Jahrhundert hiess es, dass «die Bader in Gemeinschaft mit dem fahrenden Gesindel zu finden seien». Oft bezeichnete man sie als Trinker und Schwätzer. Auch sollen sie nach der Volksmeinung die Unehrlichkeit in Person gewesen sein.

Weil es immer wieder vorkam, dass die Bademägde sich wie Dirnen benahmen, die Badeknechte wie Kuppler, tauchten neue Schimpfworte auf. So wurde die «Rîberîn» – die Badereiberin – gleichbedeutend mit Hure. Auch die «Quastenbinderin», die die für das Schwitzbad notwendigen Laubbüschel herstellte, musste als Schmähbegriff herhalten.

Verachtung für die Baderinnen empfand auch noch zu späterer Zeit der obersächsische Reformator *Martin Luther*. Er schrieb: «Er heisst mich einen Wechselbalg und Bademagds Sohn» und «es würde zuletzt auch die Bademaid wider mich schreiben».

Das «Bedürfnis zu minnen» war ein wesentlicher Grund für den Besuch der Bäder. Die Badestube zu St. Leonhard bei Basel soll in dieser Beziehung einen ganz besonderen Ruf genossen haben. Hier wurden jedenfalls die ersten Verordnungen gegen die Unsittlichkeit in den Bädern verfasst. Im 1320 geschriebenen Stadtbuch von Luzern verbieten die Stadtväter das Spielen und Übernachten von Fremden in den offenen Frauenhäusern und Badestuben, die oftmals eng beieinander lagen. Ähnliche Vorschriften folgten in den anderen Städten. Sie halfen meistens nicht viel, und die Badestuben florierten weiter, mal unter gesetzlichem Druck im Verborgenen, dann wieder in aller Öffentlichkeit.

Aufschlussreich sind die Betrachtungen, die *Heinrich von Langenstein* in den achtziger Jahren des 14. Jahrhunderts niederschrieb. Er beschäftigte sich kritisch mit den Szenen auf einem grossen Wandgemälde, das ein üppiges Badefest in Wiesbaden zeigte. Sinnigerweise hing das lebensnahe Bild im Empfangssaal des Johann von Eberstein, der in Mainz als Kämmerer und Domherr wirkte. Was Langenstein sah und dabei empfand, liest sich so:

«Von fleischlicher Lust.»

«Wenn ich mich nicht täusche, so ist der Sinn dessen, der die Reihe besagter Malereien angab, von dem Geiste getrieben worden, um stillschweigend die Meinung des Apostels Johannes auszudrücken, der da spricht: ‹alles was auf der Welt vorhanden ist, ist Begehrlichkeit des Fleisches oder Begehrlichkeit der Augen oder Übermut des Lebens›. Das heisst: alle Laster weltlicher Verirrung sind auf drei zurückzuführen: fleischliche Lust, weltliche Habgier und Stolz auf eitlen Ruhm. Wie aber konnte schicklicher fleischliche Lust dargestellt werden, als auf einem Bilde des Wiesbadener Festes, das durch alle Fleischlichkeit anstössig, von dem Schaume aller sinnlichen Wollust triefend ist? Bei diesem Feste des Bauches, oder richtiger diesem öffentlichen Hause der Venus, diesem Spielwerk des Teufels, wirst du wunderbare Ungeheuer sehen: wenn der Mönch im ritterlichen Kleide sich sehen lässt, der Ritter in der Mönchskutte, die Nonne im Anzug einer öffentlichen Dirne, der Geistliche in Frauenkleidern. Da werden versteckt Küsse gegeben: es küssen sich Männer und Weiber. Im Bade sitzen sie nackt mit Nackten beisammen, nackt mit Nackten tanzen sie. Ich schweige darüber, was im Dunkeln vor sich geht, denn alles geschieht öffentlich. Aber was ist das? Der Ausgang und der Eingang dieses unsinnigen Festes ist nicht gleich, wenn, nachdem alles verzehrt ist, die Kasten leer zurückkommen, die Geldbeutel ohne Geld, man die Rechnung hört und die Verschleuderung so vielen Geldes bereut. Und zuweilen beisst auch die Seelen der Heimkehrenden das Gewissen wegen der begangenen Sünden. Sie kehren heim, die Körper sind weiss gewaschen, die Herzen durch Sünde geschwärzt; die gesund hingingen, sie kehren heim angesteckt; die durch die Tugend der Keuschheit stark waren, kehren heim verwundet von den Pfeilen der Venus. Das möchte noch wenig bedeuten, wenn nicht die Mädchen, die als Jungfrauen hinreisten, als Dirnen zurückkehrten, als Ehebrecherinnen, die anständige Ehefrauen waren, wenn nicht als Teufelsweiber heimkehrten, die als Gottesbräute hingingen. Und so erfahren sie durch diese und andere Anlässe zur Trauer bei der Rückkehr alle die Wahrheit des Satzes, dass das Ende aller fleischlichen Lust Trauer ist.»

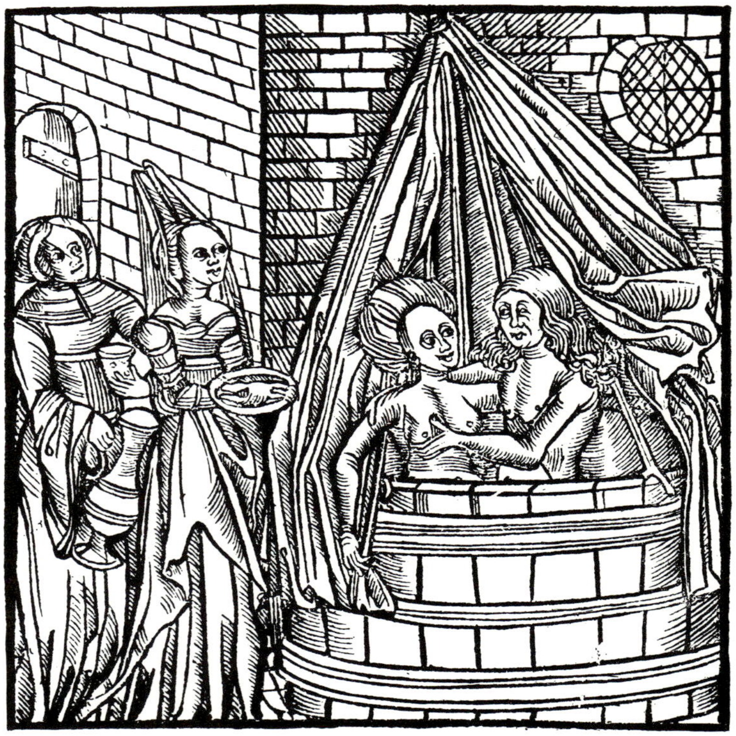

Bild 105. *Wasser, Wein, ein schönes Weib – in den Badestuben herrschte ein fröhliches Leben. Lübecker Holzschnitt von 1519.*

Eine Federzeichnung aus der Handschrift von *Valerius Maximus,* die sich in der Breslauer Stadtbibliothek befindet, zeigt, wie auch viele andere Bilder aus dieser Zeit, dass Männer und Frauen zusammen in den Badewannen sassen, bei Speisen und Trank sehr fröhlich waren und dabei intime Beziehungen anbändelten. Oft schmausten und zechten sie munter und vergnügt an ihrem «Standenbrett». Dieses Brett, über den Badezuber gelegt, hielt sich lange Zeit. Noch im 17. Jahrhundert taucht es in einem Lied schön beschrieben auf:

Das zwerche Standenbrett
ist eines Bäders Tisch,
Der nicht ist Vogelscheuch;
liebt Hüner, Krebs und Fisch.

Das heilsame Bad im Monat Mai

Da der Glaube an die besondere Frühjahrsheilkraft der Bäder schon bei den Germanen weit verbreitet war, badete man gerne in dieser Jahreszeit. Die Maienbäder – später sprach man auch von Frühlingsbädern – wurden praktisch zum Auftakt der jeweiligen Badesaison.

Vom Thermalwasser zu Pfäfers hielt sich lange die volkstümliche Meinung, dass «seine Verjüngung» mit dem Früh-

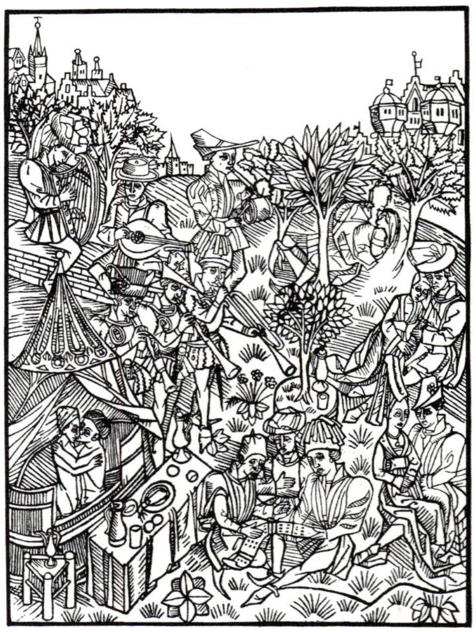

Bild 106. *Venus-Bad im Mai.*

ling anfinge und seine segensreichen Wirkungen wie die Kräuter wüchsen, um im Winter dann zu sterben. Auch das Leuker Thermalbad sollte nach dem Volksglauben im Mai an Heilkraft zunehmen. Es war also eine uralte Sitte, die heilenden und stärkenden Kräfte der wiedererwachten Natur in den Quellen zu nützen oder wenigstens die Wannenbäder mit Maikräuter-Extrakten zu veredeln.

Ein Volkslied beschreibt die Bedeutung und Eigenart des Maienbades:

Man sagt wol: in dem meien
da sind die brünnlein gsund.

Und weiter:

Gar warm solt du dich halten
und dich nit lon erkalten
noch diser mynne bad.
Din baden bûle sye
die allerschönst Marie
ein Gott und namen drye
mit andocht zû dir lad.

Oft wurde auch ein harmloses Spiel zwischen den Geschlechtern inszeniert. Von seiner Badekur zu Baden in der Schweiz berichtet 1474 *Hans von Waldheim* aus Halle an der Saale, wie ihn adlige und geistliche Herren in ihr Privatbad einluden: «Hans von Emsc, rittere szu Friborg, in dem Breiszkouwe wohnhafftigk, eyn rad des hochgebornen fürsten herczogin Albrechtis, erczherzogen in Osterich» bot ihm sein Haus an und verwöhnte ihn mit viel Ehre und Gutem. «Und», berichtet Waldheim weiter, «gab mir syne huszfrawe zou eynem meyenbulen.»

Das überall beliebte Maibad war später nicht an seinen Monatsnamen gebunden. Der Meistersinger Hans Foltz meinte, dass man sich auch im Herbst noch «ermeyen» konnte. In einigen Regionen wurden diese Frühlingsbäder auch schon im März hergerichtet. Von «Merzenpädern» schrieb *Oswald von Wolkenstein* im 15. Jahrhundert in einem Kalendervers:

adryanns der werdt gesund
phincztages inn merczischen pad.

Diese Bäder waren meistens Warmwasserbäder, «welche allein gesundtheit zu pflegen zu sonderlichem leiblichem wollust, fürnemlichen in früling die Meyenbad zugerichtet», heisst es in einem Schreiben. Und weiter: «Zum Wasser Badt oder gemeinen Mayen Badt, ist auch das Regen wasser wo man es haben mag, am aller bequemsten und besser als Brunnen- und fliessendes Wasser, weil es reiner, subtiler ist, die Wärme des Sonnenscheins und kräftige Influenz des Gestirns und dadurch sein schädliche Kraft zum Teil verändert und gemildert hat.»

Vom Mai profitierten auch die Mineralbäder, die sich allmählich wieder steigender Beliebtheit erfreuen konnten.

Im Meyen ist die beste Zeit
Ein Badenfahrt anstellen.

Das sang im 16. Jahrhundert der freigeistige Stadtpfarrer *Johann Jakob Müller* in Luzern. Derselben Meinung waren die vielen Badebüchlein des späteren Mittelalters und manche Ärzte.

Die Frauen zu Köln planschen gern

Als ein weiterer besonderer Badetermin galten die überall beliebten Johannisbäder. Die älteste Nachricht von einem Johannisbad in Deutschland steht in einem Brief, den 1330 *Petrarca* schrieb. Der italienische Dichter und frühe Humanist, er starb 1374, beobachtete den alten Brauch am Vorabend des Johannisfestes.

Er berichtet: «Kaum war ich bei meiner Ankunft zu Köln in der Herberge abgestiegen, wo meine Freunde mich empfingen, als sie mich an den Rhein führten, um ein eben an diesem Tage bei Sonnenuntergang aus dem Altertume überkommenes Schauspiel in ihrer Gesellschaft anzusehen. Das ganze Ufer war mit einer langen Reihe von Weibern bedeckt. Ich stieg auf einen Hügel, um eine bessere Aussicht zu gewinnen. Unglaublich war der Zulauf. Ein Teil der Frauen war mit wohlriechenden Kräuterranken geziert, mit zurückgeschobenem Gewande fingen Weiber und Mädchen plötzlich an, ihre weissen Arme in den Fluss zu tauchen und abzuwaschen. Dabei wechselten sie in ihrer mir unverständlichen Sprache lächelnd einige Sprüche miteinander. Man antwortete mir, dass dies ein uralter Brauch unter der weiblichen Bevölkerung Kölns sei, die in der Meinung lebt, dass alles Elend des ganzen Jahres durch die an diesem Tage bei ihnen gewöhnliche Abwaschung im Flusse weggespült werde und gleich darauf alles nach Wunsch gelinge. Es sei also ein jährliches Reinigungsfest, welches von jeher mit unverbrüchlicher Pünktlichkeit gefeiert werde.»

Der über fast ganz Europa verbreitete Brauch des Johannisbades war nach einer Bekundung des heiligen Augustins aus dem Jahre 395 heidnischer Herkunft. Für die Germanen bedeutete der 24. Juni den Mittsommertag, den Tag der Sommersonnenwende. Das Bad zur Sommersonnenwende bekam später durch den Glauben an die Taufe Johannis des Täufers eine andere Bedeutung. Viele Überlieferungen bezeugen diesen Brauch und auch den später im Bade betriebenen Missbrauch.

Für die Mineralbäder wurde der Johannistag ebenfalls zu einem Höhepunkt. Dieser Festtag wurde werbewirksam als besonders «heilungskräftig» angeboten. Wie lange sich dieser Glaube hielt, soll ein Bericht verdeutlichen, der 1607 über die schlesischen Wässer von Warmbrunn bei Hirschberg niedergeschrieben wurde:

«Und weil man zur selbigen Zeit, von den Warmen Bädern hier zu Lande, wenig Wissenschafft gehabet, ist es von den lieben Alten vor ein Wunder Wasser gehalten worden, in dem sie aus Gottes Wort von dem Teiche Bethesda zu Jerusalem beym Schaffhause vernomen, dass er Järlichen zu gewisser Zeit, von einem Engel, der das Wasser trübete, sonderliche Krafft und Wirckung uberkommen, dass es den ersten Menschen, welcher sich darein tauchete, von aller Leibes Kranckheit und Schwachheit, wie die auch sein möchte, entledigte. Allweil sie dann befunden, dass dieses Warme Wasser zu vielen gefährlichen Kranckheiten nützlich und gut, und die beste fürnemeste Krafft umb Johannis darinnen beruhete (weil umb dieselbige zeit, wegen der nahegelegenen Schne Gebürgen, dasselbige zu brauchen die bequemeste und lustigste Zeit gewesen) haben sie solche Krafft dem H. Johanni zugeschrieben, als wenn er, gleich wie der Engel zu Bethesda, dass Wasser im Warmen Brunnen bewegete, und dadurch die Krafft erweckete. Welcher Aberglaube heutiges Tages bey dem gemeinen Volcke noch sehr tieff eingewurtzelt. Denn an S. Johannis Abendt, und an Johannis Tage uberaus viel Volkkes von nahen und fernen Orthen, dahin sich findet, Gesunde, gesunden Leib ubers Jahr zubehalten, Krancke, Lahme, Krätzige, Aussetzige, Gichtbrüchige, jre Kranckheit zuwenden. Fellet hauffenweise ubereinander in Brunnen wie die Gänse, gäntzlicher meinung, dass Warme Bad, were diesen Tag viel kräfftiger, als andere Zeit dess Jahres, und gebe in einer halben Stunde dem Leibe mehr Krafft, als sonsten Vier oder Fünff Wochen.»

Mit dem Johannistag erwachten auch vielerorts die Trinkbrunnen wieder zu neuem Leben. Hatte man sie gereinigt, so wurden kleine Feste abgehalten. Besonders aus Thüringen sind viele Hinweise auf die «Brunnenfege» überliefert worden.

Ein Bad für arme Seelen

Die christliche Forderung, etwas Gutes zu tun, spiegelt sich in der Entstehung der Seelenbäder wider. Diese besonders von der Kirche geförderte Form des Bades verschwand erst weitgehend mit der Reformation.

Seelenbäder waren barmherzige Stiftungen für arme Menschen. Das gute Werk sollte ihnen ein kostenloses Bad verschaffen und dem Stifter ein ruhiges Gewissen. Denn das Motiv zu dieser Mildtätigkeit lag in dem Glauben, dass die geübte Barmherzigkeit die Seele des Urhebers von irdischen Sünden reinige. Die spätmittelalterlichen Seelenbäder waren die Fortsetzung der in vergangenen Zeiten geübten Wohltätigkeitsbäder für die armen Schlucker und Kranken, bei denen der Stifter und Büsser noch selbst Hand angelegt hatte.

Vom 14. Jahrhundert an bürgerten sich diese Stiftungen von Seelenbädern ein. Der Stadtrat von Zwickau liess zum Beispiel ab 1350 jährlich vier Seelenbäder auf Gemeindekosten herrichten. Hinzu kamen noch die von Privatleuten gestifteten Bäder. Es waren nicht nur wohlhabende Familien, die Seelenbäder stifteten, sondern auch arme Leute, die für die gute Tat tief in die Tasche griffen. So wurden in Wien im 14. und 15. Jahrhundert häufig Seelenbäder gestiftet, die dann im Spital für die Armen und Siechen bereitet wurden.

Vielerorts beköstigte man dabei seine armen Gäste, auch Geschenke wurden überreicht. Oftmals war der Andrang zu den Seelenbädern so gross, dass die Leute dabei «uber einander» geschlagen wurden.

Sie laufend nackend über die Gasse

Tiefe Frömmigkeit und überschäumende Lebenslust lagen im Mittelalter dicht nebeneinander. Das spiegelt sich auch in den Badesitten der Zeit wider. Viele Badestuben waren zu «Kontaktstuben» der Geschlechter geworden: Die Gäste unterhielten und neckten sich, trieben allerlei anzügliche Spässe und mehr... Vereinzelt hielten sich die derben Sitten bis ins 17. Jahrhundert hinein, sehr zum Missfallen vieler Geistlicher und mancher Ärzte. So schrieb 1610 *Hyppolyt Guarinonius,* Physikus zu Hall in Tirol, an den Bürgermeister einen langen Brief zum Thema «Die Grewel der Verwüstung menschlichen Geschlechts», in dem es heisst:

«Besinn dich, ob du nicht bisher gesehen hast, und alle Wochen noch sihest, dass deine wol erzogne Burger und Burgerinen, sich in jhren Häusern entblössen, und also nackend über die öffentliche Gassen, biss zum Bad- oder Schandhauss vor aller fürgehenden Augen gehen dörffen? Ja damit dise lustige Zucht nicht abgehe, auch jhre jungen Knaben und Töchter fein zeitlich darzu abrichten, damit sie fein früe, die Geschämigkeit verlieren... Wie vil mal sihe ich (ich nenne darumb die Stadt nicht) die Mägdlein von zehn, zwölf, 14, 16 und 18 Jaren gantz entblösst, unnd allein mit einem kurzen leinen offt schleussigen und zerrissnen Badmantel, oder wie mans hier zu Land nennt mit einer Badehr allein vornen bedeckt, und hinden umb den Rucken, Dieher unnd Füssen offen, und die ein Hand mit gebür in dem Hindern haltend, von jhrem Hauss auss, uber die lang Gassen, bey mitten tag, biss zum Bad lauffen? Wie vil laufft neben jhnen die ganzz entblössten zehen- zwölff- virtzehen und sechtzehen järigen Knaben her, und begleit das erbar Gesindel einander ins Schand und Wüsthauss hinein? Ja wie vil mal laufft der Vatter bloss von Hauss mit einem eintzgen Niderwad (Badehose) uber die Gassen, sambt seinem entblössten Weib und blossen Kindern, dem Bad zu?»

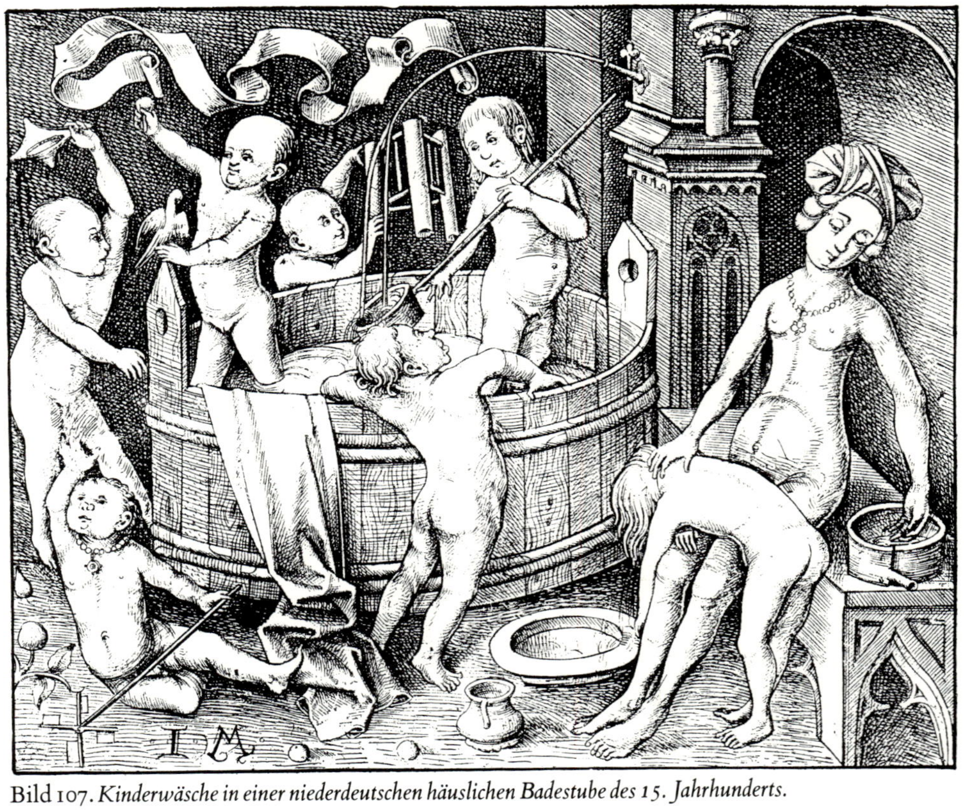

Bild 107. *Kinderwäsche in einer niederdeutschen häuslichen Badestube des 15. Jahrhunderts.*

I/108

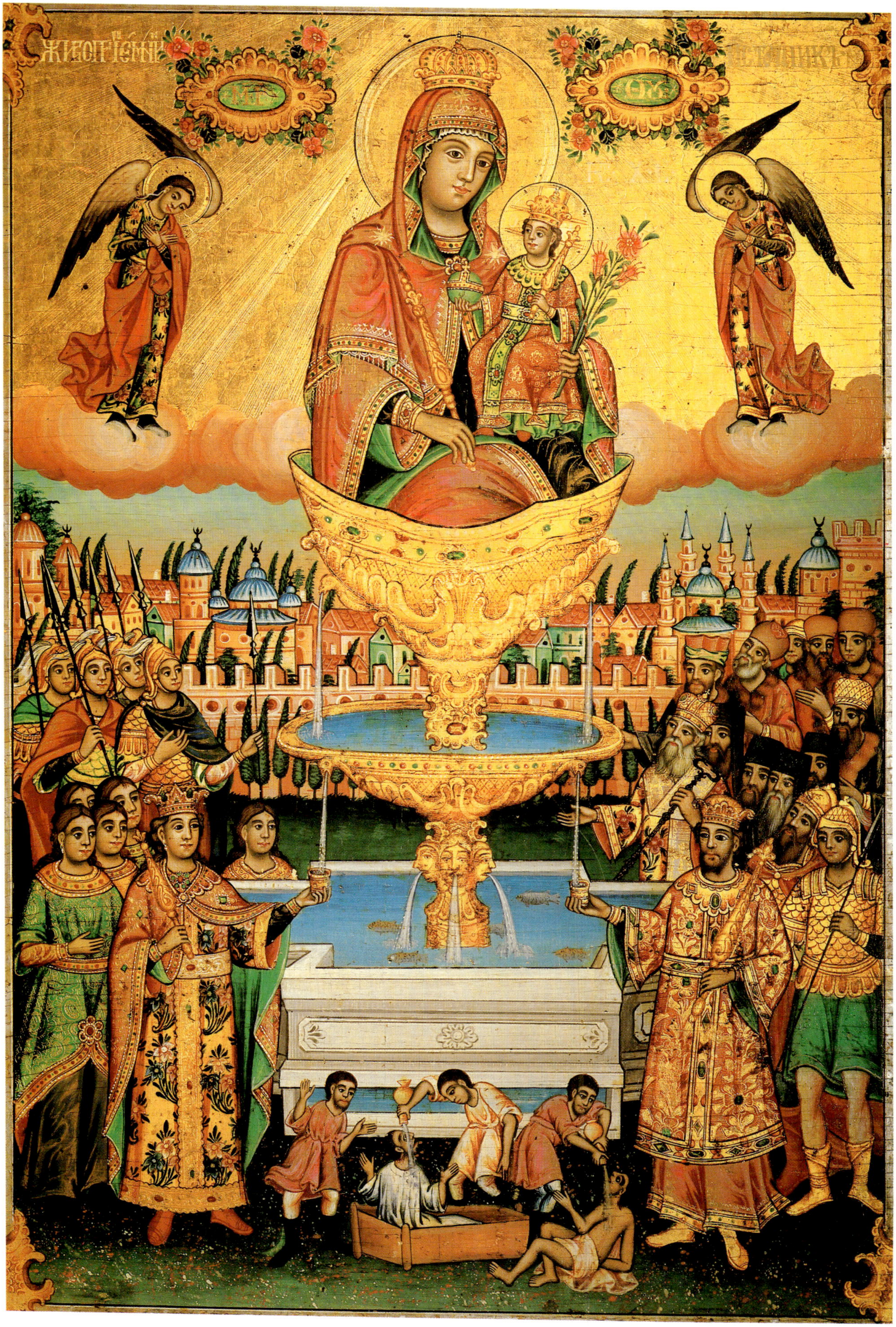

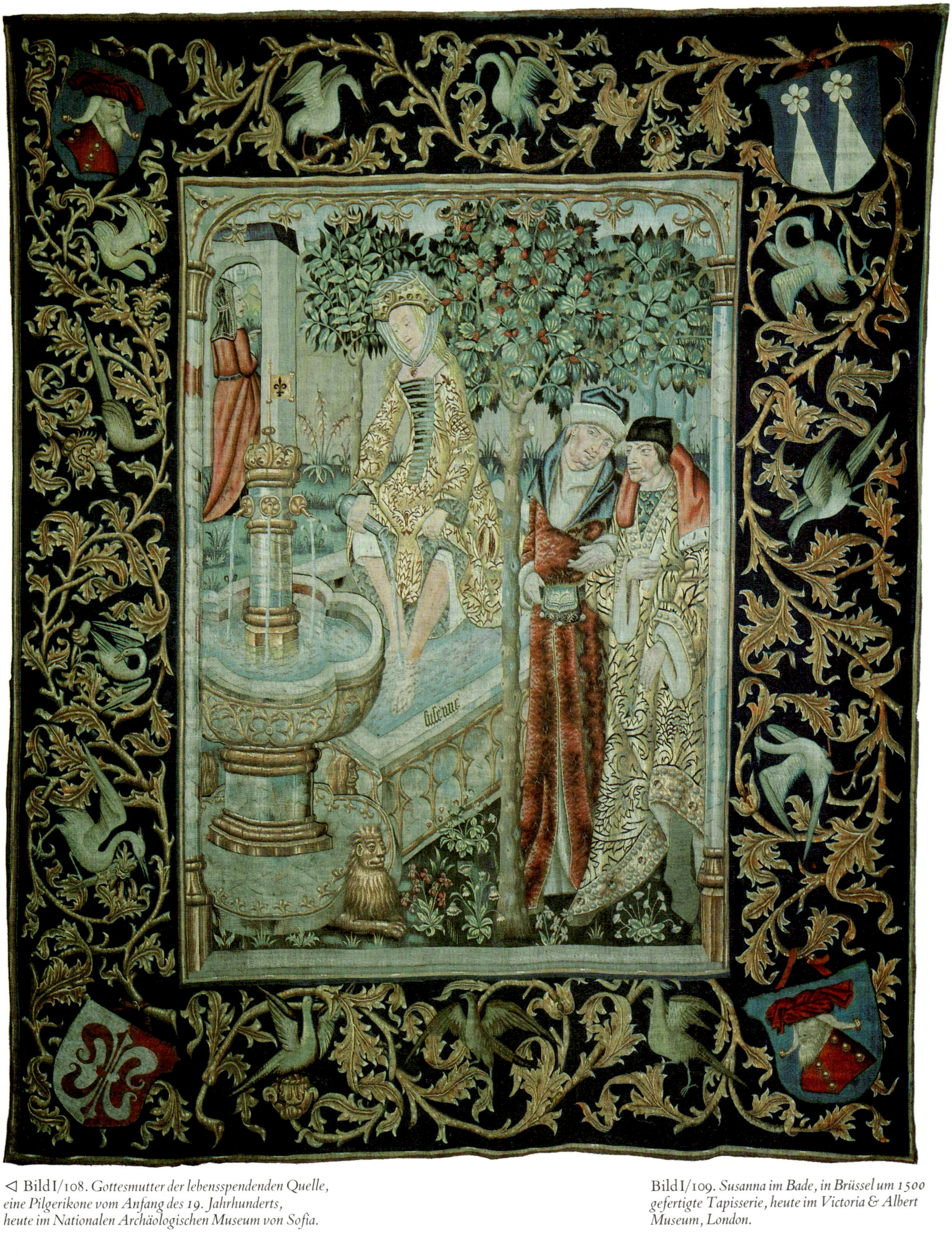

◁ Bild I/108. *Gottesmutter der lebensspendenden Quelle, eine Pilgerikone vom Anfang des 19. Jahrhunderts, heute im Nationalen Archäologischen Museum von Sofia.*

Bild I/109. *Susanna im Bade, in Brüssel um 1500 gefertigte Tapisserie, heute im Victoria & Albert Museum, London.*

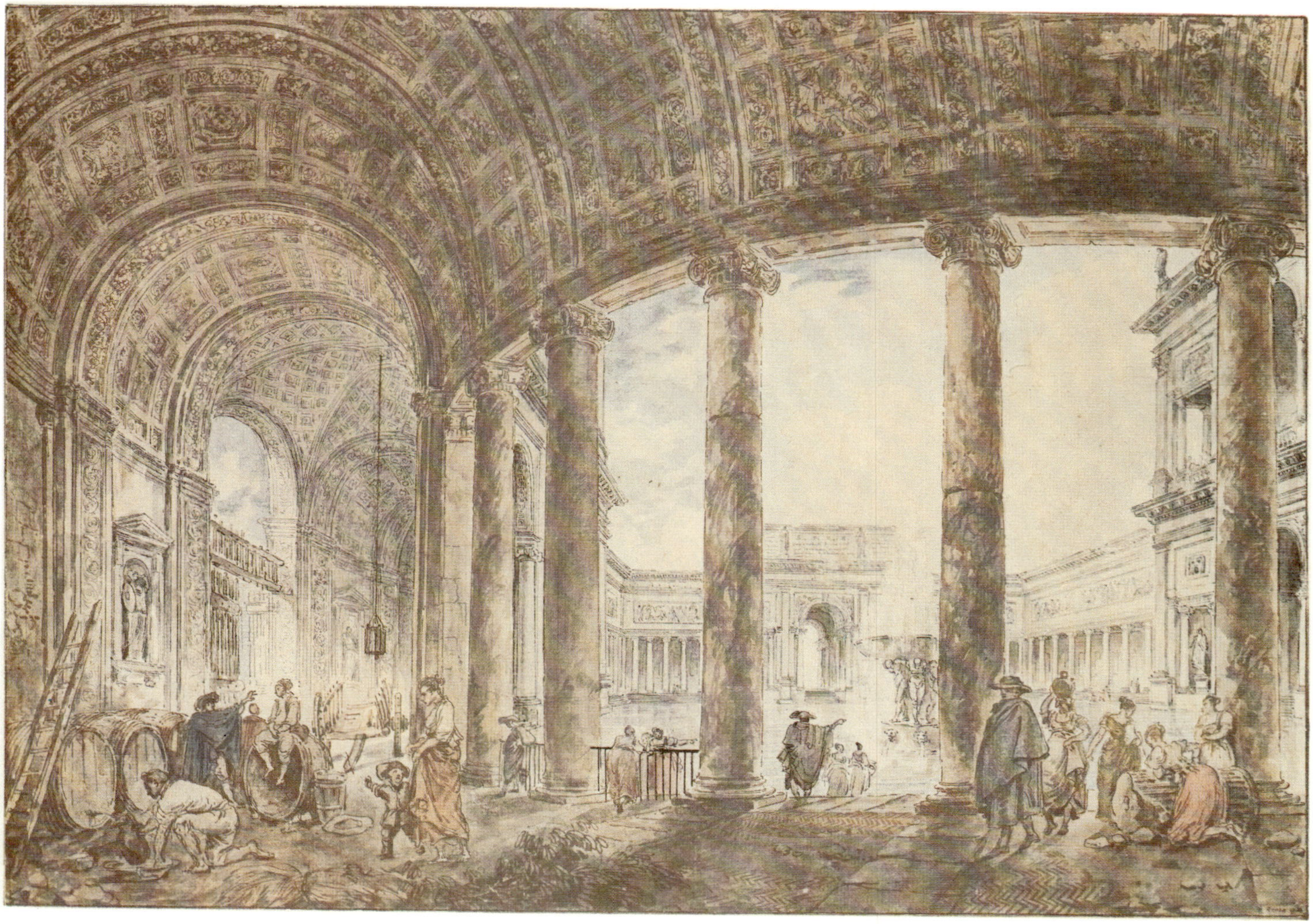

Bild I/110. *Römische Thermenanlage, eine Darstellung von Hubert Robert aus dem 18. Jahrhundert, im Besitz der Albertina zu Wien.*

Bild I/111. *Den «Bikini» gab es schon im alten Rom: Fussbodenmosaik aus der Villa Romana del Casale in Piazza Armerina, Sizilien.*

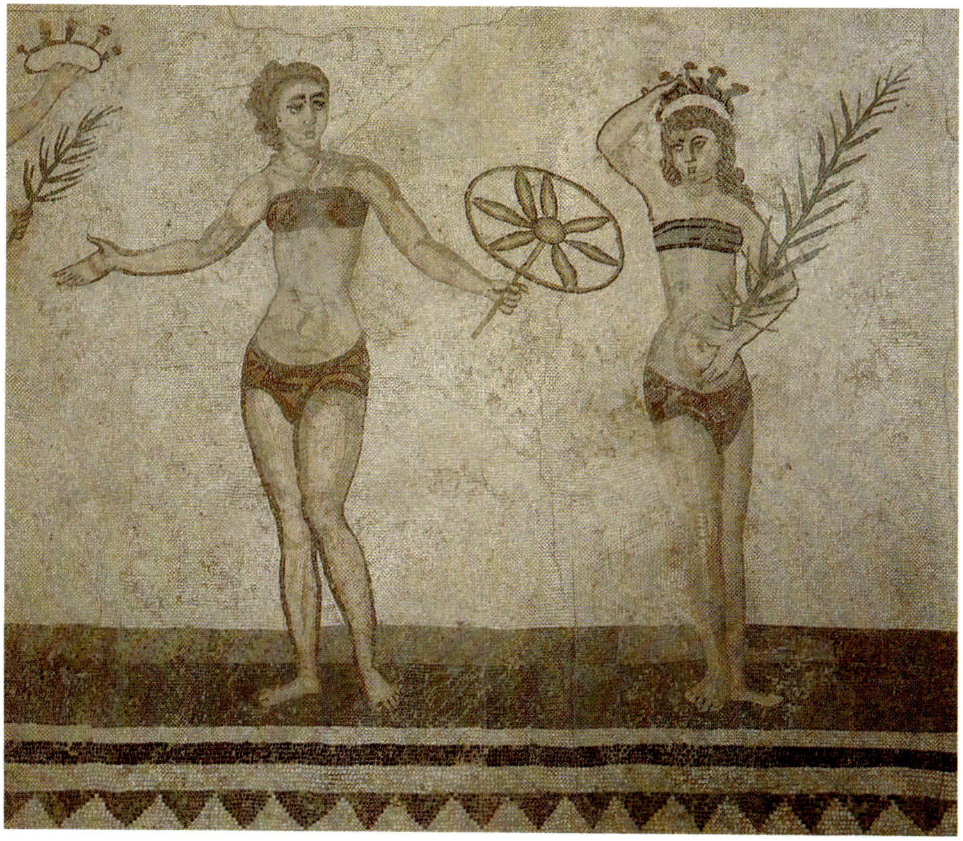

Bild I/112. *Minnesänger Jakob von Warte im Bade. Miniatur aus der Manessischen Liederhandschrift, heute in der Universitätsbibliothek Heidelberg.*

Bild I/113. *Badestube um 1470. Die Buchmalerei befindet sich heute im Depot der Staatsbibliothek Preussischer Kulturbesitz, Berlin, und war früher im Besitz der Staatsbibliothek Breslau.*

Bild I/114. *Französische Tapisserie aus dem Zyklus «La vie teigneuriale», gefertigt gegen Ende des 15. Jahrhunderts, heute im Musée Cluny, Paris.*

Bild I/115. *Ausschnitt aus der Tapisserie «Der Einfluss des Planeten Venus auf die Tätigkeit der Menschen», gefertigt in Brüssel um 1775, heute im Bayerischen Nationalmuseum, München.*

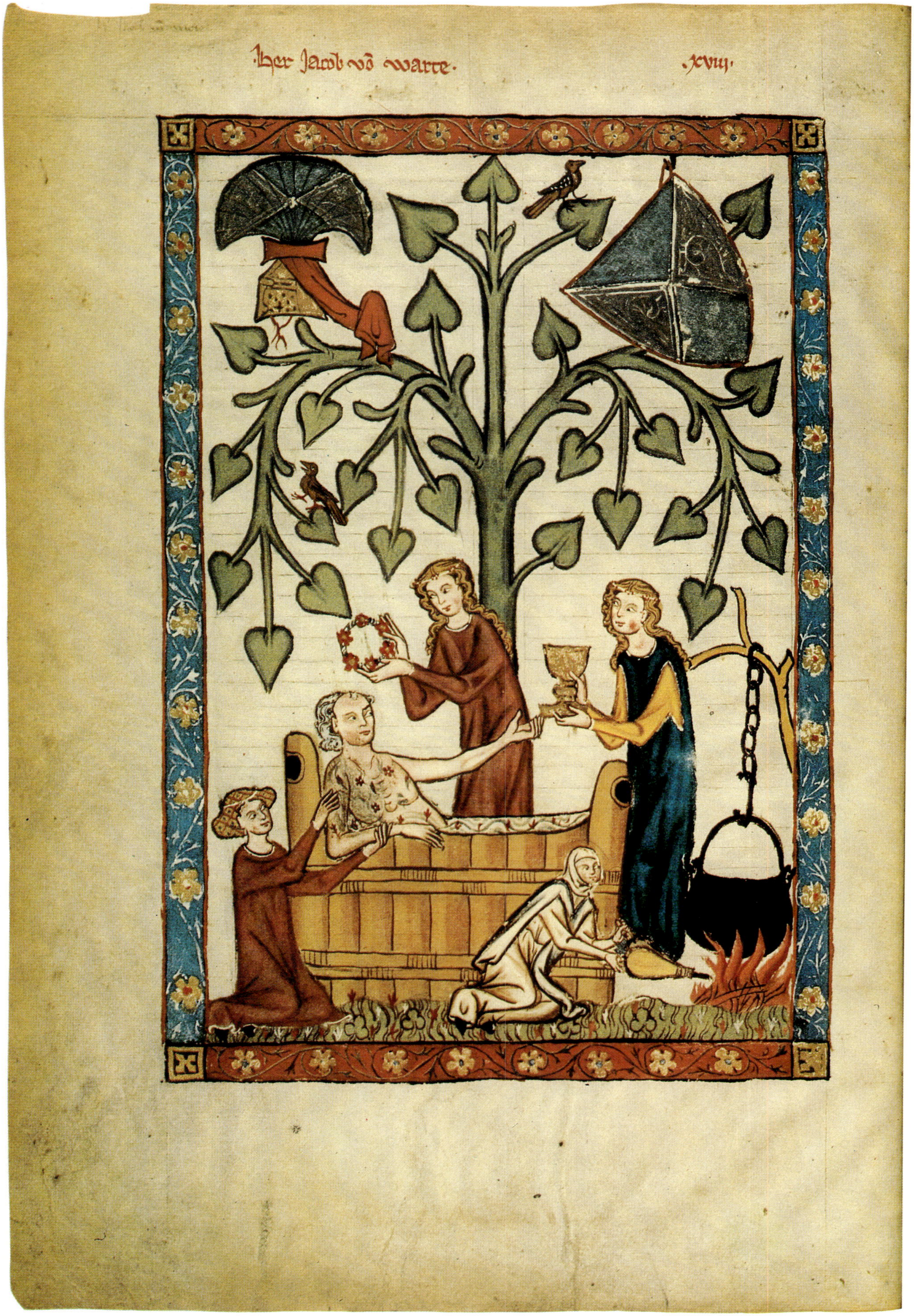
·Her Jacob vō warte·
·xviij·

I/113

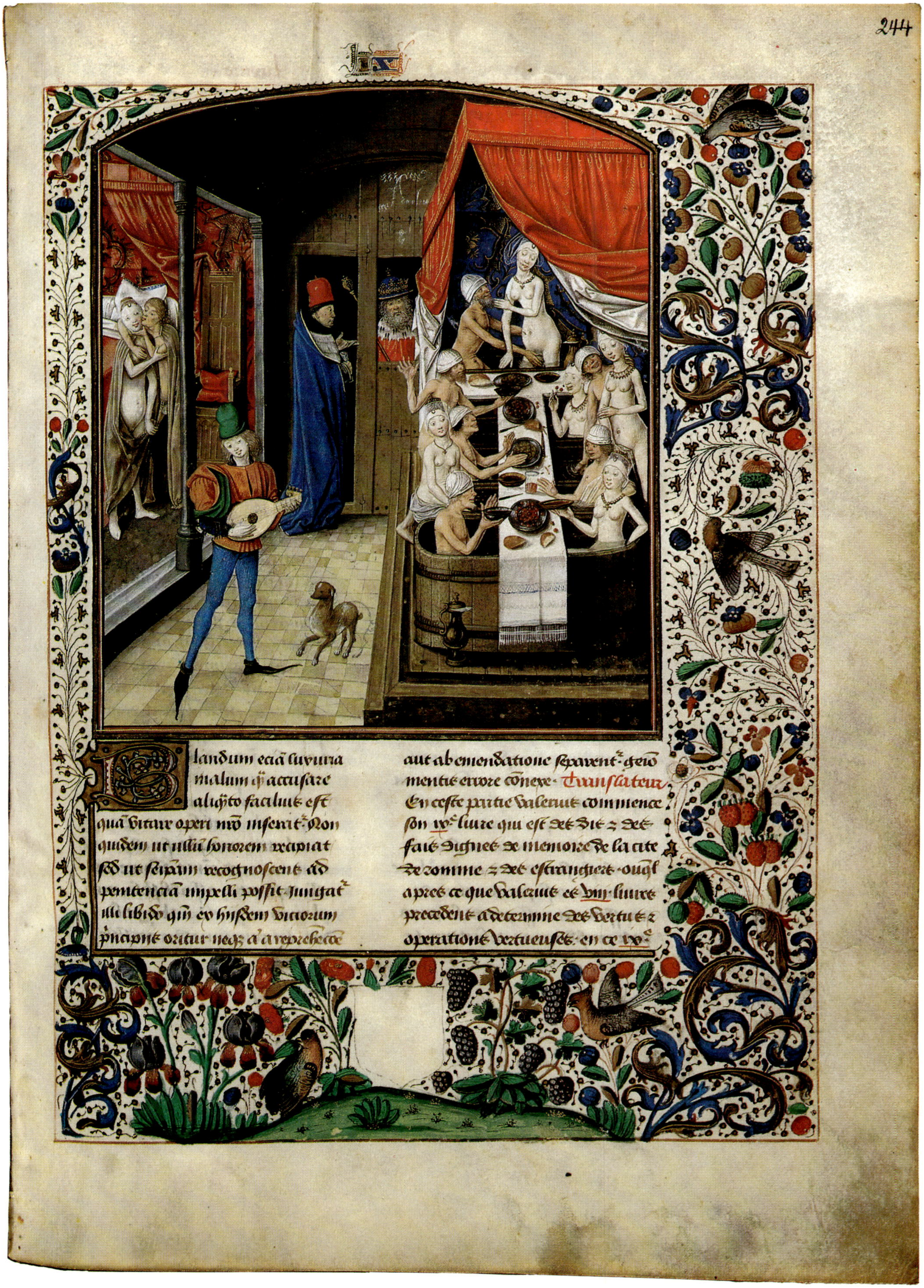
244
Blandum ecia luxuria
malum q accusare
aliq facilius est
qua vitur operi nro inserit. Non
quidem ut illi honorem recipiat
sed ut seipam recognoscent ad
penitencia impelli possit. Jungat
illi libido qui ex hisdem viciorum
principiis oritur neq a reprehēce
aut ab emendatione separent. qeio
mentis errore conexe. Translateur
En ceste partie valerius commence
son ix.e livre qui est des dis et des
fais dignes de memoire de la cite
de romme et des estrangiers. ou il
apres ce que valerius es viii. livres
precedens a determine des vertus et
operations vertueuses. en ce ix.e

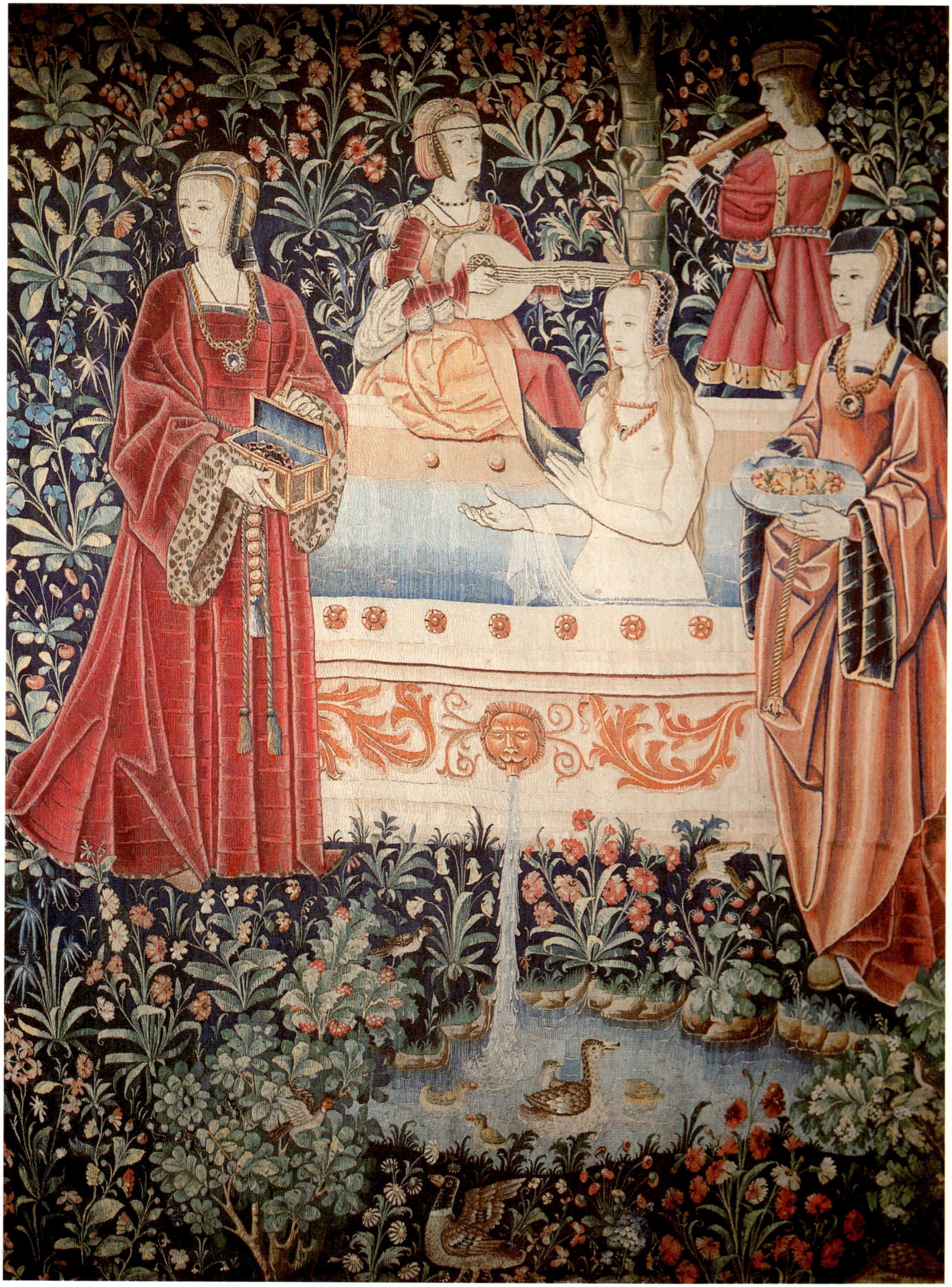

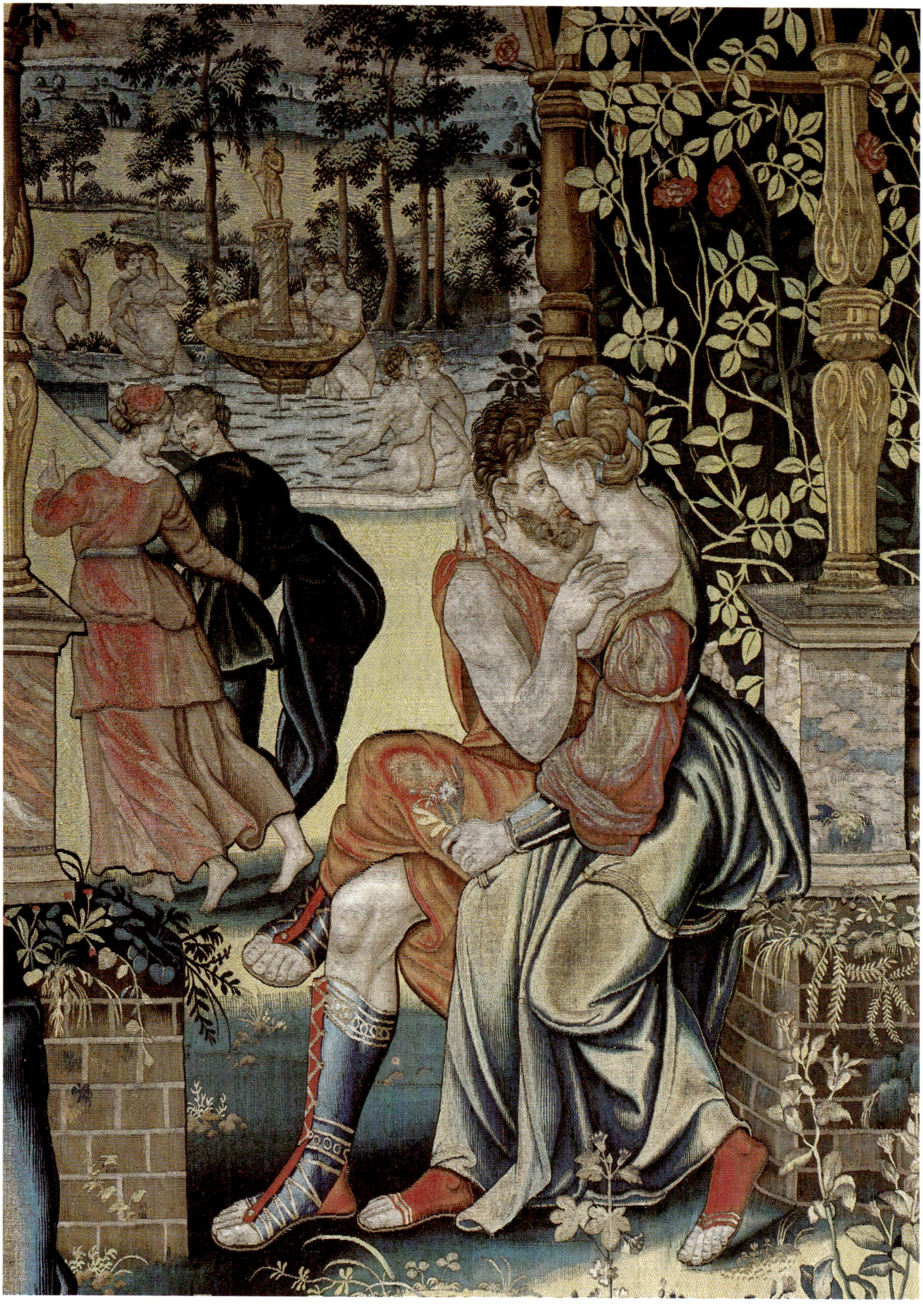

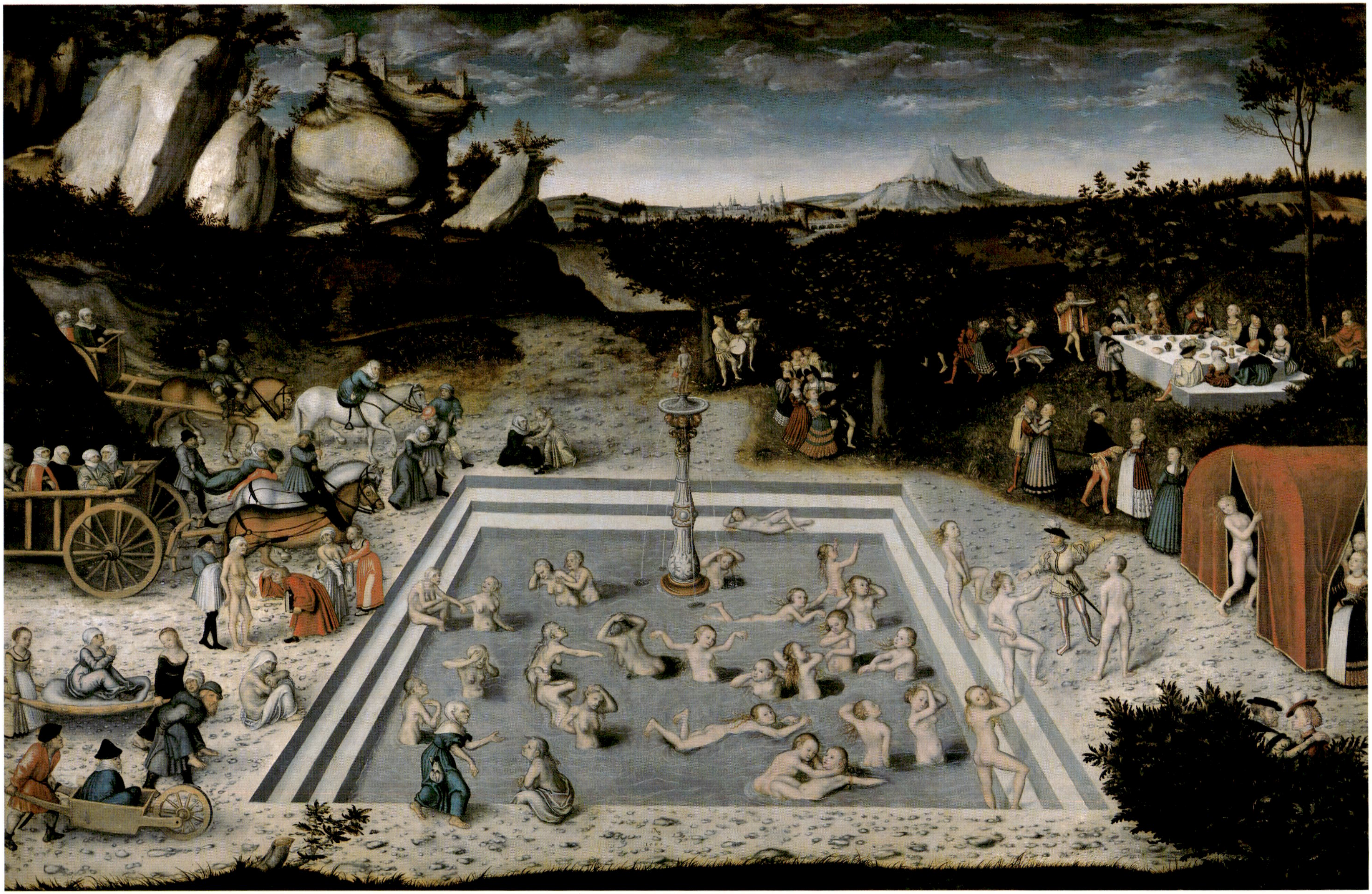

Bild I/116. *Der Jungbrunnen. Gemälde von Lukas Cranach dem Jüngeren, datiert 1546.*
Es ist im Besitz der Gemäldegalerie Staatliche Museen Preussischer Kulturbesitz, Berlin-Dahlem.

Im Bade singen und jubilieren

Auch die Meistersinger, die dichtenden Handwerker zu Nürnberg, kritisierten zuweilen das lästerliche Treiben in den Bädern. Das hielt sie aber nicht davon ab, mit ihrer Kunst in die Badestuben zu ziehen. Während solcher «Singbäder» unterhielten sie ihr schwitzendes, essendes und zechendes Publikum mit derb-komischen Liedern oder sangen mehr oder minder kunstvoll gereimte «Baderegeln».

Der berühmte *Hans Sachs* hänselt in einem Badelied aus dem Jahre 1536 einen Bader und seinen Knecht:

Ach bader, lieber maister mein
ich pitt euch, secht ein wenig drauff,
Das man mir doch thu netzen ein
und laset darnach giesen auf.
Wie lang soll ich hier sitzen!
husch! es ist kalt,
precht man mir paldt
ein peltz, ob ich möcht schwitzen.

Nachdem er den Bader wegen sparsamen Holzverbrauchs getadelt hat, fährt Hans Sachs fort:

Pader, ich thu nur spotten
hapt mir für guett
im padt man thuett
oft reisen solche zotten.

Hans Sachs liebte und besuchte die Badestuben. Das hielt ihn aber nicht davon ab, sie auch zu beschimpfen, beispielsweise als «Hurenställe». Ein guter Beobachter war er, daran ist nicht zu zweifeln. So sah er in seinem «Höllenbad» von 1540 «Schlemmer, trunckenböltz, füllhels und demmer» (Schwelger) sitzen und registrierte das Geschehen so:

reyben, lechzen und schwitzen,
Negel abschneyden, volbad sitzen,
lassen und schrepfen, kemmen und zwagen
Schern, abfleyhen, wasser tragen,
zehn aussbrechen, die rewding salben,
doch undterschiedlich allenthalben . . .
Auch hört ich schreyen on zal grillen.
In summa all ding daucht mich ghrad,
Als wer die hell gleich wie ein bad.

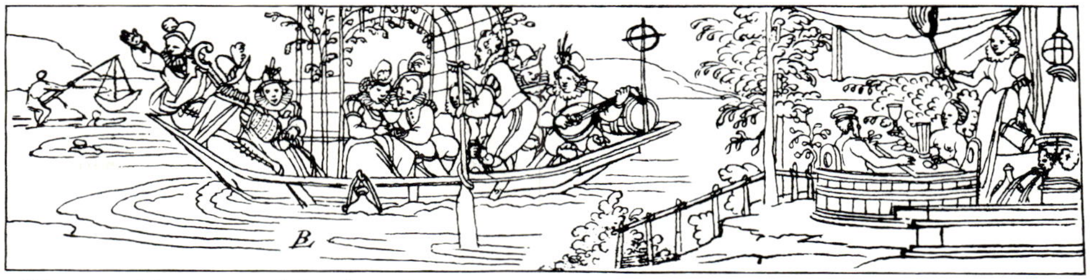

Bild 117. *Badelust im 16. Jahrhundert. Federzeichnung aus Strassburg.*

Wie grob, derb und zotig man sich im Spätmittelalter und der beginnenden Renaissance gab, soll am Beispiel eines Tiroler Fastnachtsspiels mit dem Titel «Die Ehescheidung» deutlich werden. Diese «Klamotte zum Thema Nr. 1» fand gespannte Zuhörer in den Bädern, waren sie doch gerade der Ort, an dem man sich sehr offen und vital begegnete. Der Historiker *Otto Zierer* schildert in seinem «Kultur- und Sittenspiegel» einen sehr direkten Dialog aus diesem Volksstück, der einen guten Einblick in das damalige derb-naive Lebensgefühl vermittelt.

Eine Frau beschwert sich bei Gericht über ihren Ehemann, weil er seinen ehelichen Pflichten nicht zufriedenstellend nachkommt:

Ich hab, was eine Frau haben soll,
Mir tut das Riffeln auch noch wol . . .
Er hat ein Trumm, das ist zu klein,
Drum ich ihm auch nit gut mag sein . . .

Der Beklagte gibt seiner Empörung freien Lauf und will klarstellen:

Sie tut mir Unrecht mit Gewalt!
Ich bin ihr oft gefahren durch den Wald
Schier gar zum Ende der Welt hinein,
Drum, Weib, lass deine Lügen sein!

Dem Richter ist der Sachverhalt des Falles nicht klar. Um sich ein Urteil bilden zu können, bestimmt er vereidigte Hebammen, die den Beklagten eingehend untersuchen sollen. Das Resultat der Gutachterinnen fällt eindeutig aus:

Herr ich geb euch Zeugnis wahr:
Er ist zu klein und sitzt im Haar!

Der dadurch in seiner Mannesehre getroffene Beklagte macht anschliessend seinem Herzen Luft, indem er voller Zorn Einzelheiten über den Körper seiner Frau hinausposaunt – sehr zum Gaudium des Publikums!

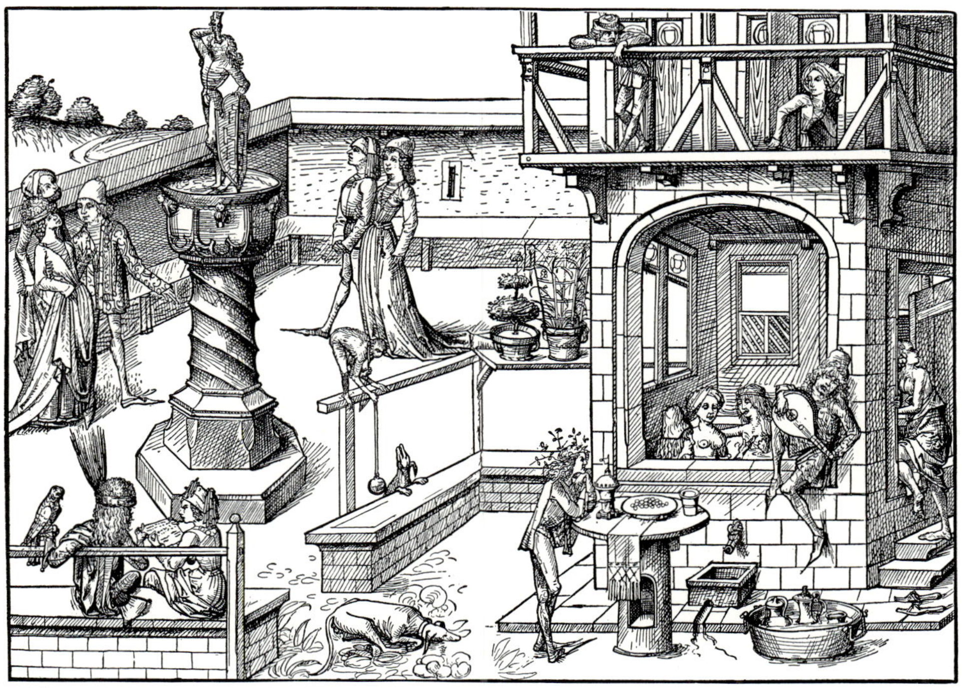

Bild 118. *Geselliges Treiben in einem vornehmen Bad am Bodensee.*

Der Sensenmann als Badegast

Die üppigen Badefreuden im 15. und 16. Jahrhundert trugen den Keim zum Untergang in sich. Bereits ab 1430 waren Klagen laut geworden, dass das nötige Brennholz knapp und teuer sei. In jenem Jahr verkaufte der Bischof von Speyer die Badestube von Bruchsal an die Stadt. Er nannte als Grund, Holz sei kaum noch zu bekommen, weil die Bader die umliegenden Wälder verwüstet hätten. Ähnliche Klagen sind aus Wien, Würzburg, Stuttgart, Augsburg und Winterthur überliefert. In anderen Städten wird es ähnlich gewesen sein.

Einige Wiener Bader, um noch ein Beispiel anzuführen, beschwerten sich 1475 beim Rat der Stadt, dass ihre bessergestellten Berufsgenossen Holz horteten, wodurch es knapp und teuer würde, sie leer ausgingen und womöglich «ganz verderben müssten». Der Rat befand, die Bader sollten Holz gemeinsam einkaufen und dann den Brennstoff nach Bedarf unter sich aufteilen.

Das Holz wird knapp und teuer

Den steigenden Holzpreisen folgten steigende Badepreise. Dies wiederum bewirkte einen verminderten Besuch der Badestuben: Die Einnahmen der Bader gingen zurück. Die beginnende Verarmung dieses Berufsstandes trat auch dort ein, wo die Städte der Teuerung entgegenwirken wollten und die Badepreise festsetzten. Die Bader konnten bald die hohen «Energiekosten» nicht mehr bezahlen oder sahen sich gezwungen, ihre Badestuben nur noch an wenigen Tagen in der Woche zu öffnen. Dies wiederum widersprach in vielen Orten der Konzession. In Berlin und Köln beispielsweise ergingen kurfürstliche Befehle, die Bader hätten «ungesäumt die Badestuben zu heizen» und für badewillige Gäste geöffnet zu halten.

Schrieb die Obrigkeit den Badern vor, das Badgeld nicht zu hoch anzusetzen, so verpflichteten andererseits die Zünfte ihre Mitglieder, «auskömmliche Preise» zu verlangen und sich nicht gegenseitig zu unterbieten. Die Bader steckten in einem Teufelskreis. Viele gaben ihren Beruf auf und suchten sich einen anderen Broterwerb.

Aber nicht diese ökonomischen Gründe waren es, die den Badestuben den Todesstoss versetzten. Seuchen führten dazu, dass überall in Europa viele öffentliche Schwitzbäder geschlossen werden mussten. Als grösster Feind der Badestuben erwies sich die Pest, die seit dem 14. Jahrhundert ganze Landstriche entvölkerte. Die Pestordnungen, die viele Städte damals erliessen, empfahlen den gesunden Bürgern, Menschenansammlungen zu meiden. Man hielt sich daran, denn die Angst vor der Ansteckung ging um. Die Menschen mieden Rathäuser, Kirchen, Wirtshäuser und Bäder. Zwar badete man durchaus noch in den eigenen vier Wänden, aber die hohe Zeit der öffentlichen Badestuben war vorbei. Daran konnte auch die Tatsache nichts ändern, dass einige Ärzte gegen die Pest Schwitzbäder verordneten: Sie glaubten, die Pestilenz liesse sich ausschwitzen. Konnte ein Kranker nicht schwitzen, galt er als verloren.

Der «schwarze Tod» hält reiche Ernte

Die tückische Krankheit war 1347 aus dem Orient, vermutlich von der Krim, nach Messina eingeschleppt worden und breitete sich rasch und unaufhaltsam nach Norden aus. Von den über 12 Millionen Toten des Dreissigjährigen Krieges gingen mehr als die Hälfte auf das Konto des unheimlichen «schwarzen Todes». Erst 1820 verschwand die Krankheit endgültig aus Europa.

An die Pestzeit des Mittelalters erinnert übrigens noch unser heutiger Reisepass. Er hatte sich aus dem Pestbrief entwickelt, der von Venedig ab 1348 von jedem Reisenden verlangt wurde, um sicherzugehen, dass der Gast aus einem pestfreien Lande kam.

Es ist behauptet worden, dass auch der Aussatz, die Lepra, Schuld am Niedergang der Badestuben habe. Mit der Lepra lebte man bereits seit den ersten Kreuzzügen. Ausserdem wurden im Mittelalter Lepröse systematisch von den Gesunden ferngehalten, um Ansteckungen zu vermeiden. Sie hatten eigene Badehäuser, fernab der heilen Badewelt.

Als weiterer und neben der Pest entscheidender «Badestuben-Killer» erwies sich zunehmend die Lustseuche, die Syphilis. Auch sie trat epidemisch auf. Diese sich schnell durch die losen Badesitten verbreitende Geschlechtskrankheit traf das Badeleben am empfindlichsten. Seit dem Ende des 15. Jahrhunderts galoppierte diese Seuche wie ein Wirbel von Land zu Land, von Ort zu Ort, von Bad zu Bad – und blies die Öfen in den Badestuben aus.

Alte Chroniken geben an, dass die Landsknechtheere Kaiser Maximilians, die gegen Mailand marschierten, diese Krankheitserreger aus Italien eingeschleppt hätten. 1495 bestätigt eine Nürnberger Schrift: «ist bös Krankheit, malo franco, welches man die Franzosen nennt, erstlich ins Teutschland kommen.» Auch aus Frankreich, dem die Syphilis ihren volkstümlichen Namen verdankt, und aus Holland wurde die Seuche mitgebracht, nachdem dort die 1494 aus Italien heimgekehrten Söldner Karls VIII. von Frankreich für rasche Verbreitung gesorgt hatten. Schweizer Söldner steckten sich 1495 beim neapolitanischen Feldzug an.

Bereits ein Jahr später reagierten einige Städte. Augsburg gab die Parole aus: «ein gemeyns bad, darein mangerley menschen komme», also die öffentlichen Bäder, zu meiden. Zur gleichen Zeit erliess die Stadt Nürnberg ein Gesetz, das die Bader unter Androhung einer Geldstrafe von zehn Gulden dazu verpflichtete, Menschen, «die an der Newen krankheit malum Frantzosen beflekt und krank sein», aus den Badestuben zu weisen. Überall wurden Syphiliskranke vom öffentlichen Badeleben ausgeschlossen. Aber die Seuche war nicht zu bremsen.

In Frankfurt am Main befahl der Rat 1496 dem Inhaber der gut florierenden «roten Badestube», einen syphiliskranken Knecht sofort zu entlassen, weil sonst die Stube geschlossen werden müsste. Ein Jahr später erkrankten der Bader und seine Frau selbst. Diese Tatsache und dass «viele lude darinn befleckt sin worden» hatte die Schliessung des Bades zur Folge. Als sechs Monate später ein neuer Bader die Badestube wieder eröffnete, blieb das Publikum wegen der Angst vor Ansteckung aus. Der Bader machte Pleite. Das war kein Einzelfall.

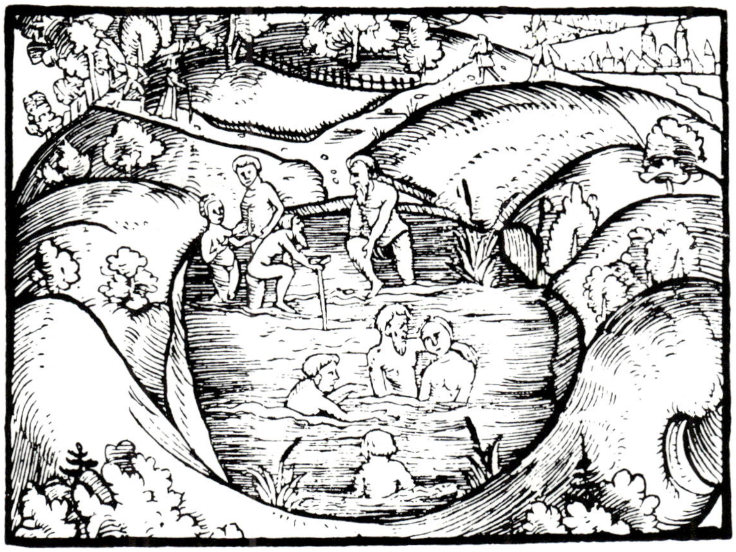

Bild 119. *Kurzes Untertauchen in kalten «Wildbädern», wie hier im Krauchtal (Kanton Glarus), oder langes Verweilen in natürlichen Thermen ersetzte die Badestube.*

Albrecht Dürer fürchtet den «Frantzosen»

Die Furcht vor der tückischen Krankheit machte auch vor *Albrecht Dürer* nicht halt. Am 18. August 1506 berichtet er aus Venedig seinem Freund *Willibald Pirkheimer* nach Nürnberg: «saget mir unserm prior (Eucharius Karl, bey den Augustinern daselbst) mein willig dienst. Sprecht, dz er Gott vür mich pit, daz ich behüt werd und sunderlich vor den Frantzosen, wan ich weis nix, daz ich ubeller fürcht, wan schir iedermann hat sy. Vil leut fressen sy gar hinweg, daz sy also sterben.»

Die Badestuben leerten sich, auch in den Niederlanden. «Vor 25 Jahren», schrieb damals *Erasmus von Rotterdam,* «war bei den Brabantern nichts beliebter als die öffentlichen Bäder, die jetzt überall kalt stehen; denn die neue Hautkrankheit lehrte uns, von ihrem Gebrauche abzustehen.»

Oft wurde die Lustseuche durch Schröpfeisen und andere chirurgische Instrumente übertragen. Dies trug dazu bei, dass die Besucherzahlen in den Bädern immer mehr zurückgingen. Fast alle Badestuben schlossen nach und nach ihre Pforten. Das einst blühende öffentliche Badewesen verkümmerte. Insbesondere die vornehmen Badegäste orientierten sich im 16. und 17. Jahrhundert neu. Die wenigen Badestuben, die überlebten, gingen in der Mitte des 18. Jahrhunderts ein – von ganz wenigen Ausnahmen abgesehen.

Die Fahrt ins Wildbad kommt in Mode

Aber die Badelust starb nicht. Je mehr es mit den Badestuben bergab ging, desto beliebter wurden «Badefahrten» in sogenannte «Wildbäder». In Thermal- und Mineralbäder also, die zumeist fernab aller Zivilisation, in der Wildnis, aus dem Boden sprudelten.

Einige Ärzte begannen, die Wirkung der Wässer aus der Natur zu erforschen. Ihre Schriften, durch die soeben erfundene Buchdruckerkunst verbreitet, verhalfen sogar manchen Badeplätzen zu einem gewissen «Touristen-Boom». Die ersten Badegäste in den Wildbädern nahmen die gewohnten Sitten aus den alten Badestuben mit. Kein Wunder also, dass auch in den neuen Bädern beide Geschlechter mit sichtlichem Vergnügen gemeinsam badeten. Die Männer trugen Badehosen, die Frauen wallende Badehemden. Sie liessen es sich gut sein, nach dem Motto:

Aussig Wasser, inne Wein,
lasst uns alle frölich sein.

Das Trinken der Mineralwässer wurde zwar bald von einigen Ärzten den Badegästen angeraten, trat aber zunächst hinter dem geselligen Baden weit zurück. Erst im 18. Jahrhundert setzten sich ausgesprochene Trinkkuren durch. So zunächst in Pyrmont, Karlsbad, Schwalbach, St. Moritz, Ems und einigen italienischen Bädern.

Noble Kurgäste hingen damals nach vollbrachter Kur als sichtbares «Dankeschön» ihre Wappenschilder an ihr Quartier oder brachten sie in den Kirchen an. Die Badefahrten entwickelten sich zu einem gesellschaftlichen Ereignis und mit der Zeit zu einer ausgesprochenen Mode. Die Gäste lernten einander kennen, luden sich gegenseitig zu Festmälern ein und tauschten Geschenke aus. Solche «Badschenken» sandte die Regierung von Zürich oft Fürsten und anderen wichtigen Herren, die zur Kur ins schweizerische Baden gereist waren. Auch Verwandte, Freunde und Bewunderer von Badegästen liessen es sich im 16. und 17. Jahrhundert nicht nehmen, ihnen auch recht wertvolle Gaben zu schicken, etwa ein silbernes Trinkgeschirr oder ausgesuchte Leckerbissen. Die Stadt Zürich ging zeitweilig sogar soweit, Mitglieder des eigenen Magistrats und höhere Geistliche wohlwollend zu beschenken. Unter den Geschenken waren, wie aus dem Jahr 1665 überliefert ist, unter anderem Hirsche, Wildschweine, Eier, Semmeln und süsses Naschwerk.

Besonders bei jungen Frauen waren Badefahrten damals sehr beliebt. Bräute liessen sich in ihrem Ehevertrag die Freiheit zur jährlichen Badefahrt festschreiben. So beispielsweise geschehen in Frankfurt am Main. Das Reiseziel hiess Schwalbach. Der Grund: Bäder, da war man sicher, fördern die Fruchtbarkeit und dienen der Schönheit.

Gesundbrunnen für «beyderley Geschlecht»

Die Mineralbäder nördlich der Alpen kamen im späten Mittelalter langsam wieder zu neuen Ehren. Zwar wurden einige von ihnen bereits im 13. Jahrhundert in Schenkungsurkunden genannt, aber ein nennenswerter Kurbetrieb, ein geselliges Badeleben zogen dort erst wieder im 15. Jahrhundert ein. In Italien dagegen waren die Mineralquellen schon früher wiederentdeckt und therapeutisch genutzt worden. Warum die Kur an Mineralquellen in Deutschland so lange auf sich warten liess, dafür führt *Johannes Steudel* in seiner «Geschichte der Bäder und Klimaheilkunde» folgende Gründe an:

«Die wirtschaftliche Entwicklung der deutschen Städte führte später als im Süden zur Bildung eines wohlhabenden Bürgertums, das Badegäste in grösserer Anzahl stellen konnte. In nördlichen Ländern, in Gebieten, die weit weniger Mineralquellen als Italien besassen, war es ungleich schwieriger, an die antike Tradition wieder anzuknüpfen. Vor allem aber hatten die deutschen Städte in den vom Berufsstand der Bader betriebenen Badestuben eine Institution, die die soziologische Funktion des Mineralbades weitgehend erfüllte und zum Teil auch seine gesundheitliche Aufgaben wahrnahm.»

Wer baden will, soll nüchtern sein

Die Mineralquellen und Bäder als Ziel von Badefahrten kamen also erst wieder mit Beginn des 15. Jahrhunderts auf – und später in Mode. Steudel: «Es wurde üblich, im Frühjahr, seltener im Sommer, eine Badefahrt zu halten. Dabei wurde in der Regel nicht ein Erfolg in der Behandlung irgendeiner Krankheit erstrebt, sondern Erholung und Ausspannung, vor allem aber Geselligkeit, Abwechslung und derber Sinnengenuss.»

Dennoch holten viele Badereisende vor ihrer Badefahrt ärztlichen Rat ein. Sie konsultierten einen Mediziner oder lasen einen Bäder-Leitfaden. Im 15.

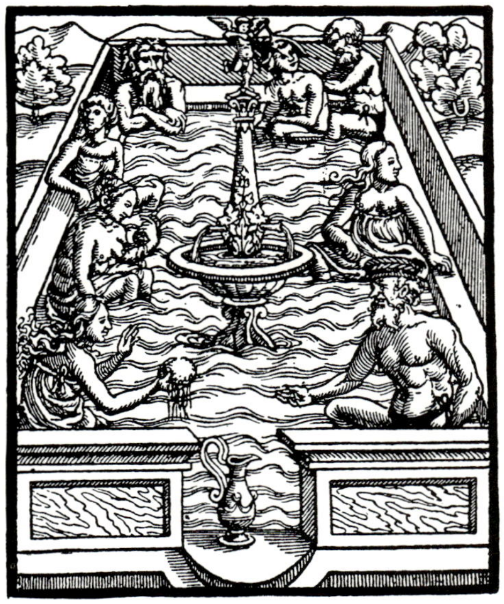

Bild 120. *Gemeinschaftliches Baden in einem Mineralbad: Titelholzschnitt des Buches «Von heilsamen Bädern des Teutschenlands», 1559.*

Jahrhundert hatte der Nürnberger Barbier, Chirurg und Meistersinger *Hans Foltz* einen solchen Ratgeber verfasst. Unter dem Titel: «Dieses Puchlein saget uns von allen Paden, die von Natur heiss sein» gab er Anregungen für den Besuch von Baden in der Schweiz, Baden-Baden, Wiesbaden, Bad Ems, Wildbad, Liebenzell, Karlsbad, Pfäfers und Badeorten in Italien, Frankreich und Ungarn.

Foltz empfahl, dass niemand ohne ärztliche Beratung in ein Bad reisen solle, dass er vorher mit einem weisen und gelehrten Arzt Rücksprache zu halten und diesen von seinem Zustand, seinen Ess- und Trinkgewohnheiten zu unterrichten habe. Der Arzt prüfte dann den Puls und nahm den Harn, um sich von der «Säftemischung» des Patienten ein Bild zu machen. Erst dann entschied er über die «Dosis Wasser». Vor der Badekur verschrieb er noch ein Abführmittel und verordnete den Aderlass.

Zur Zeit des Hans Foltz praktizierten noch keine Ärzte in den Mineralbädern. Bei Zwischenfällen – so zeigen zeitgenössische Berichte – musste man in die nächstgelegene Stadt eilen, um einen Arzt zu holen. Reiche Zeitgenossen allerdings nahmen ihren Leibmediziner gleich mit zur Kur.

Folgende verkürzt wiedergegebene Baderegeln wurden bis ins 16. Jahrhundert hinein weithin befolgt:

1. Wenn du ins Bad reisen willst, musst du nach dem Rate des Arztes abgeführt und zur Ader gelassen haben, sofern es zuträglich ist.
2. Wer ins Bad steigt, darf weder kalt noch erhitzt sein.
3. Der Körper darf keine Neigung zu Entzündungen haben, wie das bei allen denen der Fall ist, die ein akutes Fieber überstanden haben, die zu schleichenden Fiebern disponiert oder ausgezehrt sind.
4. Vor der Kur ist zu häufiger Coitus oder zu grosse Enthaltsamkeit nicht angezeigt, ebenso alles andere, was die Kraft schwächen könnte.
5. Bevor man ins Bad steigt, muss man ausgeleert haben. Ist dies nicht möglich, so mache man sich ein Zäpfchen oder ein Klistier oder trinke von dem Mineralwasser 3 oder 4 Becher oder nehme «Cassia fistula» (ein abführendes Mittel) oder Pillen.
6. Wenn man ins Bad steigt, muss man nüchtern sein. Wer das Bad nüchtern nicht verträgt, nehme mehrmals 2 Löffel gut gewaschene Rosinen mit 2 Teilen Wasser und 1 Teil Wein oder einige in Wasser aufgeweichte Backpflaumen. Man trinke weder im Bad noch danach, solange man noch nicht gegessen hat.
7. Man muss jeden Tag baden und am ersten Tag 1 Stunde im Bad bleiben. Dann täglich eine Stunde mehr, bis zu 5 Stunden am Vormittag. Am Nachmittag darf man nochmals baden.
8. Wenn man das Bad verlassen hat, lege man sich ins Bett und warte dort den Schweissausbruch ab. Wenn man geschwitzt hat, lasse man sich abtrocknen und mit Tüchern ganz abreiben. Man ziehe sich an und gehe so lange an die frische Luft, wie die Wärme des Bades noch nachwirkt. Erst dann soll man frühstücken. Sollte man vorher Durst haben, so nehme man weissen Zucker oder Rosinen oder irgend etwas, was den Durst löscht, aber man trinke nichts. Der Arme, der kein Bett hat, soll

in der Badestube bleiben, bis er gut geschwitzt hat. Dann gehe er hinaus und tue, wie angegeben.

9. Man hüte sich während der Zeit, die man im Bade weilt, vor Erkältungen aller Art, aber auch noch mehrere Monate danach, weil die Kraft des Bades noch längere Zeit nachwirkt, in der Regel 6 Monate.

10. Wenn man zum erstenmal das Bad benutzt, darf man nur kurz darin bleiben, beim zweitenmal länger, beim drittenmal noch länger. Das gleiche gilt von dem auf den Kopf gerichteten Tropfbad. Am ersten Tage darf man nur 1 Bad, am zweiten Tage 2 Bäder nehmen. Es ist besser, das Bad dem Tropfbad vorausgehen zu lassen als umgekehrt.

11. Wer ein Tropfbad nehmen will, muss geschoren oder rasiert sein, damit die Haare nicht die Wirkung des Bades hindern.

12. Weil bei diesen Massnahmen eine Entzündung der Leber oder der Nieren zu befürchten ist, soll man vor jedem Bad die genannten Stellen mit Sandelsalbe einreiben.

«Obrist Kratz» und «Obrist Fresser»

Bei bis zu fünf Stunden Badedauer am Vormittag und weiteren fünf Stunden am Nachmittag konnten Entzündungen der Haut nicht ausbleiben. Dieser «Badeausschlag», hervorgerufen durch die thermischen und chemischen Reize des Bades, war damals erwünscht. Man hielt ihn für das Zeichen einer gelungenen Kur, weil er «die inneren Unreinigkeiten» zum Körper hinausbefördere. Gewöhnlich war er «hitzig» und hiess dann «Obrist Fresser». Bei fortgeschrittener Kur juckte er sehr und hiess «Obrist Kratz».

Wie es damals in einem Mineralbad zuging, hat der Italiener *Poggio Bracciolini* (in älteren Lexika wird er fälschlich Gian Francesco Poggio genannt) im Mai 1416 in einem langen Brief beschrieben. In dem ausführlichen Bericht aus *Baden im Aargau,* bestimmt für seinen väterlichen Freund und Gönner Niccolò Niccoli in Florenz, malt Poggio ein genaues Bild von den Badesitten jener Tage.

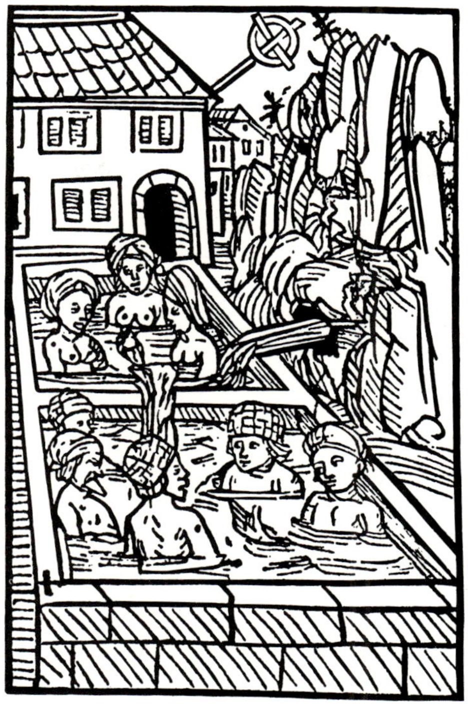

Bild 121. *Holzschnitt für Hans Foltz: «Gedicht von den naturheissen Bädern».*

Poggios einmaliges Dokument ist oft übersetzt und in deutscher Sprache erstmals 1780 als pikante Unterhaltungslektüre «für beyderley Geschlecht» im Taschenbuchformat herausgekommen. Vermutlich wurde diese Schrift damals «unter dem Ladentisch» gehandelt. Einige Kritiker haben später geschrieben, Poggio sei bei der Schilderung der pikanten Vorgänge gewiss Opfer seiner eigenen Phantasie geworden. Heute jedoch gilt sein Bericht als eine authentische Wiedergabe des erlebten Geschehens in Baden. Lassen wir ihn in der Übersetzung von 1780 sprechen:

«... Ungefähr eine Viertelstunde von der Stadt, an der andern Seite des Flusses, hat man zum Gebrauch der Bäder ein sehr schönes Dorf erbaut. In der Mitte desselben befindet sich ein freier geräumiger Platz, und umher liegen prächtige Gasthäuser, die eine Menge Menschen fassen. Jedes Haus ist mit einem eigenen Bade versehen, dessen sich allein diejenigen bedienen, die in demselben wohnen. Die Zahl der öffentlichen sowohl als der Privatbäder beläuft sich auf dreyssig. Für die niedrigste Klasse des Volks aber hat man zwey von allen Seiten offene Plätze, wo Männer, Weiber, Jünglinge und unverheurathete Mädchen, kurz alles, was von Pöbel hier zusammenströmt, sich zugleich baden.»

Poggio, der Notar und Humanist aus Florenz, zählte selbstverständlich nicht zum «Pöbel». Er benutzte das Bad seiner Herberge, in dem die Geschlechter ebenfalls gemeinsam badeten:

«Die Bäder in den Privathäusern sind überaus schön, aber auch diese sind beyden Geschlechtern gemein. Gewisse Scheidungen von Brettern trennen sie zwar, allein es sind in denselben viele niedergelassene Fensterchen angebracht, durch welche man zusammen trinken und reden, von beyden Seiten sich sehen und berühren kann, wie dieses denn häufig geschieht. Über denselben hat man Galerien gebaut, wo sich Mannspersonen zum Zuschauen und Plaudern einfinden. Jeder nämlich, der einen Besuch machen, einen Scherz haben, sich erheitern will, darf in fremde Bäder gehen, und sich in denselben aufhalten, und beym Hereintritt in das Bad und beym Aussteigen das Frauenzimmer, an dem grössten Theil des Leibes, nackend sehen. Keine Posten bewahren die Zugänge, keine Thüren verschliessen sie, keine Furcht des Unanständigen. An vielen Orten gehen sogar Männer und Weiber durch einen Eingang ins Bad, und nicht selten trägt es sich zu, dass ein Mann einem nackten Frauenzimmer, das Frauenzimmer einer nackten Mannsperson begegnet. Doch binden die Männer eine Art von Schürze vor, und die Weiber sind mit einem leinernen Gewande bekleidet, welches aber von oben bis in die Mitte, oder an der Seite ganz offen ist, so, dass weder Hals, noch Brust, noch Arme, noch Schultern davon bedeckt werden.»

Kein Anblick ist reizender

Der Gast aus Italien – er war vom Konzil zu Konstanz nach Baden gereist, um sich zu vergnügen und nebenher seine Gicht zu behandeln – konnte kein Deutsch. Das hemmte sein Badevergnügen. Denn während die übrigen Gäste seines Gasthofes im Bade von schwimmenden Tischen assen und tranken, hielt er sich diesem Vergnügen fern: Er wollte nicht stumm mit den hübschen Damen im Bade speisen, während andere dabei munter flirteten. Poggio, der nicht wie die übrigen Gäste drei- bis viermal täglich, sondern nur zweimal ins Bad ging, genoss vor allem mit den Augen:

«Kein Anblick aber ist reizender, als wenn eben mannbare, oder schon in voller Blüte stehende Jungfrauen nakkend im Wasser, mit dem schönsten Gesicht, der freiesten offenen Miene, an Gestalt und Sitten Göttinnen gleich, im Bade singen. Ihr leichtes Gewand ist zurückgeworfen, und schwimmt auf dem Wasser, dass man so ein Mädchen für eine zweyte Venus halten sollte. Die Frauenzimmer haben die Sitte, wenn Männer ihnen von oben herab zusehen, dass sie scherzweise um eine Gabe bitten. Da wirft man denn, besonders den schöneren, kleine Münzen zu, die sie mit den Händen oder mit ausgebreitetem Gewand auffangen, indem eine die andere wegstösst, bey welchem Spiele sehr oft die geheimern Schönheiten enthüllt werden. Man wirft gleichfalls aus mancherley Blumen geflochtene Kränze herab, mit denen sie sich im Bade das Haupt schmücken.»

Bei diesen Spässen war Poggio munter dabei. Er staunte über die unzähligen Badegäste, die von weither gekommen waren, um das warme Wasser, aber auch die Gastmähler, die Spiele auf den Wiesen und die Tänze zu geniessen:

«Unzählbar ist die Menge der Vornehmen und Geringen, die, nicht sowohl der Kur, als des Vergnügens wegen, hier zusammen kommen. Alle, die lieben und heirathen wollen, alle die das Leben im Genuss setzen, strömen hier her, wo sie finden, was sie wünschen.»

Jungfrauen, Nonnen, Priester, Mönche und sogar Äbte gingen zu Poggios Zeit in Baden zusammen in das warme Wasser: «Alle nämlich haben einerley Absicht, Traurigkeit zu verbannen, Vergnügen zu suchen, keinen Gedanken zu haben, als wie sie des Lebens und seiner Freuden geniessen mögen.» Ob es das gemeinsame Vergnügen, das warme Wasser oder beides war: auch Poggio rühmte neben den heilenden Eigenschaften vor allem die fruchtbarmachende Kraft der Bäder zu Baden. Wichtiger war ihm, dem Manne, aber die vergnügliche Erholung, die der Aufenthalt im Bad versprach. Er kritisierte das auch damals verbreitete Streben nach Geld und Gut und lobte die Lebenskünstler: «Diese Glücklichen hingegen, mit wenigem vergnügt, leben nur für heute, machen jeden Tag zu einem Feste, verlangen nicht den Reichthum, der ihnen nicht nützt, freuen sich der Güter, die sie haben, erzittern nicht vor der Zukunft. Begegnet ihnen etwas Widriges, so tragen sie's mit Gelassenheit, und ihr ganzer Schatz ist der Wahlspruch: Der lebte, der seines Lebens genoss.»

Das Leben geniessen – das konnten die Gäste im 15. Jahrhundert in Baden. Auch 1780, als die deutsche Poggio-Übersetzung erstmals erschien, standen die Badefreuden dort noch in voller Blüte. Das wird aus einigen Anmerkungen des Herausgebers deutlich. Dort heisst es zum Beispiel:

«Jedes einzelne Bad ist nun eine sehr luftige und gewölbte Halle, und für zehn bis zwölf Personen eingerichtet. Kavaliere und Damen setzen sich in dieselben gemeinschaftlich und unbedeckt, in bunter Reihe, wie in Teutschland an einer Tafel, aber nicht mit niedersächsischem Ernst... Auf dem Wasser schwimmen Tafeln. Diese Tafeln findet man itzt fast in allen Bädern. Es wird an denselben gefrühstückt; und, weil man in der Schweiz einen ungleich grössern Appetit hat, und sechsmal mehr isst, als in Teutschland, wird auch in diesen Bädern, wo man sich täglich fünf bis sechs Stunden badet, oft den ganzen Tag gezecht.»

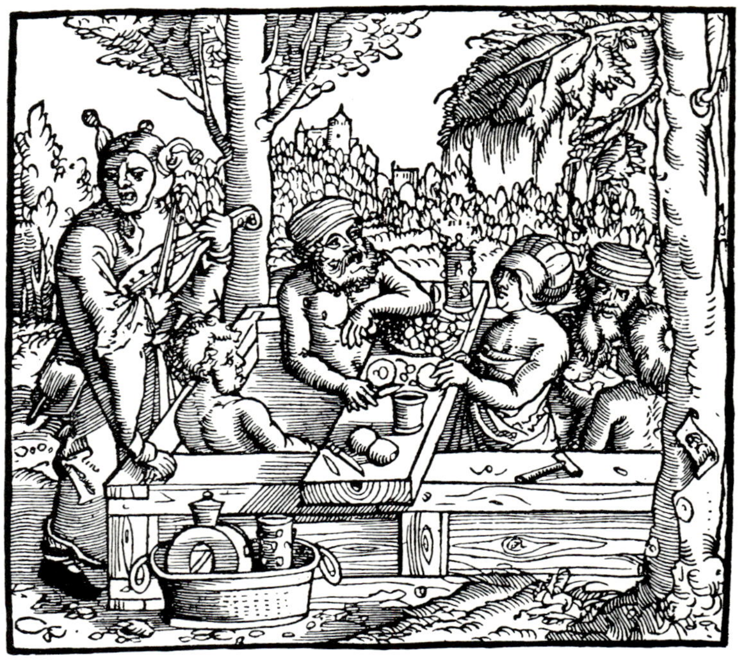

Bild 122. *Dieser Holzschnitt illustriert ein «Traktat der Wildbäder» aus dem Jahre 1519.*

Jungbrunnen machen von sich reden

Der Appetit und der Durst der Badegäste sicherte den Wirten von Baden – ebenso wie denen in anderen Badeorten – ein einträgliches Geschäft. Vielfach grub man althergebrachte Wundergeschichten wieder aus, um den Zulauf zu den Bädern und damit die Einnahmen durch solche werbewirksame Berichte anzukurbeln. Fremde liessen sich durch die Kunde vom heilenden und verjüngenden Wasser der Gesundbrunnen in die Badeorte locken!

Die früheste bekannte Schilderung einer Jugend spendenden Quelle steht im Brief eines Priesters mit Namen *Johannes*, den er vermutlich 1177 an den Kaiser Emanuel von Konstantinopel richtete. «Unweit des Paradieses, am Fusse des Olymp» soll eine reine Quelle entspringen. Wer nüchtern dreimal aus ihr trinkt, wird ins Alter von zweiunddreissig Jahren zurückversetzt und altert nicht mehr.

Die Zahl ist kein Zufall: Christus soll zweiunddreissigjährig am Kreuz gestorben sein. Das Wasser eröffnet – so ein weitverbreiteter Glaube – dem Trinkenden die Möglichkeit, in diesem geheiligten Lebensalter am jüngsten Tag aufzuerstehen und «im besten Mannesalter» das Paradies zu geniessen.

Später sind es dann Brunnen, die durch ein Bad diese ewige Jugend verleihen. Ein solcher Jungbrunnen tritt erstmals um 1180, und zwar in Frankreich, in einer Dichtung von Lambert le Tort auf: Er soll in Indien liegen und einst siebenundvierzig alte Männer aus dem Gefolge Karls des Grossen verjüngt haben.

Diese und ähnliche Geschichten verbreiteten sich im Mittelalter über ganz Europa. Die Minnesänger griffen das Thema ebenso auf wie die Moritaten erzählende Oma hinter dem Ofen. Sagen, Märchen und Volkslieder haben das Motiv bis in unsere Tage bewahrt. Um die Mitte des 12. Jahrhunderts wurde der Jungbrunnen, wurden auch Jugend spendende Bäche dann in der Dichtung mit erotischen Motiven verknüpft.

Später malten Künstler Bilder, in denen alte Männer und Frauen auf Schubkarren zum Jungbrunnen gekarrt werden, um auf der anderen Seite in jugendlicher Pracht paarweise das Wasser zu verlassen: Hand in Hand ziehen sie auf eine Wiese, um sich dort zu liebkosen und dem wiedererlangten Liebesglück hinzugeben. Auch in den folgenden Jahrhunderten wurde dieses Motiv oft gemalt, in Holz geschnitten oder in Kupfer gestochen – manchmal sogar als Teil des sagenhaften Schlaraffenlandes.

Im 16. Jahrhundert liefen dann allerlei unterhaltende Geschichten von Jungbrunnen und «Altweibermühlen» um, die das Verjüngungsmotiv ironisierten. Dazu gehört ein Gedicht des Meistersingers *Hans Sachs*. Es trägt den Titel:

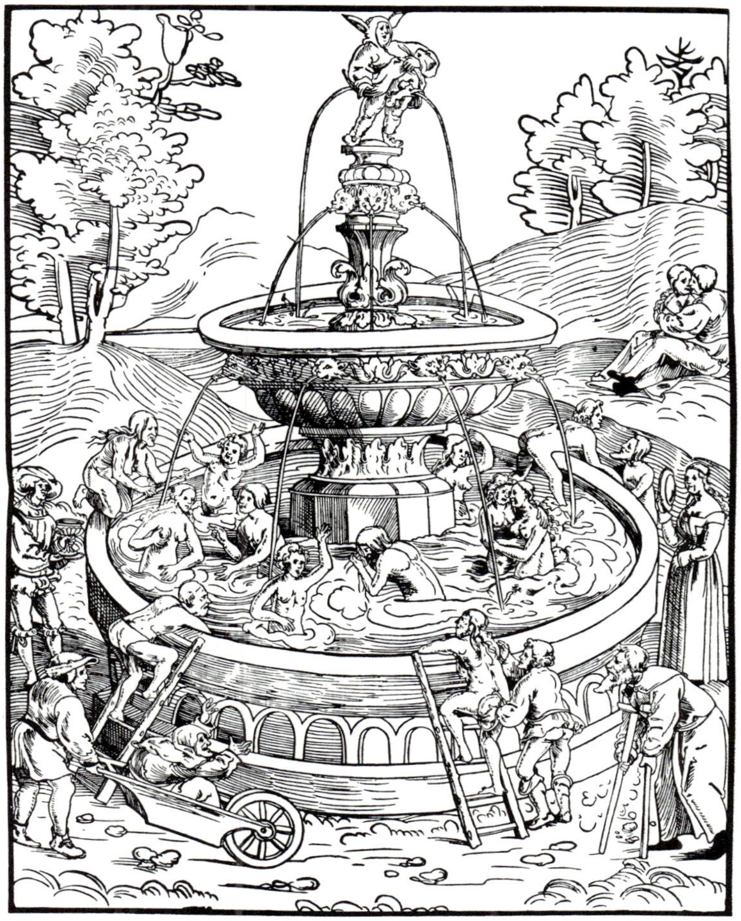

Bild 123. *Jungbrunnen. Holzschnitt von Erhard Schön, Nürnberg, um 1520.*

«Der Junkprunn»

Eins nachts traumt mir gar wol besunnen,
wie ich köm zu eim grossen brunnen
von merbelstein polieret klar,
darein das wasser rinnen war,
warm und kalt, aus zwelf gulden rören,
gleich eim wiltbad; tunt wunder hören:

Dis wasser het so edle kraft,
welch mensch mit alter war behaft,
ob er schon achzigjerig was,
wen er ein stunt darinnen sass,
so teten sich verjüngen wider
sein gmüt, herz und alle gelider.

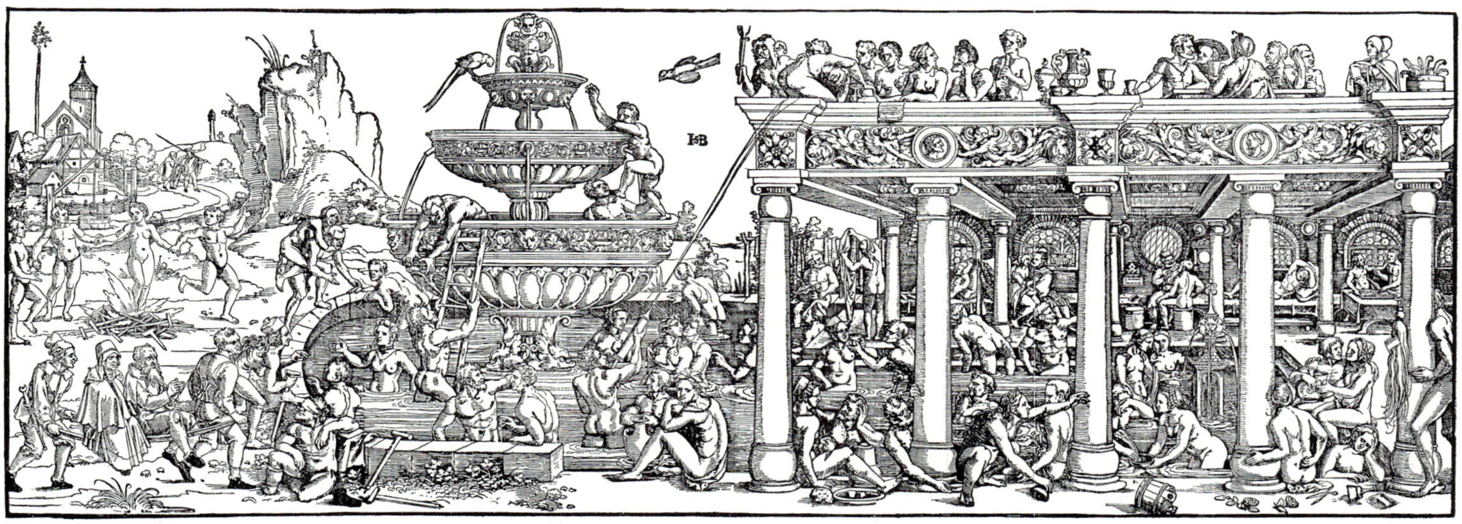

Bild 124. *Leben und Treiben an einem Jungbrunnen. Holzschnitt nach einem Bild von Hans Sebald Beham.*

Um den brunnen war ein gedreng,
wan dahin kam ein grosse meng,
allerlei nation und gschlechte,
münich, pfaffen, ritter und knechte,
burger, bauer und hantwerker,
der kam on zal zum brunnen her
und wolten sich verjüngen lassen,
vol zug es zu auf allen strassen,
Aus allen landen weit und ferren
auf senften, schlitten, wegen, kerren,
ir vil man auf radwerben zug,
etlich man auf mistberen trug,
und etlich trug man auf dem rücken,
etlich gingen daher auf krücken.

Zusamen kam ein hauf der alten
wunderlich, entig, ungestalten
gerunzelt, zanlücket und kal,
zittrent und kretzig überal,
dunkler augen und ungehöret,
vergessen, doppet und halb töret
Ganz mat, bleich, bogrücket und krum
da war in summa summarum
ein husten, reispern und ein kreisten,
ein achizen, seufzen und feisten,
als obs in einem spital wer.

Zwölf man waren bestellet her
die allen alten, so sie funnen,
halfen steigen in den junkbrunnen;
Die teten sich alle verjüngen
nach einer stunt, mit freien sprüngen
sprangen sie aus dem brunnen runt,
schön, wolgefarbt, frisch, jung und gsunt,
ganz leichtsinnig und wolgeberig,
als ob sie weren zwainzig jerig.

Da dacht ich mir im traum: fürware,
alt bist auch vier und funfzig jare,
dir get ab an ghör und an gsicht,
wes zeichst du dich, das du auch nicht
wol balt in den junkbrunnen sitzest,
die alten haut auch von dir schwitzest?
In dem daucht mich, wie ich zuhant
auch abzüg alles mein gewant,
in dem junkbrunnen mich zu baden,
ab zu kumen des alters schaden.

In dem einsteigen ich erwacht;
meins verjüngens ich selber lacht,
dacht: kein kraut ist auf ert gewachsen
mich zu verjüngen und Hans Sachsen.

In diesem Gedicht beschreibt Hans Sachs peinlich genau die Gebrechen und Sehnsüchte der vielen alten Leute, die sich eine Verjüngung erhoffen. Umsonst. Der Jungbrunnen erweist sich als Wunschtraum, den er am Ende des Gedichtes als unglaubwürdigen Spuk abtun muss.

Göttliche Ehren für einen Brunnen

Gutgläubiger waren da viele Badereisende, die im 16. Jahrhundert teilweise weite Reisen unternahmen, um in einem Wildbad nicht nur Heilung, sondern auch die ersehnte Verjüngung zu finden. Ein Beispiel dafür ist der ungeheure Zulauf, den der Brunnen von *Pyrmont* im Jahre 1556 erlebte. Wie eine Braunschweiger Chronik berichtet, liessen sich damals unzählige alte, verlebte Männer und Weiblein nach Pyrmont fahren, um dort ihr Alter und ihre Beschwerden wegwaschen zu lassen.

In einem Bericht aus dem Jahre 1840, der alte Überlieferungen über die angeblichen Wunderheilungen dieses Gesundbrunnens zusammenfasst, heisst es dazu:

«Der damals regierende Graf, Philipp von Spiegelberg, ward, durch den grossen Überlauf, von allen Seiten bedrängt und schon im Mai genöthigt, Gesetze zu erlassen, die, an einer Linde in der Nähe des Brunnens angeheftet, die Kurgäste zur Ordnung und Ruhe ermahnten. In denselben ward insbesondere verboten, dem Brunnen göttliche Ehre zu erweisen... Es scheint demnach, dass der Aberglauben grossen Theil an dem übermässigen Zulaufe zu dem ‹heiligen Brunnen› gehabt habe, wozu übertriebene Anpreisungen in einem ‹öffentlichen Truck, den etliche Ärzte oder Doctores, oder vielmehr Impostores oder Deceptores und Landtbuben ausgehen liessen›, Veranlassung gegeben haben sollen...»

«Der übertriebene Ruhm konnte nicht lange vor der Erfahrung bestehen. Man fand bald, dass der heilige Brunnen keine Wunder verrichten und nicht alle Krankheiten heilen könne. Der grosse Andrang liess daher dann ebenso rasch wieder nach, als er anfangs zugenommen hatte.»

Der Zustrom nach Pyrmont war im 16. Jahrhundert sicher eine Sensation. Aber auch andere Badeorte erlebten bald einen grossen Andrang. Oft erregte der Pomp, mit dem «erlauchte» Kurgäste anreisten, Aufsehen. So kam 1534 Pfalzgraf Philipp für sieben Wochen nach Gastein zur Kur, «mit grossem Gefolge, worin 70 Pferde waren». Andere Herrscher taten es ihm gleich. Kaiser und Könige waren darunter, aber auch hohe geistliche Herren. In den Wildbädern begannen herrliche Zeiten.

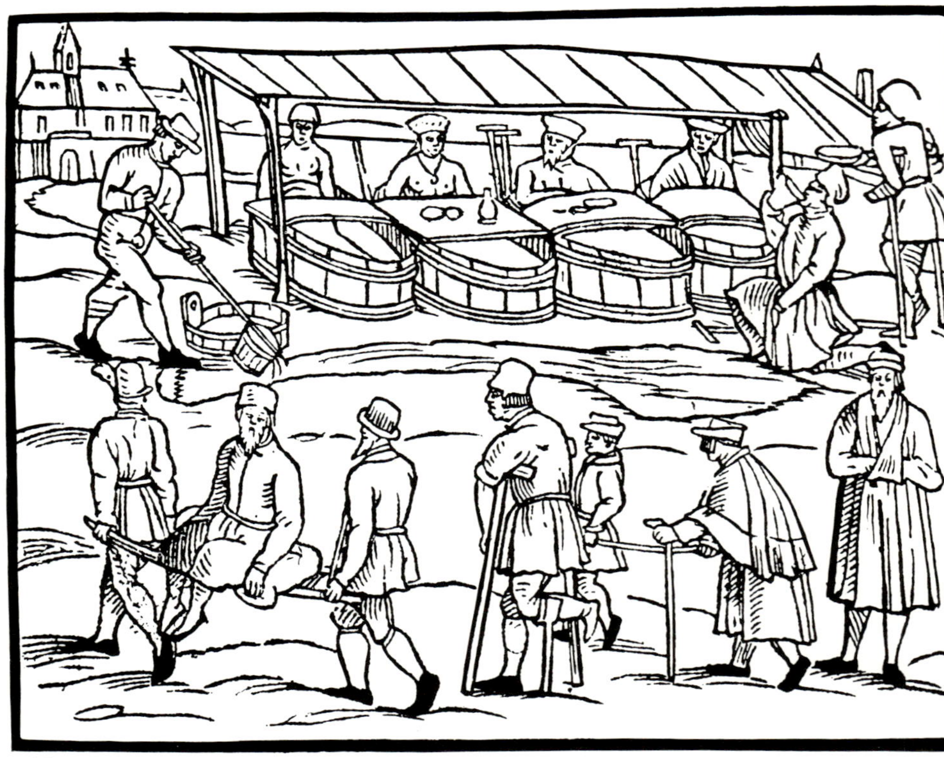

Bild 125. *Titelholzschnitt einer Beschreibung des Brunnens von Pyrmont, 1556.*

Vom «Genius» der Mineralwässer

Um das Jahr 1500 setzte auch in Mitteleuropa die Renaissance ein. In Italien hatte schon rund 150 Jahre früher ein neues, freieres Lebensgefühl begonnen die Menschen zu erfassen. Führende Köpfe orientierten sich wieder zunehmend an den über Jahrhunderte durch das Christentum verschütteten geistigen Strömungen und künstlerischen Ausdrucksformen der griechischen und römischen Antike. Das «finstere» Mittelalter näherte sich seinem Ende, eine «hellere» Welt der Wissenschaft und der «Menschlichkeit», des Humanismus, brach an. *Ulrich von Hutten,* der wohl streitbarste unter den deutschen Humanisten, rief damals aus: «O Jahrhundert, o Wissenschaft, es ist eine Lust zu leben!»

Dieses neue Selbstbewusstsein prägte die Künste, die überraschend vielfältig aufblühten, und auch viele wissenschaftliche Forschungsvorhaben, die Analyse von Mineralwässern eingeschlossen.

Im antiken Griechenland hatte einst Thales von Milet im Wasser den Urstoff des Universums gesehen. Wasser: der Stoff, der alles Lebendige hervorbringt und erhält. Solche Gedanken wurden in der Renaissance wieder aufgenommen. So schrieb *Matthias Sommer* 1580 in seiner Beschreibung von «Keiser Carls Warmbad»:

«Denn so wir eigentlich betrachten, entweder desselbigen ursprungk, oder vilfeltigen nutz, oder die gewaltigen wunderwerck Gottes, so darinnen geschehen, wird sichs der that befinden, dass unter den Elementen das wasser fast das edelste, notwendigste und fruchtbarste sey. Denn solches unter den erschaffenen Creaturen das erste gewesen, ehe die leuterung unnd absonderung der anderen Elementen von dem wasser geschehen, unnd der Geist Gottes hat die natur des wassers, mit seiner lebendigen Kraft fruchtbar und düchtig gemacht, zur nachfolgenden Schöppfung der anderen Craturen...»

Bild 126. *Der griechische Philosoph Aristoteles, der die Ärzte der Renaissance beeinflusste.*

Aristoteles als Wasserforscher

Bei solchen Vorstellungen blieben Ärzte und Philosophen der Renaissance aber nicht stehen. Sie nahmen auch die antike Vierelementenlehre wieder auf, nach der das Universum aus Feuer, Wasser, Luft und Erde bestehe. Das von Aristoteles als «kalt und feucht» eingestufte Element Wasser erwies sich bei näherem Zusehen als äusserst vielfältig: Thermalwässer waren zwar sicherlich ebenfalls «feucht», aber doch warm, und andere Wässer, die aus der Erde sprudelten, waren «sauer», schmeckten nach vielerlei Mineralien oder stanken nach Schwefel. Man begann, zuerst in Italien, die so offensichtlich vorhandenen Inhaltsstoffe der verschiedenen Wässer näher zu untersuchen.

Bereits der Platon-Schüler Aristoteles hatte um 340 vor Christus die These aufgestellt, Mineralwasser empfange seine Farbe und seinen Geschmack vom Boden, das es durchströme. Und im alten römischen Weltreich war einigen Beobachtern aufgefallen, dass verschiedene Wässer unterschiedliche spezifische Gewichte haben können und, so Plinius, «sich zuweilen ungern miteinander vermischen».

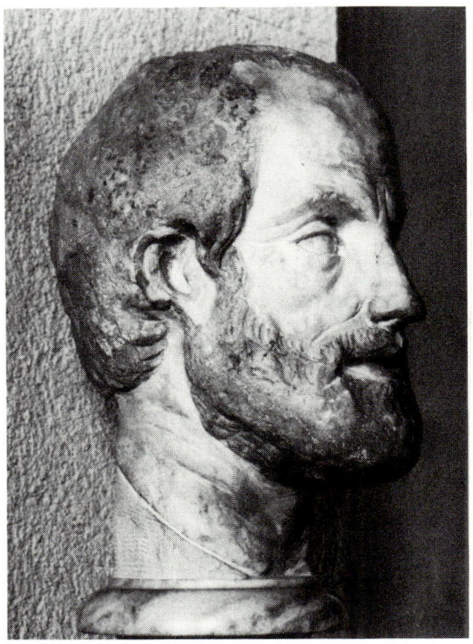

Die damalige «Chemie» war im wesentlichen auf die Beschreibung von Beobachtungen eigenartiger Tatbestände beschränkt. So führt der griechische Geograph Strabo als Besonderheit der Thermen von Hierapolis an, dass die Wurzeln der an den Quellen wachsenden Bäume und Sträucher vom (kalkhaltigen) Wasser schön rot überzogen seien.

Etwas weiter war da schon *Paulus von Ägina*, der im 9. Jahrhundert lebte und der schrieb, die verschiedenen Mineralbäder enthielten sehr unterschiedliche Stoffe, nämlich «itrum», Salz, Alaun, Schwefel, Kupfer, Eisen und Erdpech. Paulus von Äginas Gedanken gingen in das umfangreiche medizinische Lehrgebäude des arabischen Arztes ar-Rasi – in Europa zumeist Rhases genannt – ein und entzündeten über diesen Umweg das Interesse des in Sizilien residierenden Hohenstaufenkaisers Friedrich II., des Freundes arabischer und antiker Gelehrsamkeit. So berichtet der britische Gelehrte *Michael Scotus,* der sich ab 1227 für einige Zeit in Palermo am Hofe Friedrichs aufhielt, der Kaiser habe auch ihm die Frage nach der Entstehung der Mineralwässer gestellt: «Wir möchten wissen, wie die salzigen und die bitteren Wässer entstehen, die an manchen Orten hervorbrechen, und die übelriechenden Wässer, wie man sie an vielen Plätzen mit Bädern und Piszinen findet, ob sie aus sich selbst entstehen, oder anderswoher.»

Der grosse Paracelsus

Die Fragen waren also alt, als in der Renaissance forschende Geister darangingen, die Antworten darauf zu suchen. Im 14. Jahrhundert versuchten bereits *Giacomo de' Dondi* und sein Sohn *Giovanni* den Salzgehalt der Heilquellen von Abano näher zu bestimmen. Der Sohn gewann dieses Salz durch Verdampfen des Heilwassers und trieb damit einen einträglichen Handel. Der oberitalienische Arzt *Pietro da Tossignano* beschrieb wenig später die Wirksamkeit der warmen Wässer von Bormio.

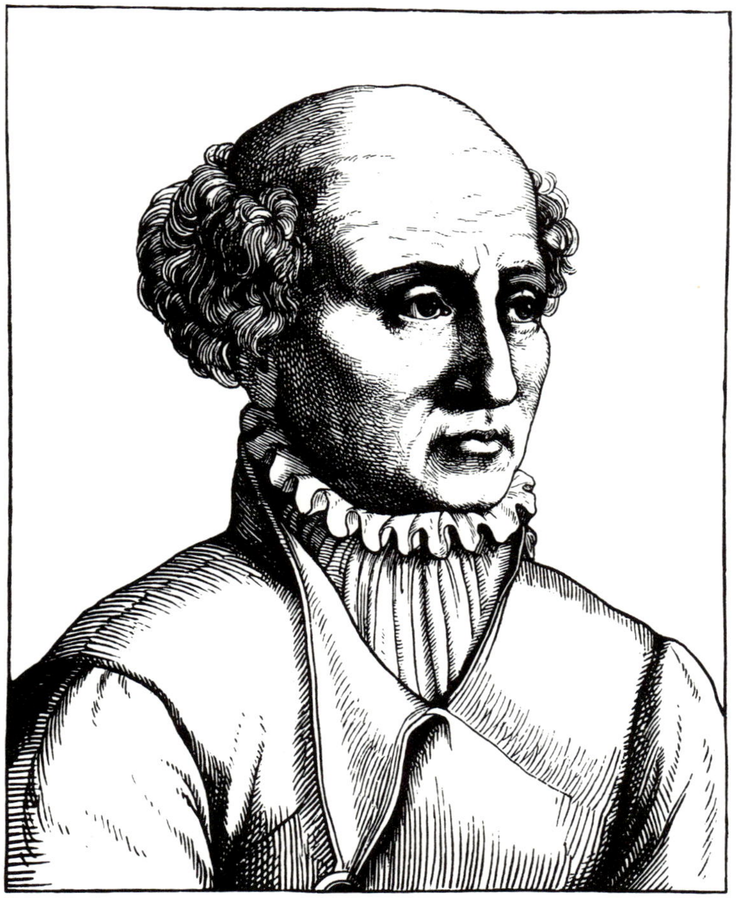

Bild 127. *Paracelsus, der Mineralwasserforscher. Späterer Kupferstich nach einer verlorenen Vorlage.*

Die Wirkung der Thermen war ihm allerdings wichtiger als eine Analyse des Wassers. Darin folgte ihm nördlich der Alpen zunächst *Konrad von Megenberg*, der direkt bei Aristoteles anknüpfte («Das Wasser entnimmt seinen Geschmack und seine Eigenart dem Erdreich, das es durchfliesst»), und ein reichliches Jahrhundert später der berühmte *Paracelsus,* der eigentlich Theophrastus Bombastus von Hohenheim hiess und 1493 als Sohn eines schwäbischen Arztes und einer Schweizerin in Einsiedeln geboren wurde.

Paracelsus, der wenig vom althergebrachten Bücherwissen hielt und sich lieber auf eigene Erfahrungen verliess, stellte viele chemische Versuche an, ja machte die (allerdings noch in den Kinderschuhen steckende) Chemie der Heilkunst dienstbar. Auf den Vorwurf, Kranken auch Gifte zu geben, soll er geantwortet haben: «Alle Dinge sind Gift, und nichts ohne Gift, allein die Dosis macht, dass ein Ding kein Gift ist.»

Um so erstaunlicher ist, dass Paracelsus in seinem Buch «Von den natürlichen Bedern», etwa 1525 erschienen, naturphilosophische Betrachtungen über die Entstehung der Heilwässer anstellt, aber auf die chemische Zusammensetzung dieser Wässer nicht eingeht. Der Grund: Paracelsus hatte Mineralwässer nicht analysiert. Er war der Ansicht, man solle sie an ihren Wirkungen erkennen, «so wie man die Bäume an ihren Früchten erkennt». Nach speziellen Substanzen zu suchen sei in vielen Fällen sinnlos, da Mineralien, die einst «aus dem Element Wasser geboren wurden», wenn sie «über die Zeit ihrer Reife hinaus» in der Erde liegen, wieder vollständig «zu Wasser vergehen». In solchen Wässern sind dann, so Paracelsus, keine Mineralien nachweisbar, obwohl diese Wässer noch die heilsamen Kräfte, den «spiritus» der Mineralien, in sich tragen. Im Original liest sich dies so:

«Wo das Salz nicht wäre, wären alle Metalle Wasser und das Gestein dergleichen; so folgt aus dem, dass aus Zerbrechung des Salzes wiederum Metalle und Stein zu Wasser werden... Also werden viele mineralia, die in vollkommener Geburt sind, vom Menschen nicht ausgegraben werden und über ihre Zeit liegen, verloren und verwandeln sich in Wasser...»

Folgerichtig bemühte sich Paracelsus, den «Genius der Bäder» an den einzelnen Quellen selbst zu erkunden, indem er die Wirkungen auf gesunde und kranke Menschen beobachtete und beschrieb. Er besuchte in den Jahren 1525 und 1526 Wildbäder und Sauerbrunnen in Südwestdeutschland, Österreich und der Schweiz. Das Ergebnis: Am höchsten stufte Paracelsus die Thermalwässer von Pfäfers ein, die heute in das nahe Bad Ragaz geleitet werden. Doch auch Wildbad, Teplitz, die drei Baden (Baden-Baden, Baden im Aargau und Baden bei Wien) sowie das «Zeller Bad», das heutige Bad Liebenzell, sind seiner Meinung nach sehr heilsam. Zu loben seien auch die Thermen von Gastein und vom lothringischen Plombières, deren Wirkungen aber sehr genau von den Ärzten beobachtet werden müssten. Unter den heilkräftigen Trinkwässern preist Paracelsus vor allem die von St. Moritz, Göppingen und Koblenz. Wie hoch Paracelsus die Mineralquellen einschätzte, zeigt ein Satz von ihm, der heute am Thermalbad von Liebenzell prangt: «Die Heylquellen seyndt die natürlichen Composita Gottes, sie seyndt vollkommener an Craft und Tugend als alles andere.»

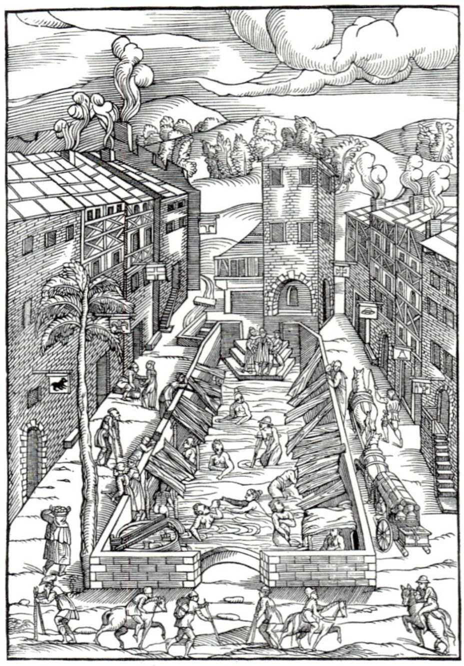

Bild 128. *Das Thermalbad von Plombières.*

Mit seiner Auffassung vom «Genius» und vom «spiritus» der Heilwässer hat Paracelsus in den folgenden drei Jahrhunderten viele Badeärzte beeinflusst, mit der Folge, dass diese Mediziner von anderen Ärzten wie von Naturforschern wegen ihres Glaubens an den «Brunnengeist» milde belächelt, verspottet oder angegriffen wurden.

Ärzte probieren und analysieren

Ein Zeitgenosse des Theophrastus Bombastus von Hohenheim, der Marburger Medizinprofessor *Johann Dryander,* stand einerseits manchen Gedanken Paracelsus' sehr nahe (er glaubte, die Wässer würden geboren und wüchsen, «wie auch die Metalle und alle Dinge auf Erden»), andererseits aber analysierte er verschiedene Mineralwässer: Er entnahm Proben unmittelbar an der Quelle und destillierte das Wasser. Den Rückstand liess er in der Sonne trocknen, zerrieb ihn und sortierte die Körnchen ihrer Farbe nach. Die so gesonderten Substanzen probierte er mit der Zunge und entschied so, was Salz, Gips, Alaun, Salpeter oder Metall war. Schwefel erkannte er am Geruch, wenn er einige Körner auf glühende Kohlen warf. In seinem 1535 erschienenen Büchlein «Vom Eymser Bad» kann er deshalb auch quantitative Aussagen machen: Alaun sei im Emser Wasser reichlich vorhanden, Salz nur halb soviel und Schwefel noch weit weniger. Damit war, soweit wir wissen, Johann Dryander der erste Forscher nördlich der Alpen, der Mineralquellen mit einer analytischen Fragestellung gegenübertrat.

Dennoch wusste Dryander durchaus, dass viele Unwägbarkeiten einen Badeerfolg mitbestimmen. Zum Beispiel, «das man in ein andere lufft kompt» und «die bewegunge im reisen zum bade zu» – das sei für Heilung suchende Menschen besser als manche Arznei und bewirke «vilmals grossen nutzen». Wie wichtig die Gemütsverfassung für jeden Genesungsprozess ist, wusste der Marburger Gelehrte auch schon: «Dann wer nitt freüdig im bade ist, und alle sorge und anligens dess gemüts auff die zeit zu rück schlegt, soll nitt vil nutzes vom bade bekommen, wie dis dann auch mitt andern artzneien zu thun von nöten sein will.»

Dryanders Worte machen deutlich, dass viele Wirkungszusammenhänge der Badekuren zu seiner Zeit bereits bekannt waren, die chemische Analyse der Heilwässer aber noch in ihren Kinderschuhen steckte.

Der sächsische Arzt, Humanist und Geologe *Georgius Agricola* (eigentlich hiess er schlicht Georg Bauer) schrieb nicht nur das erste brauchbare Handbuch der Geologie, sondern entwickelte auch die Mineralquellenanalyse weiter. In seinem Buch «De natura eorum quae effluunt ex terra» stellte er 1553 die damaligen Erkenntnismöglichkeiten bei der Analyse von Wässern dar. Zuerst sei die Umgebung der Quelle geologisch zu untersuchen, dann erst das Wasser selbst. Bei der Untersuchung des Wassers wie seiner Rückstände spielen auch bei Agricola die fünf Sinne die wichtigste Rolle.

Das «Gas sylvestre» wird entdeckt

Erstmals Alkohol zur Lösung der Rückstände von zuvor eingedampften Mineralwässern wandten der Italiener *Gabriele Falloppio* und der Basler *Leonhard Thurneysser zum Thurn* an, ohne damit jedoch wesentlich neue Erkenntnisse zu gewinnen. Zu wirklich neuen Einsichten gelangte, gut ein halbes Jahrhundert später, um 1620, der medizinisch und chemisch gebildete brabantische Edelmann *Johann Baptist van Helmont.* Er entdeckte in den Quellen von Spa das «Gas sylvestre», die Kohlensäure, und wies nach, dass man sie aus Kalkstein und Essig selbst herstellen kann.

An der Wende vom 16. zum 17. Jahrhundert widmet *Andreas Libau* – er nannte sich in späteren Jahren Libavius – drei Bücher seines umfassenden Lehrbuches «Alchemia» der Wasseranalyse. Neben der bereits üblichen Destillation probierte er die Filtration aus und das «Heraustreiben der Elemente durch Fäulnis».

Einen für die Wasseranalyse bedeutsamen Schritt nach vorn aber machte dann 1685 der grosse englische Naturforscher *Robert Boyle* mit seinem Buch «Short memoirs for the natural experimental history of mineral waters». Darüber schreibt *Johannes Steudel* in seiner Abhandlung über die Geschichte der Bäder- und Klimaheilkunde: «Er stellte fest, dass Säuren den Saft von Lackmus, Veilchen oder Kornblumen rot färben und dadurch erkannt werden können. Er sah, dass eine kupferhaltige Flüssigkeit mit Ammoniak einen blauen Niederschlag gibt und metallisches Silber mit schwefelhaltigem Wasser reagiert.

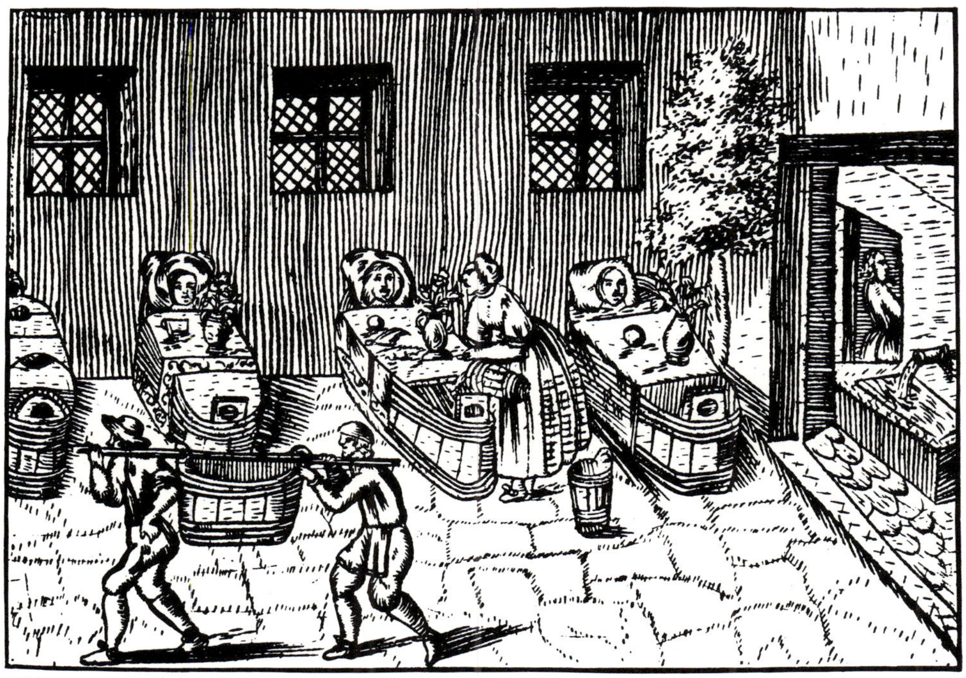

Bild 129. *Mineralbad in der zweiten Hälfte des 17. Jahrhunderts.*

Den Schwefelgehalt der Thermen von Bath (des berühmten, schon von den Römern genutzten Bades in England) zum Beispiel hat er an der von diesem Wasser bewirkten Veränderung von Silbermünzen nachgewiesen. Mit grosser Aufmerksamkeit hat er auch das spezifische Gewicht einzelner Mineralwässer untersucht und dabei gesehen, dass manche schwerer sind als gewöhnliches Wasser, was schon seinen Vorgängern bekannt war, einige aber leichter, wie zum Beispiel die Quelle von Spa.»

Robert Boyles Erkenntnisse beeinflussten in Frankreich den Mineralquellenforscher *Samuel Cottereau Duclos,* in Schweden den Arzt *Urban Hjärne* und in Deutschland den Professor *Friedrich Hoffmann,* der ab 1694 an der neugegründeten Universität Halle lehrte. Hoffmann war nicht nur zu Boyle nach England gereist, sondern hatte auch zahlreiche altbekannte Mineralquellen auf dem europäischen Festland besucht, ihr Wasser untersucht und beschrieben. Er war unter anderem in Spa, Selters, Schwalbach und Karlsbad und teilte die Quellen in Salzwässer, Bitterwässer, Eisenwässer, alkalihaltige Wässer und in indifferente Thermen ein – diese Systematik blieb lange gültig.

Das von ihm besonders geschätzte Karlsbader Wasser liess er eindampfen. Mit den Rückständen trieb er einen einträglichen Handel. Im Jahre 1722 veröffentlichte er eine «Anleitung zur künstlichen Herstellung von Mineralwässern».

Bad Lauchstedt in Thüringen verdankt seine Glanzzeit in der zweiten Hälfte des 18. Jahrhunderts einer günstigen Analyse Hoffmanns. Ebenfalls in Thüringen, in Weimar, veröffentlichte zu Beginn des 19. Jahrhunderts ein Namensvetter, der Apotheker K.A. Hoffmann, eine Zusammenstellung von 242 chemischen Mineralquellenanalysen. Sie stimmen mit den Ergebnissen moderner Untersuchungen weitgehend überein.

Dass heute weit genauere Analysen möglich sind, verdanken wir vor allem dem grossen schwedischen Chemiker *Jöns Jakob von Berzelius.* Er verfeinerte das vorhandene analytische Instrumentarium nicht nur, sondern erprobte es auch eingehend bei der Untersuchung der Quellen von Karlsbad, Franzensbad, Marienbad und Teplitz. Ebenfalls in der ersten Hälfte des vergangenen Jahrhunderts beschäftigte sich *Justus von Liebig* zeitweilig mit der Analyse von Heilwässern. Auf dem gleichen Gebiet forschte später auch der bekannte Heidelberger Chemiker *Robert Bunsen,* der Erfinder des «Bunsenbrenners», den jeder Gymnasiast aus dem Chemieunterricht kennt. Als Mineralquellen-

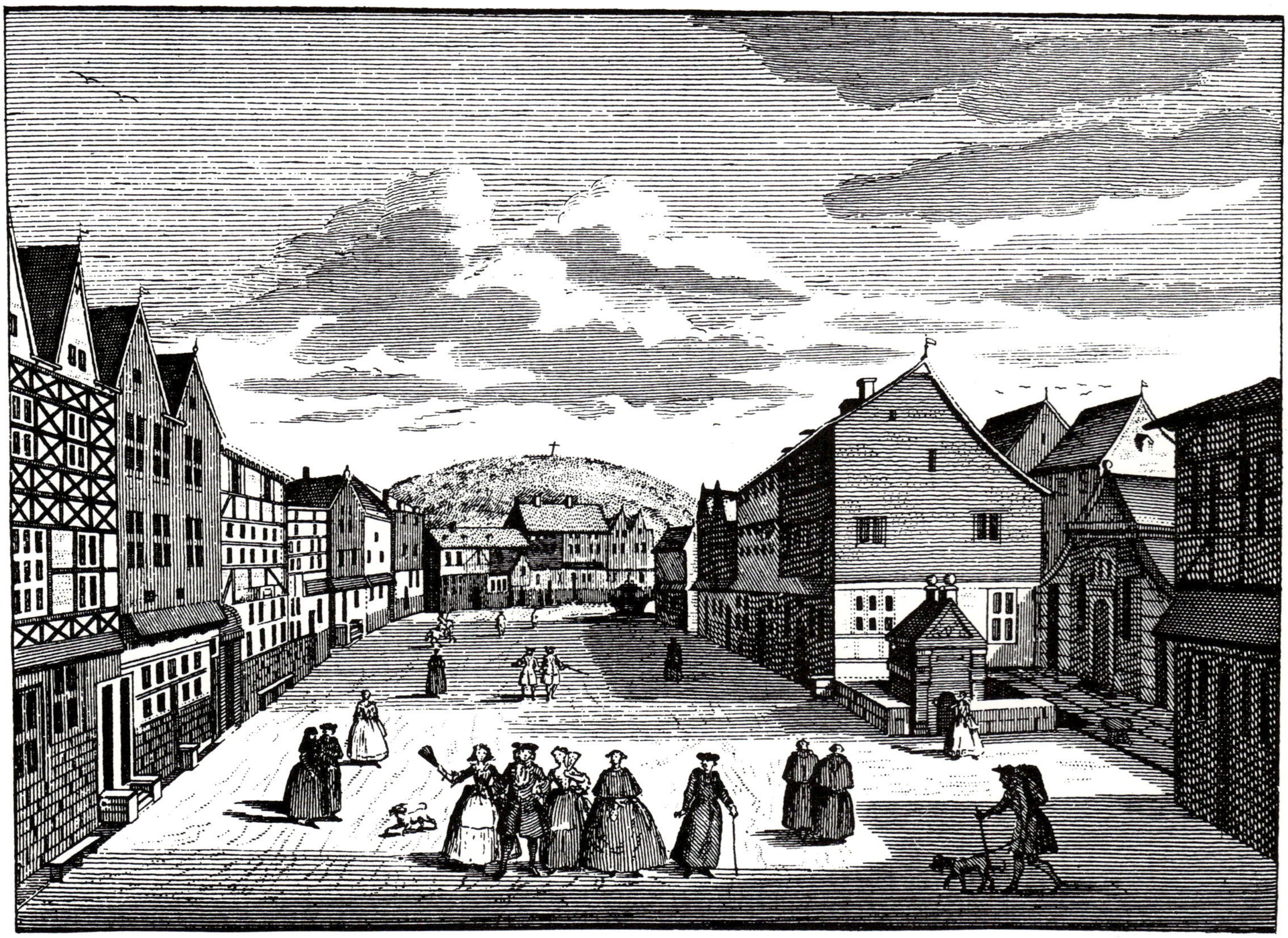

Bild 130. *Markt und Brunnen des belgischen Bades Spa, um 1745.*

chemiker besonders bekanntgeworden ist der Liebig-Schüler *Remigius Fresenius.* Er entwickelte die von Berzelius erdachten klassischen «Fällungsmethoden» zur Mineralwasseranalyse weiter.

Wasser wirkt geheimnisvoll

Obwohl chemische Untersuchungsverfahren heute in der Lage sind, den Inhalt jedes Mineralwassers genau zu spezifizieren und die Menge jeder darin enthaltenen Substanz mit vielen Stellen hinter dem Komma genau anzugeben, geht die Anwendung der Wässer in der praktischen Therapie bis heute weitgehend auf vorwissenschaftliche Erfahrungen zurück. Viele Zusammenhänge sind noch nicht erkannt, viele Wirkungsmechanismen noch nicht geklärt. Steudel dazu: «Das rechtfertigt bis zu einem gewissen Grade das Verfahren des Paracelsus, jede Mineralquelle als ein Ganzes zu nehmen und sie wie ein Arzneimittel zu behandeln.»

Viele Badeärzte der letzten 300 Jahre verhielten sich so. Sie nahmen «ihr» Heilwasser als gegeben hin und setzten es therapeutisch ein. Dabei hatten sie durchaus schon den «ganzen Menschen» im Blick und stimmten die Dosierung ihrer Kurmittel vorsichtig auf den Patienten ab. Das gilt vor allem für die Trinkkuren, die – von Ärzten empfohlen – im 17. Jahrhundert aufkamen und später das Badeleben beherrschen sollten.

Der erste bedeutende Badearzt Mitteleuropas war zweifellos der Aachener *Franziskus Blondel.* Er arbeitete in der zweiten Hälfte des 17. Jahrhunderts genaue Regeln für Trinkkuren aus, die er auf die verschiedenen Indikationen und auf seine Patienten abstimmte. Seine Erfolge gaben ihm recht.

Aber nicht immer waren die Lehren der frühen Balneologen ausgereift und verlässlich. So schrieb der Badearzt *Matthias Ramlovius* 1682, der Wildunger Stadtbrunnen habe in Holz eingefasst werden müssen, weil sein Wasser die alte steinerne Fassung zerfressen und sogar die Pflastersteine davor weichgemacht habe! Der Arzt erwarb sich dennoch Verdienste: Seine Lehre von der Heilkraft der Wildunger Quelle bei Nieren- und Blasenleiden war stichhaltig und sorgte für aufsehenerregende Heilerfolge.

Hundert Jahre später entwarf der Badearzt *Heinrich Matthias Marcard* eine Anleitung zum Gebrauch des Pyrmonter Brunnens, die eine Besonderheit aufwies: Sie hob die Bedeutung der Stimmung, der seelischen Verfassung für den Kurerfolg hervor. Marcard leitete damit eine neue Entwicklung in der Bäderheilkunde ein.

Ihm folgte vor allem *Christoph Wilhelm Hufeland,* von dem noch mehrfach die Rede sein wird. Hufeland stellte die Eigenart der Heilwässer, das Klima der Badeorte und die körperliche wie seelische Verfassung der Gäste in einen Wirkungszusammenhang. Sein Buch «Praktische Übersicht der vorzüglichsten Heilquellen Deutschlands», 1815 erschienen, beeinflusste die Badeärzte bis in die Gegenwart. Es löste das alte Standardwerk aus dem Jahre 1768 ab, nämlich *Johann Friedrich Zückerts* «Systematische Beschreibung aller Gesundbrunnen und Bäder Deutschlands». Zückert hatte seinem Werk ein Gedicht vorangestellt:

Ihr Ärzte kommt, durchforscht der Quelle Kraft!
Ihr findet Eisen, Schwefel, Salz und Erde
Folgt der Natur, dass Eure Wissenschaft
Auf ihrem Pfad gewisser werde.

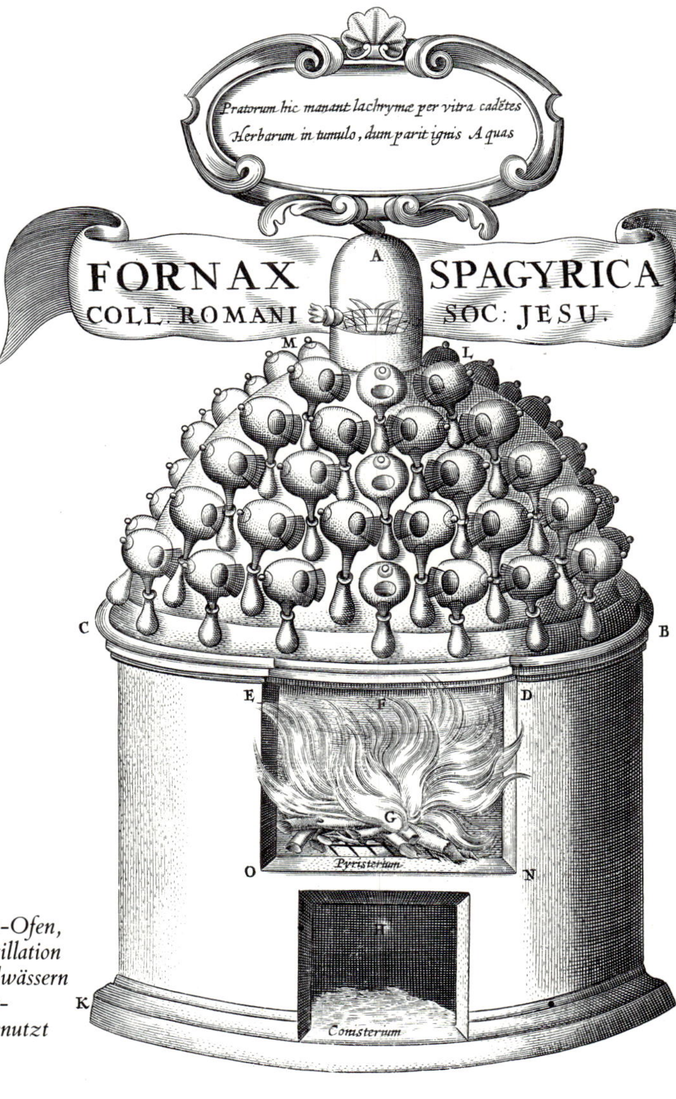

Bild 131. *Alchimisten-Ofen, der zur Destillation von Mineralwässern und Kräuterextrakten benutzt wurde.*

Trimm dich mit kalten Bädern

Kaltwasserkuren gab es schon bei den «Alten» – sie sind auch im Mittelalter nie ganz vergessen worden. Kaltes Wasser diente oft auch zur ersten Hilfe, besonders wenn es galt, Schäden bei Erfrierungen zu verhindern. So wird von Bischof *Otto von Bamberg* berichtet, dessen Füsse durch die Kälte «bis aufs Mark» angegriffen worden waren: «Er wies warmes Wasser zurück, steckte die Füsse in kaltes und vertrieb so Kälte mit Kälte».

Es wird «lebendiges» Wasser gewesen sein, das der fromme Mann benutzte. Denn ein verbreiteter Glaube schrieb nur solchem Wasser eine besondere Kraft zu, das frisch aus einer Quelle oder aus einem fliessenden klaren Gewässer geschöpft worden war. Nicht zufällig pilgerten in den Alpenländern Heilungsuchende mit Vorliebe zu Bergquellen, von denen einige als «Kaltbad» oder «Kaltbrunn» berühmt wurden. So etwa das Rigikaltbad, in einer Bergschlucht zwischen Vierwaldstätter- und Zugersee gelegen. Noch heute besteht dort eine Station der Arth-Rigi-Bahn, wenn auch die grossen alten Hotels für die Badegäste inzwischen Opfer der Spitzhacke geworden sind. Der dortige «Schwesternbrunnen», nie über 5 °C warm, galt einst als besonders heilkräftig. Doch heute wird er zu Kurzwecken nicht mehr genutzt.

Nicht mehr genutzt wird auch das Kaltbad im Krauchtal, Kanton Glarus, dessen Badebetrieb auf einem Holzschnitt in der «Schweizerchronik» aus dem Jahre 1548 dargestellt ist (dort fälschlich als «kaltes Bad auf dem Wepchen» bezeichnet). Dieses Kaltbad soll für Wunder gesorgt haben: Blinde konnten wieder sehen, Taube wieder hören. Hier wie anderswo heilten die kalten Wässer aber nur dann, so glaubte man, wenn die Heilungsuchenden dreimal darin untertauchten. Die religiösen Wurzeln dieses Brauchs sind unverkennbar.

Zuweilen trieb der Aberglaube seltsame Blüten: In Böhmen hielt man Quellwasser, in der Nacht vor dem Tag der Heiligen Drei Könige geschöpft und vor der Sonne verborgen, für sehr heilkräftig. Auch als Mittel gegen Ungeziefer und Gespenster sollte es taugen. Wasser, in der heiligen Weihnacht heimgebracht, sollte gegen Hexenwerk, Zauberei und Ungewitter schützen – aber auch Schmerzen vertreiben: «Das fliessend brunnwasser, so man in der Heyligen Weynacht so lang die Glock Zwölffe schlägt, samlet, und Heilwasser genannt wird, ist gut gegen das Nabelwehe.»

Der Italiener *Giovanni Savonarola*, Verfasser etlicher Badeschriften, setzte sich um 1440 engagiert für kalte Vollbäder ein. Um die gleiche Zeit empfahl der französische Chirurg *Ambroise Paré*, vermutlich arabischen Beispielen folgend, Wunden mit kaltem Wasser und nicht – wie damals üblich – mit heissem Öl auszuwaschen.

Ärzte heilen mit kaltem Wasser

Kalte Bäder wurden seit der Mitte des 16. Jahrhunderts vereinzelt auch von Ärzten als Kur verordnet. So geschah es im «kalten Bad» auf der Rischi-Alp in Unterwalden, einem der vier waldreichen Kantone der Schweiz, nach denen der Vierwaldstättersee seinen Namen hat. Das spätere Schwendikaltbad wurde 1576 von *Adam von Bodenstein* erstmals erwähnt. Es lag, so Bodenstein, «in klüfften, in welchen der schnee zu keiner ewigen zeit abgeschmoltzen» ist und «wirt von vilen besucht, aber sie verharren nit lang darin, vertreibet etliche kranckheiten gar schnell».

Der Weg ins Bad und zum Heilerfolg war – und dies nicht nur auf der Rischi-Alp – beschwerlich und unangenehm. Davon zeugt nicht zuletzt die zuweilen geübte Sitte, gegen Bezahlung einen «Ersatzmann» ins kalte Bad zu schicken: Die Wirkungen der Bäder auf den «Strohmann» würden, so glaubte man, auch den Auftraggeber heilen …

Das kalte Bad der Gesundheit zuliebe gewann in jenen Tagen wieder Anhänger. Da auch Ärzte solche Bäder in ihre Therapie aufnahmen, wurden sie zusehends zu einem seriösen Heilmittel. Fröhliche Badereisen in die modischen Wildbäder jedenfalls wurden von den Ärzten des 16. und 17. Jahrhunderts dagegen kaum noch oder nur mit Vorbehalt empfohlen. *Johann Baptist Lamzweerde*, Professor der Medizin in Köln, wetterte um 1600 sogar mit starken Worten gegen die Lustfahrten in die Mineral- und Thermalbäder. Die dort geübte Völlerei und die Ausschweifungen widerstrebten seinem ärztlichen Gewissen. Er und manche Kollegen versuchten statt dessen, gewöhnliches kaltes Wasser als Heilmittel einzusetzen. Sie entwickelten schon spezielle Wasseranwendungen, die erst 250 Jahre später durch den Pfarrer Sebastian Kneipp weithin bekannt werden sollten. Zu den Ärzten, die sich bereits als ausgesprochene Wassertherapeuten betätigten, gehörten:

- Der Italiener *Bartholomäus Viotti* und
- *Johann Guinther von Andernach*, Professor in Paris und Leibarzt König Franz I., der in seiner Schrift «De balneis et aquis medicatis» verschieden temperierte Wassergüsse rühmte.
- Der Strassburger Mathematiker und Arzt *Walter Hermann Ryff* verschrieb schon um 1550 «Traufbäder» – Güsse aus einer Wasserrinne.
- Der portugiesische Mediziner *Amatus Lustianus* empfahl kaltes Wasser gegen Entzündungen und auch
- *Johann Zecchius*, ein von Papst Clemens VIII. oft konsultierter Arzt, sowie
- *Henricus ab Heers*, zunächst Stadtphysikus in Lüttich und später Leibarzt des Erzbischofs von Köln, wussten ebenfalls schon kalte Sturzbäder einzusetzen.

Dagegen fiel es im 16. Jahrhundert nur wenigen Ärzten ein, sich vom Wasser*trinken* eine heilsame Wirkung zu versprechen. Eine der Ausnahmen war *Prosper Alpinus*, Doktor der Medizin in

Padua. Er empfahl schon um 1590 jedem, der gesund bleiben wollte, täglich etliche Becher pures Wasser zu trinken.

In den Jahren nach 1650 griffen verschiedene Ärzte erstmals seit der Antike wieder die Frage auf, warum einfaches Wasser heilsam wirken kann. Für *Hermann von der Heyden*, Arzt im flämischen Gent, lagen die Dinge auf der Hand: Gott hat das Wasser heilkräftig gemacht und breit über die Welt verteilt, damit sich jeder davon nach Bedarf bedienen könne. Immerhin soll Heyden während einer Ruhrepidemie in seiner Vaterstadt 360 Kranke mit Wasser geheilt haben. Seine 1649 erschienene Schrift handelt denn auch «von der unglaublichen Wirkung des kalten Wassers».

Gelobt sei, was hart macht

Sowohl Mineral- als auch einfaches Wasser analysierte der englische Arzt *Sir John Floyer* aus Lichfield. In seinem Buch «Psychrolusia», 1702 erstmals gedruckt, empfahl er besonders das Baden in Flüssen und Seen, um das Blut zu verdünnen und damit «die Schärfe aus dem Leib zu schaffen». Kaltes Wasser helfe auch, so Floyer, gegen die «Verweichlichung», die zugenommen habe, seit bei der Taufe das Untertauchen durch ein blosses Beträufeln des Säuglings ersetzt worden sei.

Kaltes Wasser sollte kleine Kinder auch von der Rachitis heilen. So heisst es in einem an John Floyer gerichteten Brief: «Nichts ist verbreiteter in diesem Lande und wird nützlich zur Verhütung oder Heilung von Rachitis befunden, als Kinder von einem Jahr, und darüber, zu den Brunnen von St. Bede, Honwick oder St. Mungo (welches sehr kalte Quellen sind) zu schicken und sie in den Monaten Juni und Juli 14 Tage lang, und länger, einzutauchen...»

Die abhärtende Anwendung von kaltem Wasser bei «Weichlingen älterer Jahrgänge», «welche durch Missbrauch des Weins, warmer Bäder, der lieben Venus, der Thee- und Coffee-Getränken sich verderbet, den Leib und sonderlich die nervösen Theile geschwächt haben» – das empfahl wenig später der Zürcher Stadtarzt *Johann Jakob Scheuchzer.* Im übrigen hatte er klar vor Augen, dass Heilwirkungen nicht von bestimmten Brunnen, sondern vom kalten Wasser an sich ausgehen. Zum Nutzen der Menschen, so schrieb er, «wäre zu wünschen, dass man nicht nur von jetzt erzehlten, sondern auch andern kalten Berg-Brünnen (dänn zweifelsohne alle von gleichen Wirkungen, folglich auf allen Bergen, ja auch in Thäleren und Dörfferen dergleichen Wasser anzutreffen) mehrere und genaue Proben würde machen...»

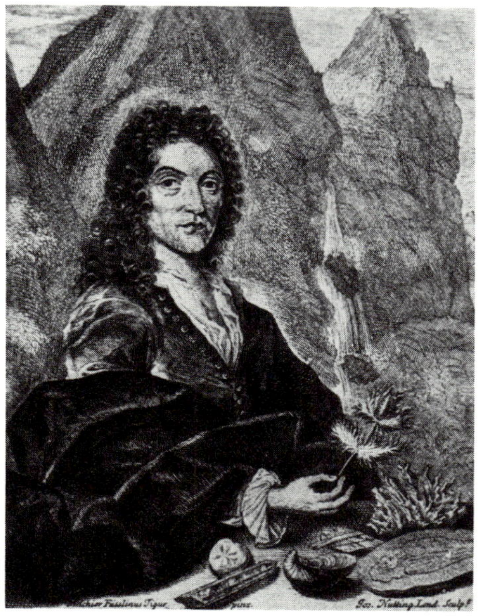

Bild 132. *Der Zürcher Arzt und Kaltwasser-Therapeut Johann Jakob Scheuchzer.*

Andere Mediziner der Zeit dachten bei den Wasseranwendungen vor allem an handfeste Krankheiten. So der Franzose *Etienne François Geoffroy,* der sich fragte, ob Wasser vor der Pest schützen könne. Er verkündete auch, dass Reinlichkeit helfe, Krankheiten abzuwehren. Geoffroy im Jahre 1721: «Wir glauben, dass von allen Getränken das, was uns die Natur darbietet, das beste sei, nämlich das reine klare Wasser. Es verdient nicht allein den Namen eines Schutzmittels, sondern noch einen grösseren Titel. Man kann es als ein Universalmittel betrachten, gegen alle Krankheiten im allgemeinen und gegen jede insbesondere geeignet. Es hat nur den Fehler, dass es zu allgemein, zu bekannt und deshalb zu wenig geachtet ist.»

Der Erfinder der «Hoffmannstropfen» schaltet sich ein

Besonders sorgfältig untersuchte der dänische Arzt *Johann Heimreich,* Professor für Medizin und Physik in Coburg, die Eigenschaften reinen Wassers. Einen grösseren Widerhall, vor allem in medizinischen Fachkreisen, hatte der berühmte Professor der Medizin in Halle, *Friedrich Hoffmann,* nebenher Erfinder der «Hoffmannstropfen», die bis ins 20. Jahrhundert hinein in jeder Hausapotheke zu finden waren. Er pries 1731 das schlichte Wasser als wirksame Arznei gegen die meisten Krankheiten, aber auch als Mittel, dem Krankwerden vorzubeugen.

Wasser, das flüssige Urelement, unterhält die Blutzirkulation. Das war die erste Kernaussage Hoffmanns. Im Originaltext liest sie sich so: «Denn nachdem vor 100 Jahren der Umlauff des Geblüthes und Säffte in Menschen und Tieren erfunden, auch dass der menschliche Körper aus vielen grossen und millionkleinen Gefässen und Kanälen bestehet, wodurch sich das Blut beweget und nach dem Hertzen zuläufft, klärlich dargebracht worden, so hat man sonnenklar erwiesen, dass nicht allein das Leben und Dauerung des an sich zur Fäulnis geneigten Cörpers, sondern auch die Würckung der Seelen, die im Verstande und äusserlichen und innerlichen Sinnen bestehet, davon zugleich dependiere, indem wenn dieser Umlauff des Geblüths aufhöret, sogleich Sinn und Verstand sich verlieren. Nun ist aber vornehmlich dem flüssigen wässerigen Wesen... hauptsächlich der beständige und ungehinderte Umlauff der Säffte zuzuschreiben.»

Wasser nimmt die Schärfe – dies war die zweite wichtige Aussage Hoffmanns. Auch andere Ärzte des frühen 18. Jahrhunderts betonten die neutralisierende Wirkung des «gemeinen Wassers» immer wieder: So wie das Wasser beim Waschen die Schmutzteilchen wegschwemmt, so nimmt das Wasser im Blut alle giftigen Stoffe – die Schärfe – auf und spült sie aus. Eine Aussage, die in den folgenden Jahrzehnten viele Ärzte beeinflusste und die bis heute ihre Gültigkeit nicht verloren hat.

«Wasserhähne» unterrichten «von Krafft und Würckung des frischen Wassers»

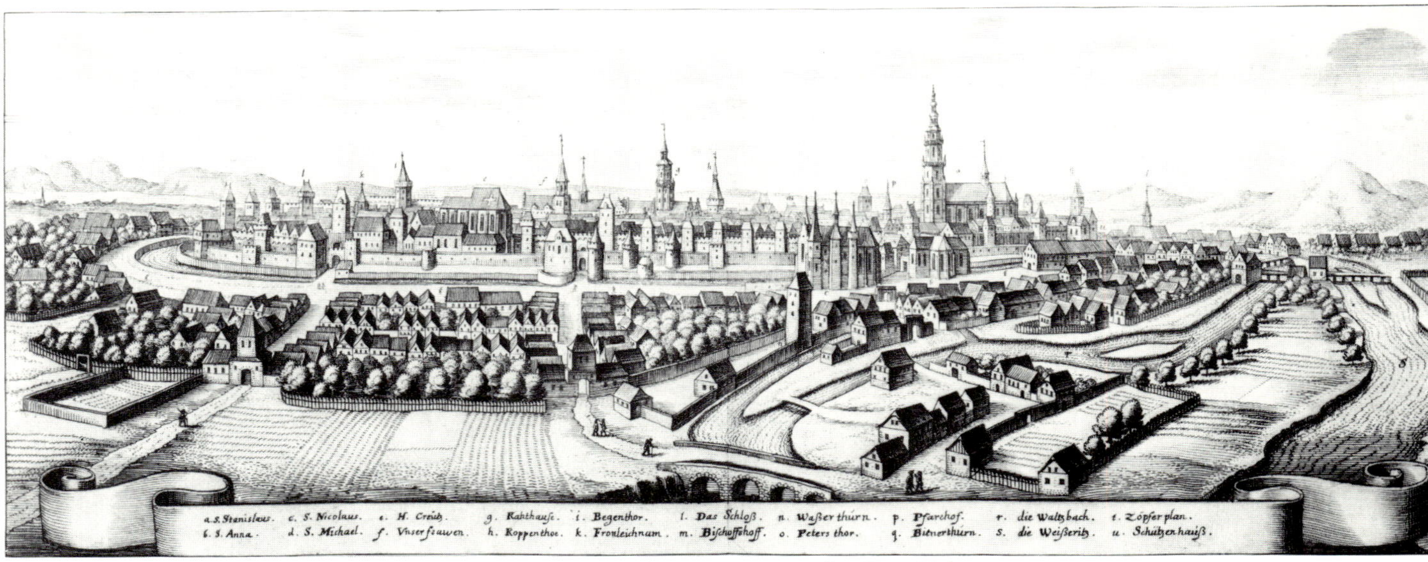

Bild 133. *Die Stadt Schweidnitz in Schlesien. Hier lebten und wirkten die drei Wasserärzte aus dem Hause Hahn.*

Schüsse, Schreie, das Wiehern aufgeschreckter Pferde: hinter Büschen und Bäumen brachen sie hervor, die schwedischen Reiter. Für die Handelsleute und die angehenden Studenten, alle auf der Reise nach Leipzig, gab es kein Entkommen: «Etliche Personen wurden von den Frey-Reutern totgeschossen, viele verwundet, 9 Wagen ganz geplündert, 12 Pferde ausgespannt und dem angehenden Studiosus Gottfried Hahn das Pferd niedergeschossen, doch kam er selbst unbeschädigt aus diesem Unglück davon.»

Hätte er den blutigen Überfall auf der Bunzlauer Heide im Frühjahr 1645 nicht überlebt, gäbe es heute keine Kneipp-Kur. Denn Sohn und zwei Enkel Gottfrieds – er war später Pfarrer an der Friedenskirche im schlesischen Schweidnitz – entwickelten eine Wasserkur, die reichlich hundert Jahre später dem Theologiestudenten Sebastian Kneipp das Leben retten sollte.

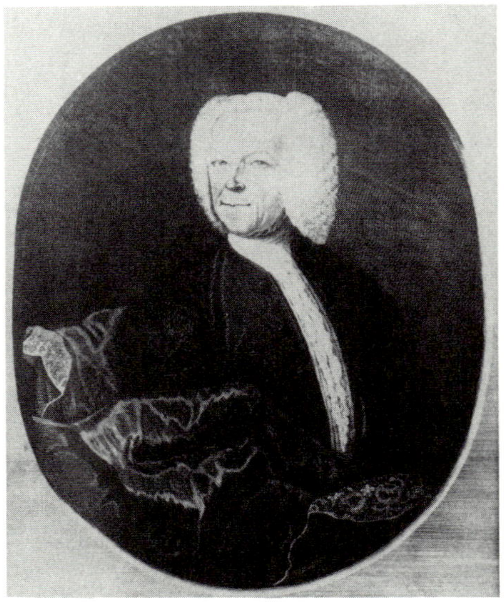

Bild 134. *Wasserarzt Siegmund Hahn.*

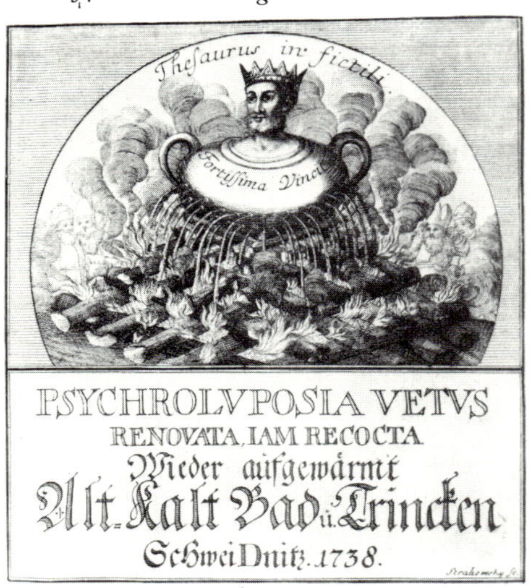

Bild 135. *Wasser besiegt das Feuer.*

Der Sohn des Gottfried hiess *Siegmund Hahn* (nach manchen Quellen auch Siegemund oder Sigismund Hahn). Er ist der älteste der Schweidnitzer «Wasserhähne», wie bald die drei Ärzte aus dem Hause Hahn zwischen Oder und Riesengebirge genannt wurden. Siegmund studierte zunächst in Leipzig, später an der holländischen Universität Leyden, wo er 1689 zum Dr. med. promoviert wurde. Dort lernt er auch das Werk des englischen Wasserarztes John Floyer kennen, das er in seinen Schriften später oft zitiert. «Der Peterswälder Gesundbrunnen», Hahns erstes Buch, erschien 1732. Es beschreibt die Wirkung eines neu entdeckten Brunnens südlich von Schweidnitz und verkündet erstmals seine Überzeugung: Der Ursprung aller Dinge liege im Wasser, im «einfachen» Wasser, denn beim «mineralischen» wisse man nie, welche Wirkung es habe. Schlichtes kaltes Wasser zu trinken, sich damit zu waschen, zu begiessen oder darin zu baden, sei heilsam. Siegmund Hahn hielt sich bis an sein Lebensende daran: noch kurz vor seinem Tode – er starb 1742 mit 78 Jahren – badete er auch im Winter kalt.

Auf der Titelseite seines zweiten Buches, der «Psychroluposia» (Untertitel: «Wieder aufgewärmt Alt-Kalt Bad und Trincken») ist der berühmte Streit zwischen den Ägyptern und den Chaldäern dargestellt: ob der Wasser- oder der Feuergott der stärkere sei. Das Wasser siegte durch eine List der Ägypter, die den Kessel angebohrt und die Löcher mit Wachs verstopft hatten. Über dem Feuer schmolz das Wachs, und das ausströmende Wasser löschte das Feuer.

Die «kleine Kur» des Siegmund Hahn (er nannte sie «kleine Gerätschaft» oder «petit apareil») empfahl das tägliche

Abwaschen des Körpers mit einem Schwamm und das Eintauchen des Kopfes in kaltes Wasser. Die «grössere Kur» bestand aus kalten Sitz- und Fussbädern, während die «grosse Kur» ein spezielles kaltes Vollbad einschloss. Der Badende setzte sich bis an die Achseln in eine grosse kupferne Wanne, die unter einem Zelt im Hof des Hauses am Ring Nr. 21 in Schweidnitz stand. Er hatte sich darin eifrig zu bewegen: «Stützt man sich auf die Arme, so fährt man auf und nieder; hält man sich zu Füssen an den Rand der Wanne, so zieht und schwimmt man fürwärts, und von dannen wird wieder abgestossen, dahin gefahren, wo zuvor gesessen.» Natürlich schlugen die Wellen dem Badenden über dem Kopf zusammen, aber: «Wer sich ein paar hundert Mal in der Wanne auf- und abzieht, wird über keine Kälte des Bades zu klagen haben.»

«Der Patient schrie gewaltig»

Ein Heilerfolg des Wasserarztes (er war auch Stadtphysikus und Leibarzt des polnischen Thronfolgers Jacob Sobiesky) erwies sich als besonders folgenreich: Der spätere Generalchirurg der preussischen Armee, Johann Christian Anton Theden, zog den Doktor Hahn im ersten Schlesischen Krieg zu einem Fall hinzu. Ein Unteroffizier der Garnison hatte sich die Hühneraugen geschnitten und die Wunde im Pferdestall beschmutzt. Sein Fuss war bereits so angeschwollen, dass der Stiefel aufgeschnitten werden musste. Theden: «Der Patient schrie gewaltig, und ich zitterte gleichfalls wegen des Ausgangs und der Folgen der Cur.»

Hahn verordnete zunächst einen Aderlass und ein «resolvierendes Pulver». Dann umwickelte er Bein und Unterleib des Soldaten mit einem nassen Bettlaken. Die kalten Umschläge mussten in kurzen Abständen erneuert werden. Nach drei Stunden nahm die Schwellung bereits ab, und bald war der Kranke wieder völlig gesund. Die Heilung sprach sich herum, mit der Folge, dass Hahns Wassertherapie Eingang fand in die medizinische Praxis der preussischen Armee wie in der Berliner Charité (dem führenden Krankenhaus der Hauptstadt).

In Schweidnitz führte der weitgereiste Siegmund Hahn – nach seinem Studium hatte ihn eine zweijährige Bildungsreise bis nach Paris und Lyon gebracht – ein gastfreundliches Haus. «Am Kamin der Hahns», das war stadtbekannt, kamen geistreiche und gelehrte Männer zusammen, die nicht immer die strengsten kirchlichen Ansichten zum besten gaben. Bei den nächtelangen Gesprächen waren dabei: Hahns ältere Söhne Johann Gottfried und Johann Siegmund sowie deren Schulfreund Johann Christian Günther, der Poet, dessen «blutwarme Erlebnislyrik» den Sturm und Drang vorwegnahm.

Der Geist der Aufklärung war in Schweidnitz eingezogen. Als Quelle der Erkenntnis dienten nicht mehr allein die Überlieferung und die gedankliche Spekulation, sondern eigenes Erleben und auf Experimente gestützte Erfahrungen. So hatte Hahn die Wirkungen des kalten Wassers zu einem grossen Teil am eigenen Leib erprobt – eine damals revolutionäre Tat.

Wasser verhilft den Preussen zum Sieg

Johann Gottfried Hahn, der älteste Sohn des Schweidnitzer Stadtarztes, studierte ebenfalls Medizin. Er pflegte die von seinem Vater entwickelten Wasserbehandlungen weiter, wenngleich sein wissenschaftliches Interesse vor allem der Erforschung der Pocken galt. Nach dem Studium in Leipzig liess er sich in Breslau nieder, wo ihn sein Vater 1737 mit kaltem Wasser von schwerem Typhus rettete. Dieser Heilerfolg wurde später von allen drei «Hähnen» in ihren Schriften immer wieder zum Beweis der Heilkraft des kalten Wassers herangezogen.

Im Mai 1745 kurierte Johann Gottfried Hahn dann seinerseits den preussischen Generalfeldmarschall von Buddenbrock, «dass Sr. Excellenz, da Sie nur wenige Tage zuvor das Bette verlassen, bei dem grossen Siege zu Friedeberg 18 Stunden zu Pferde zu sitzen und den rechten Flügel der Armee zu kommandieren fähig gewesen». Vermutlich

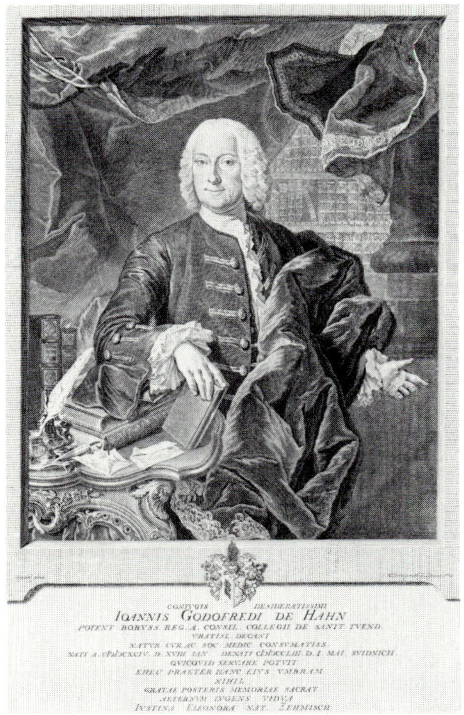

Bild 136. *Johann Gottfried machte Karriere.*

wäre Preussen nicht zur europäischen Grossmacht aufgestiegen, hätten sich die Buddenbrockschen Kürassiere am Morgen des 4. Juni 1745 bei Hohenfriedeberg nicht gegen die Österreicher und Sachsen durchgesetzt. Vor allem die sächsische Reiterei unter dem Herzog von Weissenfels machte den Preussen schwer zu schaffen, wobei sich der Kornett August-Heinrich von Schönfels besonders hervortat.

Johann Gottfried Hahn wurde daraufhin zum Hofrat ernannt. Drei Jahre später, er war inzwischen Dekan des Breslauer Collegium medicum, erhob ihn Friedrich der Grosse in den «preussischen Adel- und Ritterstand».

Die Verdienste dieses Hahn, der auch in die «Leopoldina» (die Deutsche Akademie der Naturforscher) aufgenommen wurde, lagen vor allem darin, dass er in seinen Schriften immer wieder die Bedeutung einer vernünftigen Lebensführung hervorhob. Er lobte frische Luft wie leichte Kleidung, warnte vor übermässigem Arzneimittelkonsum und betonte, die medizinische Arzneikunst habe ihre Berechtigung nur soweit, wie sie die Natur unterstütze. Sein Buch «Geschichte der Fieberepidemie von 1737 in Breslau», in dem er auch die Anwendung kalter Bäder beschreibt, wirkte bis nach England.

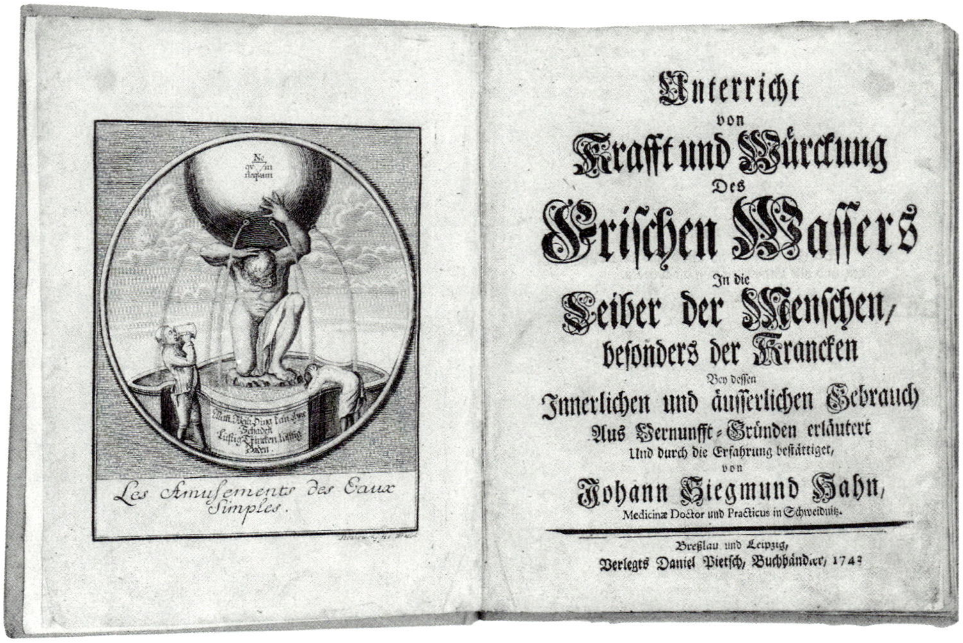

Bild 137. *Das Buch des jüngsten «Wasserhahns»: Titelblatt der zweiten Auflage.*

Ein Buch wird zum Bestseller

Der jüngere Bruder Johann Gottfrieds, *Johann Siegmund Hahn,* führte derweil die väterliche Praxis in Schweidnitz weiter. Sein Buch fand die grösste Verbreitung: «Unterricht von der Krafft und Würckung des frischen Wassers in die Leiber der Menschen.» Im Jahre 1738 erstmals erschienen, wurde es innerhalb von sieben Jahren fünfmal aufgelegt. Bis in unser Jahrhundert hinein – der letzte unveränderte Neudruck erschien 1938 – blieb diese Schrift wirksam. Sie war es auch, die 1849 dem Studenten Sebastian Kneipp in die Hände fiel und zur «Keimzelle» der Kneipp-Kuren wurde.

Dieses Buch zeichnet sich durch eine derbe, volkstümliche Sprache aus, die Johann Siegmund auch begründet hat: «Was meine gebrauchte Schreib- und Lehr-Art betrifft, so glaube ich, es sey jedwedem erlaubt zu reden, wie ihm der Schnabel gewachsen, und sich in seinem Vortrag einer Ordnung zu bedienen, die seinem Genio am gemässesten ist.» Sachlich bringt diese Schrift viel von dem, was Vater Hahn schon erprobt und angewendet hatte:

«Es war nicht zu verwundern, dass auch die jungen Hähne zwitscherten wie die alten sungen oder krähten; und da ich einige Jahre in der Schule meines ehrlichen Vaters zugebracht, so habe ich nicht nur die Gründe seiner Meinung sattsam begriffen, sondern auch in praxi selbsten den nie genug zu erhebenden herrlichen Nutzen des frischen Wassers bey vielerley, auch oft gefährlichen und schweren Krankheiten, mit meinen eigenen Augen gesehen.»

Das Buch des jüngsten «Wasserhahns» erläutert aber nicht nur die Wirkungsweise des Wassers, sondern gibt auch viele Ratschläge. Einer davon: «Zwar mag wohl das Wasser die Hesslichen nicht schön machen ... doch ist es vermögend, die noch gegenwärtige Schönheit ziemlich zu erhalten. Vom blosen kalten Wasser ist auch kein übler Geruch zu besorgen, und weil es zwar die Haut, doch nur gantz gemachsam, aufquellt, dabey aber auch stets geschmeidig erhält, so können die Runtzeln nicht so bald, die Schurffen aber gar nicht an derselben sich äussern.»

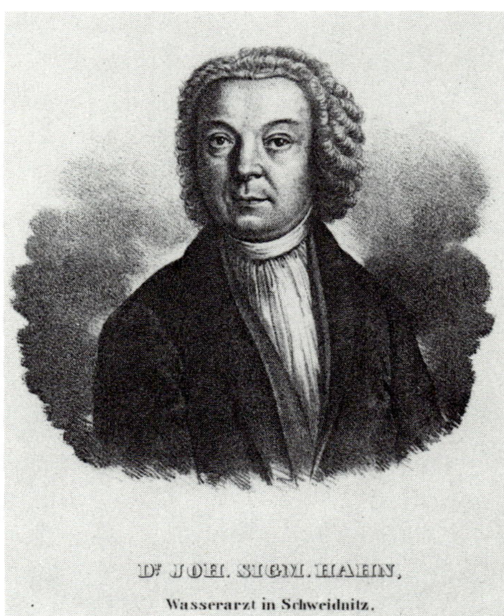

Bild 138. *Johann Siegmund Hahn.*

Wein und Wasser trinken ist lustig

Ebenso wie sein Bruder und auch schon sein Vater stellte Johann Siegmund nicht nur äussere Wasseranwendungen, sondern auch das Wassertrinken als heilsam heraus: Klares kaltes Wasser wirke neutralisierend und sei wichtig für eine ungestörte Funktion des Kreislaufs. Genaue anleitende Vorschriften zur Anwendung aber gab Hahn nicht. Er überliess bewusst Indikation und Dosierung den erfahrenen Kollegen.

Die Stadt Schweidnitz hatte an den Wasserhähnen nicht nur Freude, denn der Bierkonsum und damit die Steuereinnahmen gingen zurück. Es wurden Klagen laut, dass «in den Häusern der Vornehmen jetzt so wenig Bier getrunken würde, und dass die Ärzte die Schuld trügen, dass man sich mehr an das Wasser halte».

Dabei waren die Wasserhähne beileibe keine Abstinenzler. Johann Siegmund schliesst seinen «Unterricht von Krafft und Würckung des frischen Wassers» weltoffen und lebensfroh:

«Je zeitlicher aber ein Mensch anhebt das frische Wasser bey gesunden oder ungesunden Tagen zum Trincken und Waschen zu gebrauchen, desto mehr Nutzen wird er davon verspühren; doch ist es auch im Alter nie zu spät, sich daran zu gewöhnen; man fange also in der Wiege schon an, und höre damit nicht eher auf, als im Grabe. Wer aber zur Freude und Abwechslung zuweilen beym Wasser-Trincken ein Glässgen Wein bescheid zu thun Lust hat, dem will ich solches mit einem hertzlichen Prosit gesegnen, dann immer einerley gebrauchen verursacht leicht Überdruss: Allezeit Wasser oder Wein trinken ist nicht lustig, sondern zuweilen Wein, zuweilen Wasser trincken, das ist lustig.»

Ein gewitzter Bauer heilt mit dem Schwamm

Der Glaube an die Kraft der göttlichen und menschlichen Vernunft war den führenden Denkern des frühen 18. Jahrhunderts gemeinsam. Gottfried Wilhelm Leibniz verkündete, die Welt, so unvollkommen es in ihr auch zugehen möge, sei doch «die beste aller möglichen Welten», ja die gesamte Schöpfung sei in sich harmonisch. Christian Wolff baute diese Lehre zunächst in Leipzig und dann in Halle weiter aus. In Leipzig lehrten auch die Aufklärer Christian Thomasius (der, und dazu gehörte damals Mut, seine Vorlesungen nicht mehr in lateinischer, sondern in deutscher Sprache hielt) sowie Johann Burkhard Mencke, nach Thomasius' Weggang «Chefdenker» der Frühaufklärung in der Messe- und Universitätsstadt.

Der Glaube an eine sinnvolle und zweckmässige Weltordnung liess die studierten Köpfe damals immer wieder fragen, wozu die einzelnen Dinge, die der sinngebende Schöpfer geschaffen habe, denn eigentlich gut seien. Das Wasser blieb davon nicht ausgenommen. So spekulierte der Arzt und Apotheker *A. C. Ernstings:* «Aqua, Hydor, das Wasser, was es vor sich sey, ist jedwedem bekannt. Es ist ein nothwendiges Stück, das zur Haushaltung nöthig und nothwendig ist; denn so wir dieses nicht von dem Schöpfer erhalten hätte, wie würde es um das Brau-Wesen, Bakken, Kochen, und andern nothwendigen Dingen mehr stehen?» Und weiter: «Das Wasser hat der allweise Schöpfer mit besondern Eigenschaften begabet, und hat ein jedes eine andere Art und Gehalt, und es ist fast kein Wasser, welches einem andern gleich ist, sondern es ist gantz vor sich, als zum Exempel ein jeder Brunne, die oder daraus wir täglich das Wasser brauchen, hat eine andere Eigenschaft...»

In seinen Gedichten «Irdisches Vergnügen in Gott» hat der Hamburger Dichter Barthold Hinrich Brockes solche Gedanken auf die gesamte Schöpfung ausgedehnt; sie erscheint folglich als von Gott überaus weise geplant.

Von der Behutsamkeit des weisen Schöpfers

Was die Mineral- und Thermalwässer anlangt, so glaubte der Darmstädter Leibarzt *Metzger* die Absichten des Schöpfers 1741 so deuten zu können: «Gott hat die Sauerbrunnen eigentlich zum innerlichen Gebrauch und zum Trinken, die warmen und heissen Quellen aber zum äusserlichen und also hauptsächlich zum Baden verordnet, und dabei soll es auch ein Medikus beruhen lassen, und also der göttlichen Ordnung, so er in die Natur gelegt hat, getreulich folgen, so hat er sein Amt verrichtet.»

Auch die Schweidnitzer «Wasserhähne» waren tief im aufklärerischen Denken verwurzelt. *Siegmund Hahn* war in Leyden mit den Schriften des englischen Philosophen John Locke bekannt geworden und hatte zuvor bei Thomasius in Leipzig Vorlesungen gehört. Seine Söhne verkehrten während ihres Medizinstudiums in Leipzig im Hause Johann Burkhard Menckes. Der älteste Sohn Hahns, *Johann Gottfried*, war sogar mit einer Tochter Menckes bis zu deren frühen Tod verlobt gewesen. Auch der zweite Sohn, *Johann Siegmund Hahn,* argumentierte im Geist der Zeit. Er hielt es für wahrscheinlich, «dass, da die mineralischen Wasser in unwegsame Oerter relegirt sind, solches eine vorsichtige Behutsamkeit des allerweisesten Schöpffers andeute, welcher gewollt, dass solche Brunnen schwer zu finden und zu erreichen seyn...»

Sodann wendet er sich gegen ein verbreitetes Vorurteil. Vom schlichten, nicht mineralischen Wasser zu meinen, es sei weniger wert, weil es «überall fleusst», sei ganz und gar ein Trugschluss: «Und ich glaube gar gerne, was ein guter Freund muthmaste, nehmlich wenn die gantze Welt voll bittrer und Sauer-Brunnen, aber nur ein eintziger süsser Quell... zu finden wäre, so würde man vor eine kleine Bouteille von diesem gantz willig mehr denn einen Ducaten bezahlen.»

Diese Zitate beweisen auch: Johann Siegmund Hahn war es gelungen, verständlich zu schreiben. Nicht nur studierte Ärzte, sondern auch interessierte Laien entwickelten die Hahnschen Wasserkuren weiter. Ähnlich wie das Buch Hahns wirkten zahlreiche ausländische Wasserschriften, die der Arzt Karl Friedrich Schwerdtner aus Jauer in Schlesien 1737 ins Deutsche übersetzt hatte.

Kühles Nass schlägt heisses Eisen

Zunächst nahmen sich studierte Mediziner der Wasserbehandlung an. So der Generalchirurg des friderizianischen Heeres, *Johann Lebrecht Schmucker* und sein Nachfolger *Johann Christian Anton Theden*, die kaltes Wasser vor allem bei Verwundungen und hier «statt des Brenneisens» verwendeten. Auch in der französischen Armee kamen Wasserbehandlungen zu Ehren. So erklärte der Feldchirurg *Pierre François Percy* um

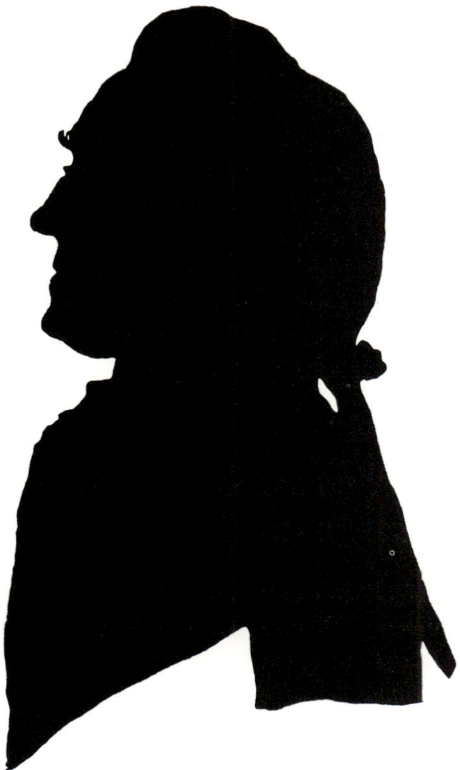

Bild 139. *Militärarzt J. Ch. A. Theden.*

1785: «Ich hätte die Feldchirurgie aufgegeben, wenn man mir den Gebrauch des Wassers untersagt hätte.»

Auch der Chef der englischen Militärhospitäler auf Jamaika, der Arzt *William Wright*, war ein Wasserfreund. Nachdem er eine Schrift Johann Gottfried Hahns gelesen hatte, heilte er sich 1777 auf einer Reise von Jamaika nach England mit Begiessungen: Nach drei Eimern kalten Meerwassers und «gehörigem Schwitzen» in der Koje erholte er sich bald von einem «bösartigen Fieber». Sein Landsmann *James Currie* entwickelte zehn Jahre später die Wrightschen Anwendungen weiter und erzielte beachtliche Heilungserfolge bei verschiedenen Fieberepidemien.

Auf einer Englandreise im Jahre 1803 lernte der Wiener Arzt *Joseph Frank* die Kuren Curries kennen. Daraufhin führte er die Behandlung mit kaltem Wasser in der Donaumetropole ein – mit gutem Erfolg: «Ich gestehe», so schrieb er später, «dass mich wenig in meinem Leben so frappiert hat, denn einen Fieberkranken aus dem Bette nehmen, in einen Kasten sperren und mit einem Eimer kalten Wassers begiessen zu sehen. Der Erfolg dieser Methode war indessen so glücklich, als man ihn nur wünschen konnte.»

Der Schweizer Arzt *S.A. Tissot,* immerhin ein sehr erfolgreicher populärmedizinischer Schriftsteller, empfahl kaltes Wasser insbesondere zur Abhärtung. So riet er 1762 allen Eltern, auch wenige Tage alte Säuglinge mit Schwämmen abzureiben, die zuvor in kaltes Wasser zu tauchen waren. Im Sommer solle man «die Kinder in Wassereimer, Bäche, Flüsse oder Seen eintauchen, ohne sich um das Geschrei zu kümmern, denn das kalte Bad würde ihnen ohnehin bald zum Vergnügen».

Darf es auch heisses Wasser sein?

Nicht nur kalte Bäder, sondern auch heisse Wasseranwendungen und Dampfbäder verordnete der Arzt *Jean Philippe de Limbourg* aus Theux bei Spa in Belgien. Er hatte nicht nur die Hydrotherapie gründlich studiert, sondern 1755 auch eine Preisaufgabe der medizinischen Akademie Dijon mit einer Schrift über die vielfältigen Wirkungsweisen von Wasserkuren gewonnen.

Ähnlich umfassend beschreibt der Stockholmer Mediziner *Peter Jonas Bergius* die Vielfalt der Wasseranwendungen seiner Zeit. Besonders für den Einsatz kalten Wassers spricht er sich aus und fragt im Vorwort seines Buches «Von dem Nutzen der kalten Bäder», 1792 in deutscher Sprache erschienen: «Sollen nun so viel Erfahrungen einsichtsvoller und glaubwürdiger Männer nicht den Entschluss bei uns bewirken, alle Vorurteile gegen die kalten Bäder endlich zu überwinden?»

Keine Vorurteile gegen kaltes Wasser hatte um die gleiche Zeit *Johann Jacob Kohlhaas,* Arzt und Stadtphysikus zu Regensburg. Einem Patienten, der an einem «bösartigen Fluss- und Katarrhfieber» erkrankt war, liess er «alte Stükke Leinwand, vierfach zusammengelegt, mit kaltem Wasser durchnetzen, gelinde ausdrücken und aller 5–6 Minuten auf den Wirbel, Brust und Unterleib, Gemächt und an die Pulse applizieren». Der Patient genas rasch.

Hatten Ärzte die Hydrotherapie entwickelt und ausgebaut, so war es Laien vorbehalten, sie wirklich populär zu machen.

Da war zunächst der 1765 in Streitberg/Oberfranken geborene Sprachwissenschaftler *Eucharius Ferdinand Christian Oertel*, der nebenbei an der Universität Erlangen auch medizinische Kollegs besuchte. Was er da über Wasserheilverfahren hörte, beeindruckte ihn so sehr, dass er anfing, regelmässig grössere Mengen Wasser zu trinken. Kopfschmerzen und Verstopfung, unter denen er litt, verschwanden aber erst, nachdem er zufällig im Jahre 1804 «beim Antiquar Beck in Ansbach» das «altmodische Büchlein des Dr. Johann Siegmund Hahn aus Schweidnitz» gefunden hatte und die darin beschriebenen Bade- und Trinkkuren an sich selbst ausprobierte. Seinen Lehrmeister in Sachen Wasserkur nannte er in seiner «Geschichte der Wasserheilkunde, von Moses bis auf unsere Zeiten, zum Beweise, dass das frische Wasser ein Allheilmittel ist» überschwenglich einen «Wassergeneralissimus».

Die Münchner fürchten eine Verschwörung

Betriebsam, angriffslustig und von missionarischem Eifer durchdrungen, war er nicht allen Zeitgenossen sympathisch. Sein Einfluss aber war doch so gross, dass die bayerische Regierung am 2. Mai 1830 folgenden Erlass herausgab:

«Professor Oertel in Ansbach hat in mehreren, seit einigen Jahren herausgegebenen Schriften viele Beobachtungen älterer und neuerer Zeit über die grossen Heilwirkungen des kalten Wassers zusammengestellt. Da diese Beobachtungen, grösstenteils durch die Erfahrungen berühmter Ärzte gemacht, allerdings beachtet zu werden verdienen, so haben die Königlichen Regierungen die Gerichtsärzte hierauf aufmerksam zu machen und dieselben zu geeigneter Mitwirkung aufzufordern, damit durch fortgesetzte Beobachtungen die Fälle der Wirksamkeit dieses Mittels noch genauer bestimmt werden können. Jede Königl. Kreisregierung hat hierdurch des weiteren zu verfügen und die sich ergebenden Resultate seiner Zeit anzuzeigen.»

In der Tat: Oertel sammelte vorhandenes Wissen und verbreitete es; schöpferisch tätig war er nicht. Als er aber daran ging, 1832 zusammen mit einigen Freunden in München einen «Hydro-

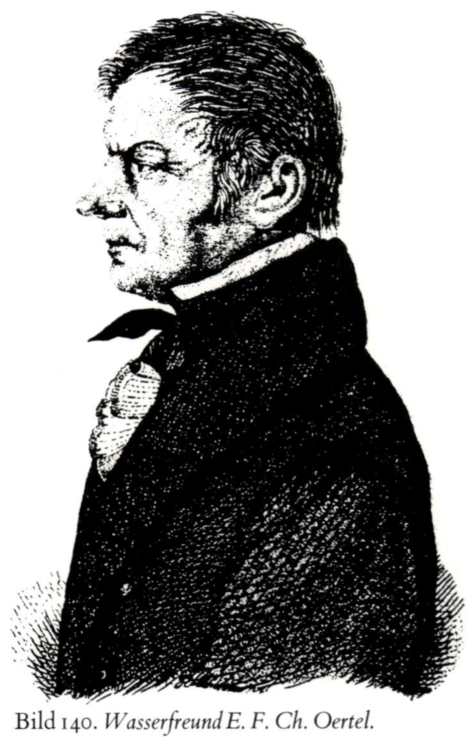

Bild 140. *Wasserfreund E. F. Ch. Oertel.*

pathischen Gesundheitsverein für ganz Deutschland» zu gründen, verdarb er es mit vielen Zeitgenossen im bayerischen Königreich. Das «Bayerische Volksblatt» fasste den Ärger in Worte und schrieb:

«In München ist man hinter eine neue, sehr gefährliche Verschwörung gekommen. Ein öffentlicher Aufruf fordert in den stärksten Ausdrücken zu einem allgemeinen Wassertrinkverein auf. Da nun der Bayerische Geist hauptsächlich auf Bier und Branntwein beruht, so könnte das Wasser leicht den ganzen Staat untergraben. Doch erwartet man von der Liebe und Treue der Münchener das Beste und hofft, dass Bier und Ruhe im Lande erhalten werden.»

«Taten nicht Tinte» könnte man dagegen über das Wirken des sudetendeutschen Bauern *Vinzenz Priessnitz* schreiben, der ab 1820 in Gräfenberg bei Frauwaldau an den Westhängen der Sudeten eigene Wasseranwendungen entwickelte. Er war, anders als Oertel, kein Freund der grossen Worte. Von ihm wird gesagt, er habe innerhalb von 20 Jahren etwa 40 000 Menschen behandelt.

Alfred Brauchle schildert in seiner «Geschichte der Naturheilkunde in Lebensbildern», wie es auf dem Gräfenberg angefangen haben soll:

«Priessnitz hat die Anregung zur Ausbildung seiner Wassermethode aus verschiedenen Quellen geschöpft, aus eigenem Nachdenken, aus der Beobachtung an Tieren und an sich selbst, aus Gesprächen mit umherziehenden Volksheilern. Schon als Knabe leuchtete ihm ein, dass das frische Wasser Pflanze, Tier und Mensch erquicke, dass also eine lebendige und stärkende Kraft im Wasser sein müsse. Bei seinem Aufenthalt in Wald und Feld beobachtete er einmal ein Reh, das offenbar an einem Hinterschenkel wundgeschossen war und täglich zur selben Quelle kam, um dort das lahmende Bein im kalten Wasser zu baden. Dabei war zu beobachten, dass es immer weniger lahmte und schliesslich ganz gesund wurde. Daraus schloss der aufmerksame Junge, dass dem frischen Quellwasser eine Heilwirkung innewohnen müsse. Bei den Bauern war es damals üblich, kranke Pferde in feuchten, trocken überdeckten Einpackungen schwitzen zu lassen. Einmal sah Priessnitz auch als Junge, wie ein umherziehender Mann durch nasse Umschläge und Zauberformeln eine wunde Kuh heilte ... und er begriff schnell, dass die feuchte Einpackung heilsamer und wichtiger als die Zauberformel sein müsse.»

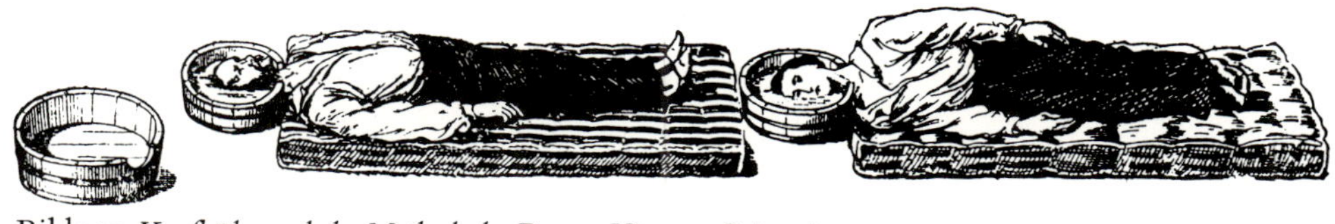

Bild 141. *Kopfbäder nach der Methode des Bauern Vinzenz Priessnitz.*

Feuchte Packungen und einfache Kost

Zunächst, um 1820 herum, versprach sich Priessnitz Heilung vom Wasser nur bei äusserlichen Störungen, so bei Wunden, Quetschungen und Verrenkungen. Dies beruhte auf eigenen Erfahrungen, denn schon als Fünfzehnjähriger hatte bei ihm bei einer Fingerquetschung Eintauchen in kaltes Wasser zur Heilung beigetragen. Und als er sich zwei Jahre später eine Rippe brach, behandelte er sich erfolgreich mit feuchtkalten Brustpackungen. Wenig später fing er an, hier und da Gichtkranke zu behandeln. Dann bekämpfte er mit Wasseranwendungen auch innere Krankheiten. Ganz- und Teilwaschungen mit dem Schwamm, Wassertrinken und einfache Kost – das waren zunächst die Kurmittel, die Priessnitz auf dem Gräfenberg einsetzte. Später erst kamen feuchte «Ganzeinpackungen», Bäder und Schwitzen hinzu.

Wenn ein einfacher Bauer, der kaum Bücher gelesen und schon gar nicht studiert hat, anfängt zu heilen, dann bleibt der Vorwurf der Scharlatanerie nicht aus. Priessnitz wurde sogar zusätzlich der Zauberei bezichtigt. Ging seine Heilkraft nicht von dem grossen Schwamm aus, den er beim Waschen verwendete? So zog denn eines Tages die Freiwalder Obrigkeit auf den Gräfenberg, zerschnitt den Schwamm und untersuchte ihn auf Zaubermittel: Doch es war ein Schwamm wie jeder andere. Da aber Zauberkräfte bekanntlich besonders gern im verborgenen blühen, verbot man – und dies im Jahre 1829 – dem Heiler den weiteren Einsatz von Schwämmen. Fortan wusch und rieb Priessnitz mit den blossen Händen.

Auch nach 1831 – Priessnitz hatte inzwischen die Genehmigung erhalten, eine Badeanstalt einzurichten – wurde er weiter verdächtigt und überwacht. Eine mehrköpfige ärztliche Kommission aus Wien hielt sich 1837 auf dem Gräfenberg auf, um das Treiben dort eingehend zu studieren. Die Herren befragten Priessnitz, begleiteten ihn bei seinen Visiten, beobachteten und fragten Kranke aus. Das Ergebnis: die Kuranstalt des Bauern durfte bleiben.

Waren es 1829 erst 45 Kurgäste, die auf den Gräfenberg kamen, so stieg ihre Zahl in den folgenden Jahren ständig an. Im Jahre 1839 erschienen bereits 1700 Gäste, darunter 120 Ärzte. Zu den Einrichtungen für die Wasseranwendungen – Häuser für Bäder, Duschen und Schwitzkuren – war inzwischen nicht nur eine Herberge, sondern auch ein regelrechtes Kurhaus mit Saal gekommen. Hier entwickelte sich langsam ein durchaus geselliges Kurleben – aus den «Kranken» waren mehr und mehr «Kurgäste» geworden. Auch «Promi-

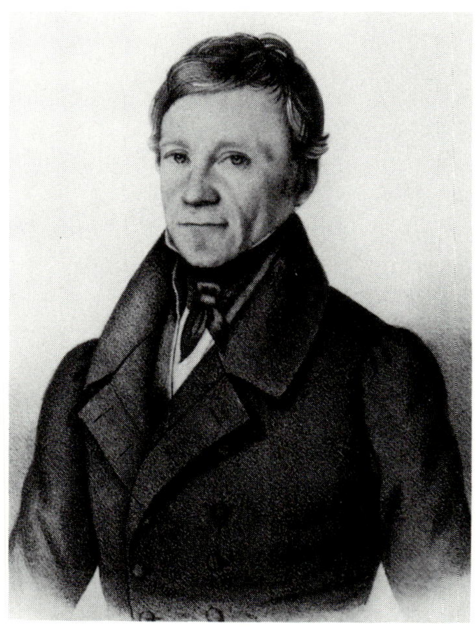

Bild 142. *Der Wasserheiler von Gräfenberg.*

nenz» erschien, um zu schwitzen und sich kalt abreiben zu lassen, so der russische Dichter Nikolai Gogol und der polnische Komponist Frédéric Chopin. Selbst der Fürst Gortschakoff, der spätere russische Kanzler, stieg bei Priessnitz in das kalte Wasser.

Erst schwitzen – dann ein kaltes Bad

Einen Kurtag auf dem Gräfenberg beschreibt *Heinz Sponsel* in seinem Buch «Die Heilkräfte der Natur»:

«Am frühen Morgen, oft schon vor 5 Uhr, Schwitzen durch trockene Pakkungen, nach dem Schwitzen kaltes Vollbad, dann Frühstück, spartanisch einfach mit Schwarzbrot, Butter und kalter Milch. Ein bis zwei Stunden nach dem Frühstück Aufstieg zum Gräfenberg, ein Weg von etwa 30 Minuten. Oben zogen sich alle, bei jedem Wetter, aus und duschten unter eiskaltem Gebirgswasser, das gefasst war und aus verschiedenen Höhen herabströmte. 12 Uhr gemeinsames Mittagessen: Fleischbrühe, Braten, Mehlspeise, Obst und Salat. Ab 15.30 Uhr Wiederholung der Vormittagskuren. 19 Uhr Abendessen, das dem Frühstück glich. Sonntags wurde getanzt.»

Ein hartes Programm also, und sicherlich nicht jedermanns Sache. Priessnitz nahm deshalb wohlweislich auch nur Kurgäste auf, deren Herz und Kreislauf in Ordnung zu sein schienen. Er testete Neuankömmlinge mit kurzen Wechselbädern. Sponsel berichtet: «War die Haut nun gerötet, fühlte sie sich weich und warm an, und zeigte der Patient sich frisch, war der Test positiv verlaufen. Der Patient konnte bleiben. Blieb die Haut trocken, kalt und blass, zeigte der Patient keine Spuren von Erfrischung, hielt Priessnitz eine Kur für sinnlos.» Priessnitz, dem Zeitgenossen eine ausserordentlich gute Beobachtungsgabe bescheinigten: «Der Puls kann trügen, die Haut nie.»

Wer zur Kur angenommen worden war, hatte sich nicht nur dem dargestellten strengen Tageslauf zu unterwerfen, sondern bekam auch individuelle Heilmassnahmen verordnet. Sponsel: «Umschläge der verschiedensten Art, Fusspackungen, Kreuzwickel, trockene Schwitzpackungen, feuchte Ganzpakkungen, Teilbäder, Begiessungen. Ausserdem Luftbäder, Sonnenbäder, viel Bewegung. Alles in allem: Es gab 56 verschiedene Wasserkuren auf dem Gräfenberg.»

Warme Bäder waren nicht darunter, weil sie «schlaff und matt machen», wohl aber Schwitzpackungen, die auf dem Gräfenberg einen besonderen Wert zugemessen bekamen. So fasst der bereits zitierte Alfred Brauchle zusammen: «Es ist für die Kurmethode von Priessnitz kennzeichnend, dass er, im Gegensatz zu früheren Wasserärzten, eine planmässige Verbindung von Schwitzen und Kaltwassergebrauch herstellt. Das Schwitzen hält er für wesentlich, teils zur Entfernung von schädlichen Stoffen, teils zur Vermeidung von Kälteschädigungen der Haut durch das nachfolgende Bad.»

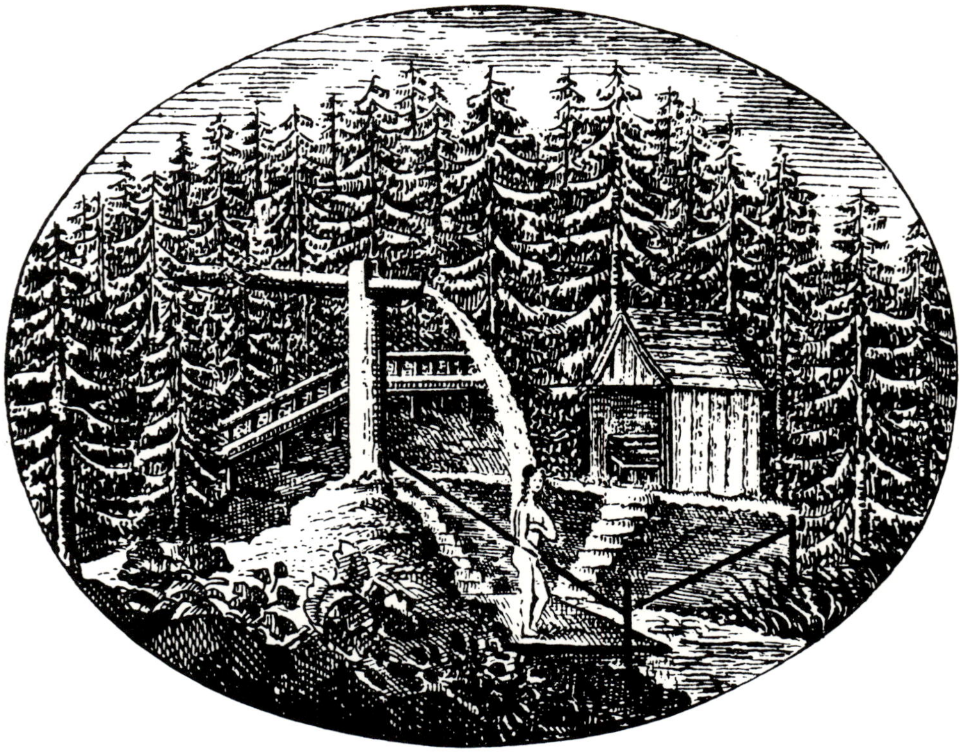

Bild 143. *Die berühmte Priessnitzsche Walddusche in Gräfenberg.*

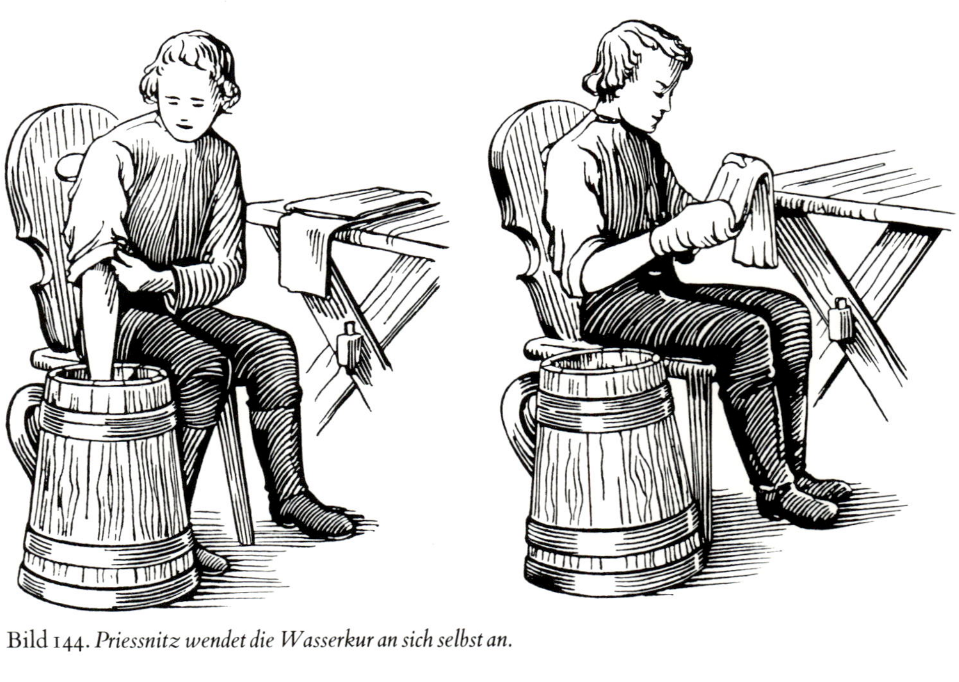

Bild 144. *Priessnitz wendet die Wasserkur an sich selbst an.*

Von Schlössern, Lusthäusern und dem König der Liebhaber

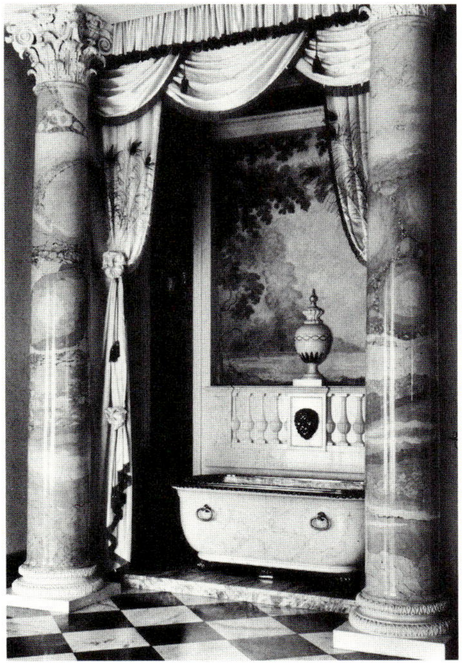

Bild 145. *Warschau: Bad im Schloss Wilanow.*

Kaiser, Könige, die vielen weltlichen und geistlichen Fürsten des Barock, des Rokoko, des Empire und auch des Biedermeier vergassen das Baden durchaus nicht ganz. Badegemächer in manchen Schlössern der Zeit beweisen es. Viele Luxusbauten jener Tage aber kamen ohne Badeeinrichtungen aus. So besass, wie Liselotte von der Pfalz 1694 an die Kurfürstin Sophie von Hannover aus Frankreich schrieb, das Schloss Fontainebleau bei Paris nicht eine einzige Toilette. Und seit vierzehn Jahren gab es dort auch kein Bad mehr: Das grosszügige Badeappartement aus dem Jahre 1532 war zusätzlichen Wohnzimmern gewichen.

Traurig sah es in hygienischer Hinsicht vor allem in Schlössern aus, die im 17. und 18. Jahrhundert von italienischen Architekten geplant wurden. So fehlten Badezimmer in den Schlössern von Nymphenburg, Schleissheim, Ansbach, Stuttgart, Ludwigsburg und Rastatt. In französischen Nobelbauten und in deutschen Schlössern, die von französischen Architekten entworfen oder beeinflusst wurden, waren dagegen oft Badegemächer vorhanden. So hatte Ludwig XIV., der Sonnenkönig, in Versailles zunächst durchaus ein Badezimmer. Es war geradezu üppig ausgestattet: vielfarbiger Marmor an Boden und Wänden, auf einer dreistufigen Empore das grosse, achteckige, aus einem Marmorblock gehauene Badebecken. Aber schon nach zehn Jahren, 1683, musste es einem Appartement für die Madame de Montespan weichen: Der König wollte seine Maitresse ganz in seiner Nähe haben...

Duftwässer, Puder und Schminke

Die vornehmen Damen und Herren der Zeit hielten sich oft lieber an Duftwässer, Puder und Schminke. Man benetzte das Gesicht allenfalls mit den Fingerspitzen, steckte auch schon mal die Füsse in eine Badeschüssel. Es musste ja nicht immer gleich Wasser sein: Milch und Wein waren durchaus beliebt, besonders in der ersten Hälfte des 18. Jahrhunderts.

Aber nicht überall scheute man das Wasser so wie die Pest. So erhielt das Schloss im hessischen Weilburg um 1705 ein Badezimmer mit einer grossen Marmorwanne, die aus drei Messinghähnen gespeist wurde. Erzbischof Clemens August von Köln liess es sich nicht nehmen, in seinem Schloss Brühl 1741 ein Badekabinett einbauen zu lassen, und aus der Münchner Residenz vermeldete 1751 ein Zeitgenosse: «Das churfürstliche Bad besteht aus einem Grottenwerke und drey Nebenzimmern.» Auch die Benrather Sommerresidenz des Kurfürsten Karl Theodor von der Pfalz erhielt um 1760 Badegemächer, ebenso wie das Neue Schloss in Bayreuth.

Eine Besonderheit ist die zwischen 1718 und 1721 im Nymphenburger Park von Joseph Effner für den Kurfürsten Max Emanuel erbaute «Badenburg». Das Lusthaus enthält neben Empfangs- und Festsaal, neben Schlafzimmer und Alkoven einen grossen Badesaal. Das Wasserbecken hat eine Grösse von etwa 9 mal 6 Metern, bei einer Wassertiefe

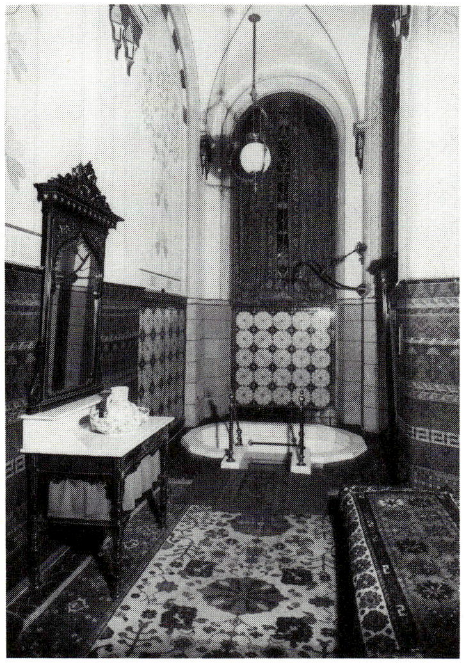

Bild 146. *Wildbad: Fürstenbad im Graf-Eberhardsbad.*

von 1,45 Meter. Die Wände oberhalb des Wasserspiegels sind mit weissblauen holländischen Kacheln verkleidet. Das zarte Deckengemälde zeigt mythologische Badeszenen. Eine umlaufende Galerie macht deutlich, dass es sich hier um ein «Schaubad» handelt: Die Gäste sahen zu, wie sich junge Schönheiten im Wasser tummelten.

Sehen und gesehen werden – das gehörte auch damals dazu. So schrieb 1733 ein Herr Keysler aus Baden bei Wien an seine Lieben zu Hause: «... und badet hier beiderlei Geschlecht ohne Unterschied zu gleicher Zeit am gleichen Ort, wo man besondere Kleidung hat, die alles bedeckt. Das Frauenzimmer ist wohl coiffiert und hat die Röcke untenher mit Blei eingefasst, damit die Schwere sie niederhalte. Rings um die Bäder sind Plätze, um im Wasser zu sitzen. Man geht im Wasser, welches man nach Gefallen hoch oder niedriger anlaufen lassen kann, paarweise spazieren, discurriert und traktiert bisweilen auch mit Konfekt...»

Doch nicht überall ging es so züchtig zu. Die Marquise de Pompadour, Maitresse von Ludwig XV., zeigte sich im Bade ihrem König unbekleidet. Nun ja:

Paris. Wer in der gesellschaftlichen Hauptstadt des Kontinents etwas auf sich hielt und das nötige Kleingeld dazu hatte, baute sich in der näheren Umgebung der Metropole eine «petite maison», ein Lusthaus. Auch in Deutschland und England kamen solche Pavillons bald in Mode. Und da diese verschwiegenen Häuser vorzüglich dem Lebensgenuss dienten, gehörten Badegemächer einfach dazu.

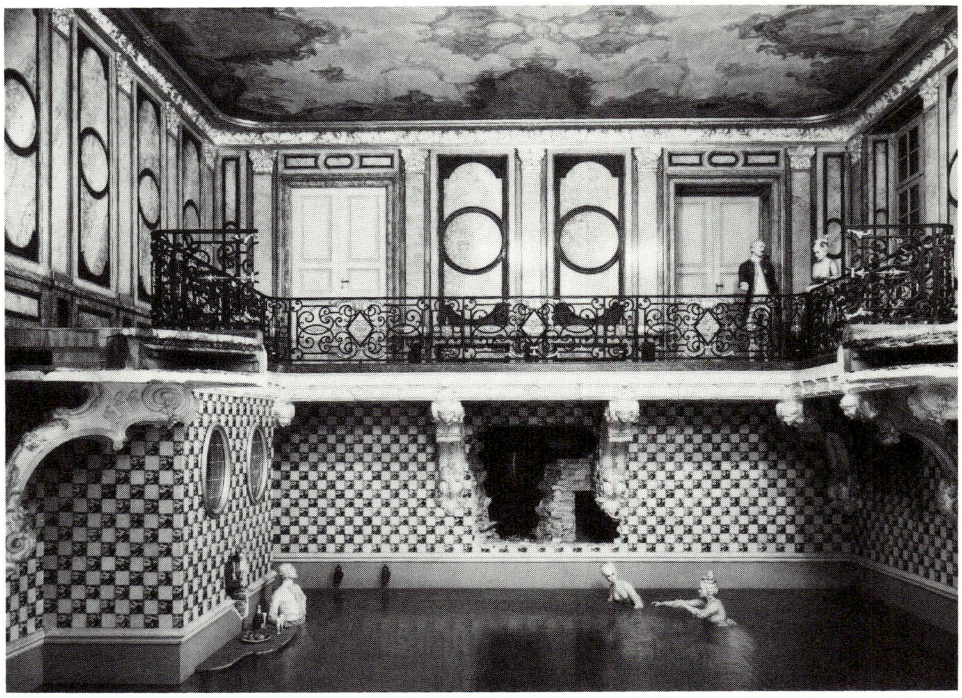

Bild 147. *Modell im Deutschen Museum München: Badenburg im Nymphenburger Schlosspark zu München.*

Casanova liebt auch Bäder

Das erkannte auch *Giacomo Casanova,* der weitgereiste Abenteurer aus Venedig. Im Jahre 1759, als ehemaliger Lotteriedirektor von Paris und nach einigen geglückten Unternehmungen in Holland gut bei Kasse, legte er sich das reizende Landhaus «Petite Pologne» zu, das mit mehreren üppigen Bädern ausgestattet war.

Casanova schätzte Bäder. In der «Geschichte meines Lebens» schreibt er oft von Badewannen, die er vor oder nach galanten Abenteuern gern benutzte, mal allein, mal zu zweit. Wo es sich einrichten liess, machte er auch in Badeorten Station, so in Aix-en-Provence, in Aachen und Spa.

Sein gewagtestes Badeabenteuer aber bestand er in der Schweiz, in den öffentlichen, wenn auch teuren und deshalb nicht jedermann zugänglichen Mattenbädern zu Bern. Casanova berichtet darüber in seinen Memoiren:

«Ich stieg etwa hundert Stufen hinunter und fand einige vierzig Kabinette, die mir eine Art von Badestübchen zu sein schienen. Sie waren es in der Tat; denn während ich die Örtlichkeit betrachtete, kam ein Mann von höflichem Wesen auf mich zu und fragte mich, ob ich ein Bad nehmen wolle. Als ich bejahte, öffnete er eine der Kammern, und zugleich eilten eine Menge junger Mädchen auf mich zu.

‹Mein Herr›, sagte der Bademeister zu mir, ‹jedes dieser Mädchen strebt nach der Ehre, Sie im Bade zu bedienen; Sie brauchen nur zu wählen. Mit einem kleinen Taler bezahlen Sie Bad, Mädchen und Kaffee.›

Ich spielte den Grosstürken, musterte mit den Augen diesen Schwarm derber Schönheiten und warf mein Schnupftuch dem Mädchen zu, das mir am besten gefiel.

Sie ging mit mir in eine Zelle, schloss die Tür von innen und entkleidete mich

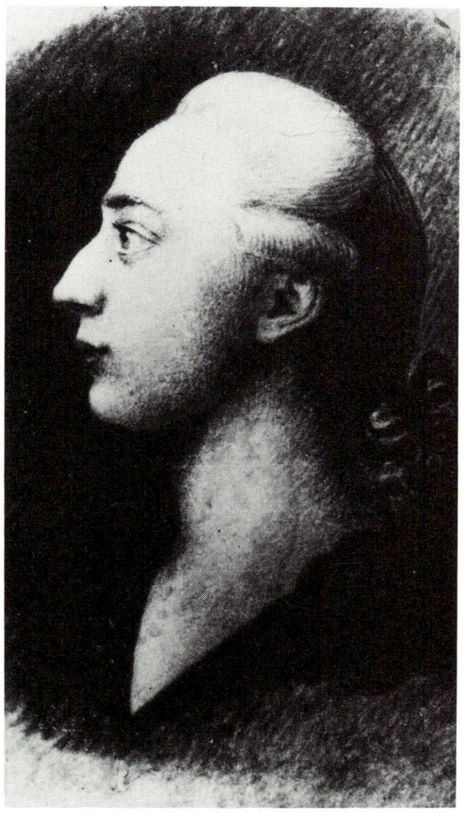

Bild 148. *Frauenheld Giacomo Casanova.*

mit der ernstesten Miene, ohne ein Wort zu sagen, ja ohne mir auch nur ins Gesicht zu sehen; hierauf zog sie mir eine baumwollene Mütze über die Haare. Sobald sie mich im Wasser sah, entkleidete sie sich ebenfalls mit der Gewandtheit einer Person, die daran gewöhnt ist, und legte sich ohne ein Wort zu sagen zu mir ins Bad. Hierauf begann sie mich überall zu reiben, ausgenommen an einer gewissen Stelle, die ich mit beiden Händen bedeckt hielt. Als ich fand, dass ich genug bearbeitet sei, forderte ich Kaffee von ihr. Sie stieg aus dem Bade, öffnete die Tür, bestellte, was ich wollte, und stieg ohne die geringste Verlegenheit wieder in das Bad.

Als der Kaffee gekommen war, verliess sie es abermals, um ihn in Empfang zu nehmen; hierauf verschloss sie wieder die Tür, stieg ins Wasser zurück und hielt mir das Kaffeebrett, während ich meine Tasse leerte; als ich damit fertig war, blieb sie neben mir liegen.

Obgleich ich den Formen des jungen Mädchens keine besondere Aufmerksamkeit schenkte, hatte ich doch genug von ihr gesehen, um anzuerkennen, dass sie alles besass, was ein Mann bei einer Frau zu finden wünschen kann: ein schönes Gesicht, lebhafte, wohlgeformte Augen, einen schönen Mund mit guten Zähnen, eine gesunde Gesichtsfarbe, einen schön gerundeten Busen, stark ausgebildete Hüften und alles übrige dementsprechend.»

Dennoch, Casanova blieb diesmal kalt. Die Bademaid, erst achtzehn Jahre alt, fühlte sich verschmäht, war beleidigt und wies das ihr angebotene Trinkgeld zurück. Casanova, ebenfalls nicht glücklich, sah sich als Versager und sinnierte, warum er diesmal nicht entflammt war: «Woher kam dies, so fragte ich mich. Vielleicht davon, dass sie ganz einfach zu natürlich war und dass ihr nicht jene Anmut, jene Koketterie, jene kleinen Zierereien zu eigen waren, die die Frauen sonst mit so vieler Kunst anzuwenden wissen, um uns zu verführen.»

Mit drei Frauen in einer Wanne

Lange zerknirscht aber war er nicht. Tags darauf steckte er seine Haushälterin, die junge Witwe Dubois, in Männerkleider, um mit ihr nochmals die Mattenbäder zu besuchen. Diesmal nahm er gleich zwei Bademädchen mit in die Kabine, darunter die zuvor verschmähte Maid. Die folgende Orgie war, wie Casanova im dritten Buch seiner Lebensbeichte schreibt, «ein meiner lieben Dubois vollkommen ungewohntes Erlebnis». Er verschweigt, dass es auch für ihn selbst einigermassen neu war, sich mit drei Frauen auf einmal im Badezuber zu vergnügen. «Nachdem wir auf diese Weise zwei Stunden geschwelgt hatten, kehrten wir, sehr miteinander zufrieden, in die Stadt zurück.»

Dass solide Ehemänner oft und gern die freizügigen Bäder vor der Stadt an der Aare besuchten, war Casanova selbstverständlich und nicht eigens erwähnenswert. Und auch die Berner hielten sich an das Motto «Der Kavalier geniesst und schweigt». So bestanden die Mattenbäder bis ins Jahr 1832 hinein. Dann erst konnte der Arzt Gabriel Rüsch, ein Anhänger der kalten Wasserkuren, erleichtert aufatmen: Die warmen Wässer im Venustempel waren endlich versiegt. In Bern, so sagt man, gehen eben die Uhren etwas langsamer als anderswo.

Private Bäder aber wurden weiterhin gern eingerichtet, besonders von gekrönten Häuptern. Der Preussenkönig Friedrich Wilhelm III. liess sich 1834 bis 1836 die «Römischen Bäder» beim Schloss Charlottenhof in Potsdam bauen. Die Anlage ist eine getreue Nachbildung römischer Vorlagen mit Atrium, Impluvium, Halle und dem eigentlichen Bad, der Thermae.

Kurz zuvor waren die Prunkbäder im Palazzo Pitti in Florenz und das Panoramabad im Wilhelmshöher Schloss in Kassel entstanden, dessen Wände mit antiken Landschaftspanoramen bemalt sind. Die Florentiner Bäder enthalten Wannen nach französischer Mode, während in Kassel ein ovales Becken nach deutscher Manier in den Fussboden versenkt ist.

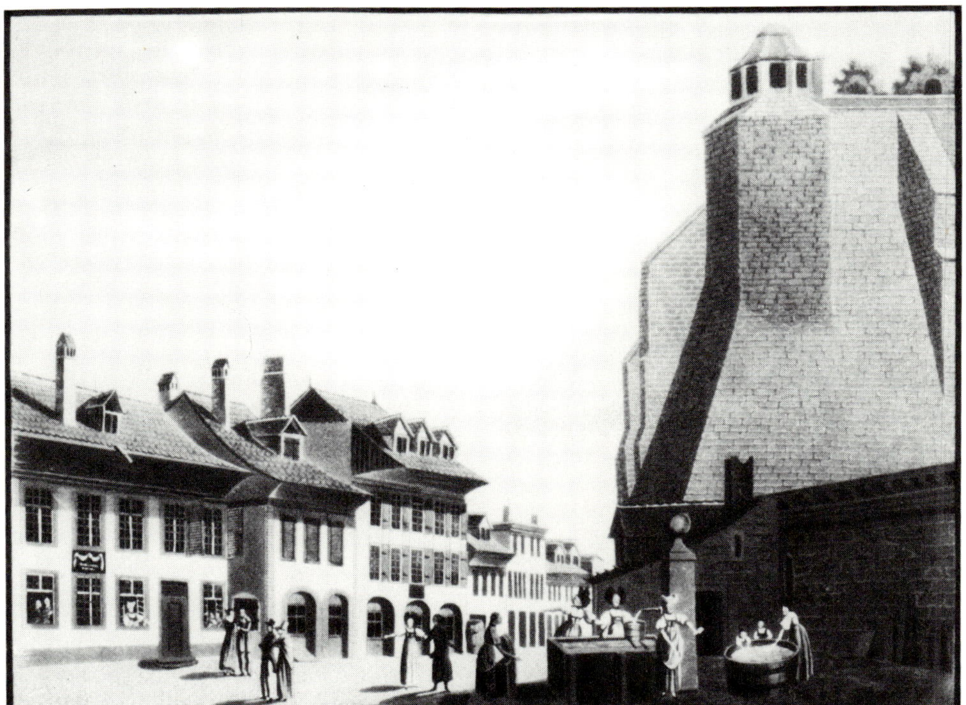

Bild 149. *Die galanten «Mattenbäder» an der Aare in Bern.*

Ein wasserscheuer Schwedenkönig

Da wollte denn auch König Max II. Joseph von Bayern nicht zurückstehen. In das Schloss Hohenschwangau liess er 1838 das «Felsenbad» einbauen. Weitaus prächtiger und von wahrhaft fürstlichen Ausmassen aber ist das später unter König Ludwig II. von Bayern im Neuen Schloss auf Herrenchiemsee gebaute Badegemach. Über sechs Stufen gelangt man in das ovale Badebecken, in dem eine ganze Fussballmannschaft bequem Platz hätte.

Im Berliner Schloss aber verfügte der Preussenkönig und spätere deutsche Kaiser Wilhelm I. – er regierte von 1861 bis 1888 – nicht einmal über eine eigene Badewanne. Wollte er baden, so mussten ihm Bedienstete aus dem Hotel de Rome eine Badewanne ins Schloss tragen. Immerhin liess er im Landgrafenschloss von Bad Homburg, wo er bei seinen Kuraufenthalten wohnte, eine Badewanne anschliessen. Er war eben längst nicht so wasserscheu wie sein Zeitgenosse, der Schwedenkönig Oskar II., der sich zeitweise nur trocken frottieren liess, weil er meinte, die wirkungsvollste Methode zur Bekämpfung von Gicht und Rheuma bestehe darin, den Körper möglichst nicht mit Wasser in Berührung zu bringen.

Auch die Königin Victoria von England hielt nicht sonderlich viel vom Baden: Das im königlichen Pavillon von Brighton eingebaute Bad benutzte sie nie. Mehr noch: Die Badeeinrichtung liess sie ausbauen und den prächtigen Marmor zu Kaminsimsen für den Buckingham Palace verarbeiten.

Ein Dichterfürst auf Badereise

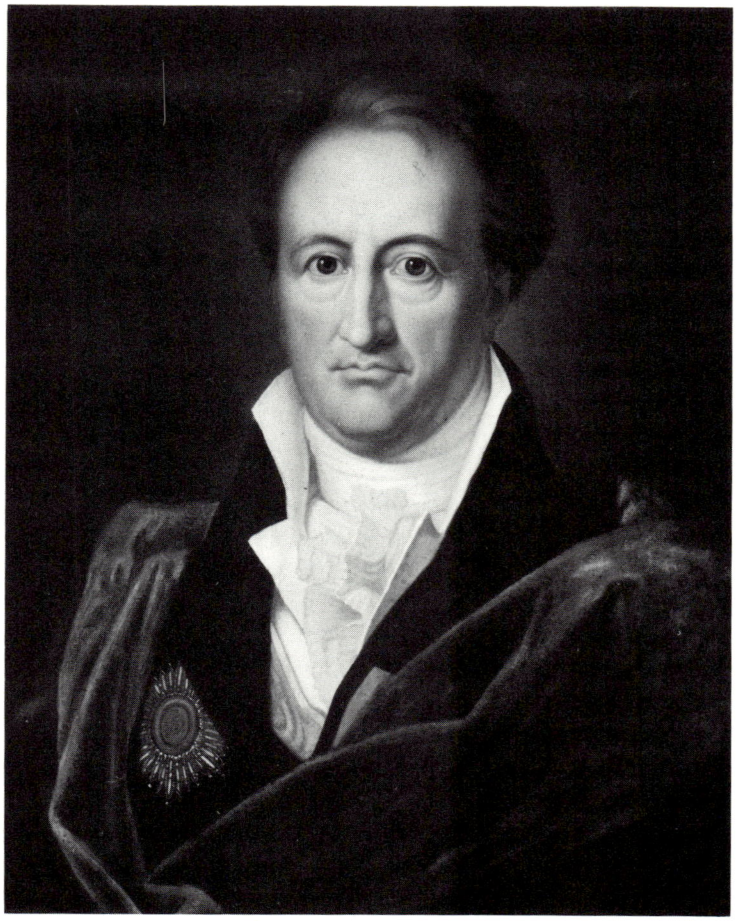

Bild 150. *Johann Wolfgang von Goethe. Ein Portrait aus dem Jahre 1810.*

«Ich selbst will nicht leugnen, dass ich mich im klaren See zu baden mit meinen Gesellen vereinte, und, wie es schien, weit genug von allen menschlichen Blicken. Nackte Körper jedoch leuchten weit, und wer es auch mochte gesehen haben, nahm Ärgernis daran.»

Die Jünglinge, die da 1775 im Zürichsee badeten («halb nackt wie ein poetischer Schäfer oder ganz nackt wie eine heidnische Gottheit») waren *Johann Wolfgang Goethe,* die beiden jungen Grafen zu Stolberg und deren Freund Graf von Haugwitz. Und derjenige, der sie danach ärgerlich bat, «dergleichen zu unterlassen», war Johann Caspar Lavater, Pfarrer und Schriftsteller in Zürich, Gastgeber Goethes. Lavater machte dem Stürmer und Dränger deutlich, dass er in einem Land war, «das für gut und nützlich erachtet habe, an älteren, aus der Mittelzeit sich herschreibenden Einrichtungen und Sitten festzuhalten».

Goethe und seine Freunde sahen dies ein und badeten fortan nicht mehr am «allzu taghaften Seeufer», sondern im «düsteren Tal der Sihl». In «Dichtung und Wahrheit» schreibt Goethe darüber: «Entfernt von aller Wohnung, ja von allem betretenen Fusspfad, fanden sie es hier ganz unverfänglich, die Kleider abzuwerfen, und sich kühnlich den schäumenden Stromwellen entgegenzusetzen; dies geschah freilich nicht ohne Geschrei, nicht ohne ein wildes, teils von der Kühlung, teils von dem Behagen aufgeregtes Lustjauchzen...»

Der Skandal am Zürichsee

Die Freunde wurden dennoch mit Steinen beworfen, verliessen das Wasser und stiegen in ihre Kleider. Keiner war getroffen, der Verdruss bald überwunden. Goethe: «Auf Lavatern jedoch erstreckten sich die unangenehmsten Folgen, dass er junge Leute von dieser Frechheit bei sich freundlich aufgenommen, mit ihnen Spazierfahrten angestellt und sie sonst begünstigt, deren wildes, unbändiges, ja heidnisches Naturell einen solchen Skandal in einer gesitteten, wohlgeregelten Gegend anrichte.»

Junge Leute aus gutem Hause badeten eben damals nicht in freier Natur, schon gar nicht unbekleidet. Bauernbuben taten's zwar, aber die waren auch nicht «von Stand».

Goethe, der Sohn aus gutbürgerlichem Hause, war offenbar wieder einmal seiner Zeit voraus. Aus heiterem Himmel aber kam seine Badelust nicht. Im Vorjahr hatte er, damals 24 Jahre jung, in Ems den «Erziehungsapostel» Johann Heinrich Basedow kennengelernt. Der war gerade dabei, in Dessau sein «Philanthropinum» zu gründen, das «eine Schule der Menschenfreundschaft und guter Kenntnisse für Lernende und junge Lehrer» werden sollte. Ganz unter dem Einfluss des Gentleman-Ideals von John Locke und der zivilisationskritischen Gedanken von Jean-Jacques Rousseau stehend (dessen Erziehungsroman «Emile» hatte ein «Zurück zur Natur» gefordert), sollten die Schüler in Basedows Schule Sport treiben und schwimmen dürfen. Goethe erfuhr in Ems auf einem Spaziergang davon.

In der Tat gab es auf der Dessauer Internatsschule bald sogar Sportwettkämpfe, ebenso wie in Schnepfenthal im Thüringer Wald, wo Basedows Kollege Christian Gotthilf Salzmann eine weitere fortschrittliche Schule gründete. Hier stand sogar «Rettungsschwimmen in voller Kleidung» auf dem Lehrplan – was im Lande weithin Kopfschütteln und Ablehnung provozierte. In Schnepfenthal liess der Sportlehrer Johann Christoph Friedrich GutsMuths übrigens den ersten Sportplatz Deutschlands anlegen – und schrieb nebenher ein Buch über die Gymnastik und eines über die Schwimmkunst: Sporttreiben, so GutsMuths, soll nicht nur zur «Brauchbarkeit des Körpers», sondern auch zur Gesundheit und zur «Heiterkeit des Geistes» beitragen.

Diese Bücher waren noch nicht geschrieben, als Goethe in den Zürichsee stieg. Auch Philipp Emanuel von Fellenbergs «Erziehungsstaat» im schweizerischen Hofwyl – da durfte nicht nur gespielt und geschwommen, sondern auch geritten und gefochten werden – bestand noch nicht. Wie sehr sich aber Goethes erzieherische Vorstellungen mit denen der fortschrittlichen «Philanthropinisten» deckten, macht der Briefwechsel zwischen dem Dichter und Fellenberg deutlich. Später dann, als Fellenbergs Sohn Wilhelm Goethe in Weimar besuchte und über die Schule in Hofwyl berichtete, schlugen sich Gedanken zu einer «pädagogischen Provinz» in Goethes Tagebüchern nieder. Der später in «Wilhelm Meisters Wanderjahren» geschilderte Erziehungsstaat hat also ein reales Vorbild: Hofwyl im Kanton Bern.

Von Neptunisten und Vulkanisten

Ein Freund des Wassers war Goethe sein Leben lang. In seiner Jugend badete er gern, und mit zunehmendem Alter stärkten in den böhmischen Bädern Trinkkuren seine Gesundheit. Auch philosophisch stand er dem Wasser nahe. Im damals lebhaft geführten Streit zwischen den «Neptunisten» (die glaubten, die Erdgesteine seien durch Kristallisation aus dem Urmeer entstanden) und den «Vulkanisten» (die einen vulkanischen Ursprung annahmen) stand er auf der Seite der ersteren. Das spiegelt sich sogar in Faust wider, in der klassischen Valpurgisnacht. Dort singt Thales, der erste Neptunist:

Heil. Heil. Aufs neue
Wie ich mich blühende freue,
vom Schönen Wahrem
durchdrungen…
Alles ist aus dem Wasser entsprungen!
Alles wird durch das Wasser erhalten!

Als Goethe diese Zeilen schrieb, war er bereits ein erfahrener Kurgast, der viele Bäder kennengelernt hatte. Schon 1772 kurte er in Homburg, dem Bad «vor der Höhe». Niedergedrückt vom Ende seiner Liebschaft mit Friederike Brion in Sesenheim, erholte er sich schnell. Seinem Freund Kestner schrieb Goethe, er habe in Bad Homburg «das Leben wieder liebgewonnen».

Im gleichen Jahr besuchte er, auf einer Lahnreise von Wetzlar aus, Bad Ems, wo er sich «des warmen Bades erfreute». Zwei Jahre später kehrte er dorthin zurück, diesmal mit Johann Caspar Lavater und dem Maler Schmoll. Am 12. Juli traf er dort den erwähnten Pädagogen Basedow. Auf der Reise nach Ems hatten Lavater und Goethe in Bad Schwalbach Station gemacht, die «breite doppelte Allee» bewundert und aus dem berühmten «Weinbrunnen» den eisenhaltigen Schwalbacher Säuerling probiert.

Noch einmal nach Schwalbach fuhr Goethe 1814. In einem Brief an seine Frau Christiane steht: «Das Schwalbacher Wasser, zusammen mit dem hiesigen Bade, bekommt mir sehr wohl…» Goethe kurte im gleichen Jahr auch in Wiesbaden, sechs volle Wochen lang. Sein Freund Karl Friedrich Zelter war mit von der Partie. An Christiane schreibt der jetzt fünfundsechzigjährige Goethe: «Erde, Himmel, Menschen sind mir anders, alles hat einen heiteren Charakter und wird mir täglich wohltätiger.»

Er verliebte sich in die geistvolle Marianne Jung, die mit Johann von Willemer verlobt war. Goethe musste ihr entsagen. Das Erlebnis regte seine dichterische Produktion an. Der «West-östliche Divan» entstand – und Marianne ging als «Suleika» in das Werk ein.

Es waren – alles in allem – sehr frohe Wochen, die Goethe 1814 und auch dann 1815 in Wiesbaden verbrachte: «Hier blühen die Rosen vollkommen, die Nachtigallen singen, wie man wünscht…»

In Wiesbaden ging es viel munterer zu als etwa in dem kleinen Schwefelbad Berka an der Ilm, wo Goethe 1814, vor seiner Reise in den Rheingau, gekurt hatte. Berka war zu provinziell und lag zu nahe an Weimar: der Dichter langweilte sich, fühlte sich unbehaglich und blieb nicht lange.

Kannte Goethe den Brunnenkoller?

Auch in Pyrmont hatte es Goethe, bereits im Jahre 1801, nicht sonderlich behagt. Er war damals an einer sehr schmerzhaften Gesichtsrose erkrankt, seine Stimmung war gereizt, nachts konnte er kaum schlafen. Zudem war das Wetter schlecht: Goethe blieb in seiner Pension und vertiefte sich verbissen in seine «Farbenlehre». Das in Pyrmont damals grassierende Glücksspiel war ihm ärgerlich, und sein entstelltes Gesicht hinderte ihn, am geselligen Treiben des Modebades teilzuhaben. Bald reiste er wieder ab, «wenig erbaut von den Resultaten meines Aufenthaltes». Vielleicht hatte er den «Brunnenkoller», der in Badeorten einer Heilung zuweilen vorhergeht.

Weitaus erfreulicher verliefen dagegen die meisten seiner siebzehn (!) Reisen in die böhmischen Bäder, nach Karlsbad, Franzensbad, Teplitz, Eger und Marienbad. Die erste, 1785 nach Karlsbad unternommen, war, so Goethe, «sehr heilsam. Mein Gemüth ist viel freyer, ich kann mehr tun und habe neben meinen Arbeiten viel gelesen.»

Karlsbad war Ende des 18. Jahrhunderts ein höchst vornehmer Kurort – hier traf sich, wie auch später noch, die grosse Welt. Von Kaiser Karl IV. im 14. Jahrhundert ausgebaut und zur Stadt erhoben, hatte sich der Ruhm der dortigen heissen Quellen und ihrer Heilkraft über ganz Europa verbreitet. «Man» traf sich vor- und nachmittags auf der «Wiese» (der Promenade), badete morgens ein bis zwei Stunden und trank täglich zehn, zwanzig, auch dreissig Becher vom «Springer», vom «Neubrunn» oder vom «Mühlbrunn».

Diese Kur wurde damals vom Badearzt David Becher empfohlen, der die Karlsbader Wässer als erster chemisch untersucht und ihre Wirkungen genau studiert hatte. Abends lud man sich dann zum Essen ein, besuchte Empfänge, Konzerte, Schauspiele, Opernaufführungen und Bälle. Das bunte, gediegene Treiben gefiel dem Dichter. So kündigte er Ende 1775 in Weimar an: «Ins Karlsbad gehe ich auf alle Fälle. Ich bin dieser Quelle eine ganz andere Existenz schuldig.»

Die schönen Augen von Karlsbad

Das folgende Jahr sah den Dichter denn auch nahezu sechs Wochen in dem hübschen Ort. Goethe wohnte diesmal im Haus «Drei rote Rosen» – ein beziehungsreicher Name, denn Tändeleien und Liebschaften gehörten zum angenehmen Kurleben auch jener Tage, nicht zuletzt bei ihm selbst. War es 1786 vor allem die Gräfin Aloysia Lanthieri aus Prag, die es ihm angetan hatte, so waren es 1795, bei seinem nächsten Aufenthalt in Karlsbad, mindestens vier Frauen, die ihn fesselten: Eine unbekannte «schöne Polin», die vierundzwanzigjährige empfindsame Rahel Levin («O wir waren beständig zusammen und haben sehr freundschaftlich und vertraulich mit einander gelebt»), die kluge Dreissigerin Friedrike Brun («Ich sehe ihn täglich und versäume keine Gelegenheit ihn zu sehen») und die vielumschwärmte jugendliche Marianne Meyer aus Berlin, die spätere Frau von Eybenberg, deren Schwester Sarah notierte: «Marianne, die holde Seele, geht ihm ans Herz.»

«Es ist eine mächtige Weiberwirtschaft um Goethe in diesem Sommer», schreibt *Johannes Urzidil* in seinem Buch «Goethe in Böhmen». Der Dichter selbst hatte es 1795 so formuliert: «Die Gesellschaft ist sehr angenehm, es gibt manchen Spass und Äugelchen die Menge...»

«Äugelchen» blickten ihn auch bei den folgenden Kurfahrten an. Kleine Liebschaften waren, wie er einmal sagte, «das einzige, was einen Badeaufenthalt erträglich machen kann, sonst stirbt man vor Langeweile». Seine Aufenthalte in Böhmen müssen mehr als «erträglich» gewesen sein: Eine unbekannte Schöne bezauberte ihn 1807 in Karlsbad «mit schwarzen Augen und schönen Zähnen», die Fürstin Solms war «immer anmutig und freundlich». Die vielumschwärmte Herzogin Dorothea von Kurland und das junge Fräulein Philippine von Gottesheim beeindruckten ihn und fanden Eingang in Goethes Tagebuch. Ausserdem spricht der Dichter von vielen «wunderbaren Erscheinungen aus Ungarn, Galizien und Polen».

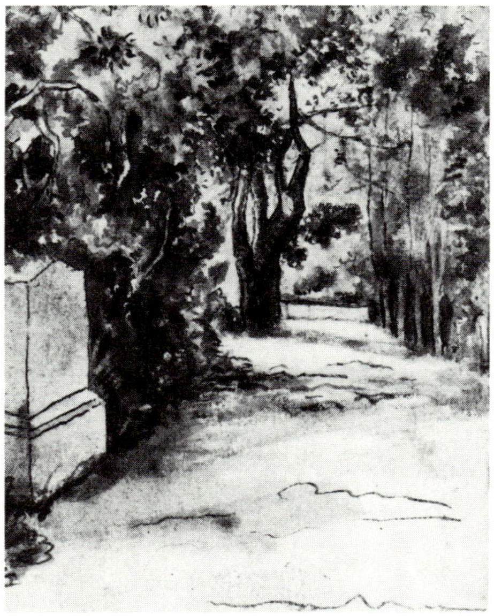

Bild 151. *Goethe-Zeichnung: Allee im Park von Karlsbad.*

Ernster wurde es dann 1808, als er die junge Silvie von Ziegesar in Karlsbad kennenlernte, deren «schlanke weisse Gestalt» ihn bezauberte und der er nach Franzensbad nachreiste.

Franzensbad, das der Arzt Bernhard Adler als Heilbad vor allem für Trinkkuren 1793 hatte einrichten lassen, genoss in besonderem Masse den Ruf eines die Lebens- und Liebeskräfte anregenden Kurortes. Goethe liess sich das Mineralwasser aus der Franzensquelle später bis nach Weimar kommen...

Gedichte für die Kaiserin

Nachdem in Karlsbad 1809 der Sprudel explodiert, der Schlossbrunnen versiegt und eine neue Quelle entstanden war, hatte das Thermalbad *Teplitz* Hochsaison. Friedrich Wilhelm III. von Preussen, «wortkarg, spiessig und bigott», machte hier 1810 der blutjungen Gräfin Auguste Harrach den Hof, die junge Kaiserin Maria Ludovica erschien mit grossem Gefolge, und der hohe europäische Adel verlebte rauschende Sommernächte. Maria Ludovica, dreiundzwanzig Jahre alt und verheiratet mit dem mehr als zwanzig Jahre älteren Kaiser Franz, faszinierte den jetzt im sechzigsten Lebensjahr stehenden Dichter. Ein Willkommensgedicht, das Goethe zu Ehren der Kaiserin geschrieben hatte, fasst den Zauber der böhmischen Bäder zusammen:

Hier im waldbewachsnen Tale,
Das so mancher Fremde segnet,
Weil mit heilsam heisser Schale,
Die Genesung ihm begegnet
Und ihm frisches Leben schafft,
Muss in tiefen Felsenschlünden
Feuer sich mit Wasser binden,
Klüften siedend sich entwinden;
Neue Kräfte wirkt die Kraft.

Dem Genesnen, dem Gesunden
Bieten sich so manche Schätze.
Dass der Freund den Freund gefunden,
Zeugen die erwählten Plätze,
Wie Erinnerung köstlich sei.
Und so wurden Wald und Wiese
Zum bewohnten Paradiese,
Dass ein jeglicher geniesse,
Sich empfehle froh und frei.

Goethe schrieb für die Kaiserin gleich noch drei weitere Gedichte und liess sie auf eigene Kosten drucken. Maria Ludovica war angetan. Sie lud ihn ein, aus seinen Dichtungen vorzulesen. Elfmal war Goethe in seinen vier Teplitzer Wochen mit der Kasierin «bei Tafel». Als sie wieder abgereist war, schrieb Goethe an einen Freund: «Eine solche Erscheinung gegen das Ende seiner Tage zu erleben, gibt die angenehme Empfindung, als wenn man bei Sonnenaufgang stürbe und sich noch recht mit inneren und äusseren Sinnen überzeugte, dass die Natur ewig produktiv, bis ins Innerste göttlich, lebendig, ihren Typen getreu und keinem Alter unterworfen ist.»

In Teplitz fasst er 1813 in einem Brief den tieferen Sinn seiner Badeaufenthalte so zusammen: «Wie ich immer gefunden habe, so lässt sich eine Badezeit mit dem Leben überhaupt vergleichen. Man kommt als Neuling mit allerlei Hoffnungen und Forderungen an, manches bleibt unerfüllt, anderes erfüllt sich über alle Erwartung, manches unerwartete Gute und Böse ereignet sich und zuletzt tritt man ungern ab, ohne gerade wieder von vorne anfangen zu wollen.»

In den Jahren 1820 bis 1823 war Goethe wieder in Böhmen. Diesmal neben Karlsbad vor allem in Eger und im neuen *Marienbad*: «Mir ist als befänd ich mich in den nordamerikanischen Wäldern, wo man in drei Jahren eine Stadt baut...»

Eine letzte grosse Liebe

Goethe ist in Aufbruchstimmung. Es wird noch einmal dramatisch. Am 29. Juli 1824 steigt Goethe – zweiundsiebzig Jahre alt, Dichterfürst, Geheimer Rat und Staatsminister – in Marienbad ab. Er wohnt im gleichen Haus wie Frau Amalie von Levetzow mit ihren Töchtern Berta, Ulrike und Amalie. Ulrike, siebzehnjährig, zieht den alten Herrn sehr bald magisch an. Zwar ist sie weder romantisch noch musisch oder besonders klug, sondern eher von einer durch und durch normalen Jugendlichkeit, aber Goethe lässt nicht mehr von ihr. Spaziergänge, Gesellschafts- und Pfänderspiele – Ulrike ist immer dabei. Auch im folgenden Jahr trifft der Dichter in Marienbad auf die Kleine. Spaziergänge, Spiele, Bälle, Konzerte: Goethe nimmt Ulrike stets mit. Der alte Herr, der die jetzt Achtzehnjährige liebt, dichtet wie ein Primaner...

Im Winter schlägt das Pendel zurück: Goethe lebt wieder in seinem Haus am Frauenplan zu Weimar und ist im Januar/Februar sterbenskrank. Erst als er sich Marienbader Wasser kommen lässt, gesundet er.

Dann der Sommer: Wieder in Marienbad. Täglich sieht Goethe seine Ulrike, schickt ihr Blumen, schenkt ihr Pfefferkuchen, liest vor, plaudert, tanzt. Er sprüht vor Leben – und fragt seinen Arzt, ob er noch gesund genug für eine neue Ehe sei. Brieflich hält Goethe, der vierundsiebzigjährige, bei der Mutter um die Hand der neunzehnjährigen Tochter an. Amalie von Levetzow erschrickt, reist am 17. August mit ihren Töchtern nach Karlsbad ab...

«Alles was mich leben machte, ist geschieden.» Goethe sieht die Levetzows zwar noch einmal in Karlsbad – sie gratulieren ihm am 28. August zum Geburtstag, schenken einen selbstgebackenen Kuchen und ein schönes Trinkglas – aber er resigniert:

Und wenn der Mensch in seiner Qual verstummt,
Gab mir ein Gott, zu sagen, was ich leide.

Diese Zeilen aus dem «Tasso» tauchen wieder auf, finden sich als Motto über

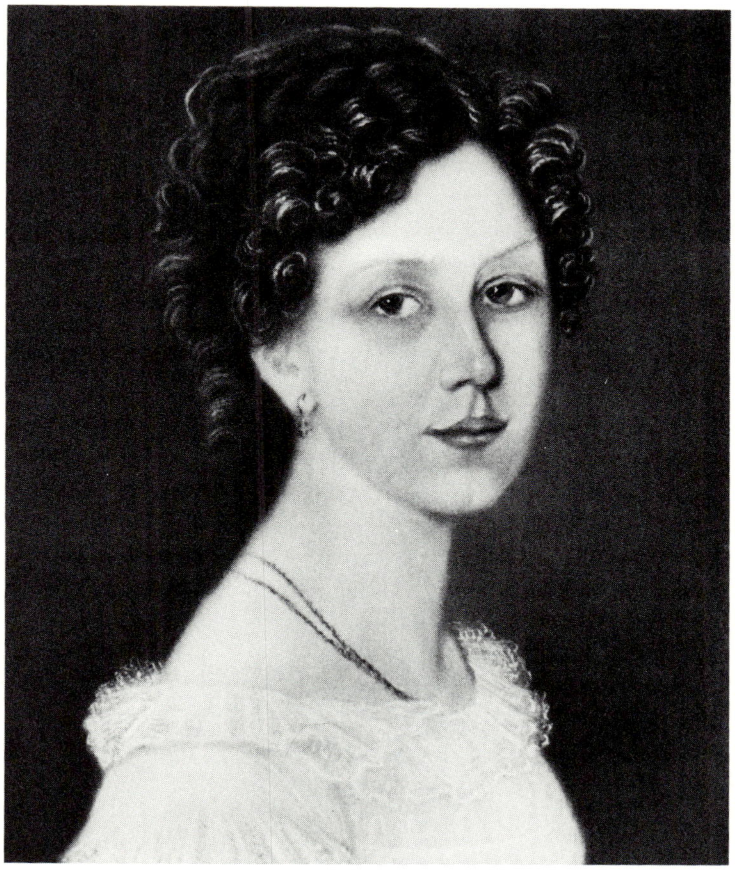

Bild 152. *Goethes letzte grosse Liebe: Ulrike von Levetzow in Marienbad.*

der «Marienbader Elegie» wieder, die in den Tagen danach aus ihm hervorbricht:

So klar beweglich bleibt das Bild der Liebenden,
Mit Flammenschrift, ins treue Herz geschrieben.

Goethe sah weder Ulrike noch die böhmischen Bäder je wieder. Nach seinem Tode am 22. März 1832, fand man in einem seiner Schubfächer das Karlsbader Trinkglas, eine Tasse mit Efeumuster und ein Paar Damenhandschuhe. Dabei einen Zettel: «Karlsbad 1823». Ulrike von Levetzow blieb unverheiratet und starb fünfundneunzigjährig 1899.

Gewiss unsterblich aber ist eines der schönsten Gedichte Goethes, das – nicht zufällig – menschliches Leben mit dem Kreislauf des Wassers vergleicht:

Gesang der Geister über den Wassern

Des Menschen Seele
Gleicht dem Wasser:
Vom Himmel kommt es,
Zum Himmel steigt es,
Und wieder nieder
Zur Erde muss es,
Ewig wechselnd.

Strömt von der hohen
Steilen Felswand
Der reine Strahl,
Dann stäubt er lieblich
In Wolkenwellen
Zum glatten Fels,
Und leicht empfangen,
Wallt er verschleiernd,
Leisrauschend
Zur Tiefe nieder.

Ragen Klippen
Dem Sturz' entgegen,
Schäumt er unmutig
Stufenweise
Zum Abgrund.

Im flachen Bette
Schleicht er das Wiesental hin,
Und in dem glatten See
Weiden ihr Antlitz
Alle Gestirne.

Wind ist der Welle
Lieblicher Buhler;
Wind mischt von Grund aus
Schäumende Wogen.

Seele des Menschen,
Wie gleichst Du dem Wasser!
Schicksal des Menschen,
Wie gleichst Du dem Wind!

Denker, Könner, Blender und «humane Künstler»

«Es ist einmal Zeit, dass Luft, Feuer, Wasser, Erde wieder poetisiert werden.» Diese Worte schrieb im Jahre 1800 der Literaturkritiker, Sprachforscher und Shakespeare-Übersetzer *August Wilhelm Schlegel* an den Theologen und Philosophen Friedrich Schleiermacher. Im gleichen Jahr also, in dem der Physiker Johann Ritter seinen Wasserzersetzungsapparat konstruiert hatte (mit dem Wasser in seine Ursprünge Wasserstoff und Sauerstoff zerlegt werden konnte), schickte sich die Romantik an, auch in die Naturwissenschaft einzudringen. Dies blieb auch für die Medizin nicht ohne Folgen.

Aus romantischen Tiefen

Die Romantiker fühlten mehr als sie dachten, gaben sich gern dem Wunderbaren und Geheimnisvollen hin, auch dem Übernatürlichen und Unendlichen. Märchen und Sagen, die dunkle Vorzeit und das Mittelalter wurden für sie wichtig. Sie liebten den Mondschein, dunkle Wälder, verwilderte Gärten, verwunschene Ruinen, geheimnisvolle Brunnen, das Meer, die Ferne... Schleiermacher umschrieb die Zeitstimmung mit «Sinn und Geschmack für das Unendliche», und der Maler Caspar David Friedrich fing die Stimmung der Epoche feinfühlig in seinen Zeichnungen und Gemälden ein.

Kein Wunder, dass die Wässer, die aus Quellen und Brunnen, also «aus den ewig verschlossenen Tiefen» ans Tageslicht treten, ein besonderes Interesse erregten. Viele Wässer, das war bekannt, wirkten heilsam – ohne dass die damalige Wissenschaft so recht nachzuweisen wusste, warum. So wurden sie vielfach als Zeugnisse der «inneren Lebenstätigkeit der Erde» begriffen: Wer im Wasser badet oder Wasser trinkt, ist – so glaubten viele – auf geheimnisvolle Weise mit dem Urgrund der Natur verbunden. War nicht auch die Heilwirkung der Wässer von der Jahreszeit, von den Gestirnen abhängig? Das hatten doch die Alten geglaubt, und Theophrastus Bombastus von Hohenheim, genannt Paracelsus, hatte gar gegen Ende des Mittelalters die Sternkunde als eine der vier Säulen der Heilkunde bezeichnet.

Die romantische Naturphilosophie eines *Friedrich Wilhelm Schelling* kleidete die herrschende Denkrichtung in Worte: Nach der früheren «blinden und ideenlosen Art der Naturforschung» beginne jetzt die Zeit einer «höheren Erkenntnis der Natur», denn es habe sich «ein neues Organ der Anschauung und des Begreifens» herausgebildet, das erlaube, die alles durchwebende «Weltseele» unmittelbar zu erfahren. Deren «Universalprinzip» sei die Polarität: Die Differenz, die aus der Ureinheit hervorgehe, strebe nach der Synthese.

Polare Gegensätze sah Schelling auch im Wasser wirken: Sauerstoff und Wasserstoff waren für ihn die Repräsentanten negativer und positiver Elektrizität. Leben bedeutete für Schelling ein System von immerwährender Oxidation und Desoxidation, denn alle Pflanzen nehmen «die brennbaren Bestandteile» des Wassers auf und atmen Sauerstoff aus. Die Tiere dagegen zerlegen die Luft, nehmen Sauerstoff auf und geben Kohlensäure an die Luft ab. Schelling schloss daraus, dass Wasser «den ersten Entwurf aller Vegetation» enthalte.

Der letzte Vollarzt

Solchen Gedanken stand der Arzt *Christoph Wilhelm Hufeland* sehr nahe, den manche den «letzten Vollarzt» nennen, weil bei ihm «Schulmedizin» und «Naturheilkunde» noch nicht geschieden sind. Hufeland war in Weimar aufgewachsen, wo schon sein Vater und sein Grossvater als Leibärzte bei Hof gewirkt hatten. Der junge Hufeland war praktischer Arzt, von dem sich unter anderem auch Wieland, Herder, Goethe und Schiller behandeln liessen.

Sein Umgang mit Goethe war durchaus eng: Hufeland gehörte der «Freitagsgesellschaft» an, die sich damals

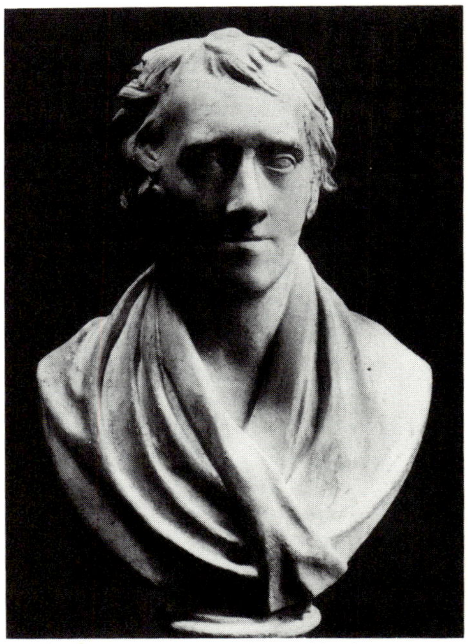

Bild 153. *Christoph Wilhelm Hufeland.*

jeden Freitagabend in Goethes Haus am Frauenplan versammelte, um geistvoll zu diskutieren und sich einen schönen Herrenabend mit einem guten Tropfen zu machen. Der Zugehörigkeit zu dieser Gruppe von zwölf Männern verdankte er dann seine Berufung an die Universität Jena, wo er 1795 sein berühmtes «Journal der praktischen Arzneykunde und Wundarzneykunst» herausgab. Und 1797 schrieb er: «Das beste Getränk ist Wasser, dieses gewöhnlich so verachtete, ja von manchen für schädlich gehaltene Getränk. – Ich trage keine Bedenken, es für ein grosses Mittel zur Verlängerung des Lebens zu erklären...»

Ein anderer seiner Sätze könnte auch von Schelling stammen: «Da nach den neuern Erfahrungen Sauerstoff ein Bestandteil des Wassers ist, so trinken wir wirklich neuen Lebensreiz, indem wir Wasser trinken.» Als Beispiel für die lebensverlängernde Wirkung des Wassers, an die Hufeland fest glaubte, führte er gern den damals über achtzig Jahre alten ehemaligen obersten preussischen Militärarzt *Johann Christian Anton Theden* an, der seine gute Gesundheit im Alter den sieben bis acht Litern Wasser zuschrieb, die er täglich trank.

Theden war in den Schlesischen Kriegen zum Anhänger der äusseren und inneren Wasseranwendung geworden, als er in Schweidnitz mit der Wasserheilkunst der Ärztefamilie Hahn bekanntgeworden war. Bereits im Ruhestand, hatte er dann 1782 ein Buch herausgegeben mit dem Titel «Neue Bemerkungen und Betrachtungen zur Bereicherung der Wundarzneykunst und Arzneygelahrtheit». Darin verteidigt er das Wasser gegen skeptische Kollegen.

Die Kunst, das Leben zu verlängern

Die Reize, die von Wasser, Wärme, Licht und Luft ausgehen, sind nach Hufeland hervorragende Mittel, um die Lebenskraft zu steigern. Sein medizinisches Lehrgebäude gipfelt denn auch in seiner «Makrobiotik», der «Kunst, das menschliche Leben zu verlängern». Hufeland ist fest davon überzeugt, dass alle Medikamente und alle Behandlungsmethoden nur dann wirken, wenn sie die Lebenskraft des Menschen anregen, sich selbst zu helfen. Jede Heilung ist für ihn letztlich immer Selbstheilung, die wiederum angeregt werden kann durch äussere Reize wie durch innere Kräfte.

Seelische Ruhe, Zufriedenheit, Heiterkeit und Freude – das sind nach Hufeland solche inneren Einflüsse, die zum Glück, zur Gesundheit und zum langen Leben sehr wesentlich beitragen. Mit dieser Anschauung ist der Weimarer Arzt vielen seiner Zeitgenossen weit voraus, wird sie doch von der medizinischen Forschung der Gegenwart immer wieder bestätigt.

Kaltes wie warmes Wasser trägt mit Hilfe der Reize, die von ihm ausgehen, nicht nur zur Erhaltung der Gesundheit, sondern auch zur erfolgreichen Bekämpfung von vielen Krankheiten massgeblich bei. So schrieb er bereits 1790 im Weimarer «Journal des Luxus und der Moden» unter der Überschrift «Nötige Erinnerung an die Bäder und ihre Wiederherstellung in Deutschland»: «Wenn man erst die Bäder wieder für ein unentbehrliches Stück der Erziehung und der ganzen Lebensdiät halten wird, wenn man jede Woche für verloren halten wird, die man, ohne sich diese Reinigung oder Erfrischung zu geben, durchlebt hat, dann erst können wir hoffen, dass die Gicht, die Krämpfe, die Hypochondrie, die Stumpfheit der Nerven, und all die Übel, an denen unser Zeitalter zureichend dahinwelkt, aufhören. Wir werden Restauratoren der Menschheit und unsere Zeit die Epoque ihrer physischen Wiederherstellung heissen.»

Im Jahre 1801 ging Hufeland dann nach Berlin, wo sich sein Wirkungskreis gegenüber Weimar bedeutend vergrösserte. Jetzt war er nicht nur Leibarzt des Preussenkönigs Friedrich Wilhelm III., sondern auch Mitglied der Akademie der Wissenschaften, «Erster Arzt» der berühmten Charité und Direktor der ärztlichen Prüfungskommission. Weltmännisch wie er war, machte er in der preussischen Hauptstadt nicht nur Karriere, sondern gewann auch viele prominente Freunde.

Die Heilkraft des Wassers vergass er auch in Berlin nicht, im Gegenteil. So schrieb er 1821 eine Preisaufgabe aus, über die «Wirksamkeit kalter Bäder in der Behandlung fieberhafter Krankheiten». Den ersten Preis erhielt der Wiener Hofarzt Anton Frölich von Frölichsthal für seine Arbeit «Abhandlung über die äusserliche Anwendung des kalten Wassers zur Mässigung des Fiebers».

Hufeland betonte auch, dass schon ein Wechsel in der Lebensführung, ein Vertauschen der Umgebung, ein Ortswechsel zur Gesundung sehr wesentlich beitragen könne. Deshalb riet er auch beispielsweise Goethe in Weimar zu, im Sommer Badefahrten zu machen.

Er selbst kurte ebenfalls gern, so 1823 in Marienbad, über das er schrieb: «Marienbad war für mich eine der erfreulichsten Erscheinungen meiner Reise; auf der Stelle, wo vor zehn Jahren nur einige Hütten standen, steht jetzt schon eine kleine Stadt, bestehend aus 42 Häusern, ja zum Teil Palästen, welche in schöner Symmetrie den Heilquell und seine Kolonnaden umgeben, das ganze wieder umschlossen vom dunklen Grün des Waldgebirges, und einen wunderbaren überraschenden Anblick gewähren.»

Metropolen entdecken das Wasser

Ähnlich modern wie Hufeland dachte auch der Driburger Badearzt und spätere Kieler Professor *Joachim Dietrich Brandis,* ebenfalls ein Wasserfreund, der seine Therapie besonders feinfühlig auf die Konstitution seiner Patienten abstimmte. Er schrieb 1792 über seine Erfahrungen:

«Die Bäder sind als Vorbauungsmittel gegen Krankheiten und als Heilmittel eine sehr wertvolle Arznei.»

Bei kalten Bädern kam er mit Badezeiten von zwei bis drei Minuten aus, das war damals, vor Kneipp, durchaus sehr wenig. Kaltes Wasser als Heilmittel schätzte übrigens auch der Begründer der Homöopathie, der Arzt *Samuel Hahnemann:* «Wenn man irgend eine allgemein hülfreiche Arznei hätte, so würde es Wasser sein.»

Zentren der wissenschaftlichen Hydrotherapie waren im 19. Jahrhundert vor allem die Metropolen Paris, Wien und Berlin. Nachdem der französische Militärarzt Raoul-Henri-Joseph Scoutetten einige in Deutschland beobachtete Wasserkuren in Paris eingeführt hatte, entwickelte der Genfer Mediziner Théodore Herpin die Wasseranwendungen weiter und beschrieb die gemachten Erfahrungen eingehend.

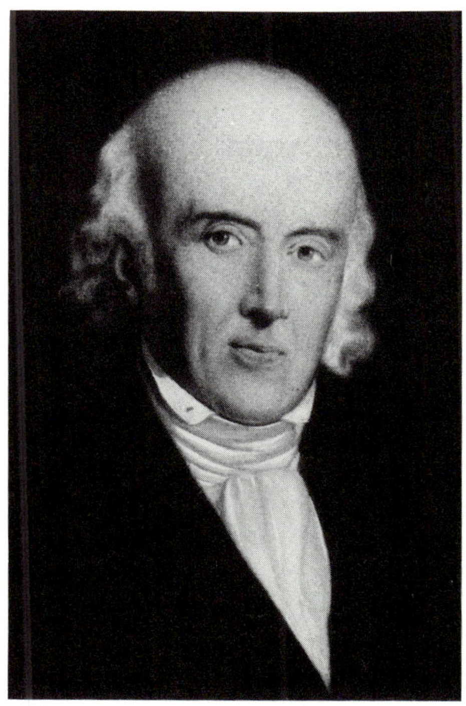

Bild 154. *Der Homöopath Samuel Hahnemann.*

Darauf baute dann der eigentliche Begründer der französischen Hydrotherapie auf: Louis-Joseph-Désiré Fleury veröffentlichte 1852 ein Buch, in dem die verschiedenen thermischen und mechanischen Einflüsse der Wasserheilmethoden ausführlich dargestellt werden. Genaue Anleitungen zur Anwendung ergänzen diese Analysen.

Ärzte der «Berliner Schule», allen voran *Ludwig Traube*, stellten die Hydrotherapie auf ein solides wissenschaftliches Fundament. Zahlreiche Untersuchungen zur Wirkungsweise von Wasseranwendungen stammen von dem Tübinger Kliniker *Theodor von Jürgensen*, der mit kalten Güssen grosse Erfolge bei verschiedenen Krankheiten hatte. Und dann ist da noch Wien, wo 1865 *Wilhelm Winternitz* eine rationale Begründung vieler Wasserheilverfahren veröffentlichte. Ihm gelang der Nachweis, dass kaltes Wasser zur Ableitung des Blutes aus den inneren Organen führt und diese entlastet. Wien wurde damals zum führenden Zentrum der hydrotherapeutischen Forschung.

Von «magnetischen» und «animalischen» Bädern

Wenige Jahrzehnte zuvor war, ebenfalls in Wien, der praktische Arzt *Franz Anton Mesmer* zur Überzeugung gelangt, sowohl Glas wie Wasser nehme «magnetische Kräfte» auf, die sich zur Heilung verwenden liessen. Er baute ein sogenanntes Baquet, einen «Gesundheitszuber», in dem mit «magnetisiertem» Wasser angefüllte Flaschen strahlenförmig angeordnet waren. Der Zuber enthielt ausserdem Eisenfeilspäne, zerstossenes Glas, gebogene Eisenstäbe, Seile und Wollschnüre, die die «magnetischen Kräfte» an die kranken Körperteile der Patienten leiten sollten.

Auch in Berlin wirkte ein solcher Magnetopath mit Namen *Karl Christian Wolfart*, der immerhin bei den Spitzen der Gesellschaft seiner Zeit ein offenes Ohr fand. So gehörten der preussische Staatskanzler Fürst von Hardenberg, Caroline von Humboldt, die Philosophen Fichte und Schleiermacher zu seinen Patienten. Wolfart beschrieb die «Magnetisierung» so:

«Man stellt ... ein Glas oder eine Flasche mit reinem Wasser gefüllt auf die linke innere Handfläche und hält die Rechte ausgespreizt über das Gefäss: hat man dieses einige Minuten bei unverwandt darauf hingerichtetem Blick gethan, so führt man die rechte Hand das Gefäss umfassend in bestimmter Zahl, z. B. 9mal, 14mal, 27mal streichend von unten nach oben hin, und lässt sie über der Öffnung etwas verweilen ... Wer dieses mit Aufmerksamkeit gethan hat, kann versichert seyn, dass er das Wasser magnetisirt, d. h. demselben eine lebendige von ihm ausgegangene innere Bewegung, oder wenn man will, eine Kraft mitgetheilt hat.»

Ein holländischer Magnetiseur mit Namen *P. G. van Ghert*, der ähnlich arbeitete, berichtete, eine Patientin, die «magnetisiertes» Wasser trank, habe den Geschmack mit «angenehmer als Selzer Wasser ... schöner als der beste Kaffee» beschrieben. Andere Patienten wollten einen besonderen Blumenduft am behandelten Wasser wahrgenommen haben.

Ein Anhänger des «magnetischen Heilens» glaubte, die hier wirkenden «unbegreiflichen Gesetzlichkeiten» so umschreiben zu sollen: Diese Gesetze sind «Erscheinungen des geheimsten Lebens, desselben göttlichen Wesens der Natur, in welcher wir leben, weben und sind, und von welchem unsre Vernunft nur das irdische Abbild ist».

Die menschliche Vernunft brachte damals noch eine ganze Reihe weiterer Bäder hervor, die sich nicht bewährten und die wir heute eher belächeln. Neben «Aschenbädern» gab es «Schlakken»- und «Erdbäder». «Ameisenbäder», bei denen sich Kranke mit entblösstem Gesäss in Ameisenhaufen setzen sollten, wurden ebenso empfohlen wie «Gärbäder», die aus Hefe und Malz oder aus Weinmaische angesetzt wurden. «Milch- und Molkenbäder» mochten ja noch angehen, «Qualm- und Rauchbäder» milde entschuldigt werden, bei den «animalischen Bädern» aber überwucherten magische Vorstellungen jedes nüchterne Denken: «Animalische Bäder bestehen in dem äusseren Gebrauche eines frisch geschlachte-

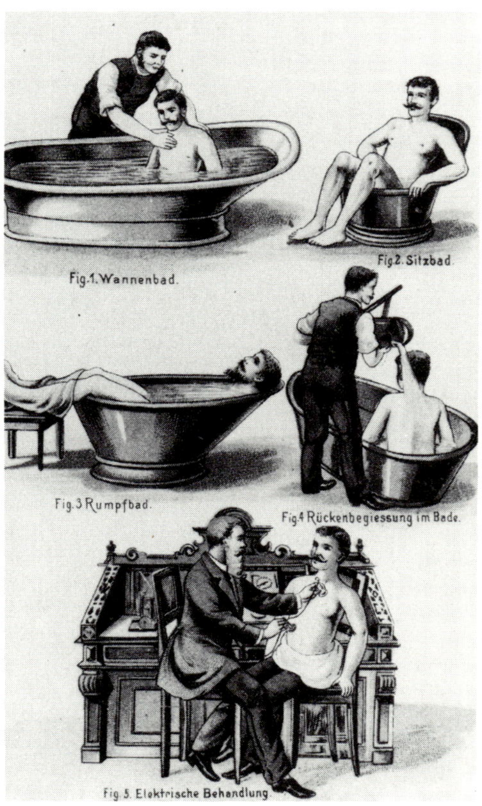

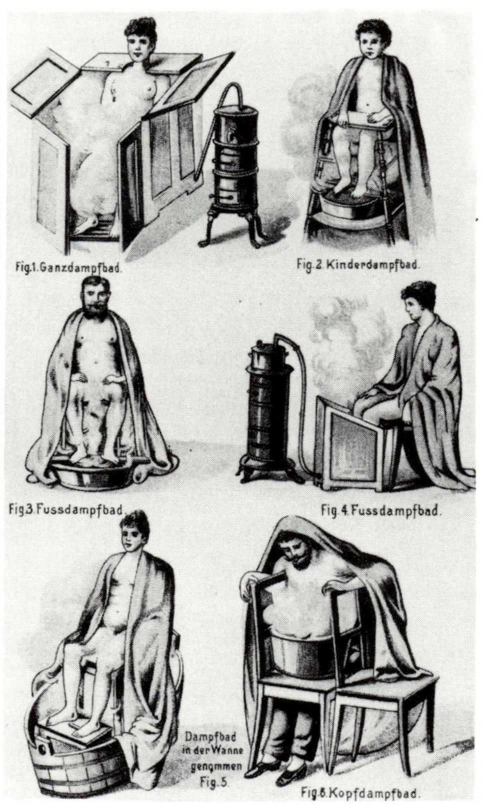

Bilder 155/156. *Medizinische Wannen- und Dampfbäder in der Mitte des 19. Jahrhunderts.*

ten Thieres, in welches der leidende Theil des diese Kur brauchenden Patienten gelegt wird.» Man glaubte, dass «besondere, ausser der Darstellung liegende Kräfte» hier wirksam seien und bedauerte: «Diese unbequeme, oft widerliche Anwendung lässt nur Wenige ihre Zuflucht dazu nehmen.»

Auch «Fleischbrühbäder» («Die wohlfeilsten Ingredienzen derselben sind die Eingeweide der Thiere, namentlich die Kaldaunen der geschlachteten Ochsen») sollten heilsam sein, insbesondere bei «Auszehrung».

Diese Verirrungen, die sich aus einer auf die Spitze getriebenen «romantischen» Weltsicht ergaben, konnten jedoch bald überwunden werden. In der zweiten Hälfte des 19. Jahrhunderts wurden die kalten, lauen und warmen Wasseranwendungen weiterentwikkelt, woran der Pfarrer Sebastian Kneipp in Wörishofen einen besonderen Anteil hatte.

Ein «humaner Künstler» heilt den Kanzler

Ein Arzt, der sich vor allem heisser Bäder und heisser Aufschläge bediente und damit grosse Erfolge verzeichnen konnte, war *Ernst Schweninger*. Geboren in Freystadt in der Oberpfalz, arbeitete er zunächst in München und dann in Berlin. Er bevorzugte die sogenannten «ansteigenden Bäder» – langsam heisser werdende Kopf-, Arm-, Fuss-, Sitz- und Halbbäder. Ausserdem schätzte er das Schwitzen, das er durch Dampf- und Heissluftbäder förderte. Neben diesen unterschiedlichen Wasseranwendungen verordnete er Licht, Luft, Sonne, auch Gymnastik, Sport und leichte Garten- oder Werkstattarbeit.

Schweninger sah sich als «humaner Künstler». Deshalb war er dafür, auch in Kliniken den Kranken den Aufenthalt so angenehm wie möglich zu machen. Wichtiger noch: Schweninger wollte mit feiner Hand dafür sorgen, dass die Natur die Heilung selbst betreiben könne.

Sein spektakulärster Fall war die Heilung des Fürsten *Otto von Bismarck*. Der deutsche Reichskanzler war 1880 total erschöpft, konnte kaum schlafen und litt an heftigen Magenschmerzen. Schweninger bezweifelte die Krebsdiagnose des behandelnden Arztes und verordnete vor allem heisse Packungen und Teilbäder, leichte Massagen und Bewegungsübungen. Schlafpulver und schmerzstillende Mittel dagegen setzte er ab, und Bismarck musste auch den Weingenuss stark einschränken. Der Patient genas schnell und lebte noch 18 Jahre – womit 1880 kaum jemand gerechnet hatte.

Warum kaltes oder warmes Wasser – allein oder im Verbund mit weiteren Mitteln und Massnahmen – heilsam wirkt, war zu Bismarcks Zeiten noch weitgehend ungeklärt. Und auch heute ist der Wirkungsmechanismus von Wasserkuren erst in groben Zügen erforscht, ist doch die Wirkung der verschiedenen Wasseranwendungen auf den menschlichen Körper höchst kompliziert und vielschichtig.

Die moderne Theorie der Hydrotherapie verdeutlicht aber immerhin, dass die Reize, die von kaltem oder warmem Wasser auf die menschliche Haut ausgehen, vor allem thermischer, aber auch mechanischer und selbst chemischer Natur sind. Diese Erkenntnisse gehen weit mehr auf Beobachtungen zurück denn auf naturphilosophische Spekulationen, wie sie in der Romantik sehr verbreitet waren. So hatte Christoph Wilhelm Hufeland die Wirkung des Wassers in eine höhere Schicht verlegt, die rationalem Begreifen nicht zugänglich sei: «Dass es eine höhere Sphäre der Verbindung und des Aufeinanderwirkens der Körper gebe als die gewöhnliche greifbare physisch-chemische, dies kann wohl für niemanden zweifelhaft sein, der gewohnt ist, die Natur in den Regionen des Lebens zu beobachten, und folglich am wenigsten für den Arzt, dessen ganzes Geschäft nichts anderes ist als ein ewiges Experimentieren in der Sphäre des Lebens.»

Vierzig, fünfzig Jahre später war nicht mehr philosophisches Spekulieren über eine höhere Sphäre, sondern das nüchterne Beobachten, das exakte Forschen und das Messen des Messbaren Trumpf. Vom «Geheimnis der Brunnen» und vom «Zauber der Heilquellen» redete niemand mehr. Das hatte Vorteile. Denn die immer weiter getriebene Spezialisierung in allen medizinischen Teilbereichen brachte eine Fülle von Erkenntnissen, die ohne nüchtern-wissenschaftliche Forschungen nicht zu erreichen gewesen wären. Aber auch dieser Weg hatte seine Schattenseite: Der Mensch wurde jetzt vor allem als «Erkenntnisobjekt» betrachtet und kam als Subjekt, als Persönlichkeit den Forschern zuweilen aus den Augen. Erst seit wenigen Jahren rückt der «ganze Mensch» wieder voll in das Blickfeld der medizinischen Forschung und der Heilberufe.

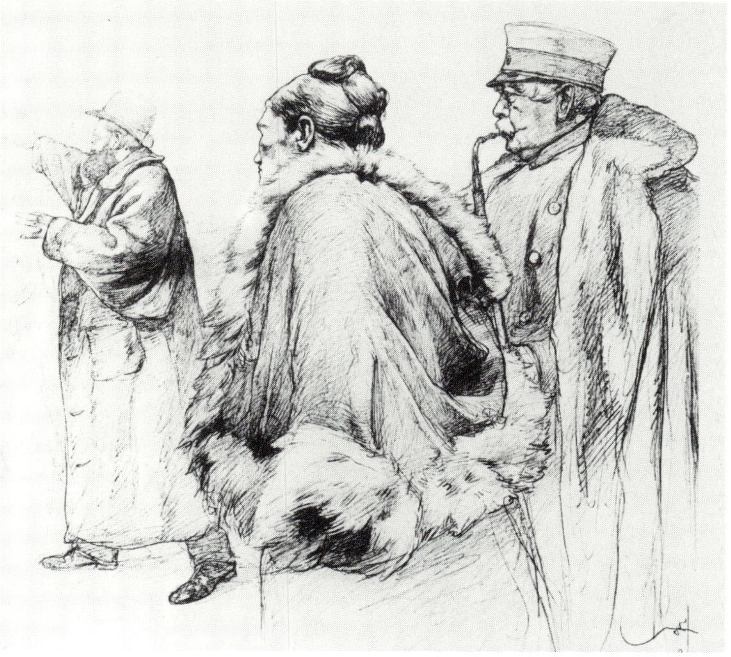

Bild 157. *Professor Schweninger (links) als «Platzmacher» für den Fürsten Bismarck und dessen Frau.*

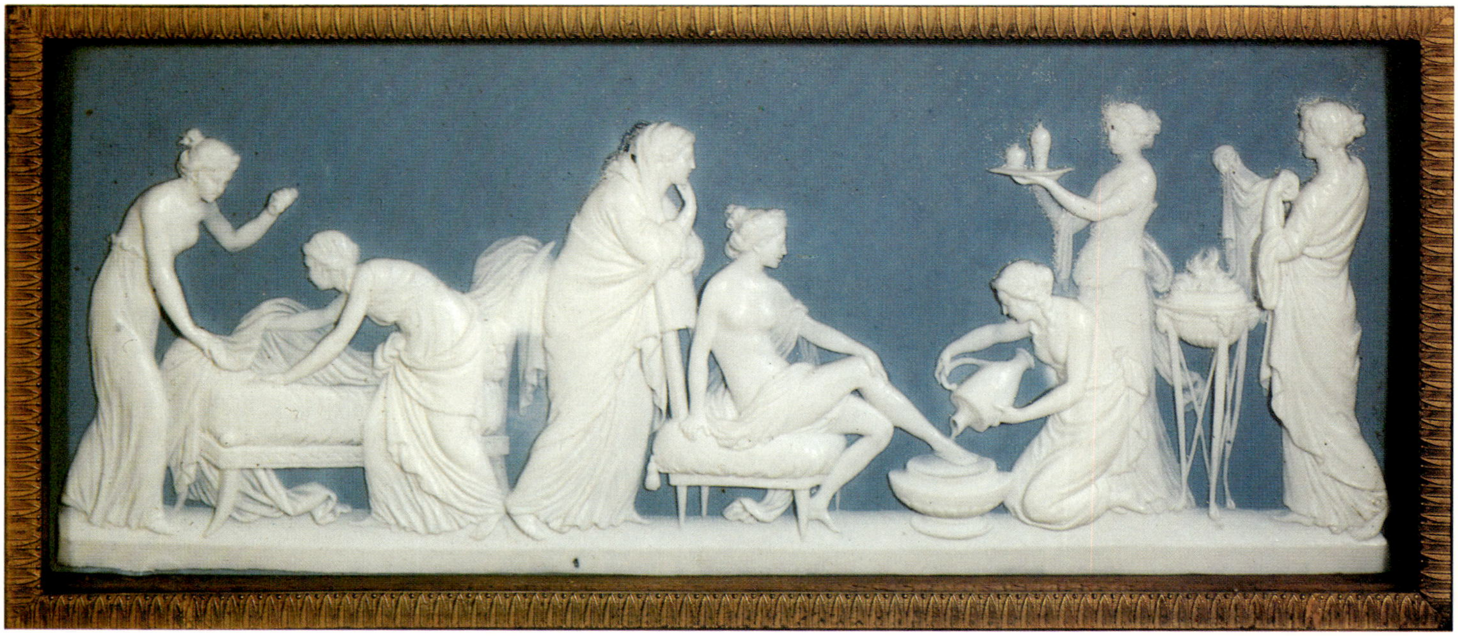

Bild II/158. *Das Bad der Venus. Porzellanarbeit aus Sèvres um 1810, gefertigt als Einlage in einen Prunktisch, der als Hochzeitsgeschenk des französischen Hofes an den bayerischen Kronprinzen und späteren König Ludwig I. nach München ging. Bayerisches Nationalmuseum, München.*

Bild II/159. *Baden und Ankleiden hinter einem Paravant. Schreibtischmodell um 1890 von Franz Hiess, Wien. Uhrenmuseum der Stadt Wien.*

Bild II/160. *«Das Diana-Bad.» Kabinettstück von Balthasar Permoser, Dresden 1707. Das Stück ist aus Silber und geschmolzenem Gold hergestellt und mit Brillanten verziert. Schale aus Chalcedon, Figuren aus Elfenbein. Grünes Gewölbe, Dresden.*

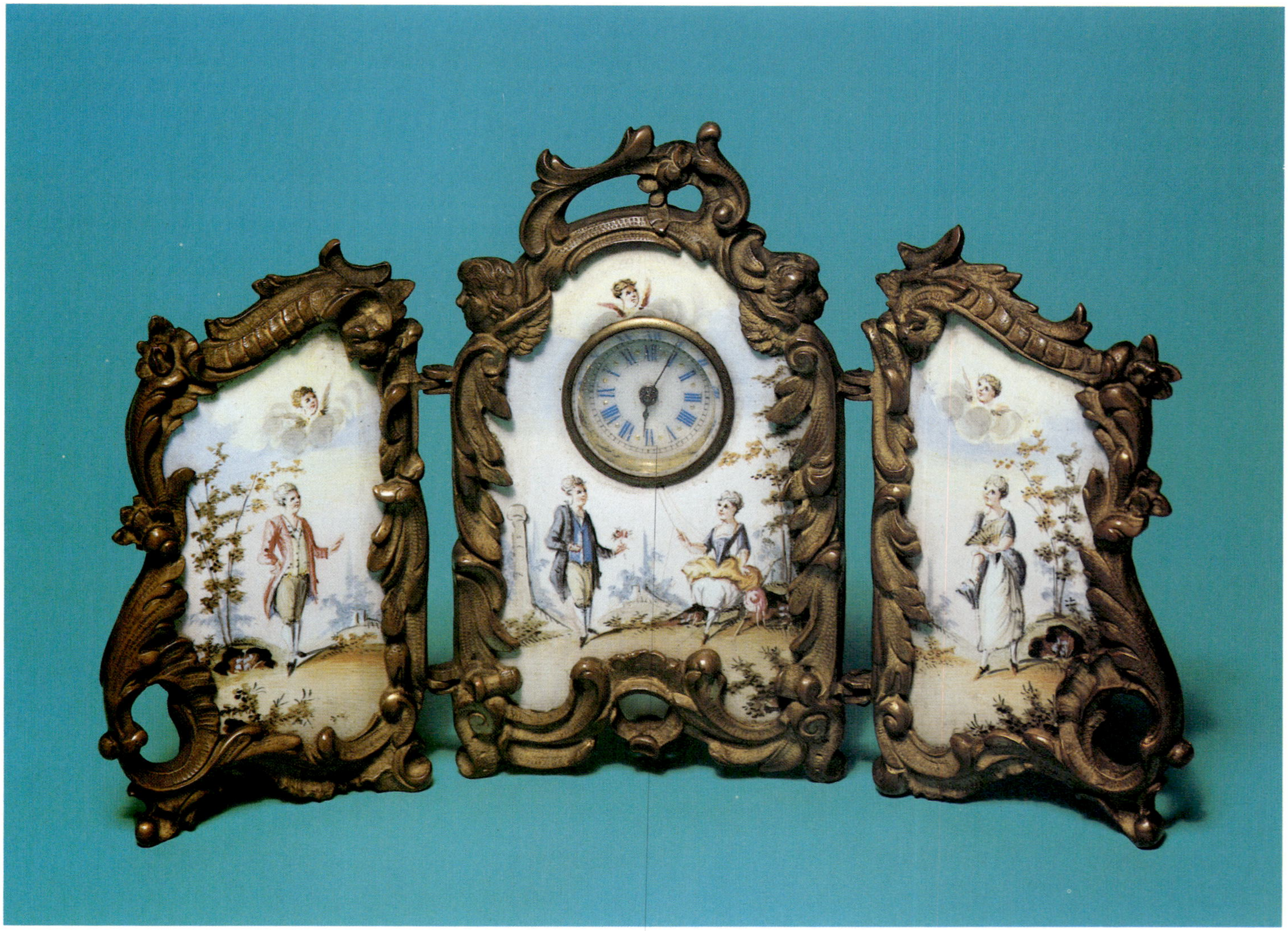

II/160

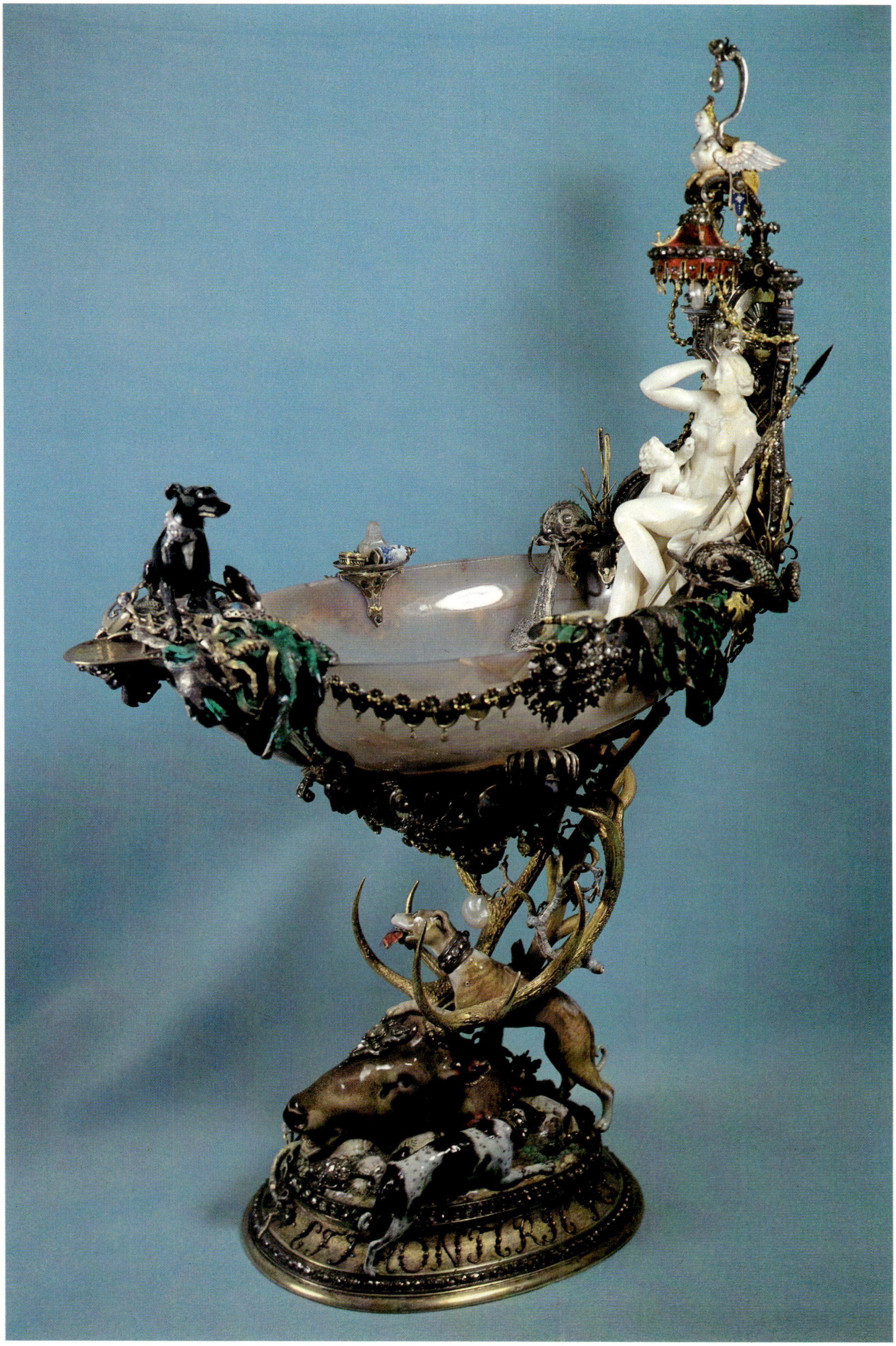

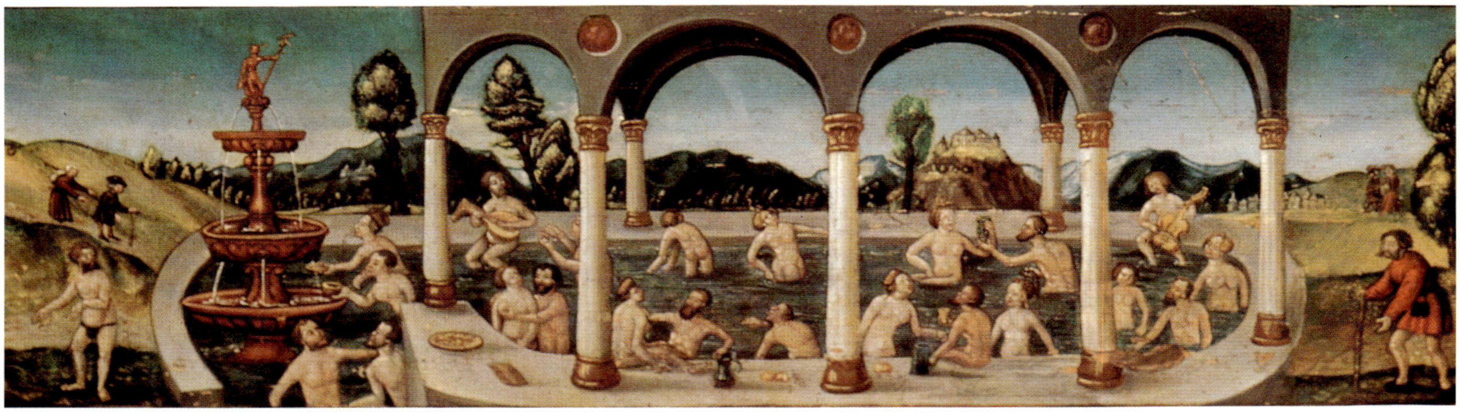

Bilder II/161/162. *Tischplatte mit einer Landkarte Altbayerns und einer Badeszene. Öl-auf-Holz-Malerei aus Schloss Zellereit bei Wasserburg, 1538. Bayerisches Nationalmuseum, München.*

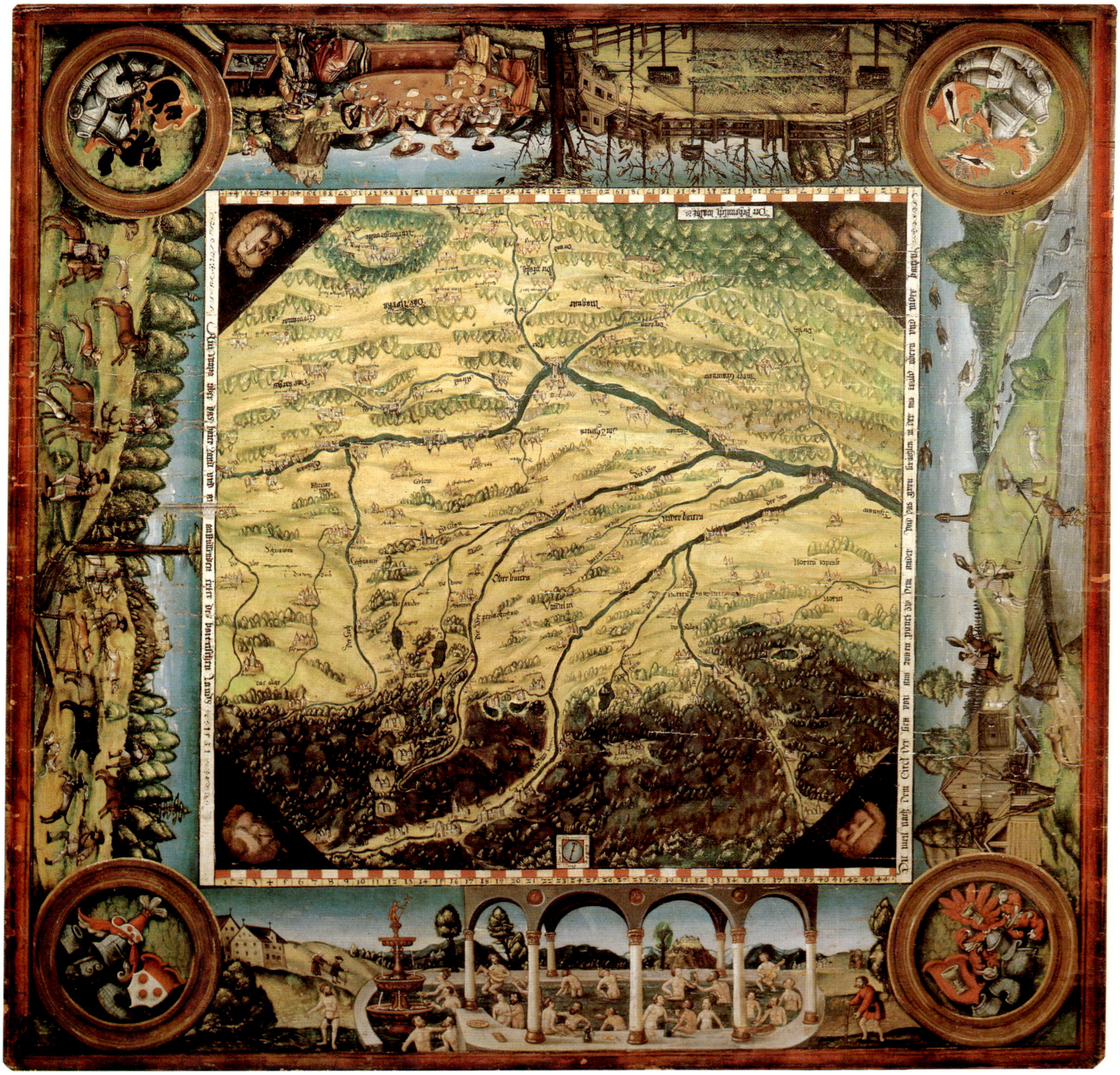

Wer Rang und Namen hat, trifft sich am Brunnen

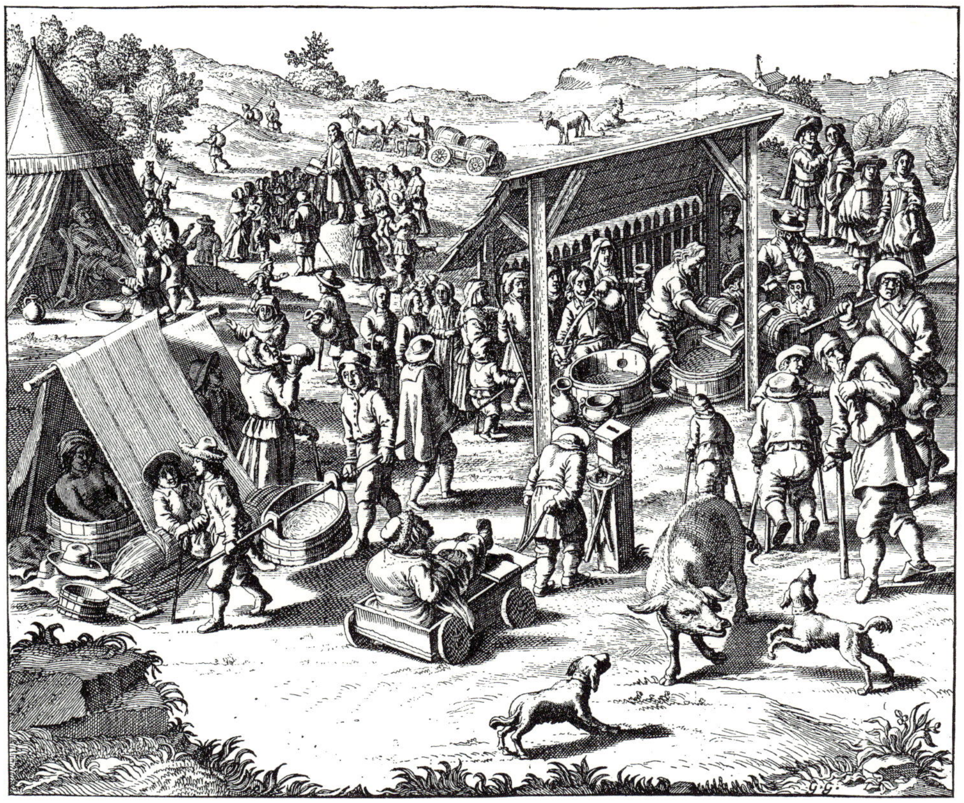

Bild 163. *«Der zu Bilfeld Anno 1666 am 2. Sonntag nach der H. Drey Einigkeit entsprungene Heyl-Brunnen.»*

Nichts ist so beständig wie der Wandel – diese philosophische Erkenntnis gilt auch für die Badeorte dieser Welt. Niemand badet heute mehr in Pergamon, Epidauros oder Himera, und auch in Mitteleuropa gerieten ehemals sehr geschätzte Heilquellen in Vergessenheit, etwa die von Salmünster, vom fränkischen Wildbad bei Burgbernheim und die von Rothenburg ob der Tauber.

Andere Bäder dagegen, die schon die Glieder römischer Legionäre umspülten, haben heute noch einen hervorragenden Ruf. Dazu zählen etwa die «drei Baden» (Baden-Baden, Baden in der Schweiz, Baden bei Wien), Badenweiler, Ems, Wiesbaden, das belgische Spa, Bath in England und in Italien Abano, Ischia und Bormio. Wieder andere Badeorte kamen erst im Mittelalter zu hohen Ehren oder in der Renaissance. So erging es Teplitz in Böhmen, Pfäfers im schweizerischen Kanton St. Gallen, dem schlesischen Warmbrunn und Wildbad im Schwarzwald. Eine ganze Anzahl von heute sehr geschätzten Bädern dagegen führten vor 200 Jahren ein Mauerblümchen-Dasein, waren noch gar nicht entdeckt oder noch nicht erbohrt.

Manche Bäder gingen auf wie ein Komet am Himmel, um ebenso schnell auch wieder zu vergehen. Beispiele dafür sind Hornhausen bei Halberstadt, Müslering bei Stolzenau, Nordhausen, Hofgeismar und Bielefeld.

Die Mehrzahl der Badeorte aber erlebte ein ständiges Auf und Ab: Steinschlag und Überschwemmung, Pest und «Franzosenkrankheit», vor allem aber Krieg, Zerstörung und Herrschaftswechsel spielten vielen Bädern in manchen Jahren übel mit. Geschickte Werbung und unerforschliche Wege des Publikumsgeschmacks taten ein übriges: Die Modebäder kamen und gingen.

Aufstieg und Fall des «hylligen Born»

Im «Kometenjahr» 1556 erlebte «der heylsame Saur-Brunnen» in der alten Grafschaft Spiegelberg in der Publikumsgunst einen wirklich kometenhaften Aufstieg: Innerhalb von vier Wochen sollen damals um die 10000 Gäste an diesen «Hylligen Born» von *Pyrmont* gekommen sein, dessen Wunderheilungen sich wie ein Lauffeuer bis in die entferntesten Winkel Europas herumgesprochen hatten. Da lagerten sie dann, die Heilungsuchenden aus allen Teilen des Reiches, dazu Kranke aus Frankreich, Polen, Ungarn, Italien, Spanien und den Britischen Inseln: «In summa, es war gleich einem grossen Feldtlager.»

Zwei Jahre später war es mit dem «Wundergeläuft» in Pyrmont schon wieder vorbei, aber im 17. und 18. Jahrhundert entwickelte sich das Bad zu einem vielbesuchten und dazu höchst vornehmen Kurort. Die Chroniken berichten, dass im Jahre 1681 nicht weniger als 40 «fürstliche Persönlichkeiten» dort kurten. Und drei Jahre später erschien der Brandenburger, der Grosse Kurfürst, mit grossem Gefolge und 600 Pferden im Bad.

In Pyrmont war, wie in einigen anderen Bädern auch, ein Wandel eingetreten, der das gesellschaftliche Leben sehr begünstigte: Nach dem Ende des Dreissigjährigen Krieges wurde, wie zu lesen ist, «der Brunnen auch innerlich häufig gebraucht». Man traf sich morgens am Brunnen, auf der Brunnenpromenade, und hielt – den Becher in der Hand – die ersten Konversationen. Man sah und wurde gesehen, die Damen schmückten sich, und viele Kavaliere «von Stand» erschienen in den bunten Uniformen der Zeit. Am Nachmittag führte der Weg zum Brunnen die Herrschaften bereits wieder zwanglos zusammen: Man verabredete sich für den Abend und genoss das kurzweilige Treiben mit bestem Gewissen, denn die Kur kam ja nicht zu kurz.

Es war nicht mehr das selbstbewusste Bürgertum, das vor dem verheerenden Religionskrieg das Bild der meisten Bäder geprägt hatte. Seine Städte waren zumeist zerstört, die Bürger selbst verarmt und mit dem Aufbau ihrer Häuser und ihres Gewerbes hinreichend beschäftigt. In den Bädern tummelte sich jetzt vor allem der höhere Adel, der die Kriegswirren oft besser überstanden hatte.

In Bad Pyrmont wandelten zu Beginn des 18. Jahrhunderts auch gekrönte Häupter unter der berühmten Allee zum Brunnen: König Georg I. von England, der erste aus dem Hause Hannover, kam sechsmal zur Trinkkur. Und Zar Peter der Grosse machte auf seinen Westeuropareisen in Pyrmont ebenso Station wie in anderen bekannten Bädern der Zeit: in Baden bei Wien, Karlsbad, Aachen und Spa.

Jahr für Jahr erlebte die Allee von Pyrmont eine sich eher noch steigernde Prachtentfaltung, die Damen in grosser Toilette, die Herren in nicht weniger ausgesuchtem Anzug. In den Jahren 1744 und 1746 machte der Preussenkönig Friedrich II. hier eine Kur gegen seine Gicht. Schwierig war er und unwillig, dem Rat seines Badearztes Johann Philipp Seip zu folgen. So schlug die Kur erst bei seinem zweiten Besuch in Pyrmont an: Seip erhielt ein «Ehrengeschenk» von fünfzig Dukaten.

Viel Gold und viel Geld

Viele Besucher kamen jetzt, aber weniger des heilsamen Wassers wegen, sondern vor allem um zu sehen, gesehen zu werden, Bekanntschaften zu machen, ein galantes Abenteuer zu erleben oder sich dem aufkommenden Glücksspiel hinzugeben. Doch der Brunnen behielt für die Mehrzahl der Gäste seine Bedeutung als erster Anziehungspunkt, nicht nur in gesellschaftlicher, sondern durchaus auch in medizinischer Hinsicht.

Schon 1682 hatte der Arzt Georg Bolmann die Wirkungen des Pyrmonter Sauerbrunnens eingehend beschrieben. Andere Ärzte folgten ihm.

Der Mediziner *Johann Georg Zimmermann* aus Brugg im Aargau, nicht zuletzt wegen seines Charmes schnell zum königlich-grossbritannischen und kurfürstlich-braunschweigischen Leibmedicus aufgestiegen, kam 1772 erstmals nach Pyrmont. Er, der eigentlich seine «durch tötende Arbeit in grösste Zerrüttung geratene Gesundheit» durch eine Trinkkur wieder in Ordnung bringen wollte, sah sich unversehens in neue Arbeit hineingezogen: «In Absicht auf die Praxis, der ich entgehen wollte, fiel ich aus dem Regen in die Traufe. Kaum war ich erschienen, so war ich schon von einer Menge um Rath Fragender umgeben.» Immerhin, Zimmermann hatte auch einen Vorteil davon: «Der sehr kostbare Aufenthalt ward mir reichlich bezahlt und anstatt Geld in Pyrmont zu lassen, kam ich mit einer artigen Börse wieder zurück.»

Er, der alle Welt zu bezaubern verstand, «sonderlich die Frauenzimmer», wie Goethe nach einem Treffen mit dem Schweizer anmerkte, genoss die Aufmerksamkeit, die man ihm schenkte, in vollen Zügen – auch in den folgenden Jahren. Am «berühmtesten Brunnen in Deutschland», im «angenehmen Pyrmont» fand Zimmermann «eine ungemeine Menge von Stande aus ganz Deutschland, aus dem Norden und aus vielen andern Ländern, und die meisten wählten mich plötzlich zu ihrem Arzte. Das Ende von allem diesem war, dass ich sehr viele wichtige Bekanntschaften, sehr viele Freunde, nicht wenig Gold und Geld und keine Gesundheit erwarb.»

Die «fürstlichen, gräflichen und andere Gönner», von denen er Freunden in etlichen wortreichen Briefen berichtete, beschenkten ihn zudem noch reichlich mit Ringen, diamantbesetzten Tabakdosen, mit Porzellan und anderen kostbaren Andenken. Die Prinzessin von Anhalt schickte ihm zum Abschied einen selbstbestickten Beutel: Es fand sich, dass hundert Louisdor darin versteckt waren.

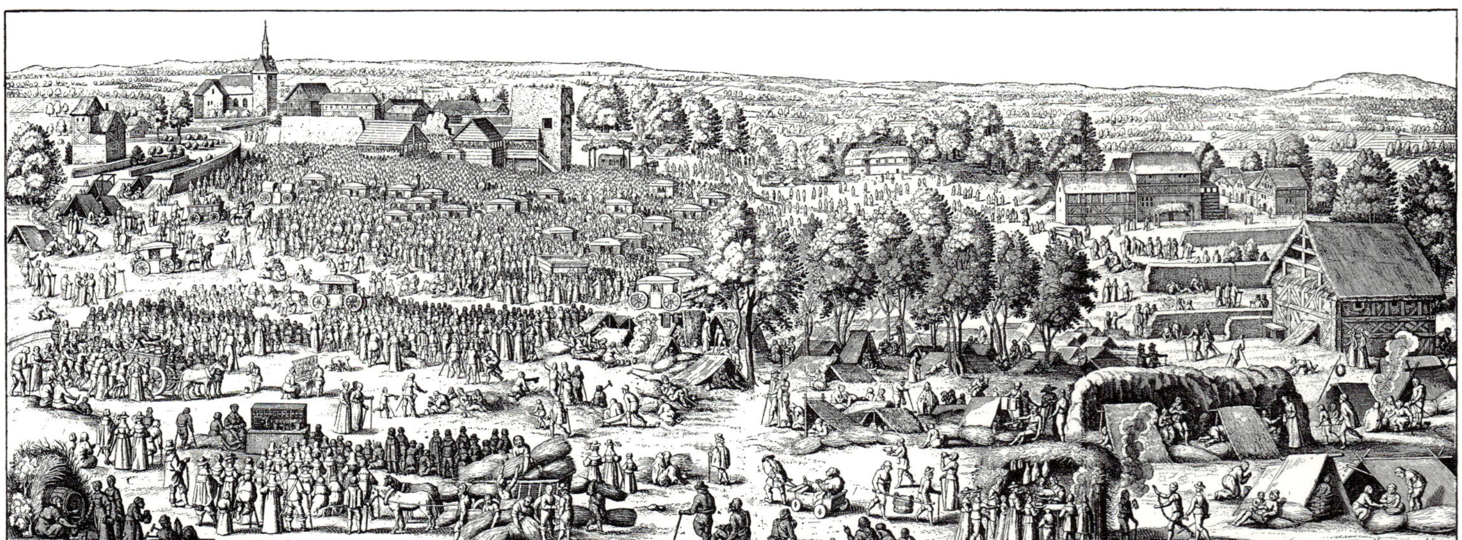

Bild 164. *Der «Wunderbrunnen» von Hornhausen zog 1646 viele tausend Heilsuchende an.*

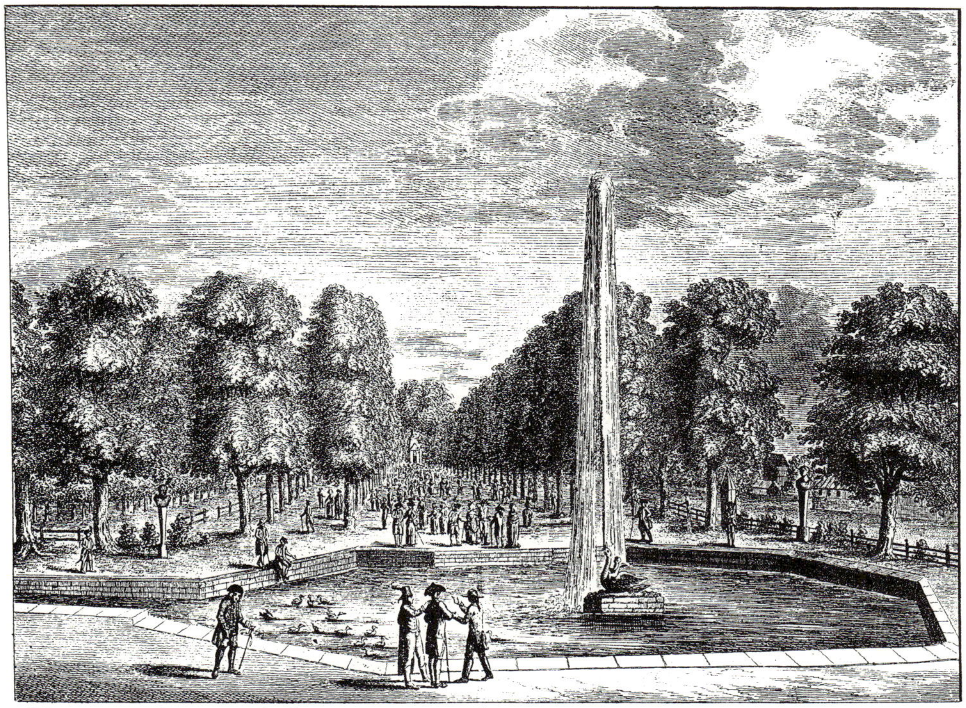
Bild 165. *Springbrunnen und Allee von Pyrmont im Jahre 1784.*

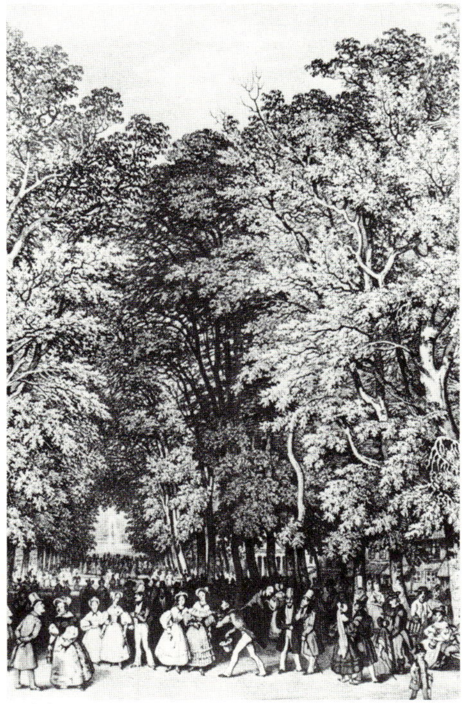
Bild 166. *Die Pyrmonter Allee um 1840.*

Auch andere Ärzte hatten gegen Ende des 18. Jahrhunderts und in den Jahrzehnten danach in Pyrmont ihr gutes Auskommen. Nicht alle von ihnen waren so fleissige und gewissenhafte Mediziner wie etwa *Heinrich Matthias Marcard* und Johann Ehrhard Trampel, die das Heilwasser so gründlich, wie sie es eben konnten, untersuchten und genaue Anleitungen zum Gebrauch des Brunnens herausgaben. Marcards Badebuch singt zudem ein Loblied auf das Fürstenbad und seine Umgebung: «Die Gegend von Pyrmont ist eine der anmuthigsten und schönsten in den niederen Theilen von Deutschland. Das Thal, in dessen Schosse dieser erste und vornehmste deutsche Gesundbrunnen quillt, ist lachend, fruchtbar, belebt und nicht enge; sein Charakter ist ruhigfrohe Anmut.»

Das Buch lobt vor allem die alte Allee, «Mittelpunkt von weiteren Alleen», weil sie «Jahrhunderte brauchte, um das zu sein, was sie ist, wegen ihrer glücklichen Lage, wegen ihrer Schönheit und des grossen majestätischen Anblicks und wegen des tausendfältigen Nutzens, den sie gewährt». Die Allee ist «der allgemeine Versammlungsort bei gutem Wetter», und an beiden Seiten «liegen die Boutiquen daran herunter, in denen allerlei erdenkbare Dinge feil sind. Die Apotheke, der Buchladen, das Kaffeehaus, die beiden grossen Säle, die den Lustbarkeiten und den Conversationscirkeln bestimmt sind...» Dazu dann «das Comödienhaus und der Brunnen selbst, alles ist hier dichte bei...»

Ein Kronprinz erfindet die Bügelfalte

Ein anderer, weit berühmterer Arzt der Zeit lobte Pyrmont ebenfalls über den grünen Klee. *Christoph Wilhelm Hufeland,* der «letzte grosse Vollarzt», der die kränkelnde Preussenkönigin Luise ins Bad begleitet hatte, liess sich so vernehmen: «Wenn man der heilbringenden Natur einen Tempel bauen wollte, so wüsste ich keinen schöneren Platz als hier, wo sie ihr innerstes Heiligtum eröffnet zu haben scheint und aus demselben wunderbare Heilkräfte auf die Sterblichen ausströmt.»

Doch auch Profanes geschah in Bad Pyrmont: Im Jahre 1796 wurde hier die Bügelfalte «erfunden». Der Kronprinz Friedrich Wilhelm von Preussen konnte es nicht erwarten, gleich nach seiner Ankunft den Brunnen zu kosten. Es war keine Zeit, seine im Koffer zusammengedrückten Hosen rund bügeln zu lassen, wie es die Mode der Zeit verlangte. Er ging also mit einem scharfen Kniff in beiden Hosenbeinen über die Allee: «Die Kavaliere sahen es – und am nächsten Tag hatten die Schneider alle Hände voll zu tun, Falten in die Hosen zu bügeln.»

Gesellige Trinkkuren waren seit dem Ende des 17. Jahrhunderts auch von Badeärzten in anderen deutschen Badeorten eingeführt worden und hatten sehr wesentlich dazu beigetragen, alten wie neueren Bädern zu neuem Ruhm zu verhelfen. So war es auch in *Aachen,* dessen Heilquelle auf eine sehr wechselvolle Geschichte zurückblicken konnte: Schon die Kelten und dann die Römer hatten die Schwefelthermen intensiv genutzt. Danach trat eine Pause ein, die dann die Frankenherrscher Pippin und Karl der Grosse beendeten. Gegen Ende des Mittelalters aber war die Stadt und damit das Bad in ihrer Bedeutung weit zurückgefallen: Seit 1531 gab es keine Kaiserkrönungen in Aachen mehr – Frankfurt und später Wien wurden zum Mittelpunkt der wichtigsten Zeremonien und des höfischen Lebens in Deutschland.

Erst der bedeutendste Badearzt des späten 17. Jahrhunderts erweckte Aachen wieder aus seinem Dämmerschlaf. *Franz Blondel* – auf alten Kupferstichen erscheint er weit vornehmer als Francis-

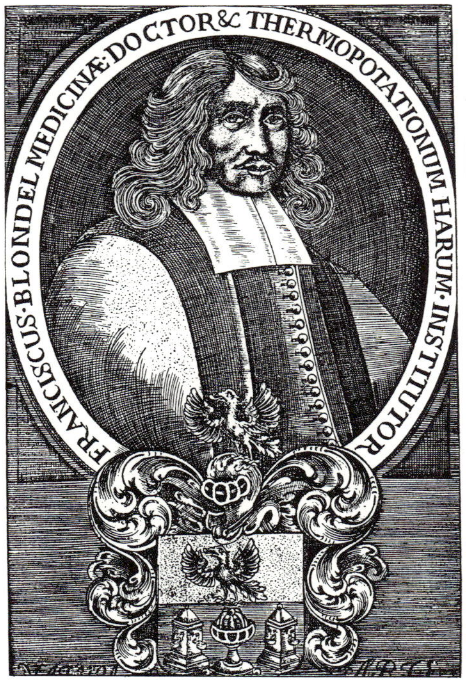

Bild 167. *Badearzt Franz Blondel.*

cus Blondel – führte in Aachen die geselligen und doch auch medizinisch wirksamen Trinkkuren ein. Allerdings pflegte er nebenher auch die Bäder weiter, die er um viele technische Einrichtungen bereicherte. So liess er die heissen Dämpfe über der Therme einfangen und in Schwitzkästen leiten. Zusätzlich setzte er Röhren ein, in denen Thermalwasser oder -dampf gezielt auf erkrankte Körperpartien geleitet werden konnte. Insbesondere bei Gicht und bei Rheuma erzielte er damit grosse Erfolge.

Trompeten, Schalmeien und Jagdhörner

Auch Aachen wurde zum vornehmen Modebad, die Lustbarkeiten durften nicht fehlen. In den 1736 erschienenen «Amusements des eaux d'Aix-la-Chapelle» beschreibt der vielgereiste Abenteurer *Karl Ludwig von Pöllnitz* reizvolle ländliche Ausflugspartien, die beim «Klange von Trompeten, Schalmeien, Jagdhörnern» von der feinen Gesellschaft unternommen wurden. Man sang, tanzte, «dass jede Mannsperson, die die Reihe dem Takte nach durchlief, eine Dame küssen musste. Niemand liess es daran ermangeln, und auch der Abbé machte keine Ausnahme.» Wein und andere Erfrischungen wurden auch denen gereicht, die zufällig des Weges kamen. «Nachdem man genugsam geschmaust, getrunken und fleissig getanzt hatte, nahmen wir unter dem Klang der Instrumente den Weg zurück zur Stadt, sehr zufrieden mit dieser ebenso trefflichen wie glänzenden Ergötzung.»

Kein Wunder, dass sich auch die Mächtigen der Welt ins Bad gezogen fühlten, wenn ihnen das schwierige Geschäft der Politik und des Kriegführens einmal eine Atempause liess. So schloss 1668 der französische König Ludwig XIV. mit Spanien, England und den Niederlanden in Aachen den Friedensvertrag, der den französischen Eroberungskrieg gegen Spanien und die Spanischen Niederlande beendete. Auch die Ergebnisse des Österreichischen Erbfolgekriegs konnten in den Jahren 1748/49 hier besiegelt werden. Die Unterhändler stiegen zwischen den anstrengenden Verhandlungen nicht nur in die warmen Wässer, sie ergötzten sich auch bei Musik, Tanz, Festmählern und gutem Wein.

Der Höhepunkt war dann zweifellos das üppige Friedensfest vom 27. April 1749, an dem ein riesiges Feuerwerk abgebrannt wurde, für das Georg Friedrich Händel eigens ein Orchesterkonzert komponiert hatte: Seine «Feuerwerksmusik» wurde während des prasselnden Spektakels uraufgeführt.

Als dieses Fest gefeiert wurde, war Aachen längst ein äusserst elegantes Bad. König Friedrich IV. von Dänemark war schon da gewesen, auch Friedrich der Grosse, der Preusse. Nach den vielen Mitgliedern der brandenburgischen, sächsischen und braunschweigischen Fürstenhäuser, die Aachen zu ihrem Sommerquartier machten, kamen viele Holländer, Schweden und auch Russen. Im Jahr 1804 kurte dann Joséphine, die erste Frau Napoleons, in der alten Kaiserstadt – wie auch Napoleons zweite Frau, Marie Louise, die 1811 nach Aachen kam. Die fortschreitende Industrialisierung der Stadt liess später dann die vornehmsten Gäste andere Sommerziele wählen.

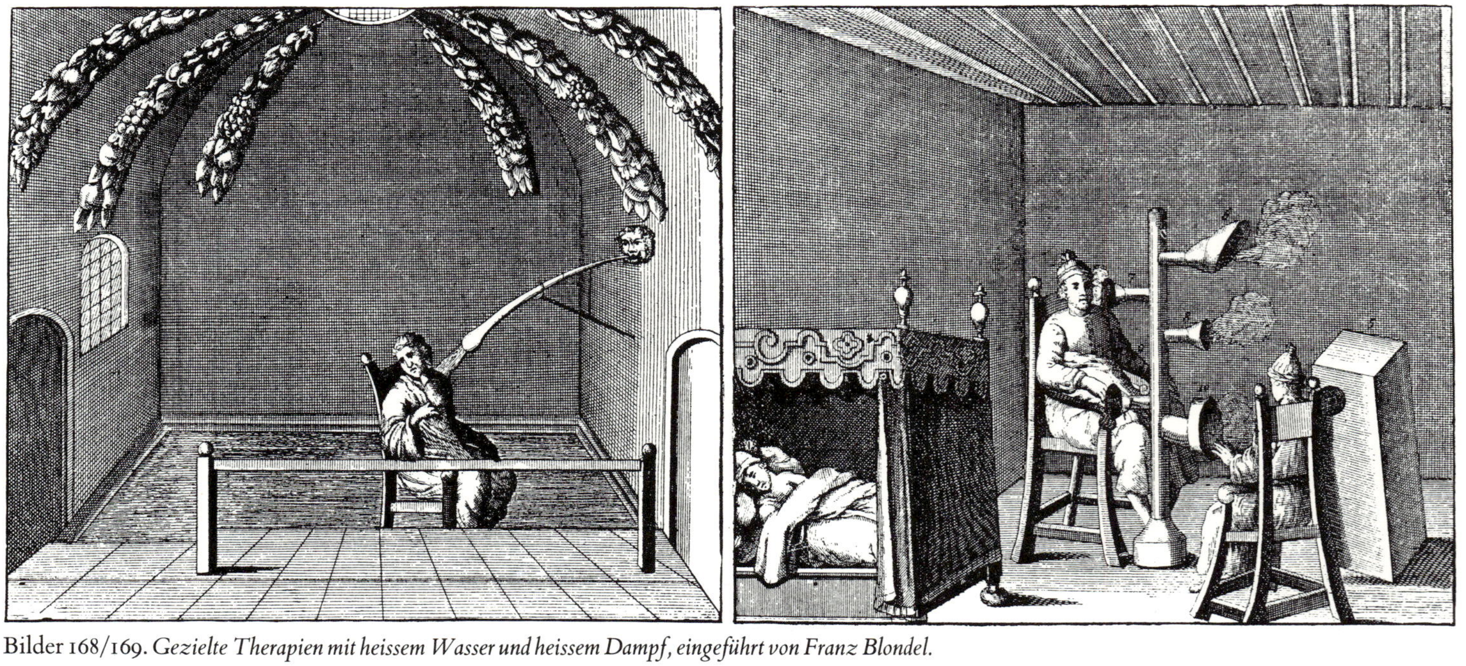

Bilder 168/169. *Gezielte Therapien mit heissem Wasser und heissem Dampf, eingeführt von Franz Blondel.*

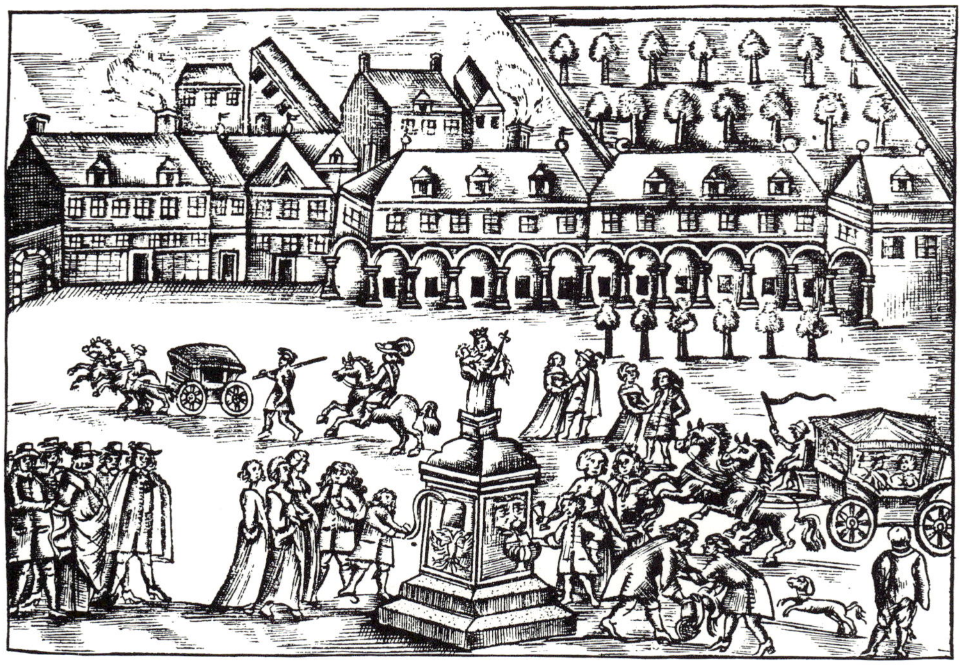

Bild 170. *Der «Cornelische Badwasser-Brunn» in Aachen.*

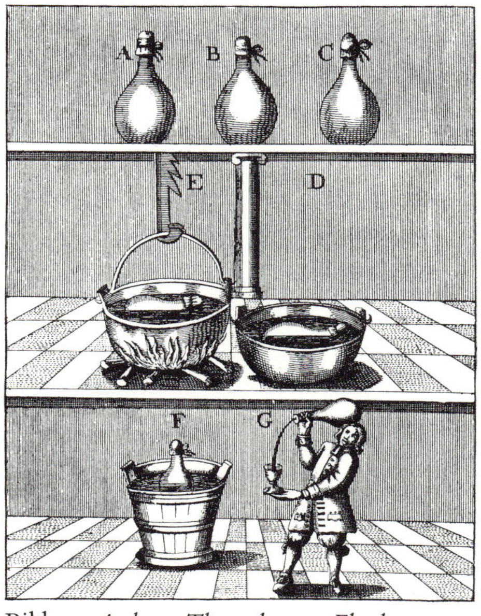

Bild 171. *Aachener Thermalwasser-Flaschen zum Wiederaufwärmen.*

Bild 172. *Badegäste in Aachen um 1725.*

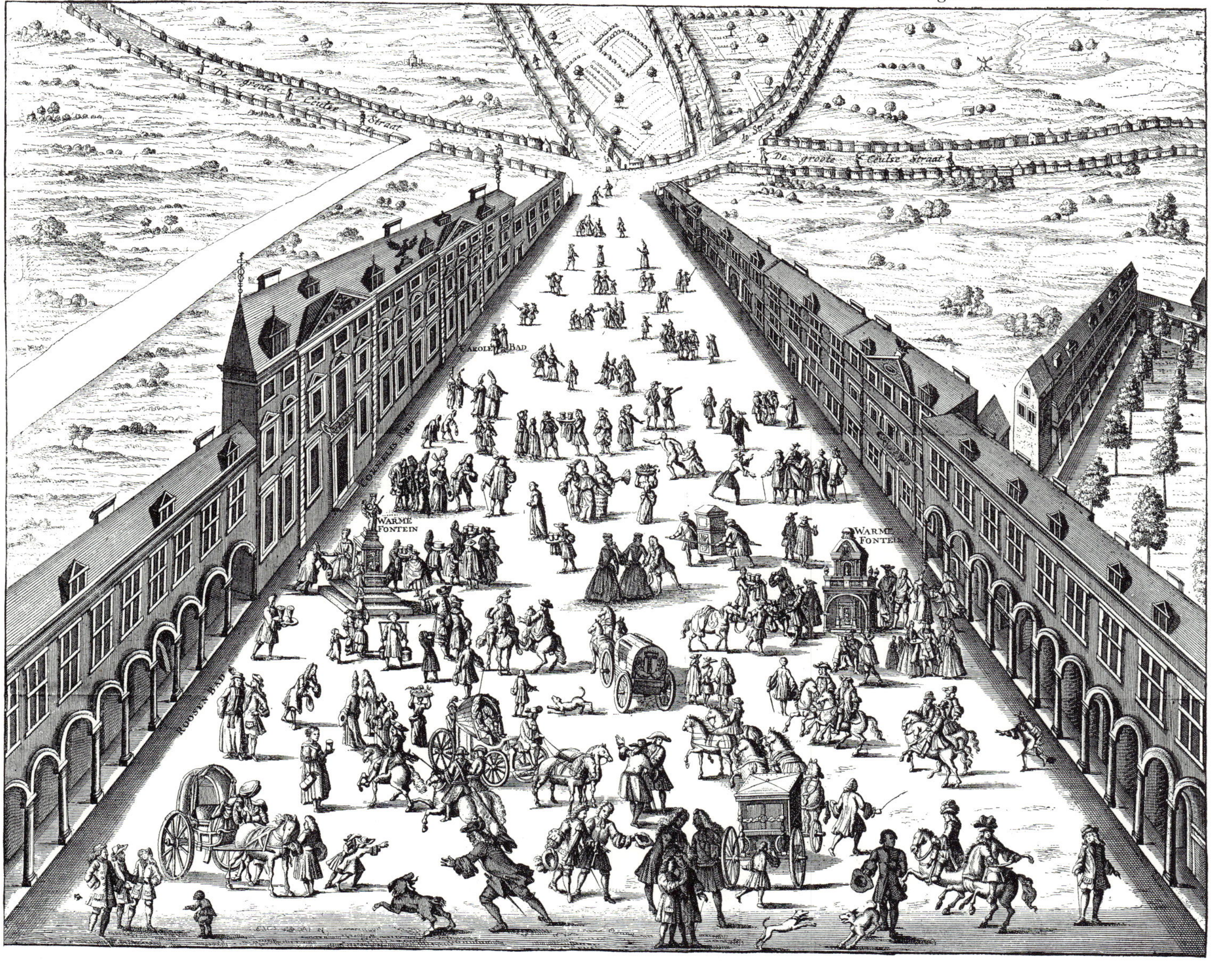

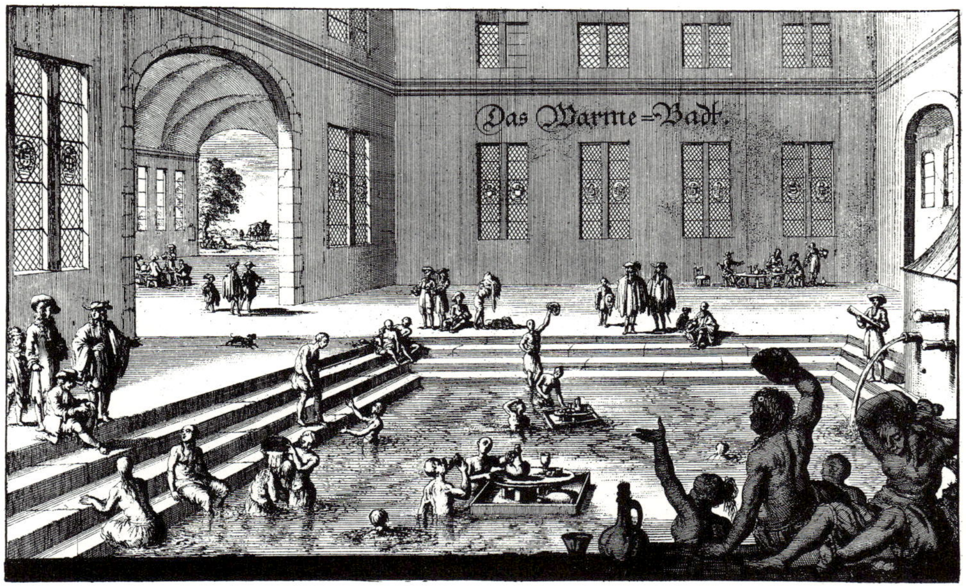

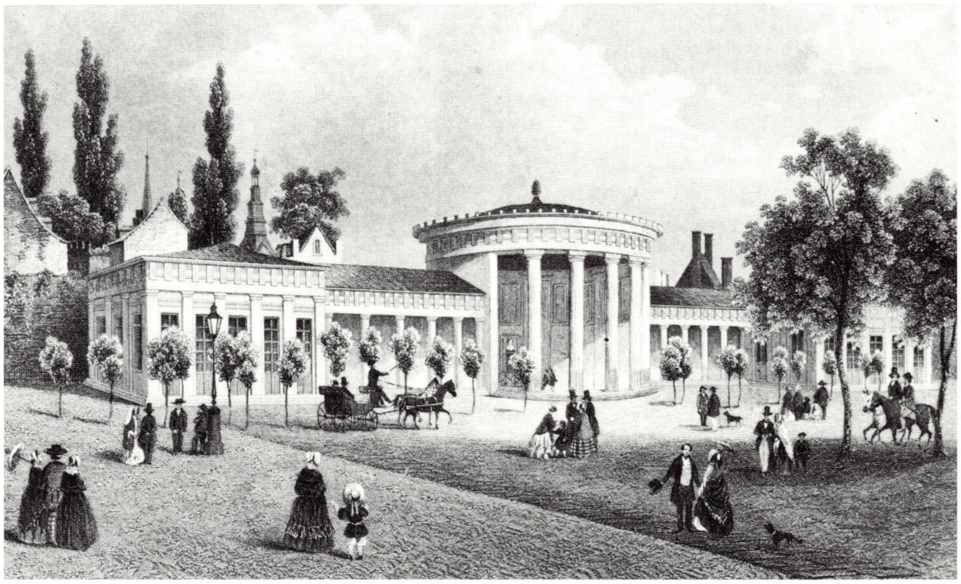

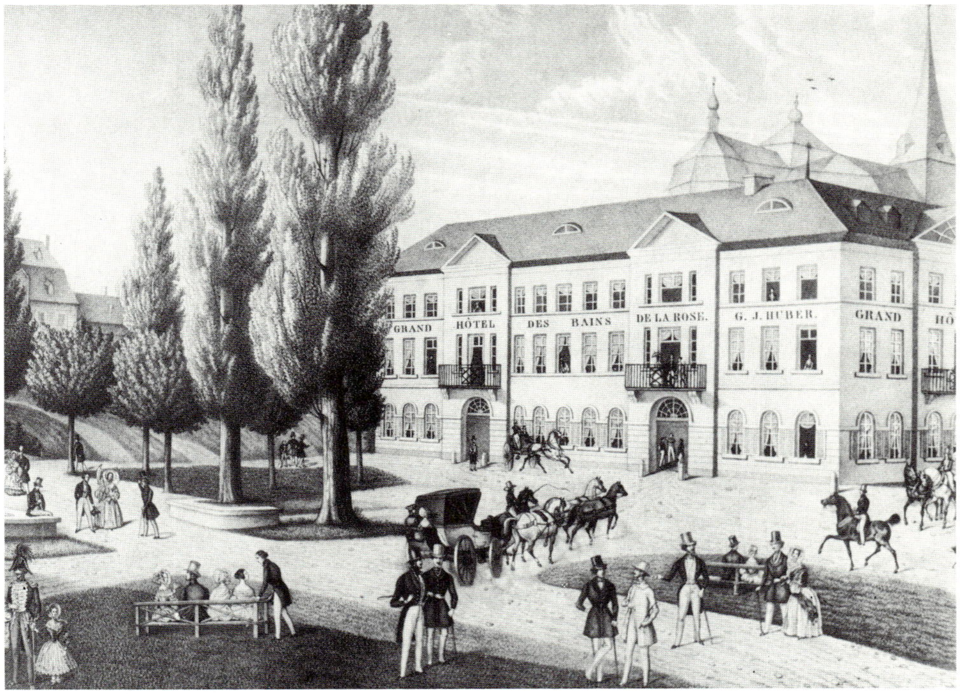

Reiche Frankfurter Bürger gaben sich im 18. Jahrhundert vornehmlich in *Schwalbach* ein Stelldichein. Als besonders heilsam galt, neben dem Stahlbrunnen, der Weinbrunnen, den Jakob Theodor – ein Arzt und Apotheker, der sich nach seiner Heimatstadt Bergzabern Tabernaemontanus nannte – bereits 1581 über alle Massen gelobt hatte. Es sei der «edelste, allerbeste und heilsamste» aller Sauerbrunnen überhaupt. Matthäus Merian, der Kupferstecher, war zwischen 1630 und 1651 sehr oft in Schwalbach und stach ein Tafelwerk mit 25 Ansichten des Ortes und seiner Umgebung. Die Blätter fanden unter den begüterten Kurgästen viele Abnehmer.

Damals kamen Fremde «von allerley nationen, von Fürsten, Graffen, Herren, Edelleutten, Patriziern etc. aus Teutschland, Polen, Behmen, Littaw, Italia, Frankreich, Niederland» in das Bad im Taunus, das sich inzwischen auch einige standesgemässe Pensionen zugelegt hatte. Die allervornehmsten Gäste aber wohnten im Schwalbacher Schloss – Moritz I. von Hessen-Cassel hatte es für sich und seine Freunde bauen lassen.

Dort trafen im Jahre 1670 der Mainzer Erzbischof und Kurfürst Philipp von Schönborn (er hatte an der Beendigung des Dreissigjährigen Krieges massgeblichen Anteil) mit seinem Amtskollegen aus Trier und dem Landgrafen Ernst zusammen, um Abwehrmassnahmen gegen den nicht nur prunksüchtigen, sondern auch machthungrigen Franzosenkönig Ludwig XIV. zu beraten. Zu diesen Gesprächen zogen sie zeitweise den Philosophen Gottfried Wilhelm Leibniz hinzu, der empfahl, die deutschen Fürsten zu gemeinsamem Handeln aufzurufen und eine «Teutschgesinnte Allianz» zu gründen.

Bilder 173/174/175. *Badeleben in Aachen: Das warme Bad kurz nach dem Dreissigjährigen Krieg (oben), der nach Plänen von Schinkel erbaute Elisenbrunnen um 1850 (Mitte) und das Hotel Rose mit dem Rosenbrunnen in der Kurbrunnenstrasse.*

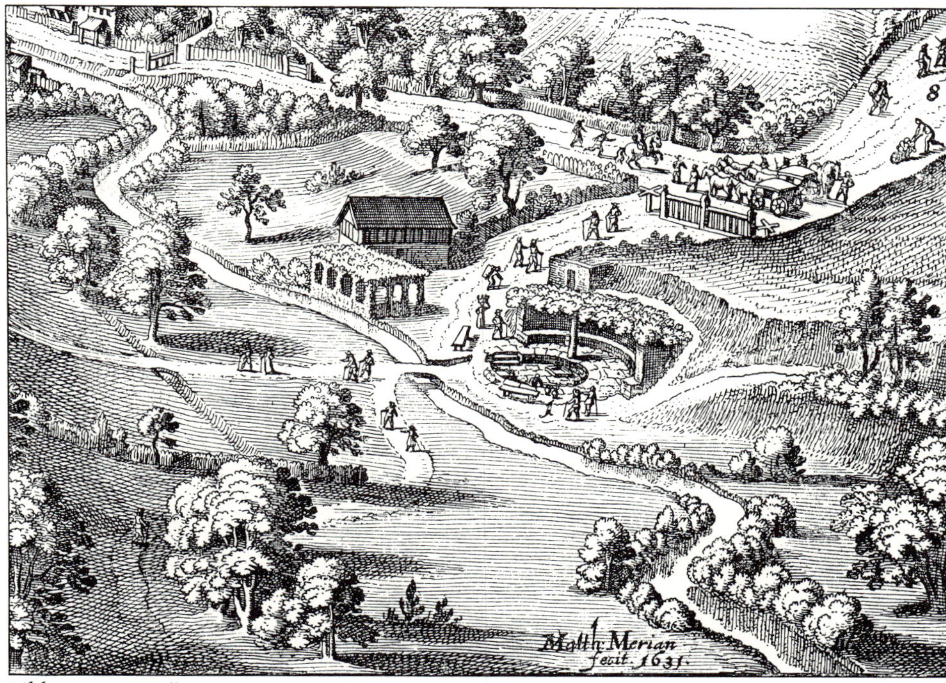

Bild 176. *Der Heilbrunnen von Schwalbach, von Matthäus Merian in Kupfer gestochen.*

«Das Herz zur Freude zu stimmen»

Geistliche wie weltliche Herren schätzten schon damals nicht nur das Heilwasser, von dem sie täglich viele Gläser tranken, sondern ebenfalls die Kurkonzerte, die Konversationen auf der Promenade oder in den Gesellschaftsräumen, die Einladungen zum Mittagessen, den Kaffee und den Tee am Nachmittag im Kaisersaal, die Billard- und die Spieltische, die abendlichen Einladungen und das bunte, fröhliche Treiben beim Tanz bis spät in die Nacht hinein.

Wenn auch die meisten Gäste nach Schwalbach kamen, «um sich zu belustigen», so war der Brunnen stets der Mittelpunkt des gesellschaftlichen Treibens. Der berühmte und vielbeschäftigte Badearzt *Zwierlein* jedenfalls beschreibt in seiner 1793 erschienenen «Allgemeinen Brunnenschrift für Brunnengäste und Ärzte» den Zusammenklang von Amüsement und gesundheitsfördernder Kur so:

«Des Morgens, sobald man aus dem Bette kömmt, eilen Gesunde und Kranke dem Brunnen zu; Damen und Herren erscheinen im Negligé. Man trinkt das schäumende Wasser an der Quelle unter Scherz, Lachen und angenehmer Unterhaltung. Der Klang der Musik, der Duft der Linden, das Gewühl der Menschen so manchen Alters und Standes, alles vereinigt sich, das Herz zur Freude zu stimmen.»

Am Nachmittag aber zeigte sich das Badepublikum in grosser Toilette, «denn es ist Sitte, dass alles in vollem Putze erscheint, und man sieht oft hübsche Kammermädchen stolz bei ihren Gebieterinnen vorbei rauschen, die sie in Rücksicht der Schönheit und des geschmackvollen Anzugs nicht selten weit hinter sich lassen».

Zwischen fünf und sechs Uhr am Nachmittag fand sich alles, was Rang und Namen hatte, wieder am Brunnen ein, das Trinkglas in der Hand. Man plauderte, scherzte, tauschte Komplimente aus und verabredete sich für den Abend: zum Diner, für einen Tanz oder auch zum Spiel im «Alleesaal». Wer danach sicher nach Hause kommen wollte, mietete sich einen der vielen «Laternenbuben», der ihn dann ins Quartier geleitete. Die Nächte waren oft kurz, aber man hatte sich gut amüsiert, und darauf kam es an.

Weit weniger kurzweilig war, in Schwalbach auch zu baden. Das ging bis ins Biedermeier hinein nämlich nur in Holzwannen, die man sich auf sein Zimmer bringen lassen musste. Kräftige Wasserträgerinnen von «barocker Gestalt, schmutzigem Kostüm, und in allen physischen und moralischen Eigenheiten den zum ewigen Wassertragen verdammten Danaiden des Tartarus ähnelnde Weiber» schleppten das dazu nötige Wasser in Wasserbutten auf dem Kopf vom Brunnen heran. Die Wohnzimmer sahen hinterher entsprechend aus. Das war unerfreulich, ebenso wie die zuweilen von manchen Trägerinnen geübte Unsitte, das Badewasser, in dem soeben noch Madame X gebadet hatte, im Zuge einer rationelleren Arbeitsweise der Madame Y oder dem Monsieur Z von nebenan in die Wanne zu schütten...

Dies war zum Glück nach 1829 nicht mehr möglich: Ein Badehaus konnte eröffnet werden und fand bald regen Zuspruch – wenngleich der Brunnen auch weiterhin der wichtigste Treffpunkt Schwalbachs und den ganzen Tag über das gesellschaftliche Zentrum war.

Die Kaiserin kommt inkognito

Die Prominenz, betreut von berühmten Badeärzten wie Fenner von Fenneberg und Adolf Genth, blieb dem Kurort lange treu, was *Heinz Biehn* und *Johanna Baronin Herzogenberg* in ihrem Buch «Grosse Welt reist ins Bad» beschreiben:

«Im Alleesaal pflegten die fürstlichen Gäste abzusteigen, und die Fremdenlisten des 18. und 19. Jahrhunderts gleichen einem internationalen Adelsalmanach, woran seit dem Erscheinen der hübschen Schrift des englischen Politikers und Globetrotters Sir Francis Head ‹The bubbles from the Brunnen of Nassau› die Engländer einen wichtigen Anteil hatten. – Im Jahre 1864 weilten unter den 4189 Gästen zwei Kaiserinnen und neunundsechzig fürstliche Personen dort.»

Kaum war die Kaiserin von Russland abgereist, kam – inkognito, unter dem Namen einer Comtesse Pierrefonds – die französische Kaiserin Eugénie in Bad Schwalbach an. Sie trank das lauwarme kohlensäurehaltige Wasser, badete regelmässig und kam – schwach und blass, wie sie bei ihrer Ankunft gewesen war, «durch eine erfolgreiche Behandlung sichtbar zu Kräften».

König Wilhelm von Preussen machte ihr in jenen Tagen seine Aufwartung, ebenso Zar Alexander II. von Russland und die Königin Sophie von Holland. Und Madame Carette, Hofdame und Vertraute der Kaiserin, konnte später feststellen:

Auch Fürsten schätzen Heiratsmärkte

«Alle Souveräne Europas schienen sich in jenem Jahre ein Stelldichein in den westdeutschen Bädern gegeben zu haben. Man konnte der Kaiserin von Österreich, der schönsten Frau ihres Reiches, wie man so treffend sagte, begegnen. Der Kaiser und die Kaiserin von Russland weilten in Darmstadt, wo sich Maria Alexandrowna von der Schwalbacher Kur bei den Ihren erholte. Man begann gerade von der Liaison des Kaisers mit einer jungen russischen Prinzessin Dolgoruki zu sprechen, mit der der Kaiser, in späteren Jahren Witwer geworden, tatsächlich eine Ehe einging.»

Man lernte sich eben damals in den Bädern kennen, manches galante Abenteuer und manche grosse Liebe nahm dort ihren Anfang. Es ist durchaus nicht übertrieben, in vielen Badeorten, die im vergangenen Jahrhundert ihre hohe Zeit hatten, ausgesprochene «Heiratsmärkte» zu sehen – sie waren es.

Das galt natürlich auch für *Schlangenbad,* das im 18. Jahrhundert seine höchste Blüte erlebte. Zudem galt das «milchwarme Wasser» von Schlangenbad lange als ausgesprochener Jungbrunnen. So schreibt der bereits zitierte Badearzt Zwierlein:

«Das seifenhafte Schlangenbad ist ein wahres Verjüngungsmittel für alle diejenigen, denen sich das erstarrende Alter nahet, und die es wirklich drückt, besonders für alle sich steifsitzende Gelehrte und Künstler. Der Haut teilt es eine solche Zartheit und ein solches Sammetgefühl mit, dass es sicher das beste Conservationsmittel für die Damen ist; und daher kann es den majorennen, noch nicht einrangirten, harrenden Jungfern, Demoisellen und Fräulein grosse Dienste thun, und solche länger blühend erhalten.»

War es der Ruf des Taunusortes als Schönheitsbad «sonderlich for zarte Weibsnaturen», der vor allem den Hochadel nach Schlangenbad zog? Sicherlich nicht allein, vor allem bei hohen geistlichen Würdenträgern nicht, die besonders zahlreich in das stille Tal oberhalb von Eltville reisten. Da kam zunächst der Erzbischof und Kurfürst Lothar Franz von Schönborn aus Mainz. Er bezog mit seinem Gefolge achtundsechzig Zimmer – und war damit bescheidener als sein Kölner Amtsbruder, der Erzbischof und Kurfürst Clemes August von Bayern, der wenig später achtzig Räume für sich und seinen Hofstaat buchte.

Den Vogel aber schoss ein anderer geistlicher Herr ab, der prunkliebende Fürstbischof von Würzburg, Johann Philipp Franz von Schönborn. Im Sommer 1722 fuhr er mit sechs Schiffen den Main hinunter, um im Taunus zu kuren. Allein achtzig Grenadiere sorgten für seinen Schutz, insgesamt kümmerten sich «200 und etliche Personen» um sein leibliches Wohl, darunter fünfunddreissig Köche und ein italienisches Musikensemble.

Doch nicht nur die hohe und höchste Geistlichkeit wusste die Therme von Schlangenbad «in einem von Natur tief eingesenckten Thal, welches um und um von hohen Bergen und baumreichen Wäldern umgeben ist» zu schätzen: Kurfürst Karl Theodor von der Pfalz war da, ein Herzog von Schleswig-Holstein und einer von Braunschweig-Lüneburg. Landgraf Friedrich von Hessen-Kassel durfte nicht fehlen und schon gar nicht der Landgraf von Hessen-Homburg, der vierundzwanzigmal in Schlangenbad Quartier nahm – nicht ahnend, dass seine Residenzstadt Homburg über heilwasserträchtigem Boden erbaut war und sich in der zweiten Hälfte des 19. Jahrhunderts ebenfalls zu einem Weltbad entwickeln sollte.

Im späten 18. Jahrhundert machte noch ein weiteres Nobelbad von sich reden, über das der angesehene Gartenarchitekt *C. L. Hirschfeld* 1785 schrieb: «*Wilhelmsbad,* eine halbe Stunde von Hanau, behauptet von der Seite der Anmut unter Deutschlands Bädern wohl den ersten Rang.» Hier kurte entzückt Kaiser Joseph II., der unter dem Namen eines Grafen Falkenstein angereist war. Mitglieder des preussischen Königshauses fühlten sich hier ebensowohl wie noble Damen und Herren aus Grossbritannien, Skandinavien und Russland. Aber nach 1840 gewann Homburg rasch an Ansehen: Die vornehmsten Gäste orientierten sich neu und blieben dem Wilhelmsbad fern.

Lolitas glückliche Tage

Beständiger war da schon der Besucherstrom, der sich alljährlich nach *Brückenau* ergoss. Auch Prominenz war stets darunter. Der bayerische Kronprinz und spätere König Ludwig I. machte das Bad in der Rhön zu seinem Sommersitz. Sechsundzwanzigmal reiste er in die Täler des verträumten nordbayerischen Höhenzuges. Die feurige Tänzerin Lola Montez, seine grosse Leidenschaft, war bei ihm. Sie, die eigentlich Marie Dolores Gilbert hiess und die Tochter eines schottischen Offiziers und einer Kreolin war, verlebte in Bad Brückenau mit ihrem «Louis» glückliche Tage. Er nannte sie zärtlich «Lolita». Das hat Jahrzehnte später der Badearzt Felix Schlaginweit herausgefunden, der 1888 seine Praxis in dem ehemals von der schwarzhaarigen Schönen bewohnten Häuschen eröffnete: Er fand beide Namen in eine der Fensterscheiben eingeritzt.

Andere Bäder verloren im 19. Jahrhundert die Gunst des Adels wieder. Neben dem erwähnten Wilhelmsbad sind hier vor allem die thüringischen Bäder *Berka* und *Lauchstedt* zu nennen. Und das teure *Freienwalde,* 1789 an der Oder eröffnet und eine Zeitlang bevorzugter Tummelplatz des märkischen Adels, verlor ebenfalls schnell wieder seine Gäste, die so unvermutet über den stillen Ort hereingebrochen waren.

Etliche Bäder aber, die einen eher bürgerlichen Zuschnitt hatten, nahmen im 19. Jahrhundert ihren Aufschwung. So etwa *Reichenhall, Badenweiler, Soden* und die schlesischen Bäder *Salzbrunn* und *Warmbrunn.* Die Heilquelle von Salzbrunn, schon in frühgeschichtlicher Zeit benutzt, war in ihren Wirkungen bereits 1601 von dem Hirschberger Arzt Caspar Schwenckfeld eingehend beschrieben worden.

Bild III/177. *Türkisches Bad. Aus der Schrift «Moers, Usages, Costumes des Othomans», Paris 1812. Das Original befindet sich in der Staatsbibliothek Preussischer Kulturbesitz, Berlin.*

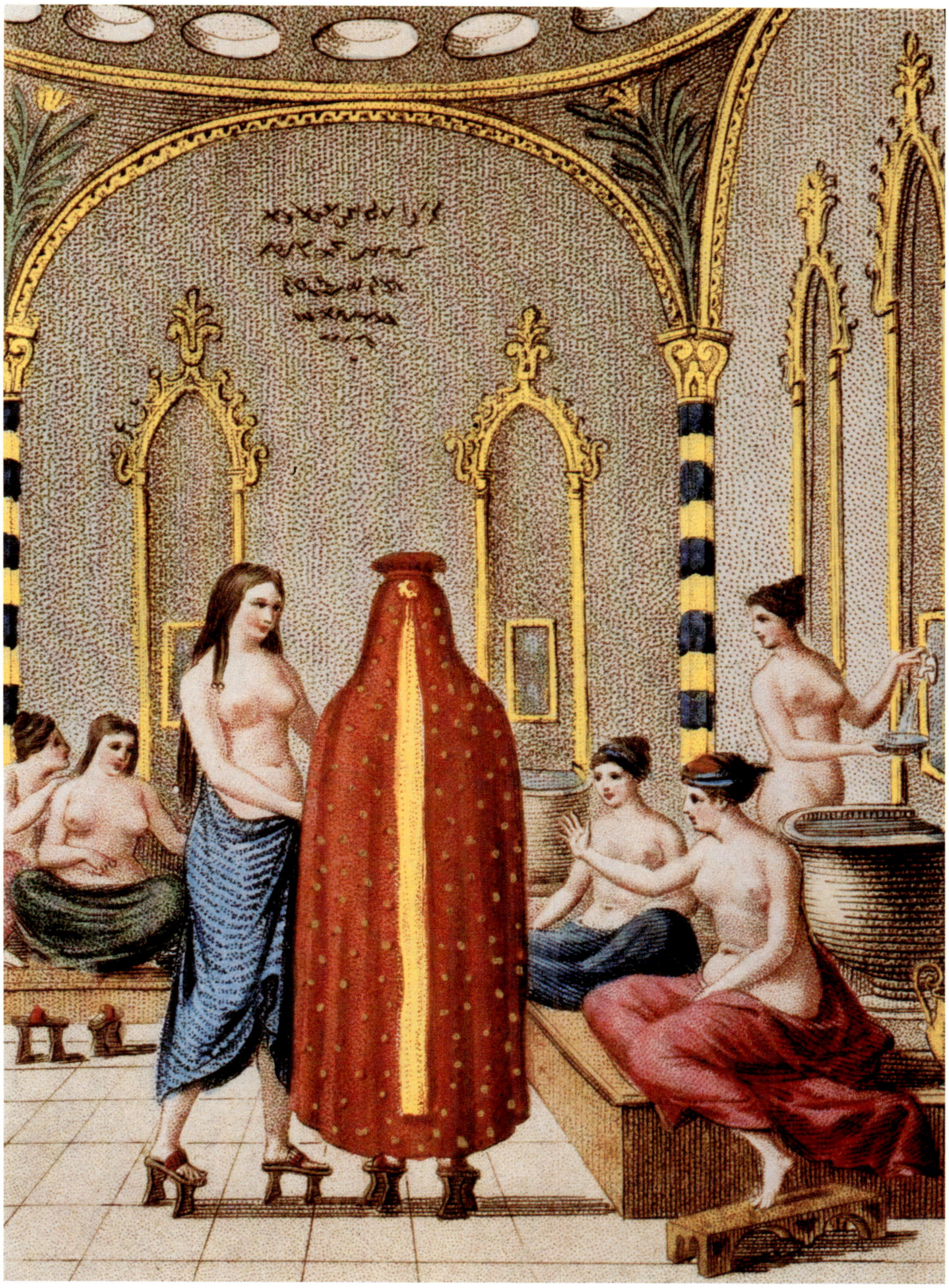

Bild III/178. *Holzstelzsandalen für den Gebrauch im Bade: Mit Perlmutterverzierungen, gefertigt 1893 in Bagdad (links), mit Perlmutter- und Elfenbeinverzierungen, hergestellt 1905 in Damaskus (Mitte), mit Kerbschnitzereien, Ristband mit Metallfadenstickerei und Glasperlenornament, gefertigt 1904 im Libanon (rechts). Bally-Schuhmuseum, Schönenwerd (Schweiz).*

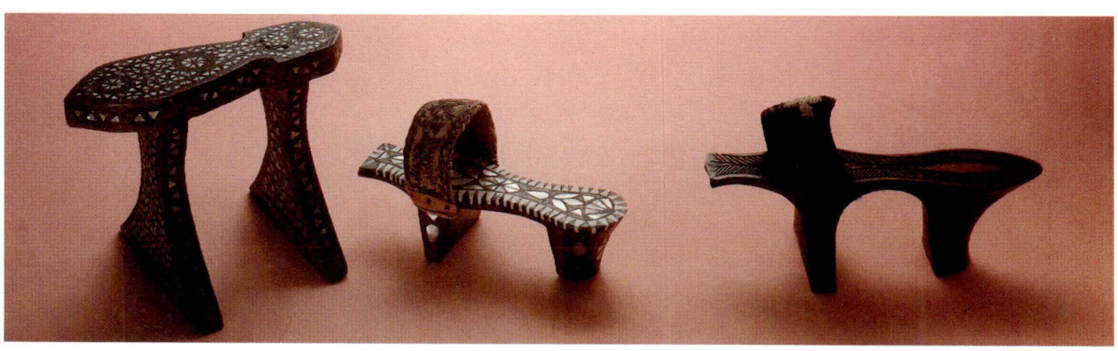

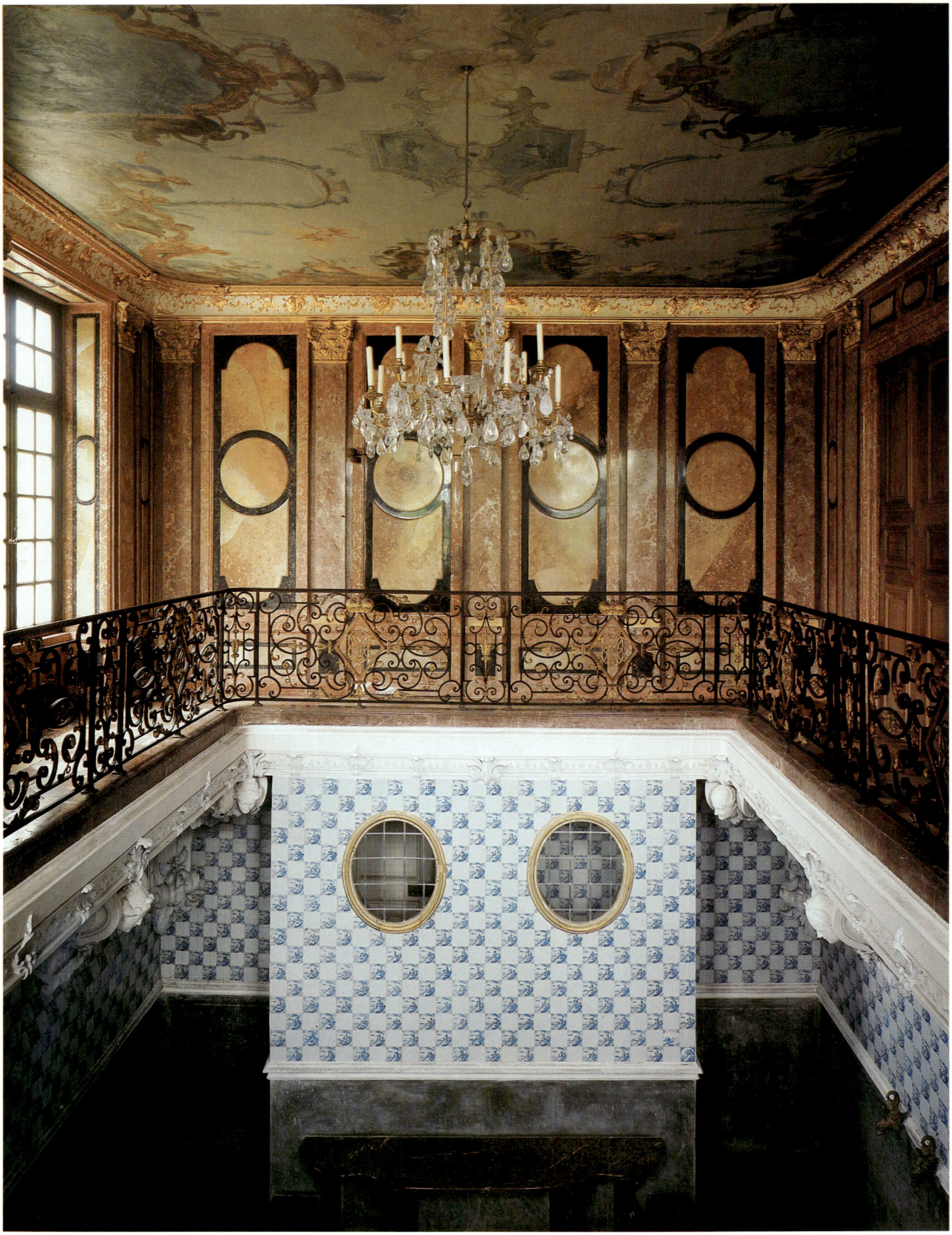

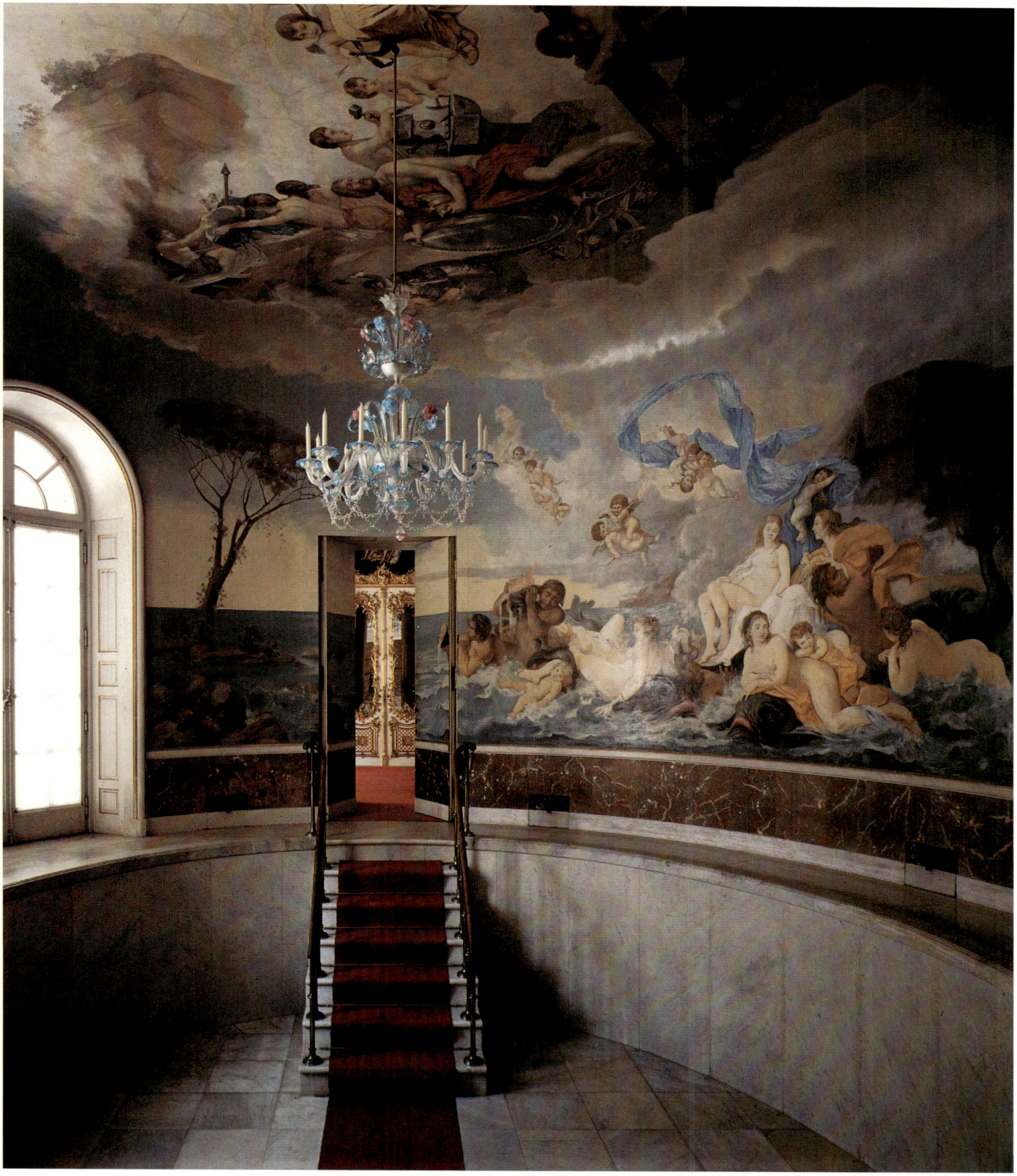

◁ Bild III/179.
Die «Badenburg» im Nymphenburger Schloss in München.

Bild III/180. *Prächtiger Baderaum im Neuen Schloss auf Herrenchiemsee, erbaut von König Ludwig II. von Bayern.*

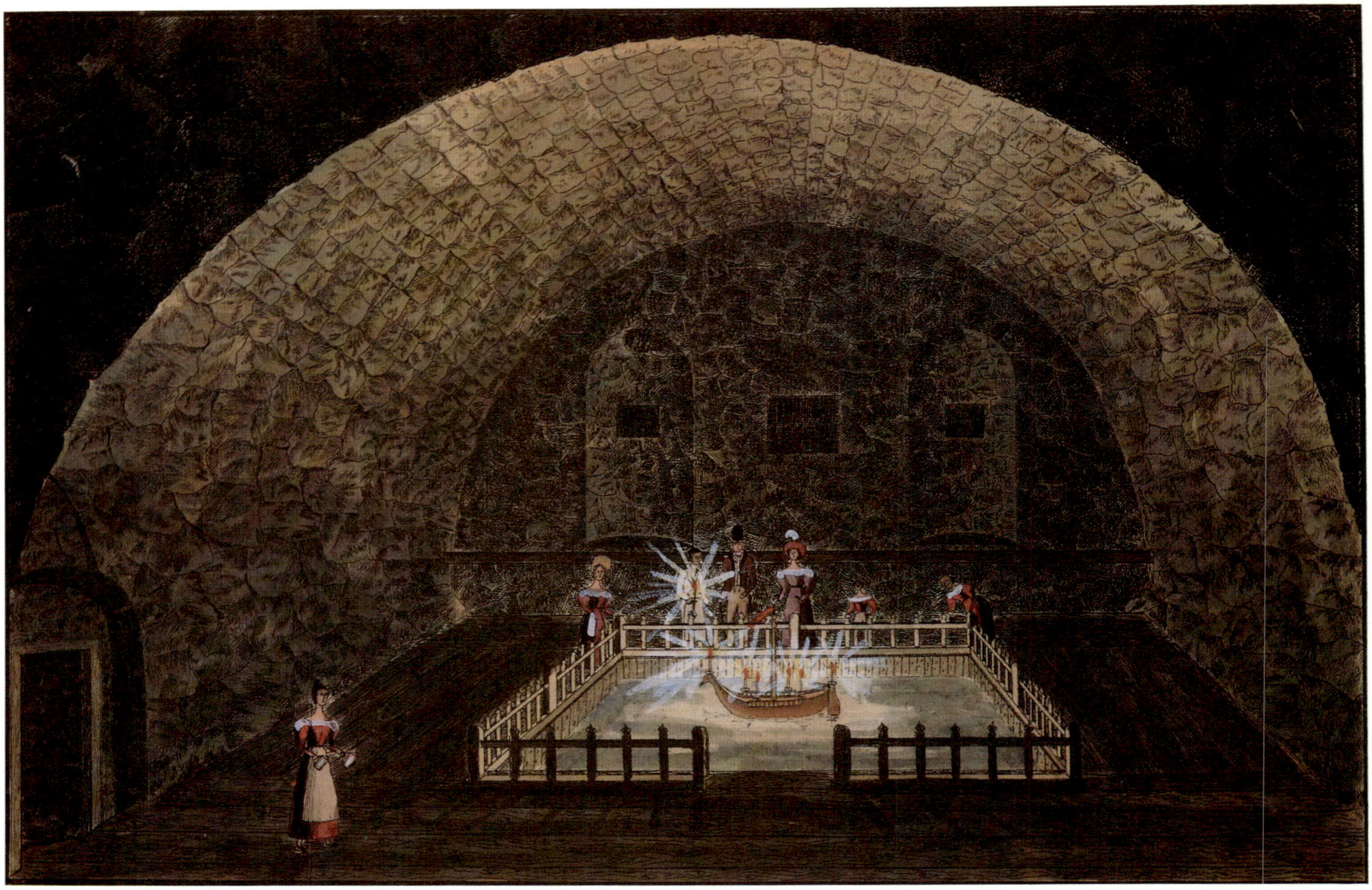

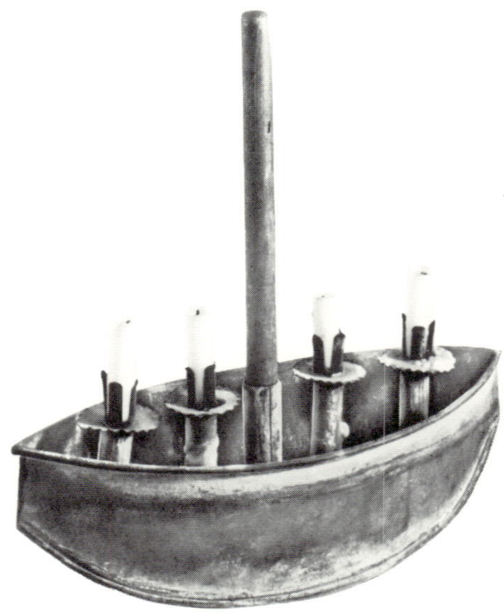

Bilder III/181/182. *Ursprungsquelle mit Schiffchen, um 1830. Bild und Originalschiffchen im Rollett-museum zu Baden bei Wien.*

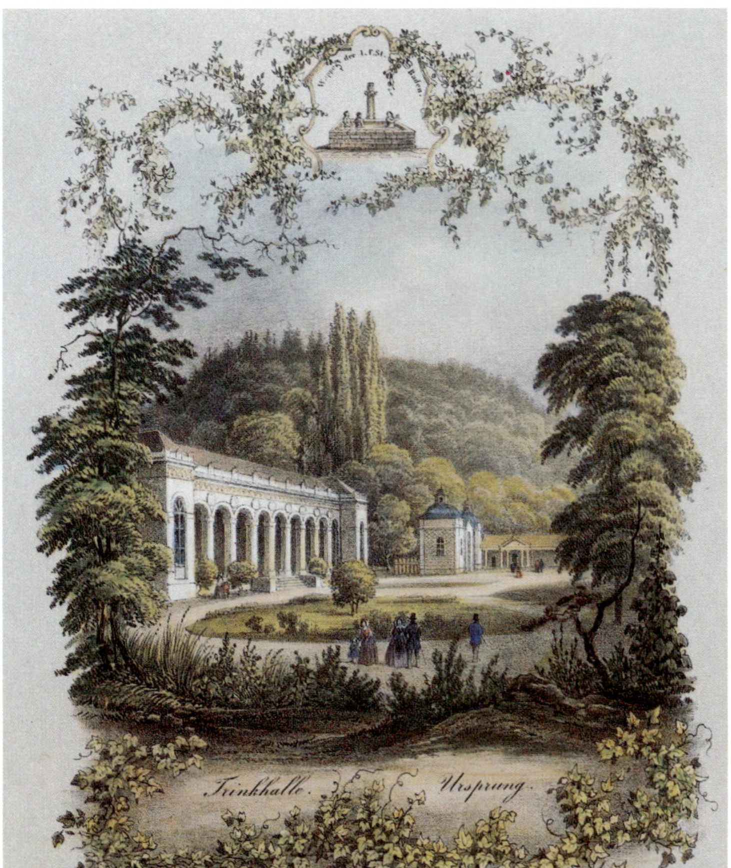

Bild III/183. *Ursprungsquelle und Trinkhalle von Baden bei Wien, um 1830.*

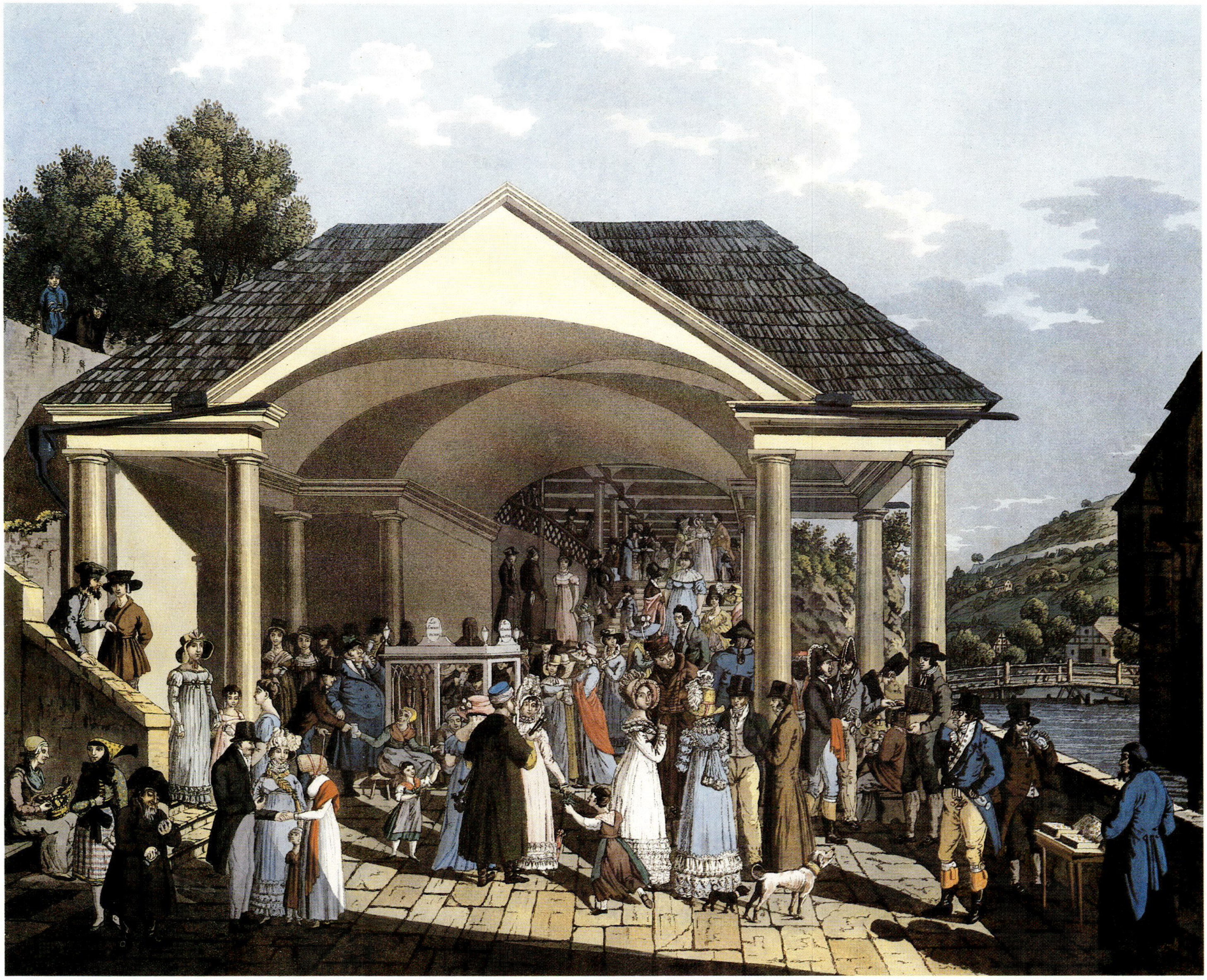

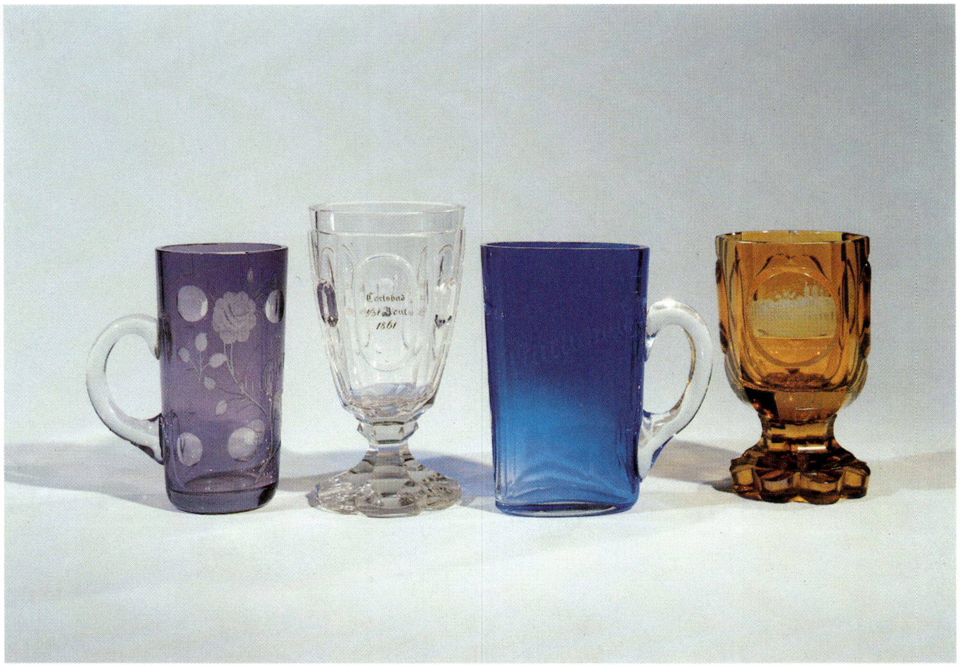

Bild III/184. *Der «Neubrunn» von Karlsbad um 1815, nach einem Gemälde von Ludwig Graf Buqnoy.*

Bild III/185. *Böhmische Bade- und Brunnengläser aus Karlsbad.*

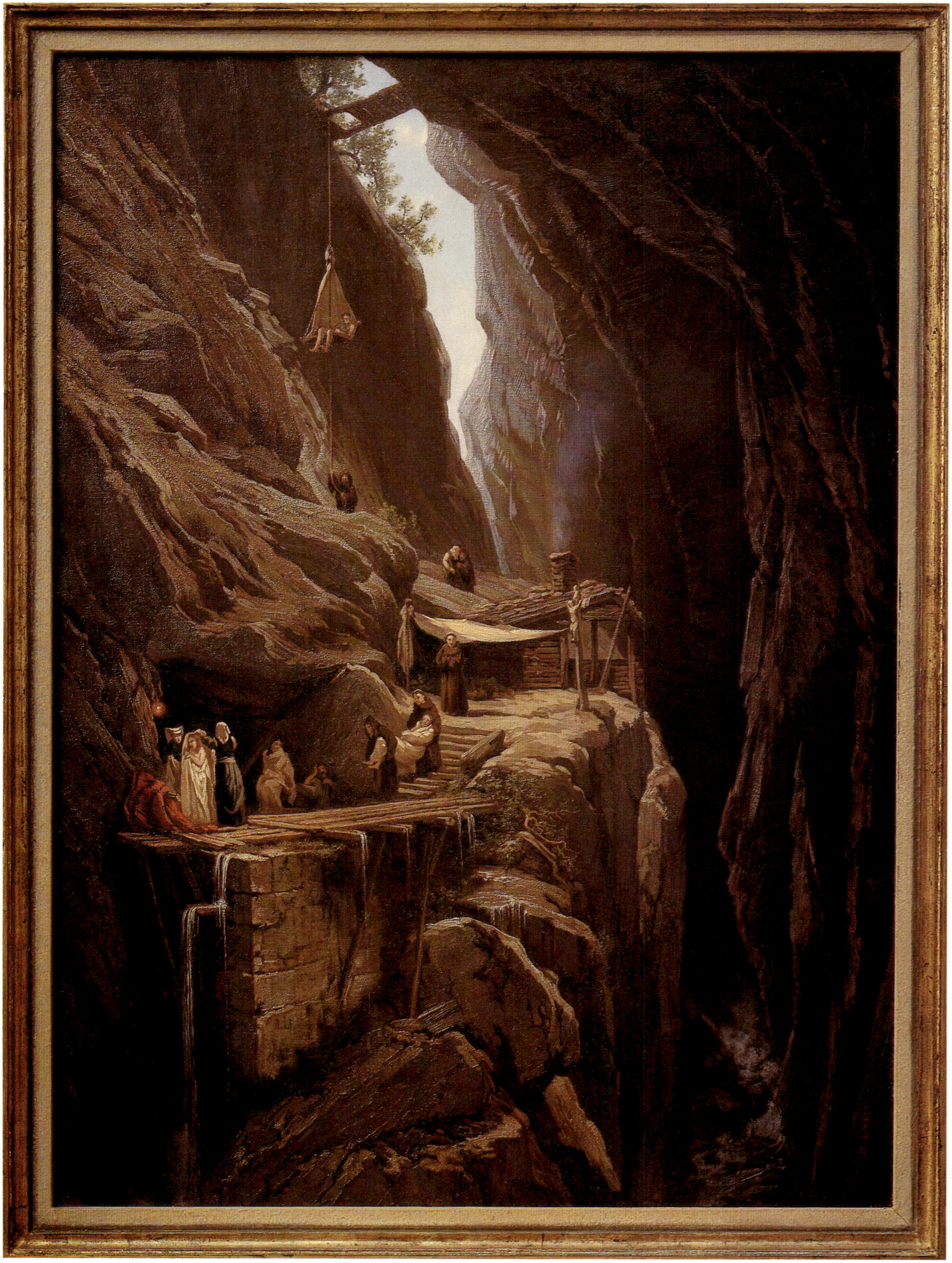

◁ Bild III/186. *Thermalquelle Pfäfers. Seit 1242 zur Heilung genutzt. Die Patienten mussten anfangs mit Seilen in die enge Schlucht hinabgelassen werden. Sie badeten dort oft tagelang ununterbrochen in den in die Felsen gehauenen Wannen.*

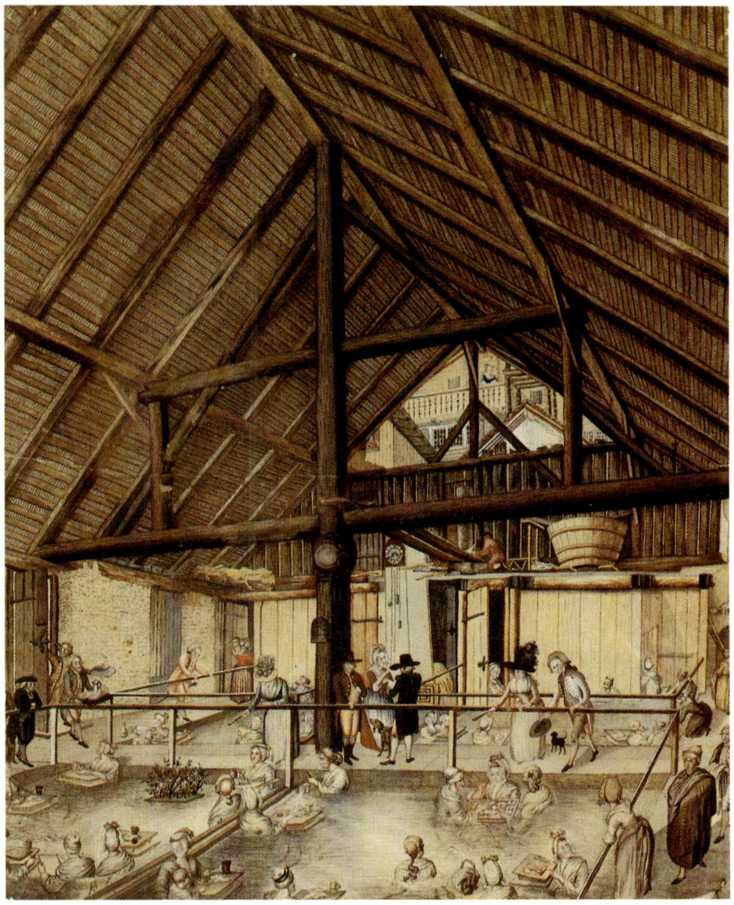

Bild III/187. *Badebecken von Leukerbad um das Jahr 1780. Das Bild befindet sich im Schweizerischen PTT-Museum in Bern (oben).*

Bild III/188. *«Das Bad zu Leuk», gefirnisste Tempera auf Leinwand von Hans Bock dem Älteren, 1597, heute im Kunstmuseum Basel (unten).*

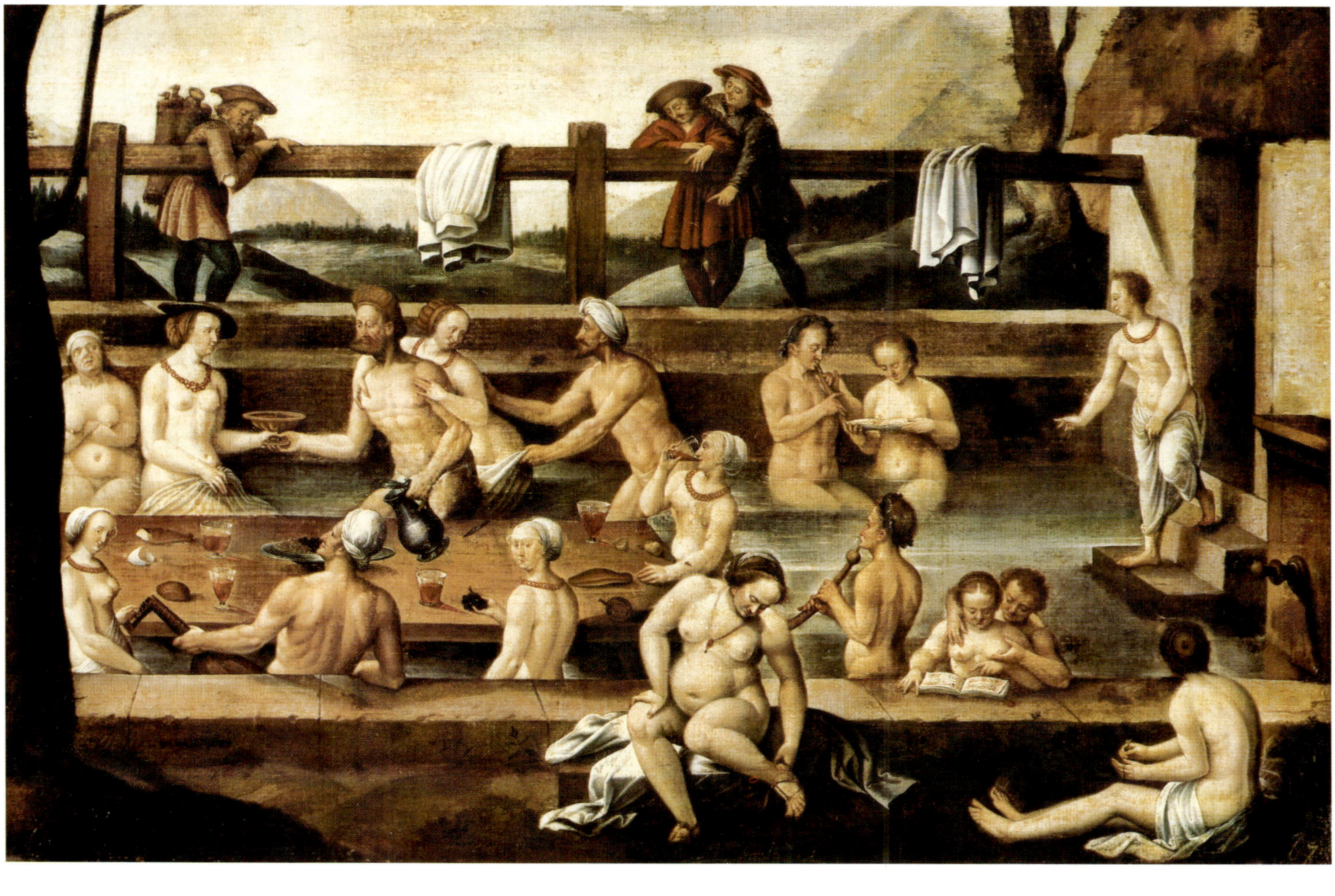

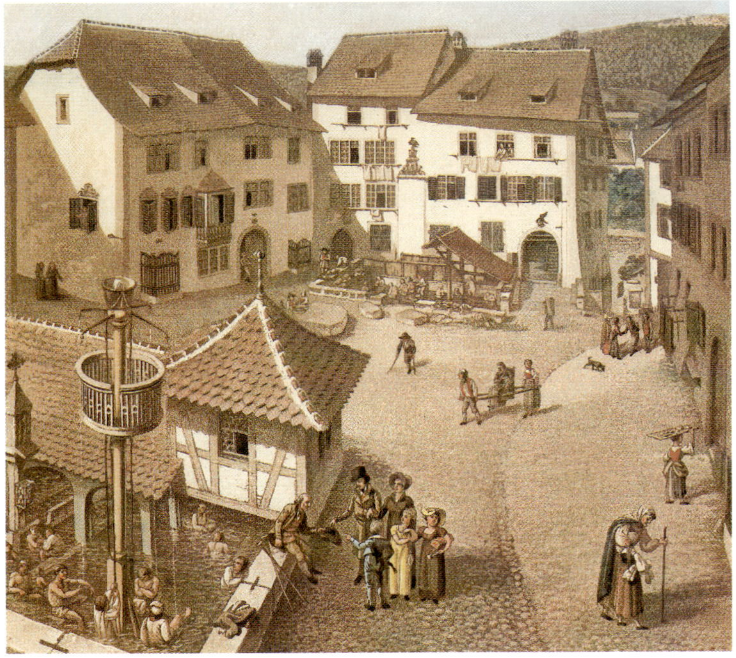

Bild III/189. *Bäderplatz in Baden im Aargau, mit Verena-Bad im Vordergrund und Freibad, 1808 (oben).*

Bild III/190. *Das Freibad zu Baden im Aargau, Aquarell von Ludwig Vogel, 1820. Schweizerisches Landesmuseum, Zürich (unten).*

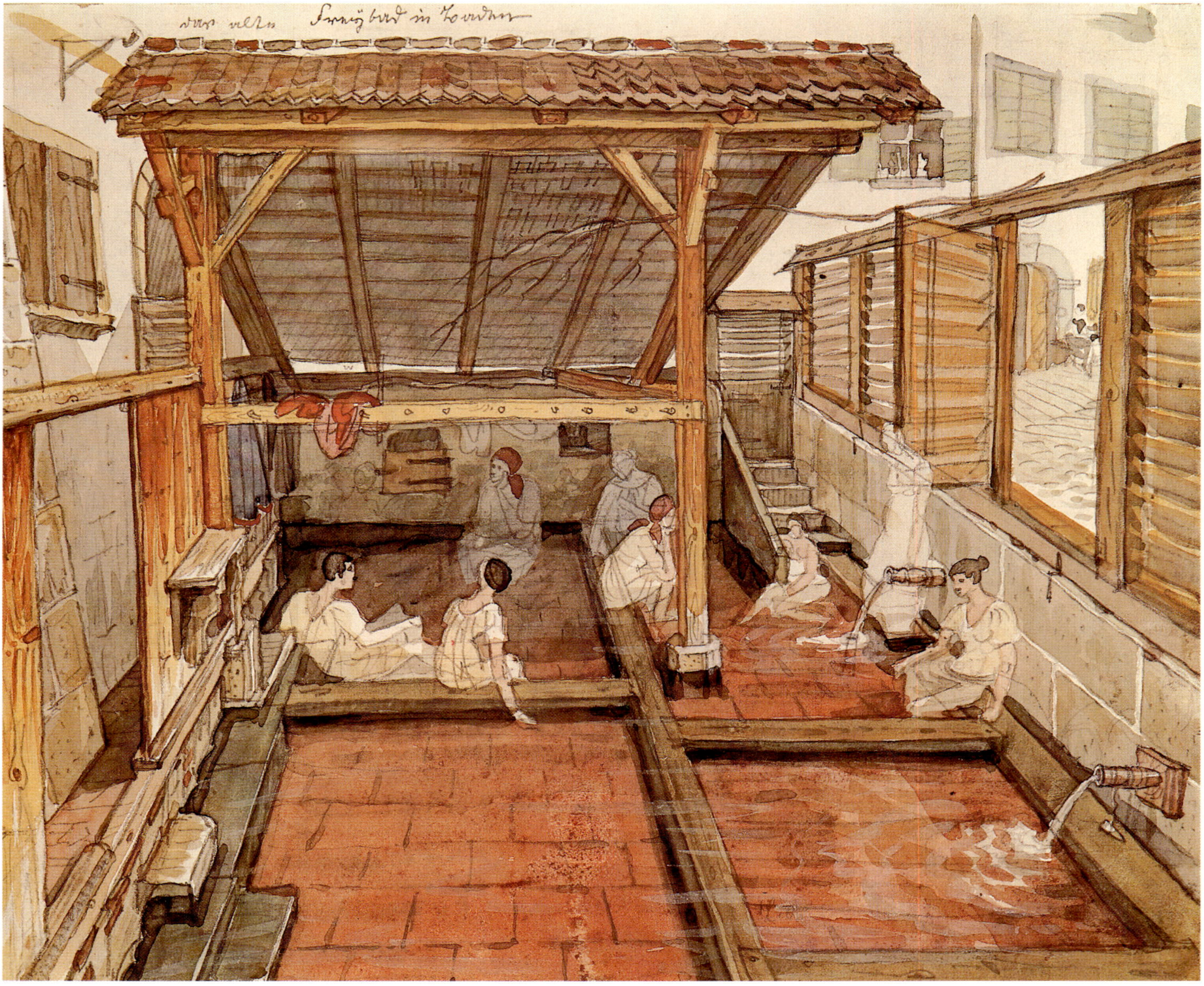

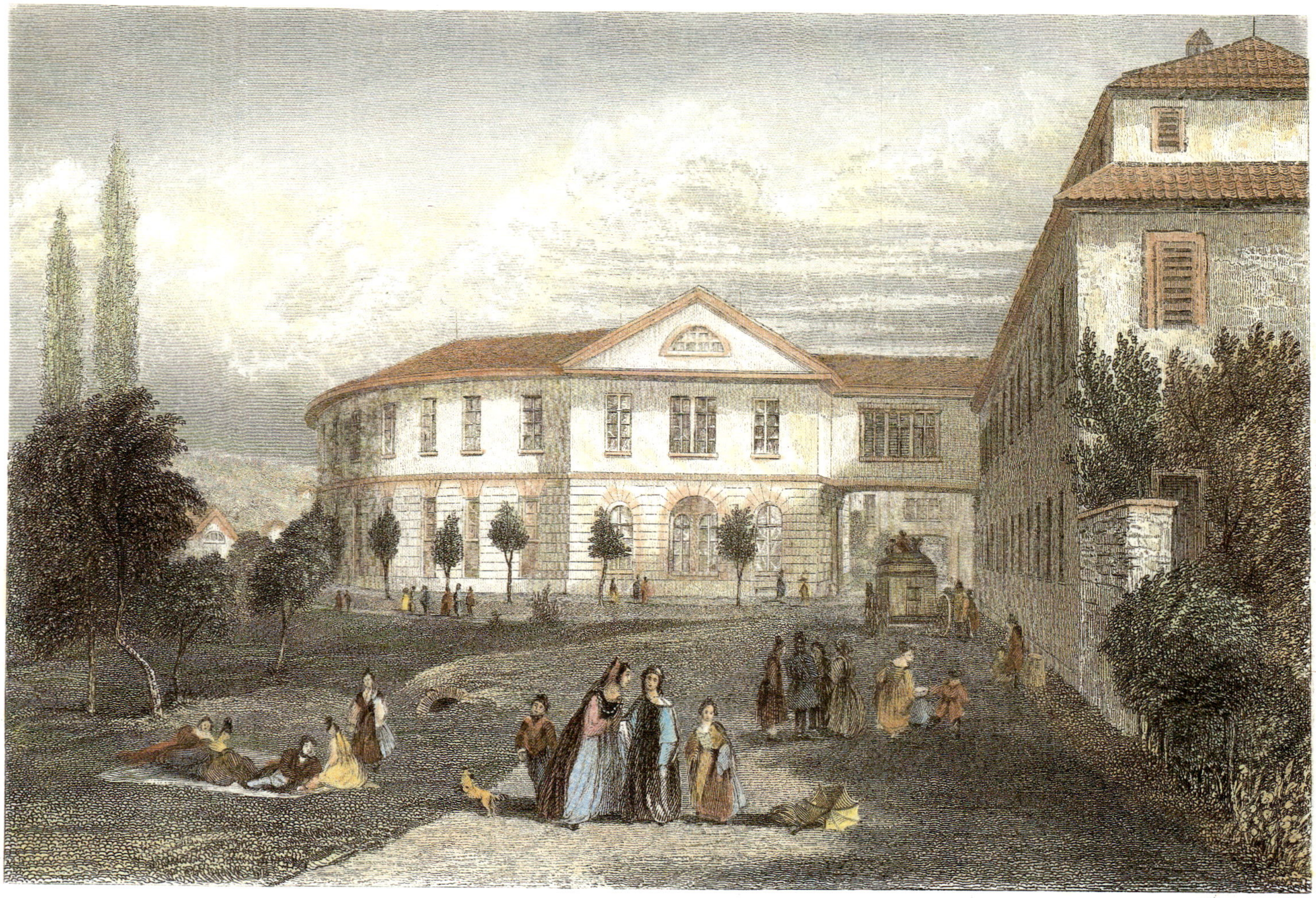

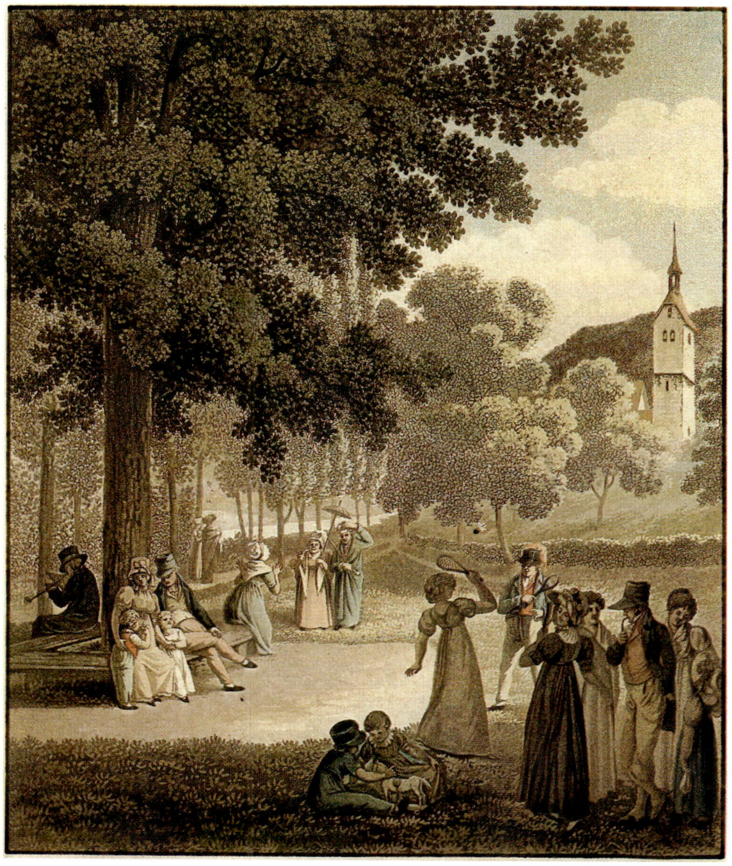

Bild III/191. *Bad Schinznach in der Mitte des 19. Jahrhunderts (oben).*

Bild III/192. *Auf dem «Mätteli» zu Baden im Aargau trafen sich die Badegäste zu Unterhaltung und Spiel. Darstellung aus der Zeit um 1800 (unten).*

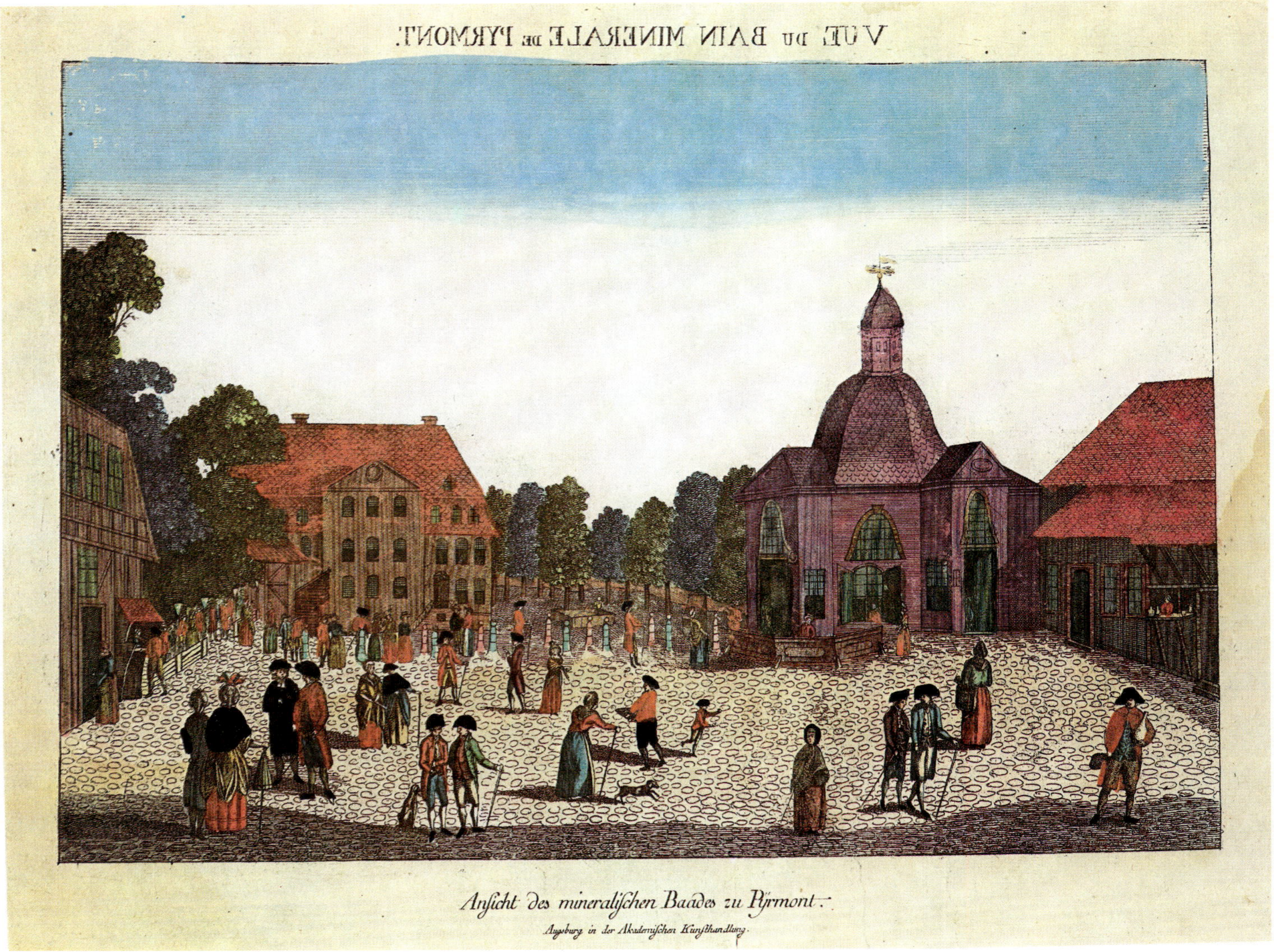
VUE DU BAIN MINERALE DE PYRMONT.
Ansicht des mineralischen Baades zu Pyrmont.
Augsburg in der Akademischen Kunsthandlung.

Bild III/193. *Mineralbrunnen von Bad Pyrmont. Guckkastenbild aus der ersten Hälfte des 18. Jahrhunderts.*

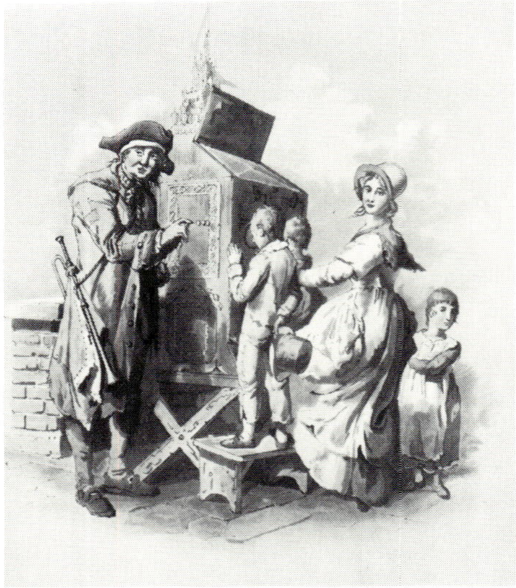

Bild III/194. *Guckkasten-Vorführung: In einem Holzkasten mit Kerze als Lichtquelle wurden gern Städteansichten projiziert.*

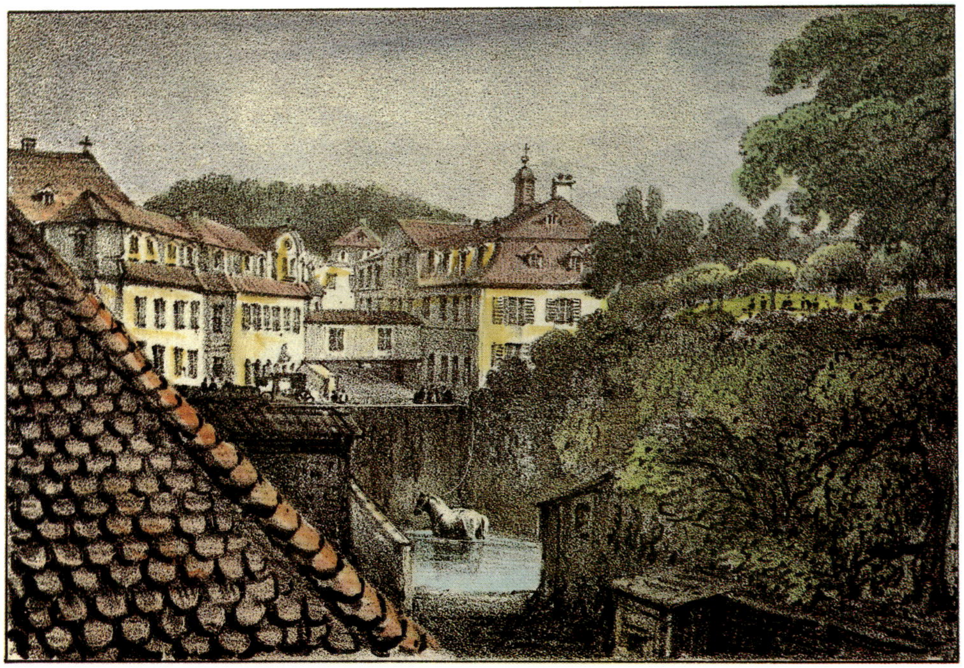

Bild III/195. *Das Pferdebad in Schlangenbad.*

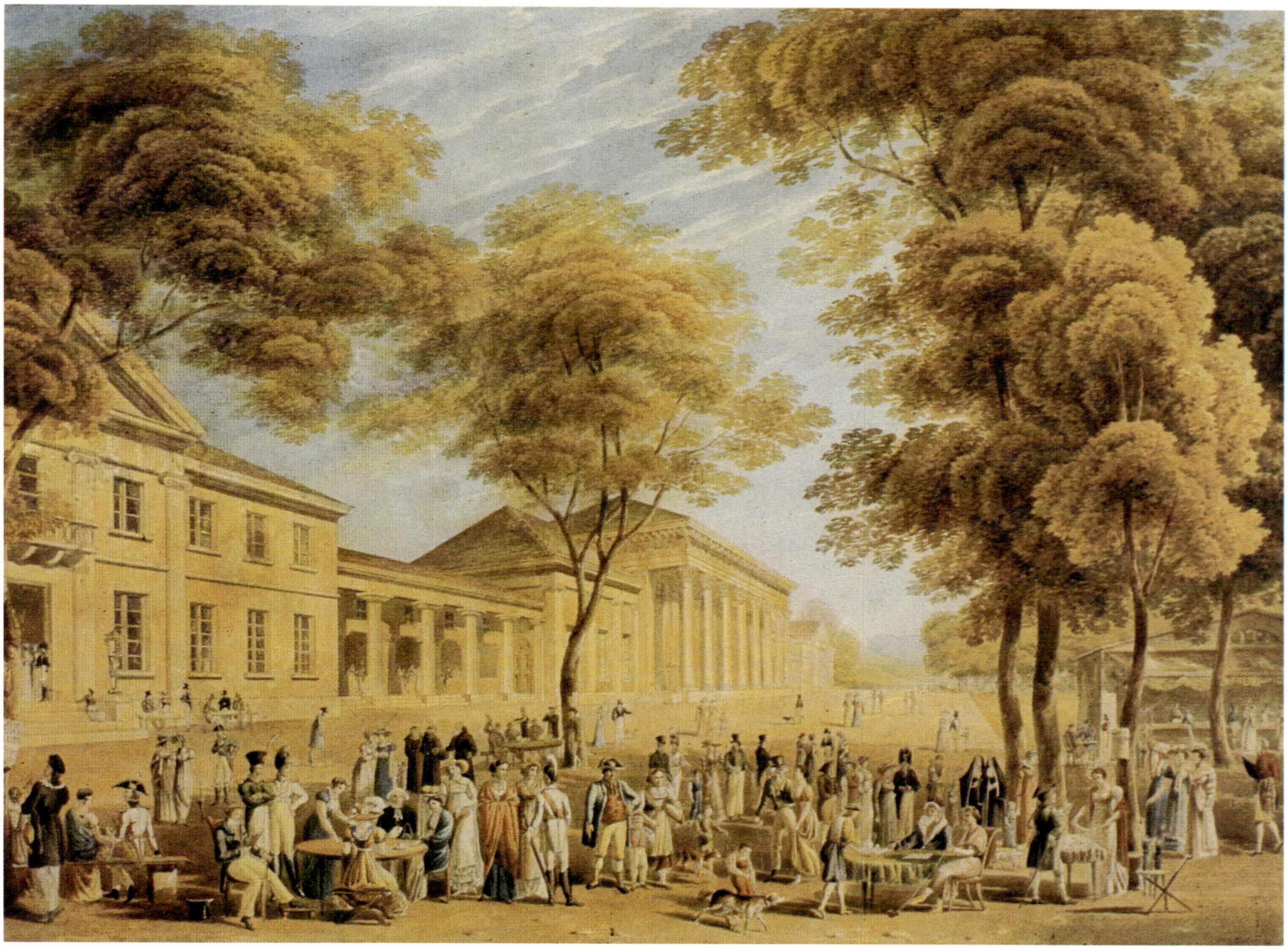

Bild III/196. *Buntes Leben im Kurgarten von Baden-Baden um 1830.*

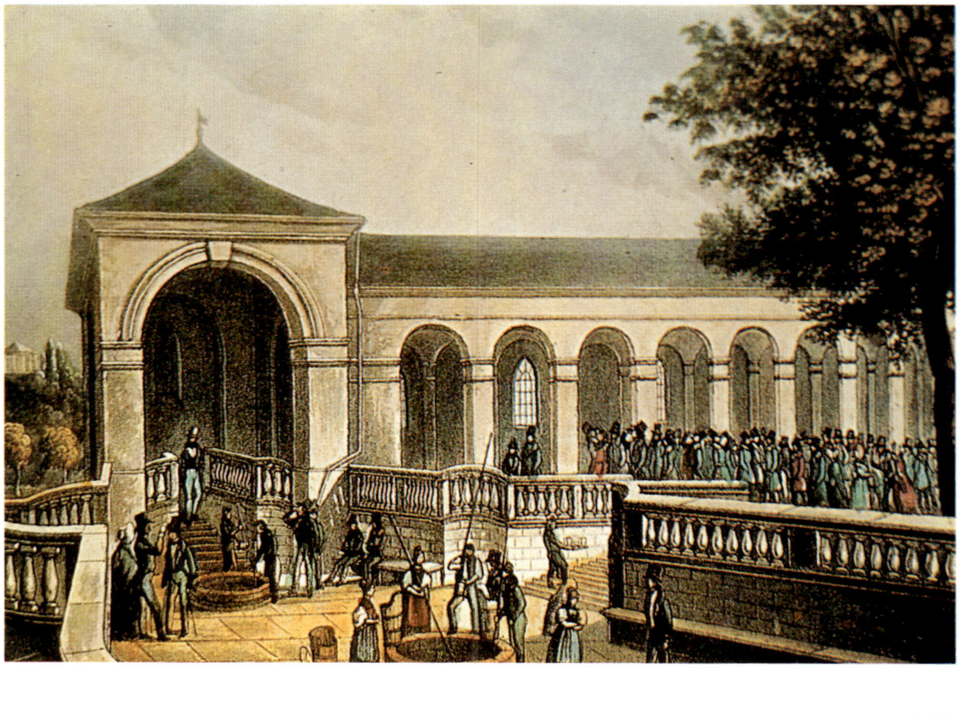

Bild III/197. *Der Racozy-Brunnen von Bad Kissingen um 1800.*

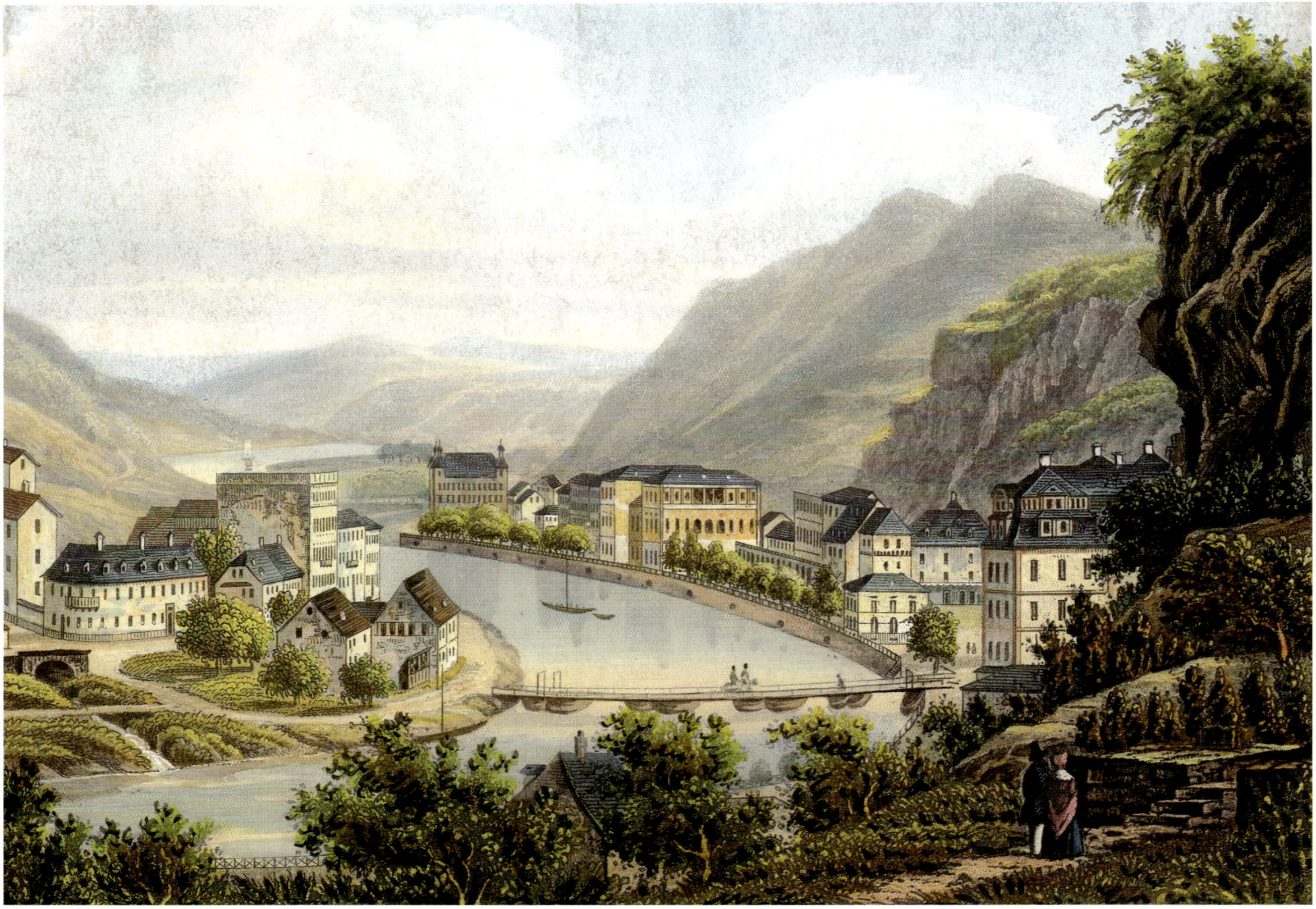

III/198

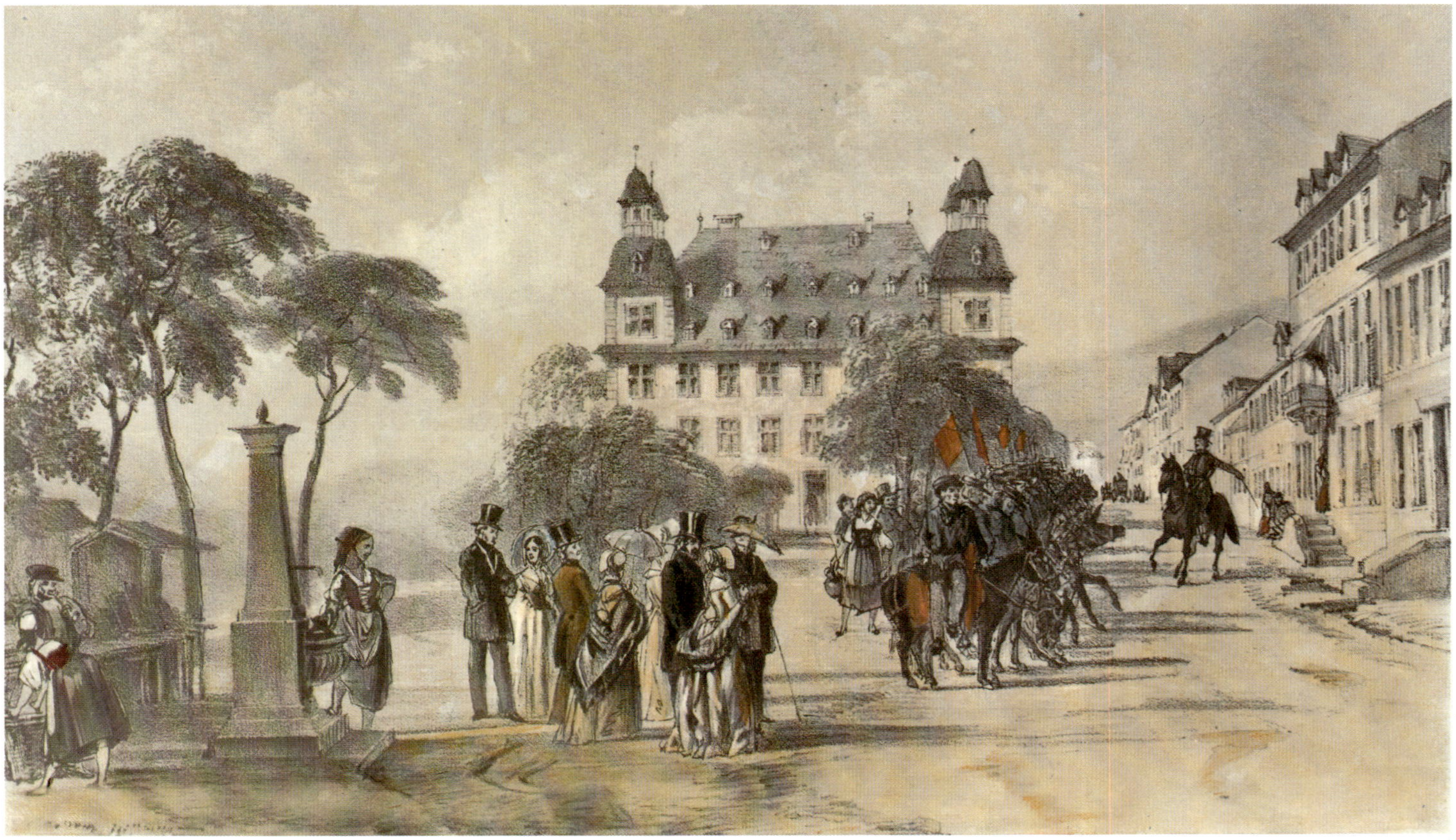

III/199

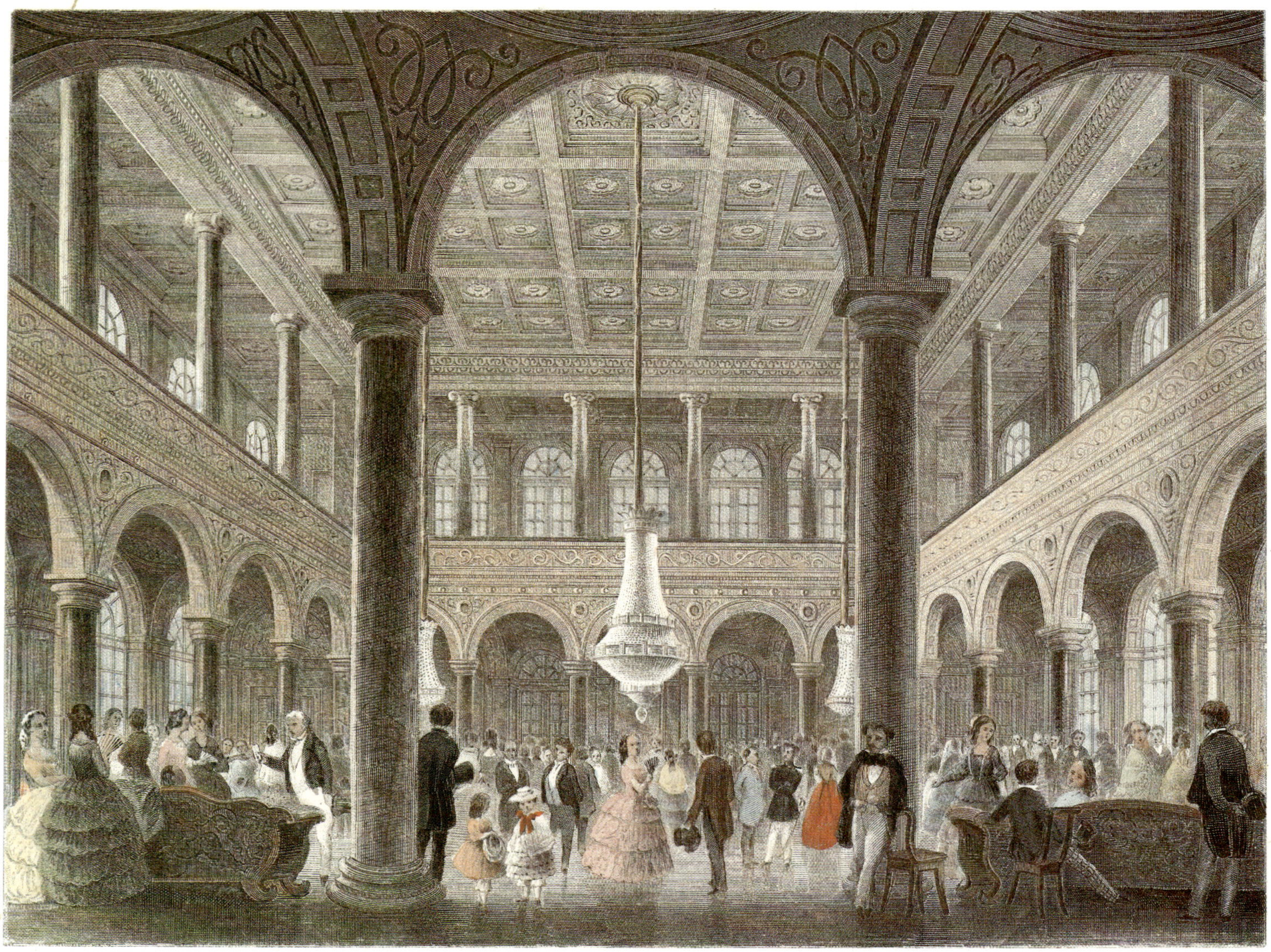

III/200

Bild III/198. *Bad Ems an der Lahn um 1850. Vorn rechts das Herrschaftliche Kurhaus mit Brunnenhalle und seinem 1715 erbauten Flügelbau, den später der deutsche Kaiser Wilhelm I. bei seinem jährlichen Aufenthalt bewohnte und der im Volksmund heute noch «Kaiserflügel» heisst. Links davon, etwas zurückliegend, der Kursaal.*

Bild III/199. *«Eselsparade» beim Gästehaus «Vier Türme» in Bad Ems: Der Auftakt zum täglichen Ausritt auf die bewaldeten Höhen, eine Attraktion für Badegäste in der Mitte des 19. Jahrhunderts.*

Bild III/200. *In der zweiten Hälfte des 19. Jahrhunderts Treffpunkt gekrönter Häupter und der eleganten Welt: der Marmorsaal des Kurhauses von Bad Ems.*

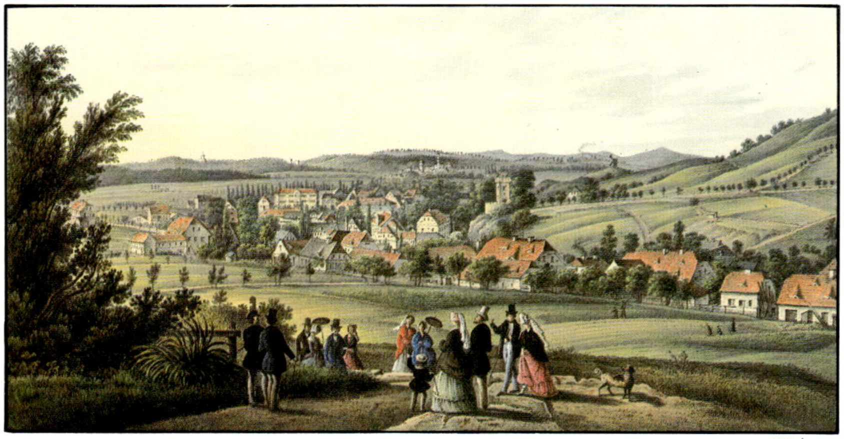

III/201

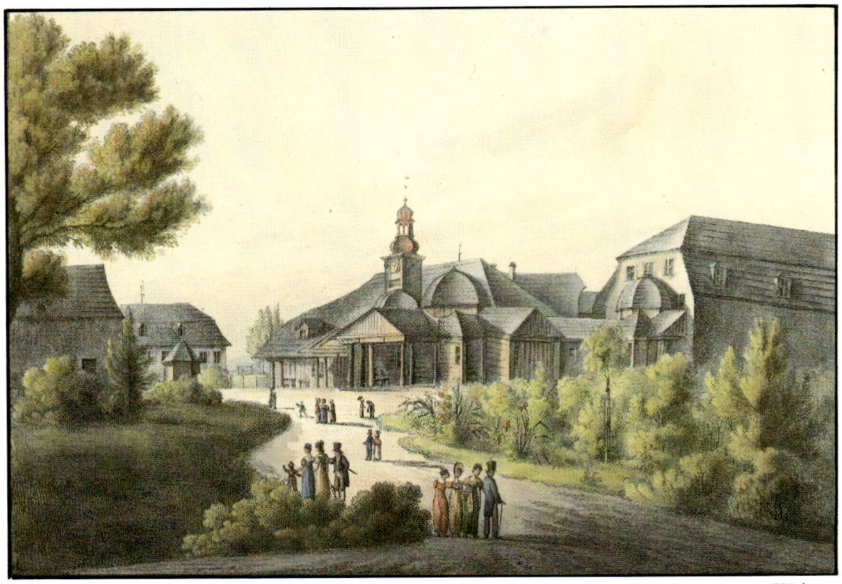

III/202

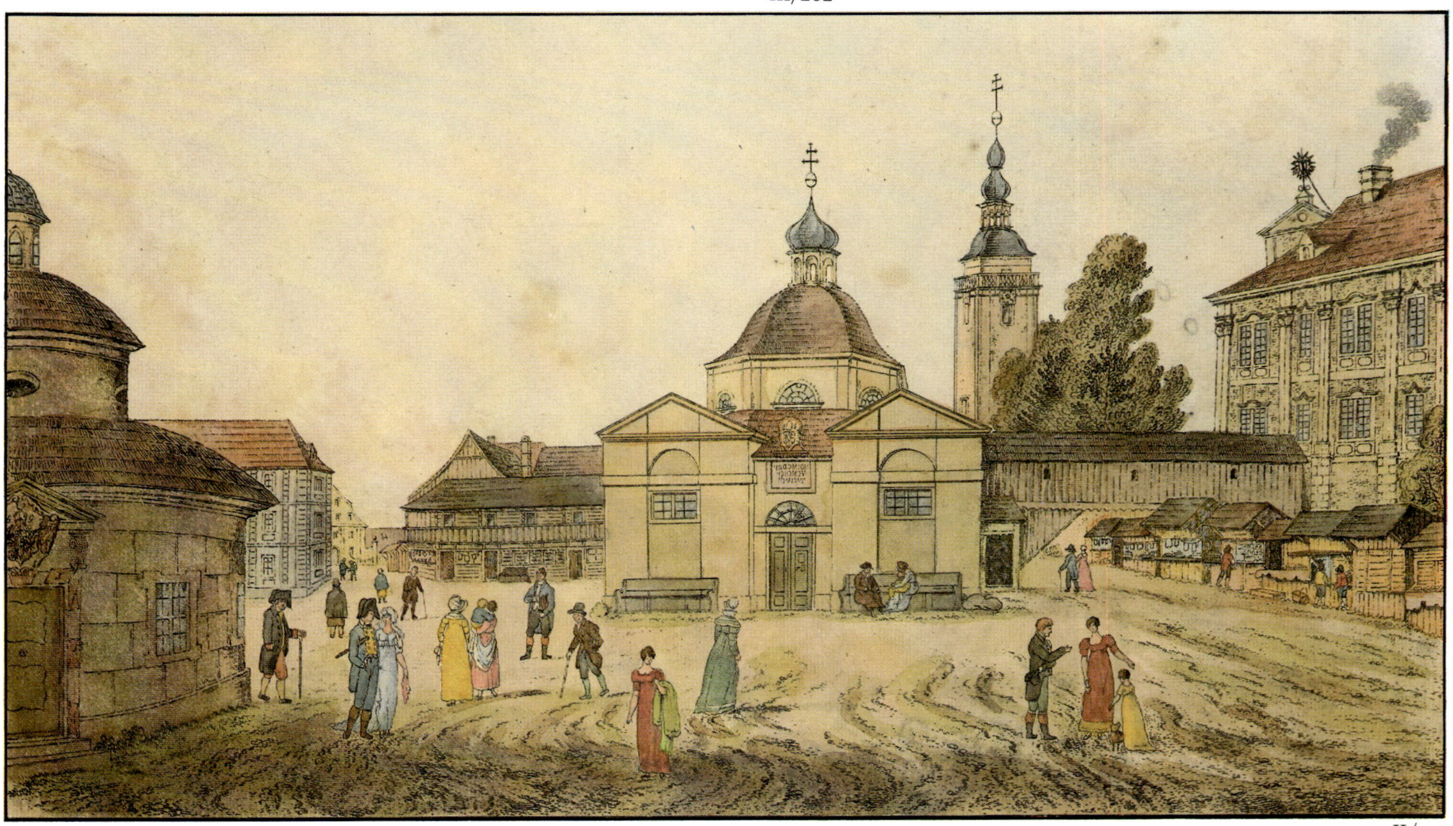

II/203

Bild III/201. *Das schlesische Bad Salzbrunn mit dem berühmten Oberbrunnen, dem Mühlbrunnen und der Kronenquelle. Geburtsort Gerhart Hauptmanns.*

Bild III/202. *Der Brunnen zu Bad Kudowa, dem ältesten der Bäder in der mineralwasserreichen schlesischen Grafschaft Glatz. Die anderen «Grafschafter Bäder»: Bad Altheide, Bad Langenau, Bad Landeck und Bad Reinerz.*

Bild III/203. *Bad Warmbrunn, zwischen dem schlesischen Hirschberg und dem Riesengebirge gelegen, war schon im 18. Jahrhundert ein beliebter Badeort.*

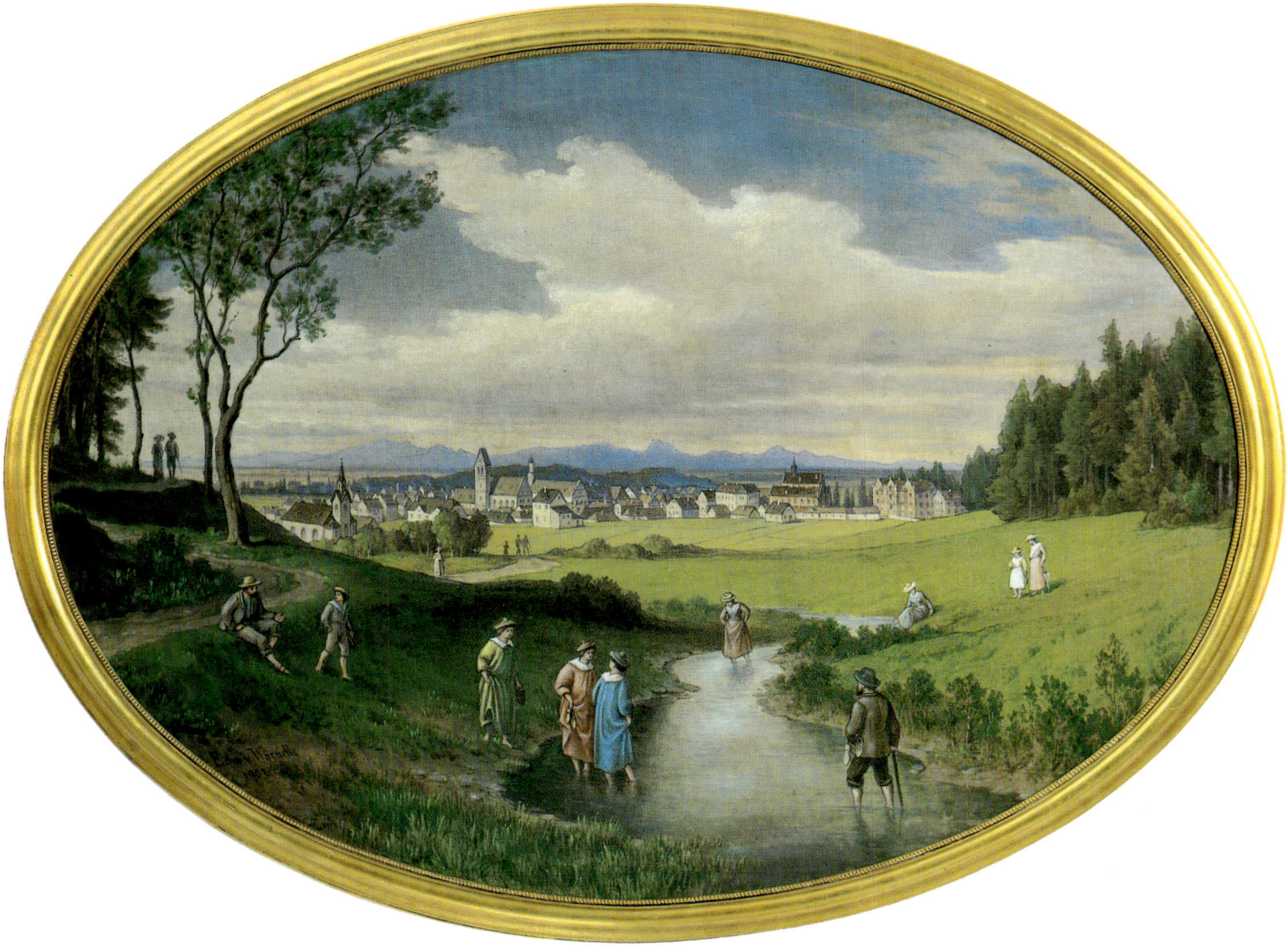

Bild III/204. *Kneippkuranhänger in einem Bach bei Bad Wörishofen. Heute gibt es allein in der Bundesrepublik mehr als 50 Kneippheilbäder und Kneippkurorte.*

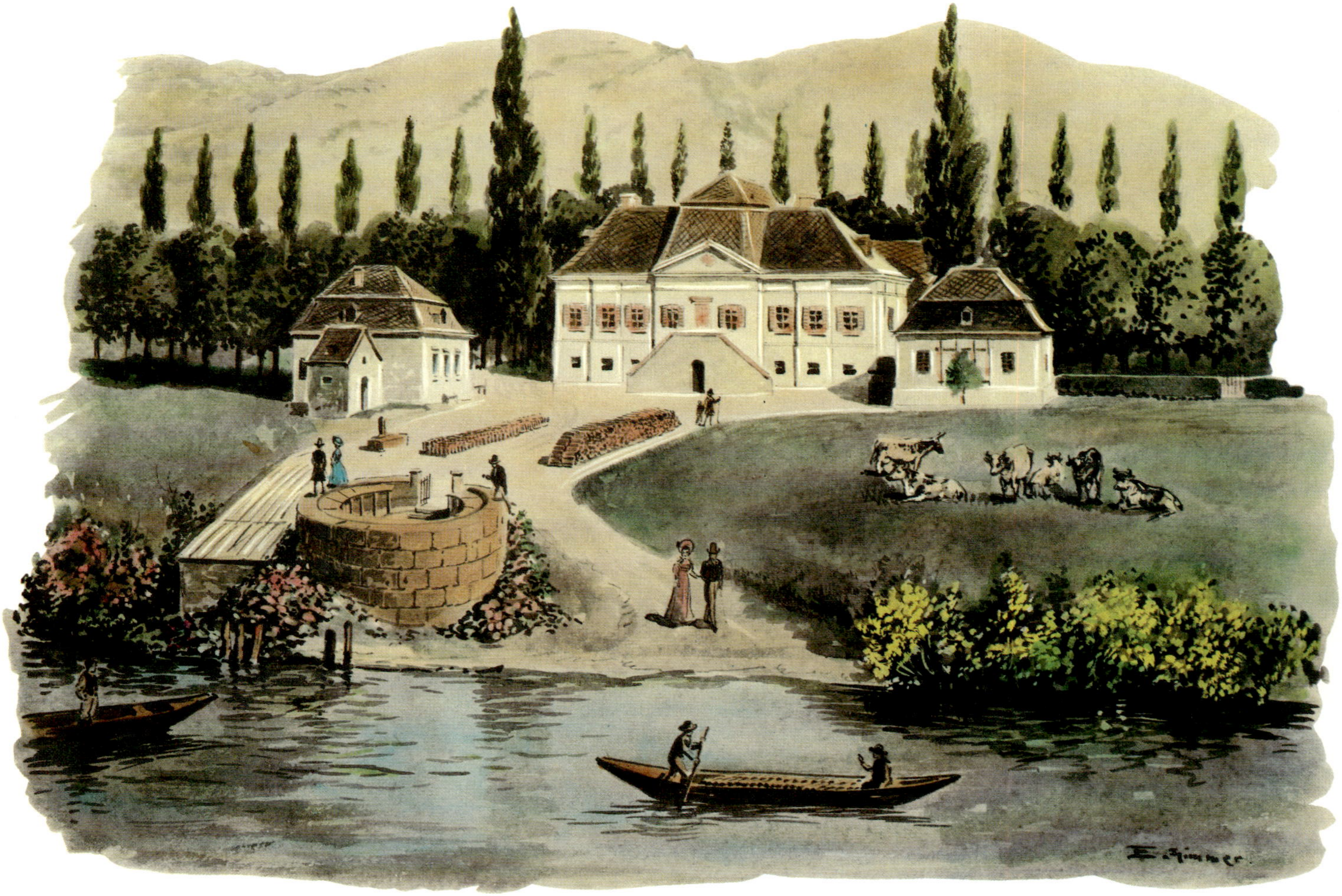

Bild III/205. *Das Fachinger Brunnengelände vor 1834. Hinter der Brunnenrotunde liegen Tonkrüge zum Abfüllen bereit, und auch die Lahnschiffer haben solche Krüge geladen.*

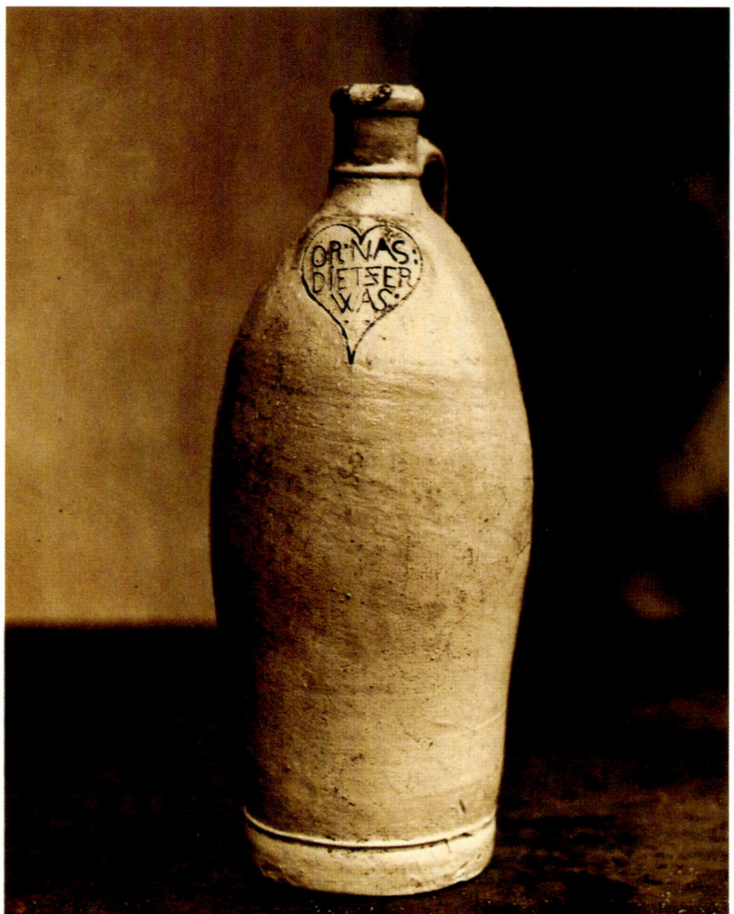

Bild III/206. *Wasserkrug aus der ersten Hälfte des 18. Jahrhunderts. Die Buchstaben OR stehen für Oranien, NAS bedeutet Nassau und DIETZER WAS heisst Dietzer Wasser. So hiess der Fachinger Sauerbrunnen früher.*

Ein frohes Herz wird selten krank

Das Bad *Warmbrunn,* am Fusse des Riesengebirges gelegen, war schon früh ein ausgesprochenes Familienbad, in dem alle Stände gemeinsam badeten. Der Arzt *Caspar Hoffmann,* der gegen Ende des 16. Jahrhunderts den Herzog Hans zu Cüstrin nach Warmbrunn begleitete, fand das Bad selbst aus rohen Brettern gezimmert vor. Es war so eng, dass höchstens sechs Personen gleichzeitig darin Platz fanden. Später dann gab es dort zwei Badebecken, ebenfalls aus Holz gezimmert und überdacht, «in welchen nach einer gewissen Reihenfolge alle Badegäste, vom höchsten Range bis zum gemeinsten Manne, ganz nach Belieben und ohne alle Aufsicht, ihre Glieder tauchen durften».

Im 17. und 18. Jahrhundert war das Bad «häufig von Russen, Liefländern, Preussen, Pommern, Sachsen, Böhmen, Märkern, und selbst von den vornehmsten polnischen Familien besucht» – die einheimische schlesische Bevölkerung aber stellte selbstredend die meisten Gäste. Das glanzvollste Jahr des immer noch sehr einfachen Bades war sicherlich 1687, als die Gemahlin des Königs Johann III. von Polen mit einem Gefolge von fast tausend Personen über Hirschberg anreiste und die Bäder gebrauchte. Ihr Sohn, Prinz Jacob Sobiesky, badete 1702 und 1703 in Warmbrunn.

Grosszügig ausgebaut und um eine «Trinkanstalt» erweitert wurde Warmbrunn dann an der Wende vom 18. zum 19. Jahrhundert. Waren vorher jährlich nur wenige hundert Familien zur Kur angereist, so stieg ihre Anzahl jetzt auf drei- bis viertausend an. Warmbrunn hatte den Durchbruch zu einem der bedeutenden deutschen Bäder geschafft.

Zum steigenden Ansehen des Bades trugen die «Briefe über die Bäder zu Warmbrunn» des Breslauer Medizinalrates Mogalla wesentlich bei. Die volkstümlichen Baderegeln, aufgezeichnet von einem Magister namens *David Zeller* in seiner Chronik «Hirschberger Merckwürdigkeiten», waren gut eineinhalb Jahrhunderte älter, hatten aber auch zur Zeit Mogallas noch nichts von ihrer Aktualität eingebüsst:

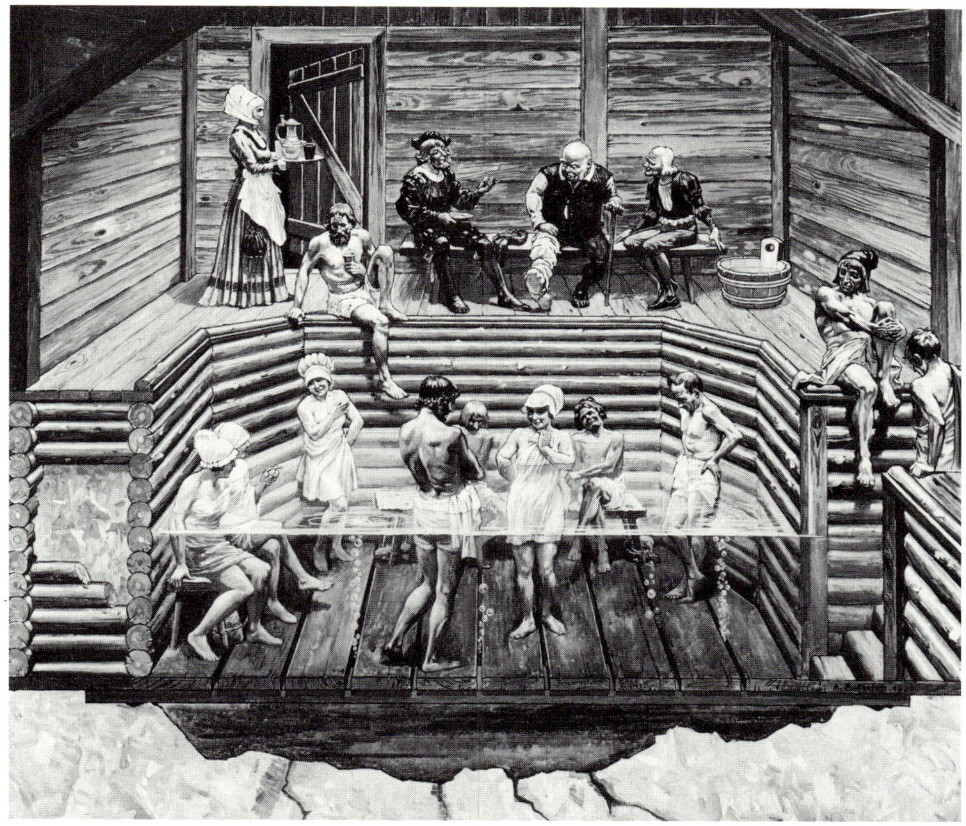

Bild 207. *Das «grosse Bad» im schlesischen Warmbrunn im 16. Jahrhundert.*

«Letztlich, im warmen Bad, soll man fröhlich und gutter Dinge seyn, alle unnützen Sorgen und Traurigkeit daheimlassen, denn Traurigkeit verzehret Marck und Bein, hergegen ein fröliches Hertze hilft zur Gesundheit und nimmt viel hinweg von der Kranckheit. Solchemnach wird bey dem Gebrauch solcher Wasser die Haupt-Regel noch ferner gelten:

Niedlich essen, niedlich trincken
und beständig frölich seyn
trifft bei allen Brunnen-Curen
zur Gesundheitsregel ein.»

Weiter ist in der Chronik der Rat aufgezeichnet:

«Zu enthalten hat man sich beim Gebrauch dieses Brunnens in Warmbrunn kalter Lüfte und rauher Schnee-Winde, sonderlich bald aufs Bad; denn dadurch wird die Natur geschrecket, die Schweisslöcher geschlossen und die Würckung des Bades verhindert. Dergleichen von vielen geschieht, welche nicht allein Tag und Nacht der Völlerei und Trunkenheit sich befleissigen, sondern auch im Bade selbsten sich dessen nicht enthalten können.»

Warmes Wasser und kühler Wein

Die Thermen von *Badenweiler* im Schwarzwald (der dem Riesengebirge in vielem sehr ähnlich ist und erdgeschichtlich auch aus der gleichen Zeit stammt) wurden ebenfalls schon in alten Tagen – vor fast 2000 Jahren – gebraucht. Dann aber lange allenfalls von Einheimischen benutzt, begann hier der eigentliche Badebetrieb erst 1784 wieder. Dass die warmen Quellen aber zuvor nicht vergessen waren, bezeugt *Matthäus Merian* in seiner Topographia Sueviae: «Badenweiler. Ligt im Brissgow zwischen Freyburg und Basel und gehöret in die obere Marggraffschafft Baden: Unnd hat Statt unnd Schloss den Namen von dem berühmbten Bad allda: Dessen Heylwasser auff einem Hügel entspringt...»

Der Ort, «ein Kunstwerk, massvoll eingefügt in eine wahrhaft himmlische Landschaft», hat eine besonders enge Beziehung zum Wein: Er wächst unmittelbar «vor der Haustür». Vor allem der Gutedel, trocken ausgebaut, wird von Ärzten wie Weinfreunden gern

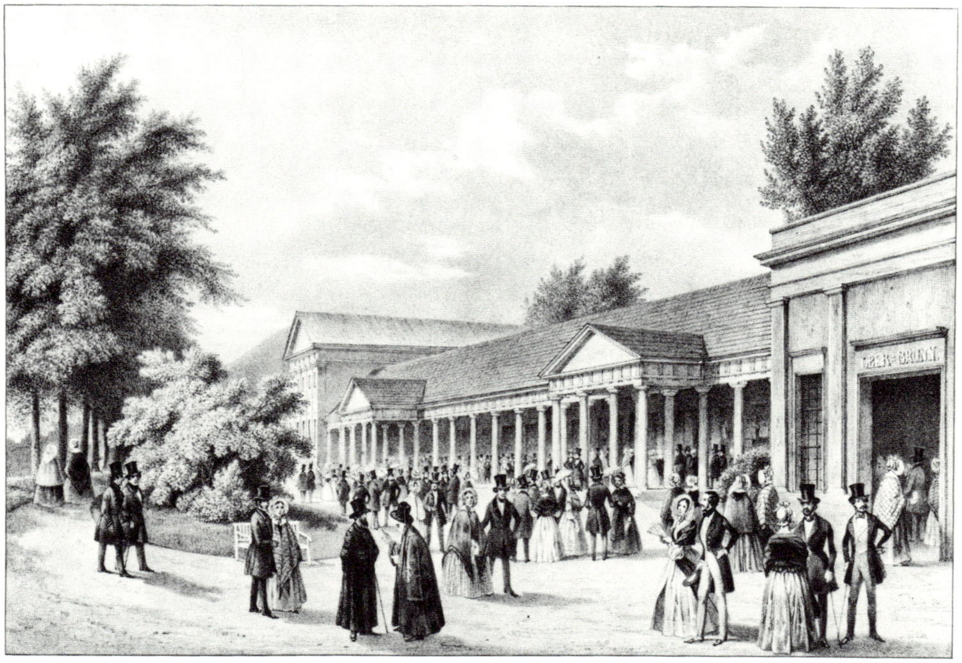

Bild 208. *Bad Salzbrunn in Schlesien um 1830: Die Elisenhalle, in der die Gäste den «Ober-Brunn» tranken.*

getrunken und gelobt. Doch auch der Spätburgunder-Weissherbst hat viele Freunde: Herb auf die Flasche gefüllt, passt dieser Tropfen aus dem Markgräfler Land zu vielen Speisen der einheimischen Küche.

Die Römer, die ihre Glieder im späteren Badenweiler wärmten, badeten vermutlich auch an den Quellen von *Soden.* Jedenfalls hat man dort Scherben aus römischen Tagen entdeckt. Im Gegensatz zu Badenweiler gerieten die salzigen und die warmen Wässer am Südhang des Taunus nicht oder nicht lange in Vergessenheit. Schon im Jahre 817 soll Ludwig der Deutsche eine Salzquelle von Soden der Kaiserpfalz in Frankfurt unterstellt haben. Kaiser Sigismund bestätigte 1437 den Frankfurtern das Recht, in Soden Salz zu gewinnen, und 1494 wurde der warme Gesundbrunnen, heute heisst er Milchbrunnen, zum erstenmal gefasst.

Der Dreissigjährige Krieg brachte dann erst einmal eine Unterbrechung des langsam aufkeimenden Badelebens: Die pfiffigen Sodener verschütteten den Gesundbrunnen, um sich heilungsuchende Söldner vom Leib zu halten.

Erst 1702 ging es wieder an mit der Kur, die der berühmte Arzt *Johann Christian Senckenberg* in Frankfurt besonders empfahl. Erstmals einen glänzenden Sommer erlebte das Bad 1755, als die Landgräfin von Hessen-Homburg mit grossem Gefolge dort erschien. Typisch aber war dieser Besuch nicht. Soden entwickelte sich zu einem Bad, in dem reiche Frankfurter Bürger – die Rothschilds etwa, die Bethmanns und die Borgnis – ihre Landhäuser hatten. Die Bürger der reichen Reichsstadt am Main bestimmten in den folgenden Jahrzehnten das Kurleben.

Bild 209. *Der Quellenpark von Bad Soden um 1850.*

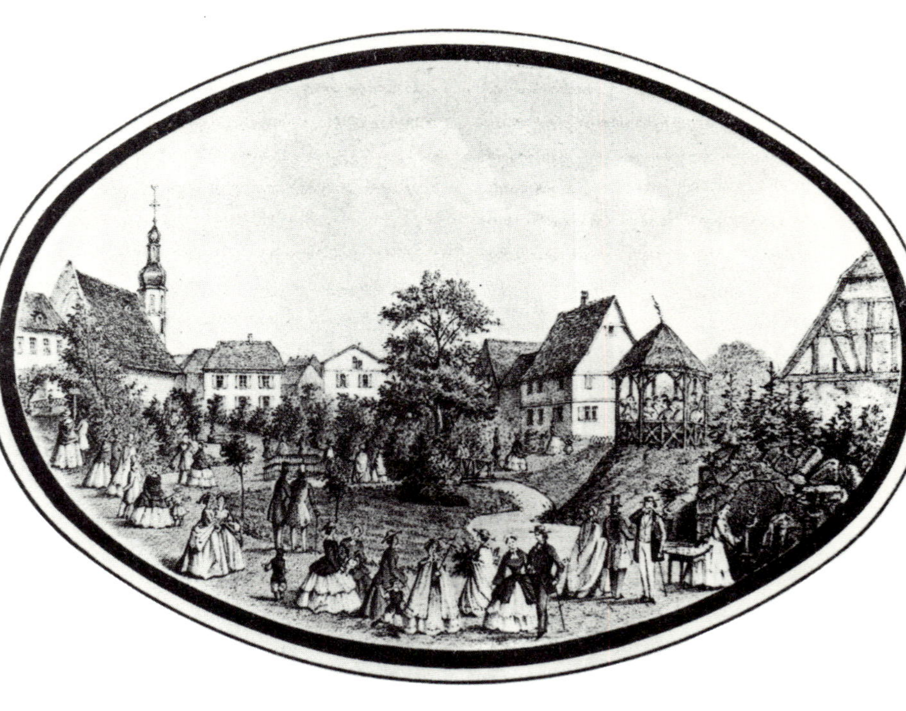

Ein Paradies für Schürzenjäger

Gebürtiger Frankfurter war auch der geistvolle *Ludwig Börne,* der gern in Soden, der «ungeschminkten Schönen», kurte. Er, der sich selbst, nicht ohne Ironie, «Kurfürst von Soden» nannte, war ein grosser Frauenheld. Seine Strategie, die «Madame Molli», eine junge Witwe, für sich zu gewinnen, beschreibt er so: «Ihr Fenster geht nach dem Garten. Ich werde mich da in die Laube setzen, lese Pfisters ‹Geschichte der Deutschen›, und streiche dabei eine Träne aus meinen Augen. Das Buch ist hellblau gebunden und kann wohl etwas Romantisches darstellen. Sie bemerkt mich gewiss. Heute spricht sie dann von mir, morgen über mich, übermorgen mit mir, und in drei Tagen zu mir.»

Doch nicht nur Witwen fühlten sich in Bad Soden wohl. Etliche Ehemänner schickten ihre Eheliebsten in die «liebliche Pförtnerin des Taunus», weil der Nachwuchs ausblieb. Das half in vielen Fällen. Ob das Wasser, die «Brunnengeister» oder der galante Umgang den Wandel brachten, darüber schwiegen sich die Beteiligten aus.

Aber auch Ehemännern wurde geholfen, denn «manches junge Weibchen, welches vorher keinen rechten Begriff vom Ehestand hatte, concipirte, nachdem der Gatte etliche Gläser von diesen Thermen getrunken hatte».

Bäderparadies Alt-Österreich

Die Alpen-Republik Österreich kann mit berühmten Bädern aufwarten: Baden bei Wien, Bad Ischl und Bad Gastein sind Namen, die nach wie vor einen glänzenden Ruf haben. In alten Tagen zählten zusätzlich die böhmischen Bäder Karlsbad, Marienbad, Franzensbad und Teplitz zu den Spitzenbädern der K.u.K.-Monarchie. Es sind vor allem die sonst recht seltenen Natrium-Sulfat-Wässer, die den Weltruf der böhmischen Bäder begründet und bis in die Gegenwart erhalten haben.

Die heissen Quellen von *Karlsbad* haben eine Geschichte hinter sich, die im Bäderwesen Mitteleuropas einzigartig ist: Ihre Nutzung hat in den vergangenen zwölfhundert Jahren nie eine nachhaltige Unterbrechung erfahren müssen. Vermutlich waren es drei Ereignisse im Mittelalter, die das heisse Wasser des alten «Warmbad» früh weithin bekanntgemacht haben: der Kriegszug Karls des Grossen im Sommer des Jahres 805 nach Böhmen, die Hochzeit Friedrich Barbarossas mit der Egerländerin Adelheid von Vohburg 1149 und endlich der bedeutende Reichstag Friedrichs II. im Jahre 1239 zu Eger.

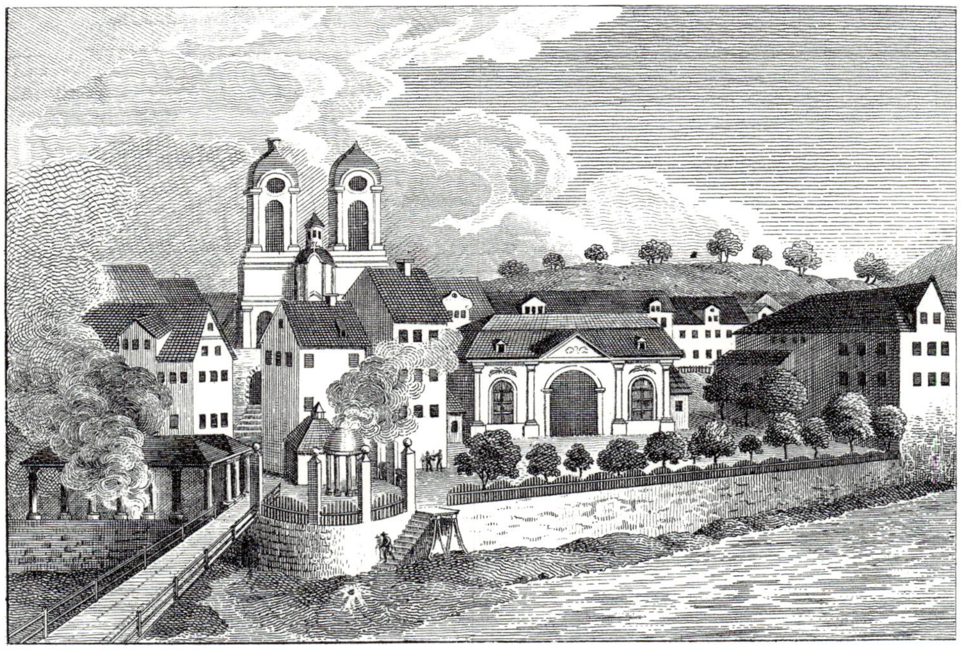

Bild 210. *Der heisse Sprudel von Karlsbad im Jahre 1819.*

Des Kaiser Carols Badt

Den Namen hat Karlsbad von Kaiser Karl IV., der dem aufblühenden Ort 1370 das Stadtrecht verlieh und im gleichen Jahr dort glanzvoll Hof hielt. Zwei Ärzten verdankt der Badeort vor allem seinen Aufstieg vom Kaiserbad zum Weltbad. Da ist einmal *Wenzel Payer*, Leibarzt des Grafen Stephan Schlick, der als erster mit grossem Eifer auch für Trinkkuren mit Karlsbader Wasser eintrat. Da ist zum anderen der berühmte Chemiker und Badearzt *David Becher*, der zwischen 1758 und 1772 die Wirkungen des Wassers genau studiert hatte und seinen Patienten das Trinken an der Quelle selbst verordnete. Vorher war es üblich gewesen, sich das Wasser von Wasserträgern in die Häuser holen zu lassen.

Sechzehn heisse Quellen waren und sind der Reichtum des Kurortes, der in alten Urkunden, Landkarten und Abbildungen zunächst als «Keyser Carolsbadt» oder «Kaiser Carols Badt» auftaucht, später als Karlsbad zu Weltruhm gelangte und jetzt tschechisch Karlovy Vary heisst. Bis zum Ersten Weltkrieg konnte Karlsbad neben steigenden Gästezahlen unter seinen Besuchern auch sehr angesehene Namen melden.

Da waren zunächst um 1450 die Markgrafen von Kulmbach, die mit ihren Frauen und grossem Tross nach Karlsbad reisten. Alte Gästelisten vermerken weiterhin die Markgrafen von Bayreuth, einen Bischof von Regensburg, sächsische und polnische Fürsten, den Markgrafen Johann von Brandenburg, mehrere Herzöge von Mecklenburg und Pommern sowie einige Hohenzollern. Auch aus dem fernen Süden kamen Gäste, so der Erzherzog Ferdinand von Tirol mit Gemahlin und verschiedene italienische Fürsten.

Selbst der Dreissigjährige Krieg vermochte den Aufstieg Karlsbads nicht wesentlich zu bremsen. So erschien 1630 Wallenstein mit hundert Wagen, viele davon mit sechs Pferden bespannt, und entsprechendem Gefolge im Bad. Vier Wochen kurte er. In dieser Zeit mussten sich die Bürger – so eine Verordnung des Stadtrats – «bescheiden aufführen und sich vor dem Betrinken hüten»; sie durften auch «keine Nachttöpfe auf dem Markt ausgiessen» und sollten ihre Misthaufen nur in Nebengassen aufhäufen. Die Gäste badeten nicht nur eifrig täglich viele Stunden lang, sie liessen sich auch köstlich bewirten – die Bewohner der Landschaft bis hin nach Pilsen hatten dafür aufzukommen.

Ein Kurfürst spielt den Gastwirt

Auch später verstanden es hohe Gäste, in Karlsbad ein kurzweiliges und aufwendiges Leben zu führen. Kurfürst Georg III. von Sachsen liess 1682 auf einer Wiese alle Badegäste «von Stand» glänzend bewirten: Der Kurfürst, mit rotem Wams, grüner Schürze und Mütze als Gastwirt verkleidet, stach als erster den mit Kapaunen gespickten gebratenen Ochsen an, der auf einem Wagen unter die Gästeschar gerollt worden war. Alles ass, trank und tanzte nach der Musik von drei Kapellen.

Zu einem ähnlichen Sommerfest liess August der Starke von Sachsen und Polen 1695 sogar Kristalleuchter und grosse Spiegel aus Dresden holen. Während des feuchtfröhlichen Abends ergötzte er sich königlich daran, mit verborgenen Wasserdüsen die in barocker Pracht erschienenen Damen zu bespritzen...

Ein besonders frohes Fest erlebte das Bad der Fürsten und ihrer höfischen Umgebung 1797. Gastgeber war der Herzog von Sachsen-Gotha. *Victor Karell* beschreibt es in seinem Buch «Das Egerland und seine Weltbäder»:

«Es war gerade die Zeit der Heuernte, als er eine grosse Gesellschaft zu einem Nachmittagsausflug nach Fischern einlud. 18 Kutschen fuhren auch richtig los. Als man vor die Wiese an der Steinbrücke kam, liess der Herzog anhalten und sagte, es wäre doch wahrlich etwas Liebliches, wenn sie über diese schöne Wiese zu Fuss gingen und die Wagen erst wieder bei der Egerbrücke bestiegen. Alle willigten ein, wie der Chronist berichtete. Auf der Wiese standen verschiedene Heuschober und dazwischen arbeiteten mehrere Bauernmädchen und Burschen zum Schein. Ein Dudelsackpfeifer und Geiger machten die lustigsten Stückchen dazu. ‹Ei! Warum tanzet ihr denn nicht?› fragte der Herzog. Die Antwort war: ‹Wir sind mit unserer Arbeit noch nicht fertig.› So gingen sie einem grossen Schober zu. Man lachte über seine Grösse, und sieh! – Plötzlich tat er sich auseinander, das Dach blieb oben und es stand die zierlichste, mit Speisen und Getränken reich besetzte Tafel da. Hinter Stauden versteckte schöne Musik ertönte zugleich. So tanzten Adlige und Bauern, und niemand dachte mehr an die Fahrt nach Fischern. Dieser wohlgeratene Scherz gefiel allen.»

In den Jahren zuvor hatten Kaiser Karl VI., Preussenkönig Friedrich Wilhelm I., Kaiser Joseph II. und der Weimarer Herzog Karl August mit seinem Musenhof für Stimmung in Karlsbad gesorgt. Üppige Gastmähler, prächtige Bälle, launige Kostümfeste, Stadtilluminationen und nächtliche Feuerwerke lösten sich allsommerlich in bunter Folge ab.

Doch nicht nur Fürsten, auch der niedere Adel kurte gern in Karlsbad. So berichtet *Henriette von Poser,* Frau des königlich preussischen Oberleutnants Johann Gottlieb Sylvius von Poser, über ihre gemeinsame Badefahrt vom schlesischen Gut Peuke bei Oels nach Karlsbad:

«Mein Mann ging heute früh auf die Promenade und traf sehr viel Menschen. Wir liessen uns bei der Herzogin von Kurland anmelden und wurden daselbst um 3 Uhr zur Cour angenommen. Sie war sehr gnädig. Wir lernten daselbst den Schwedischen Gesandten, Baron von Nolten und seine Frau kennen. Um ½6 Uhr gingen mein Mann und ich auf die Promenade. Der steife Ton der Österreicher ist unerträglich, wenn man präsentiert und ihnen unbekannt ist.»

«Beim Sprudel brühen sie Hühner ab»

Man musste bekannt sein, wenn man dazugehören wollte. Wer, wie die Posers, zum erstenmal in Karlsbad weilte, hatte da eben noch Schwierigkeiten. Die einheimische Bevölkerung zeigte sich dagegen zuvorkommender. Henriette von Poser berichtet von einem «freundlichen Postmeister» – «und die kaiserlichen Regie-Bedienten sind weit freundlicher als die Unsrigen». Um mit dem Badepublikum Kontakte zu pflegen, musste man übrigens Französisch können: «Besonders ist ein Jeder hier zu beklagen, der nicht französisch kann, da fast weiter nichts hier gesprochen wird.»

Bei allem sollte natürlich die Gesundheit nicht zu kurz kommen: «Heute hat mein lieber Mann seine Kur im Schlossbrunnen mit 8 Glas angefangen und ich mit 8 Bechern, nämlich 3 ohne Salz und 3 mit Salz aus dem Sprudel.» Und einen Tag später notierte sie, leicht indigniert: «Bei dem Sprudel brühen sie die Hühner ab, sowie auch die Rindfüsse, so heiss ist das Wasser.» Abends dann waren die Posers bei den Festen der Saison dabei:

«Graf Schwerts, einer der reichsten Herren in Böhmen, gab heute Abend zu Ehren der Prinzessin von Dänemark einen grossen Ball. Wir gingen um 5 Uhr zur Frau von Döbritz und mit dieser, ihrem Mann und einem Frh. von Kiesewetter, einem Verwandten von mir, auf den Böhmischen Saal, wo eine glänzende Gesellschaft versammelt war. Ich wurde der Prinzessin sogleich vorgestellt, welcher ich, da ihr Geburtstag war, gratulierte, und sie hatte die Gnade, mich zweimal zu umarmen. Es soll eine gute liebe Fürstin sein, und auch der Prinz ist ein guter und gar nicht stolzer Herr. Überhaupt habe ich heute viel Bekanntschaften gemacht, eine Angloise getanzt und um 10 Uhr gingen wir wieder nach Hause.»

Die vielleicht glanzvollste Zeit erlebte Karlsbad dann in den ersten beiden Jahrzehnten des 19. Jahrhunderts. Kaiser Franz kam, mit seiner jungen und so überaus schönen Frau Maria Ludovika und seiner Tochter Maria Luise, der Frau Napoleons. Fürst Blücher, der «Marschall Vorwärts» der Freiheitskriege, kam ebenso wie der von vielen verehrte Dichterfürst Goethe und wie Ludwig van Beethoven, der 1812 im Böhmischen Saal ein Wohltätigkeitskonzert zugunsten der Bewohner der abge-

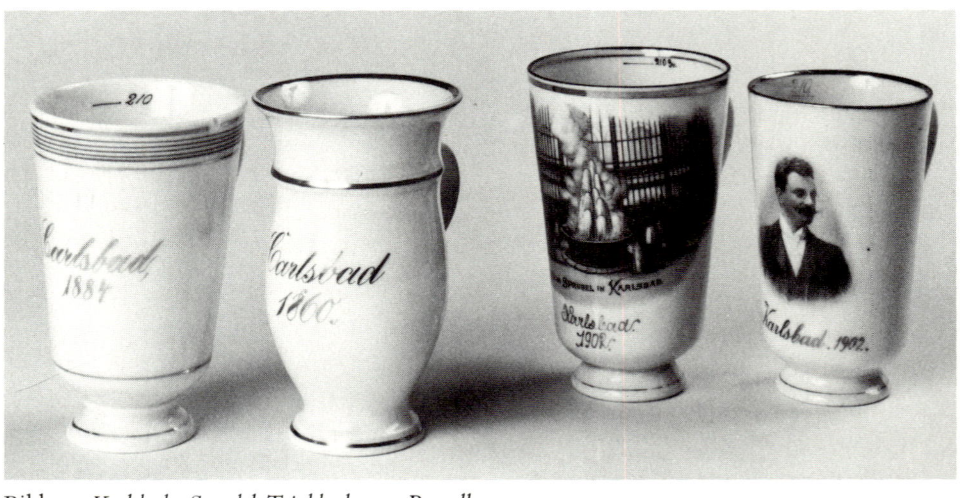

Bild 211. *Karlsbader Sprudel-Trinkbecher aus Porzellan.*

brannten Stadt Baden bei Wien gab. Andere Komponisten mischten sich übrigens später ebenfalls gern unter die Badegäste, so Franz Liszt, Carl Maria von Weber, Robert Schumann, Frédéric Chopin, Johannes Brahms und Anton Dvořák. Damit nicht genug: Richard Wagner kurte ebenso in Karlsbad wie Edward Grieg, Max Reger, Richard Strauss und Hans Pfitzner.

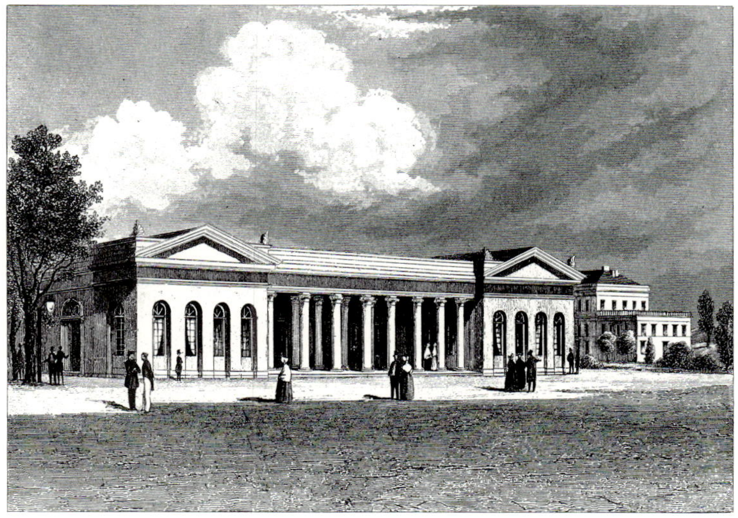

Bild 212. *Das «Schlangenbad» von Teplitz.*

Musik, Theater und hohe Politik

Theaterspiel, Konzerte und Opernaufführungen lösten sich in den Badesommern des 19. Jahrhunderts in bunter Folge ab. Nach 1860 wurden Operettenabende besonders beliebt, nach 1876 die Lustspiele im neuen Sommertheater. Das prächtige Stadttheater, 1886 erbaut, erlebte die Aufführungen fast aller Wagner-Opern und vieler Dramen Goethes und Schillers. Der Ruf Karlsbads, «nebenbei» eine Musik- und Theaterhochburg zu sein, war vollauf begründet.

Auch auf dem Feld der hohen Politik hat sich das Bad einen Namen gemacht. Die «Karlsbader Beschlüsse» von 1819, die weitgehend die Handschrift des Fürsten von Metternich tragen, leiteten in den deutschen Ländern das Zeitalter der Restauration ein: Zeitungs- und Buchzensur wurden eingeführt, Burschenschaften und Turnzirkel verboten, die Rechte der Universitäten eingeschränkt und freiheitliche Denker verfolgt. Die blanke Reaktion, die das 19. Jahrhundert weithin bestimmen sollte, nahm ihren Ausgang in Böhmens glänzendstem Bad.

Das frohe Leben aber blühte in Karlsbad weiter. Fast alle Hohenzollern kamen, die Habsburger, die Könige von Holland, Neapel, Griechenland und Ägypten, viele Könige der Balkanländer. Russische Grossfürsten fehlten ebensowenig wie türkische Prinzen, indische Maharadschas, der Sultan von Johore und der Schah von Persien. Sie alle wussten nicht zuletzt die böhmische Küche zu schätzen, vor allem die süssen Mehlspeisen, die Karlsbader Kipfel, die Kolatschen und die berühmten Oblaten.

Die heilsamen Wasser und die köstlichen Gaumenfreuden brachten es mit sich, dass die Mächtigen Europas immer wieder in Karlsbad ihre politischen Fäden zogen. In den Jahren 1863 und 1864 trafen sich Preussenkönig Wilhelm I. und Bismarck mit dem österreichischen Kaiser Franz Joseph I. in der Sprudelstadt. Bismarck spannte damals einen Stolperdraht, über den Österreich dann 1866 straucheln sollte. Vor dem Ersten Weltkrieg war Karlsbad ebenfalls Schauplatz politischer Verhandlungen: Englands König Eduard VII. traf sich hier mit den französischen Ministern Millerand und Clemenceau sowie mit Alexander Iswolski, dem russischen Aussenminister. Das Netz, das diese Herren knüpften, wurde wenig später den Mittelmächten, dem deutschen Reich und Österreich, zum Verhängnis.

Zu dieser Zeit war der ehemals so bedeutende Badeort *Teplitz* – heute Teplice – kein Treffpunkt für die Damen der Gesellschaft und die Herren der hohen Politik mehr. Bergbau und Industrie hatten die einst idyllische Umgebung längst zerstört. Und 1879 versiegten dann die Quellen: Ihr Wasser ergoss sich in die Braunkohlenschächte westlich der ältesten Badestadt Böhmens. Doch der Niedergang hatte sich schon früher abgezeichnet: Bereits 1791 hatte *Henriette von Poser,* leicht enttäuscht, geschrieben: «Aber was für ein Unterschied zwischen Karlsbad und hier! Dort waren zu viel und hier zu wenig Menschen. Man sieht keine Seele mehr.» Zwar lernte der Preussenkönig Friedrich Wilhelm III. hier seine spätere zweite Frau, die schöne Gräfin Harrach, kennen, und Goethe traf 1812 in Teplitz mit Beethoven zusammen, aber der Badeort war gegenüber dem weit geselligeren Trink-Kurort Karlsbad ins Hintertreffen geraten. Bedeutend blieb Teplitz dagegen als Lazarettstadt für blessierte Soldaten.

Verborgene Quellen im wilden Tal

Ganz anders *Marienbad,* das heute Mariánské Lázně heisst. Marienbad war ein ausgesprochener «Spätentwickler» unter den Weltbädern, der dann aber nachgerade einen kometenhaften Aufstieg nahm. Im Jahre 1528 erstmals erwähnt, tat sich an den vielversprechenden Quellen lange erst einmal gar nichts. 1766 wies dann eine Prager Dissertation auf das Tal mit dem Kreuzbrunn, einer Ambrosius- und einer Marienquelle hin. Aber erst 1797 erhielt *Josef Nehr,* Stiftsarzt des Prämonstratenserklosters zu Teplitz, von seinem Abt den Auftrag, die Quellen im «wilden und abscheulichen Tal» zu fördern. Zwei Waldarbeiter errichteten ein kleines hölzernes Badehaus und stellten ein paar Holzbadewannen auf. Wer baden wollte, musste sich das Wasser dazu auf einem offenen Feuer unter freiem Himmel erhitzen lassen. Ein Marienbild, nicht weit davon an einem Baum befestigt, gab bald der neuen Gründung den Namen.

Das erste, noch sehr einfache Kurhaus, unter der Regie von Nehr erbaut, enthielt 16 Zimmer und genügte bald den Ansprüchen der Gäste nicht mehr.

Neue repräsentative Bauten entstanden aber erst in den Jahren nach 1818, als Marienbad offiziell zum Kurort erklärt wurde und schnell bedeutende Gäste in grosser Zahl anlockte. Von Goethe, der erstmals 1819 nach Marienbad kam, ist der Ausspruch belegt, er komme sich vor, «als befände ich mich in den nordamerikanischen Wäldern, wo man in drei Jahren eine Stadt baut». Und 1823 konnte der berühmte Arzt *Hufeland* festhalten: «... auf der Stelle, wo vor zehn Jahren nur einige Hütten standen, steht jetzt schon eine kleine Stadt, bestehend aus 42 Häusern, ja zum Teil Palästen, welche in schöner Symmetrie den Heilquell und seine Kolonnaden und Alleen umgeben, das ganze wieder umschlossen vom dunklen Grün des Waldgebirges ...»

Die Pionierarbeiten an den vielversprechenden Quellen waren nicht zuletzt das Verdienst des tatkräftigen Abtes Reitenberger, Oberhaupt des Stifts von Teplitz. Intriganten, die das Gerücht verbreiteten, er werfe das Stiftsvermögen in den Sumpf von Marienbad, bewirkten 1827 seine Absetzung und Verbannung nach Tirol. Rehabilitiert wurde er dann erst 1906, fast 50 Jahre nach seinem Tod.

Die gekrönten Häupter, die Marienbad bald bevölkerten, lebten dagegen durchaus nicht in der Verbannung, sondern kurten in vollem Bewusstsein ihrer Macht und Grösse. König Friedrich Wilhelm III. von Preussen machte schon 1820 den Anfang, ein Jahr später gefolgt von Zar Michael von Russland.

Das Jahr 1835 aber brachte den grössten Glanz über das inzwischen zum ausgesprochenen Modebad aufgestiegenen Marienbad. Kaiser Ferdinand I. von Österreich mit seiner Frau Maria Anna Carolina führte, der Bedeutung nach, die Gästeliste an. Der mitgebrachte Hofstaat sprengte alle bisher in Marienbad gewohnten Vorstellungen: Ein Graf von Wrbna war dabei, seines Zeichens Reiseoberleiter und Oberstallmeister; eine Landgräfin von Fürstenberg, die das Amt einer Oberhofmeisterin versah; ein Graf von Dietrichstein, der die Stelle des Oberhofmeisters innehatte. Der Generalmajor und Kämmerer Graf von Clam durfte ebensowenig fehlen wie sein Stellvertreter, der

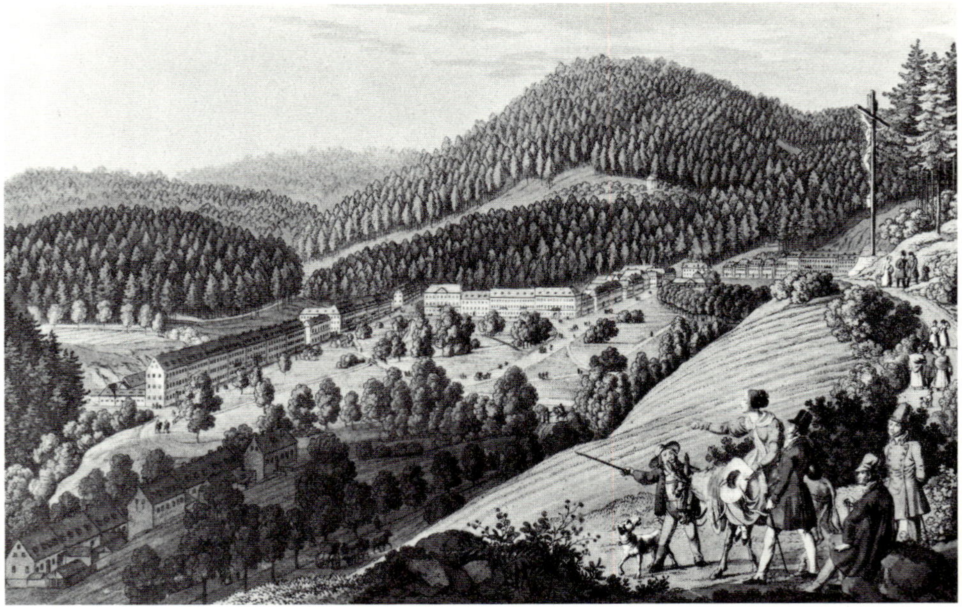

Bild 213. *Die Kuranlagen von Marienbad im Jahre 1835.*

Oberstleutnant Graf von Segur. Dies waren selbstredend nur die Spitzen des kaiserlichen Gefolges, das über die Kammerherren und Gesellschafterinnen bis zu den mitgebrachten Zimmermädchen und Pferdeknechten reichte.

Der Kaiser reist im Sonderzug

Jahr für Jahr erlebte Marienbad dann neue Höhepunkte, bis hin zum Ersten Weltkrieg zumindest. Politische Gespräche gehörten bei den erlauchten Gästen oftmals zum Thema. Ein Beispiel dafür ist das Treffen zwischen dem österreichischen Kaiser Franz Joseph I. und dem englischen König Eduard VII. im August 1904. Der Brite Eduard kurte seit fünf Jahren regelmässig in Marienbad und war schon da, als Franz Joseph mit der Bahn in die mit zahlreichen Triumphbögen, unzähligen Fahnen und Girlanden geschmückte Stadt einrollte. Die Marienbader Zeitung berichtet über das Ereignis:

«Die Ankunft des Kaisers erfolgte Dienstag, den 16., um 2 Uhr 30 Min. Nachm. Zu Tausenden stand die Menge längs der Kaiserstrasse hinter den spalierbildenden Vereinen bis zum Bahnhof. Dortselbst hatten sich zum Empfang eingefunden: Se. Majestät der König von England in österreichischer Marschalluniform mit dem Bande des Stephansordens, der Herzog von Teck, Exzellenz Sir Horace Plunkett, Botschafter Graf Memsdorff, Statthalter Graf Coudenhove, General Clarke, Captain Ponsonby, Botschaftssekretär Johnstone ...»

Alles hatte seine Ordnung, das Ereignis konnte seinen Lauf nehmen. Die Zeitung hat genau notiert, wie die Begrüssung der Herrscher ablief.

«Knapp vor 2 Uhr 20 Min. erschien der englische König am Bahnhofe und nahm im Wartesalon Platz. Drei Minuten vor Eintreffen des Zuges kam der König auf den Perron, begrüsste den Grafen Trautmannsdorff mit freundlichen Worten und reichte sodann Sir Plunkett die Hand. Als der Zug einlief, stand der König erwartungsvoll vor demselben. Der Kaiser entstieg dem Waggon, er trug die englische Admiralsuniform. Beide Herrscher salutierten, reichten sich die Hände und küssten sich zweimal. Sodann fand die Vorstellung der Suite statt ...»

Bei Tisch – den Platz des Kaisers hatte der aufmerksame englische Gastgeber mit dessen Lieblingsblumen (Edelweiss, Maiglöckchen und Nelken) dekorieren lassen, besprach man politische Fragen: die Bündnispolitik, den Interessenausgleich in Übersee, militärische Tagesfragen – der Weltfriede sollte gesichert werden. Er hielt noch zehn Jahre, wie auch die Glanzzeit des Weltbades im böhmischen Egerland.

Brunnenweiber proben den Aufstand

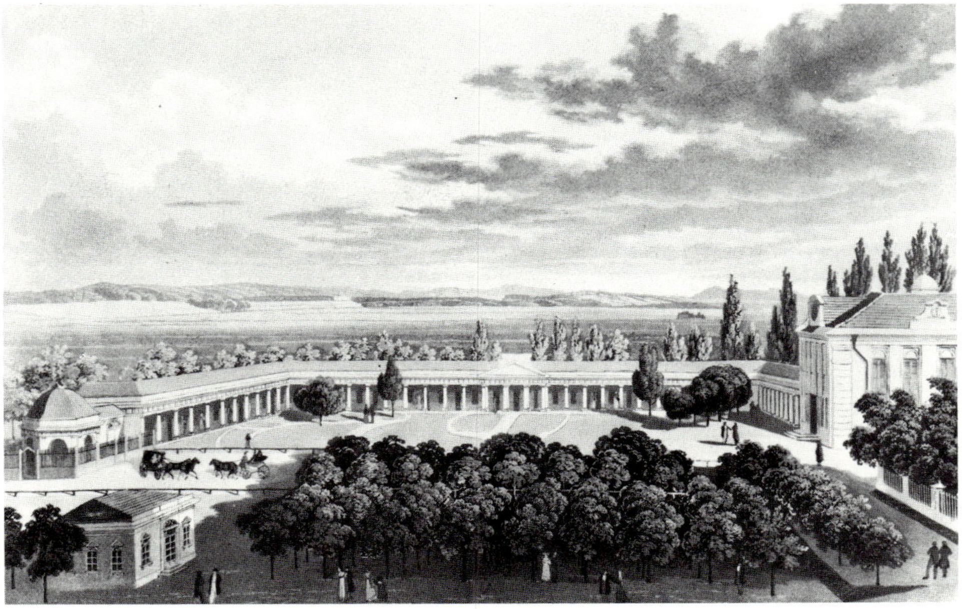

Bild 214. *Die Kolonaden an der Franzensquelle von Franzensbad, um 1825.*

Auch *Franzensbad* – heute Františkovy Lázně – das dritte Weltbad Böhmens im 19. Jahrhundert, kam erst recht spät zu seinem Ruhm. Der «Egerbrunnen», an dem später Franzensbad entstehen sollte, wurde 1406 erstmals urkundlich erwähnt. Der Brunnen, an der Strasse von Eger nach Sachsen gelegen, erwarb sich wegen seiner Heilwirkung sehr bald einen guten Ruf. Sein Wasser wurde einerseits von Wasserträgerinnen nach Eger geschleppt – dort kurten gewöhnlich etliche Badegäste –, andererseits von findigen Unternehmen seit 1661 in viele Länder Europas exportiert: zunächst in Krügen mit Schraubverschluss, später auch in Flaschen. Es galt im 18. Jahrhundert als besonders fein, neben Wein auch «Egerwasser» auf die Tafel zu stellen. Das Geschäft mit dem vornehmen Nass blühte so gut, dass die Wasserversender bald eigene Niederlassungen im «Ausland» gründen konnten, nicht nur in Prag und Wien also, sondern auch in Regensburg, Nürnberg, Leipzig, Brandenburg, Breslau, Hamburg und Warschau.

Der Egerer Stadtphysikus *Bernhard Adler*, dessen «Chemisch-medizinische Abhandlung vom Egerschen Gesundbrunnen» 1782 in Wien erschien, erwarb grosse Verdienste um den Aufstieg der alten Wasserschöpfstelle zu einem der bedeutendsten Bäder der Neuzeit. Seine Bemühungen, zunächst einmal die Quelle zu fassen und eine einigermassen hygienische Abfüllung zu sichern, trafen auf den Widerstand der «Brunnenweiber». Sie fürchteten um ihre Arbeitsplätze, falls die auf Adlers Veranlassung eingesetzten Röhren bis nach Eger verlängert würden. Im «Weibertumult» vom August 1791 zerstörten die Frauen daraufhin die neuen Auslaufröhren des Brunnens und den Brunnentempel gleich dazu.

Die Folgen waren für die Wasserträgerinnen höchst unwillkommen: Auf Veranlassung Kaiser Leopold II. entstand direkt an der Quelle ein neuer Badeort, der 1807 nach dem jetzt regierenden Kaiser Franz I. zunächst «Franzensbrunn» und später «Franzensbad» genannt wurde. Eine zweite Quelle, von Bernhard Adler entdeckt und analysiert, erhielt den dazu passenden Namen «Luisenquelle», denn Luise hiess die Kaiserin, die Gemahlin Franz I.

Der grosse Goethe war dreiunddreissigmal in Franzensbad, meist auf der Durchreise nach Karlsbad und Marienbad, Schiller suchte hier Heilung und beschäftigte sich nebenher mit Entwürfen zu seiner Wallenstein-Trilogie: Er besichtigte eingehend die Stadt Eger, in der Wallenstein 1634 ermordet worden war. Beethoven, von Karlsbad kommend, wollte 1812 die Heilkraft Franzensbads gegen seine unglückliche Taubheit nutzen. Er wohnte, nicht eben sehr gesprächig, im Gasthof «Zu den zwei goldenen Löwen». Zur Erinnerung an den grossen Komponisten wurde er dann 1912, zur Jahrhundertfeier seines Badeaufenthalts, auf den Namen «Zum grossen Meister» umgetauft.

Beethoven selbst berichtet von einem nasskalten August, der ihm wenig Musse brachte:

«Mein Arzt treibt mich von einem Orte zum anderen, um endlich die Gesundheit zu erhaschen, von Teplitz nach Carlsbad, von da hierher... Und nun muss ich mich enthalten, ferner zu schreiben, dafür muss ich auch wieder im Wasser herumplätschern. Kaum habe ich mein Inneres mit einer tüchtigen Quantität desselben auffüllen müssen, so muss ich nun wieder auch das Äussere um und um bespülen lassen.»

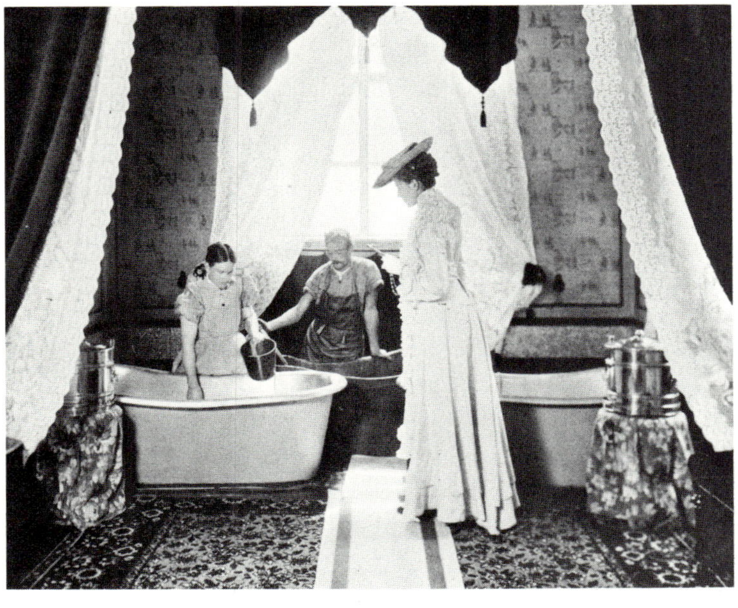

Bild 215. *Moorbaderaum im Kaiserbad zu Franzensbad.*

Franzensbad wurde vor allem gern von Frauen besucht und war stolz darauf, das «erste Moorbad der Welt» zu sein. Marie von Ebner-Eschenbach, die Dichterin, schrieb in einem Brief darüber: «Ins Moorbad, die merkwürdigste von Franzensbads Merkwürdigkeiten! Ein solches Moorbad ist Ihnen das köstlichste Ekelhafte, das Sie sich denken können ... Die Empfindung, die einem im Moorbade überkommt, ist ein mit Grauen gemischtes Entzücken, dem ein Gefühl fast übermütigen Wohlbehagens folgt.» Sass man im Moorbad nackt, so spielte auf der Promenade die Garderobe eine bedeutende Rolle: «Das eleganteste Negligé zieht des Morgens die meisten Blicke auf sich, das geschmackvollste Kleid trägt nachmittags den Sieg davon, was darin steckt – ob ein wattiertes Gerippe oder ein formloser Koloss –, ist ziemlich gleichgültig. Hier führen ja die Damen den Vorsitz im Gerichte über die Schönheit.»

Die Wiener kommen mit Pferd und Wagen

Das war in *Baden bei Wien* seit jeher ganz anders. Dort hatten bereits die Legionäre römischer Kohorten in Friedenszeiten ihre braunen Leiber im Thermalwasser des alten Aquae gewärmt und nach Kämpfen mit den aggressiven «Barbaren» ihre Wunden gepflegt. Es war also überwiegend eine Männergesellschaft, die hier kurte – gemildert durch die Frauen und Kinder der Veteranen, die ihre zwanzigjährige Militärdienstzeit hinter sich gebracht und sich in der Umgebung angesiedelt hatten.

Die Badetradition des Ortes mit dem milden Klima und den heilsamen Schwefelthermen ist seither nie wirklich abgerissen. Gekrönte Herrscher und Künstler kamen jahrhundertelang gern vom nahen Wien herüber, um in Baden etwas für ihre Gesundheit zu tun und sich, nebenher oder vor allem, königlich zu amüsieren.

Bereits 869 kam Karlmann, der älteste Sohn Ludwig des Deutschen, nach Baden, um hier glanzvoll Hof zu halten. Baden war dann lange «klein, aber oho» – bei Liebhabern der im Mittelalter recht freizügigen Badebräuche stand es hoch im Kurs. Das Stadtrecht aber erhielt es erst 1480, von Kaiser Friedrich feierlich verliehen. Gäste und Bürger feierten im Bad und begossen das grosse Ereignis lange mit den schweren Tropfen, die an den Rebhängen der nahen Umgebung gereift waren und die – neben dem Heilwasser – seit römischen Zeiten zum guten Ruf des gesegneten Landstrichs im Süden Wiens beitragen. Türkeneinfälle brachten Rückschläge mit sich, so 1683, als Baden recht gründlich zerstört wurde. Der Wiederaufbau aber ging zügig vonstatten: Die lebenslustigen Wiener brachten das Geld, denn sie mochten auch im 17. und 18. Jahrhundert die Bäder zu Baden und das fröhliche «Drumherum» nicht missen.

Wein, Weib, Gesang – und dazu noch Gesundheit aus den Thermalquellen –, da konnten nur wenige widerstehen. Am Wochenende zogen sie hinaus, die Wiener. Fröhliche Landpartien waren es, unternommen mit Pferd und Wagen, mit Musik, Brot, Schinken und Wein. Baden war deshalb ein sehr bürgerlicher Badeort, von allen Ständen der aufstrebenden Hauptstadt an der Donau gern frequentiert.

Dennoch verschmähte auch der hohe Adel Baden nicht. August von Sachsen, «der Starke», verlebte 1697 lustige und lustvolle Tage bei den Quellen und mit den Damen an der Schwechat. August machte seinem Beinamen alle Ehre. Und weil es hier weit weniger auffiel als in der heimatlichen Residenz Dresden, trat er «nebenbei» schnell mal eben zum Katholizismus über. Schliesslich wollte er doch König des durch und durch katholischen Polen werden – und er wurde es. Nicht nur Paris, auch Warschau war durchaus eine Messe wert.

Zwischen dem September 1814 und dem Juni 1815 erlebte Baden dann eine wahre Invasion vornehmer Damen und Herren. Die Unterhändler des Wiener Kongresses, der Europa nach der Niederlage Napoleons neu ordnen wollte, verhandelten nicht nur. Sie vergnügten sich zwischendurch bei glänzenden Bällen, brillanten Opernvorstellungen und fröhlichen Ausflügen – auch in Baden. Den Ruhm des Thermalbades verbreiteten diese Gäste nach Ende des Wiener Kongresses über ganz Europa. Die Zahl der Sommergäste stieg zusehends, neue Badeanlagen, Hotels und Pensionen entstanden, auf den Promenaden drängten sich vornehme Damen und Herren aus vielen Ländern. Doch auch das Wiener Herrscherhaus blieb Baden gewogen: Kaiser Franz II. schätzte die sommerlichen Badefahrten zu den Thermen und fühlte sich unter dem internationalen Badepublikum an den Ufern der Schwechat sichtlich wohl. Baden war damals das habsburgischste aller österreichischen Bäder und, neben Karlsbad, das glanzvollste dazu.

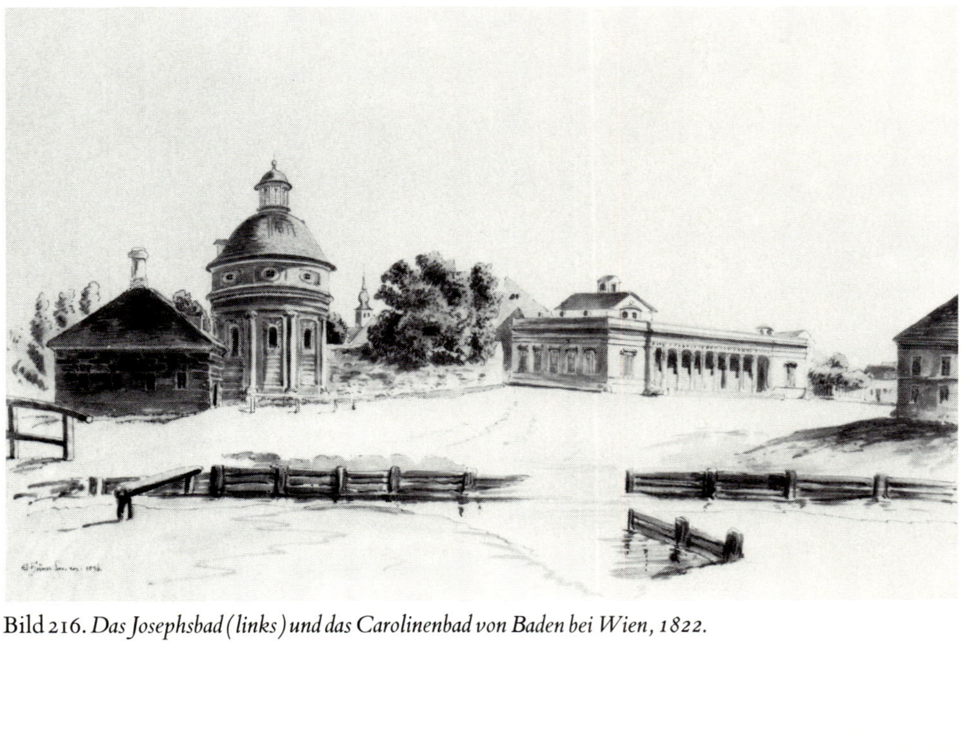

Bild 216. *Das Josephsbad (links) und das Carolinenbad von Baden bei Wien, 1822.*

Bild IV/217. *Die 1827 im Kanton Aargau «entdeckte» Heilquelle von Gontenschwyl (heute Schwarzenburger Mineralwasser).*

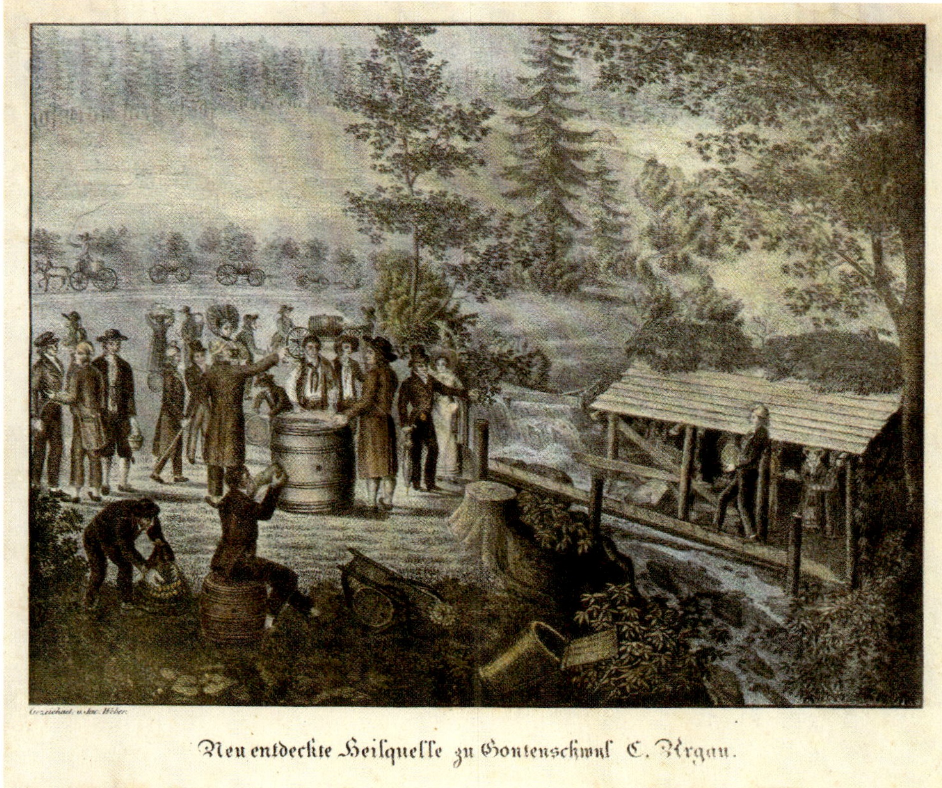

Bild IV/218. *Der Füllhof des Mineralbrunnens zu Niederselters nach einer Lithographie von George Barnard, erste Hälfte des 19. Jahrhunderts.*

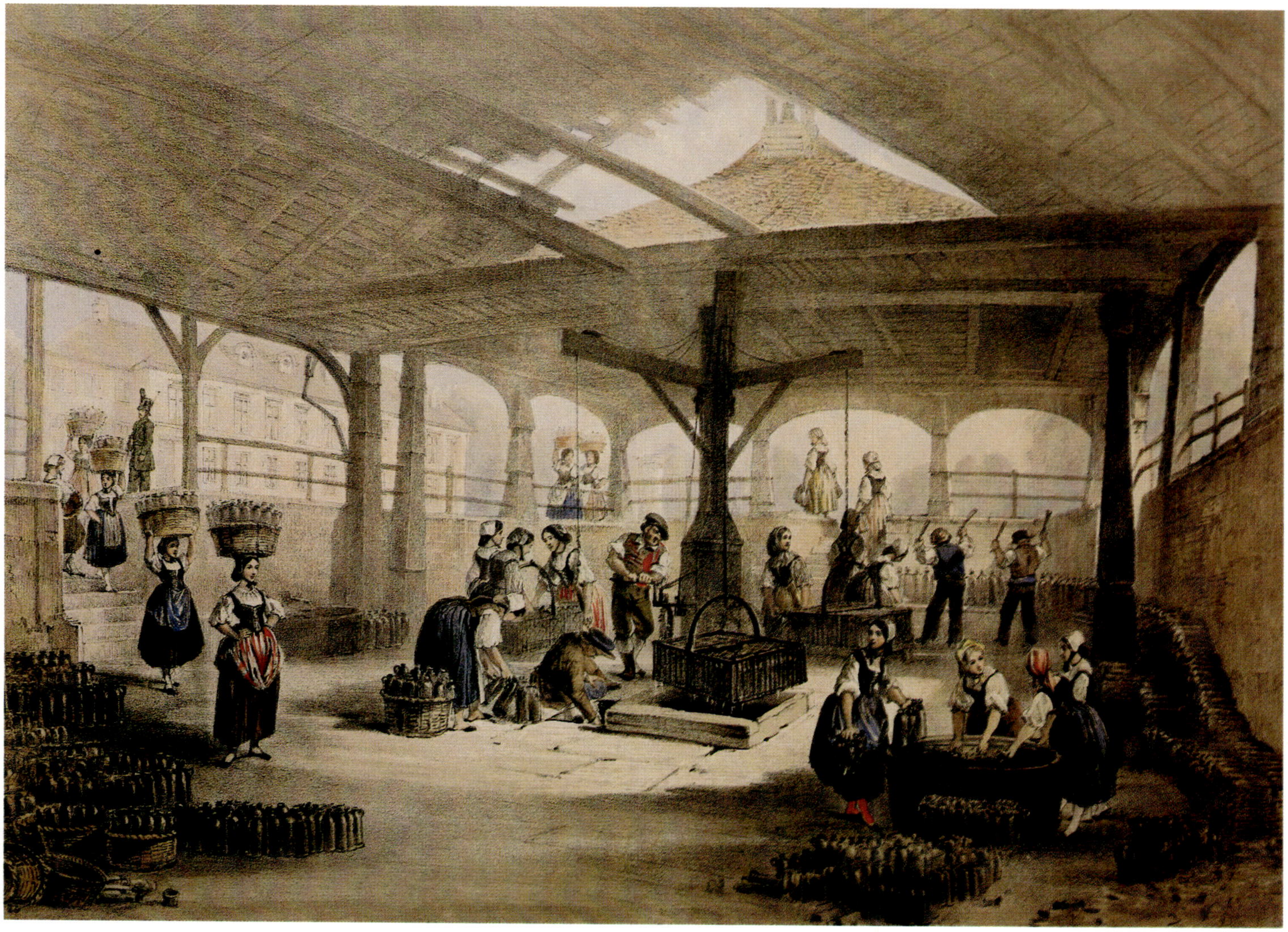

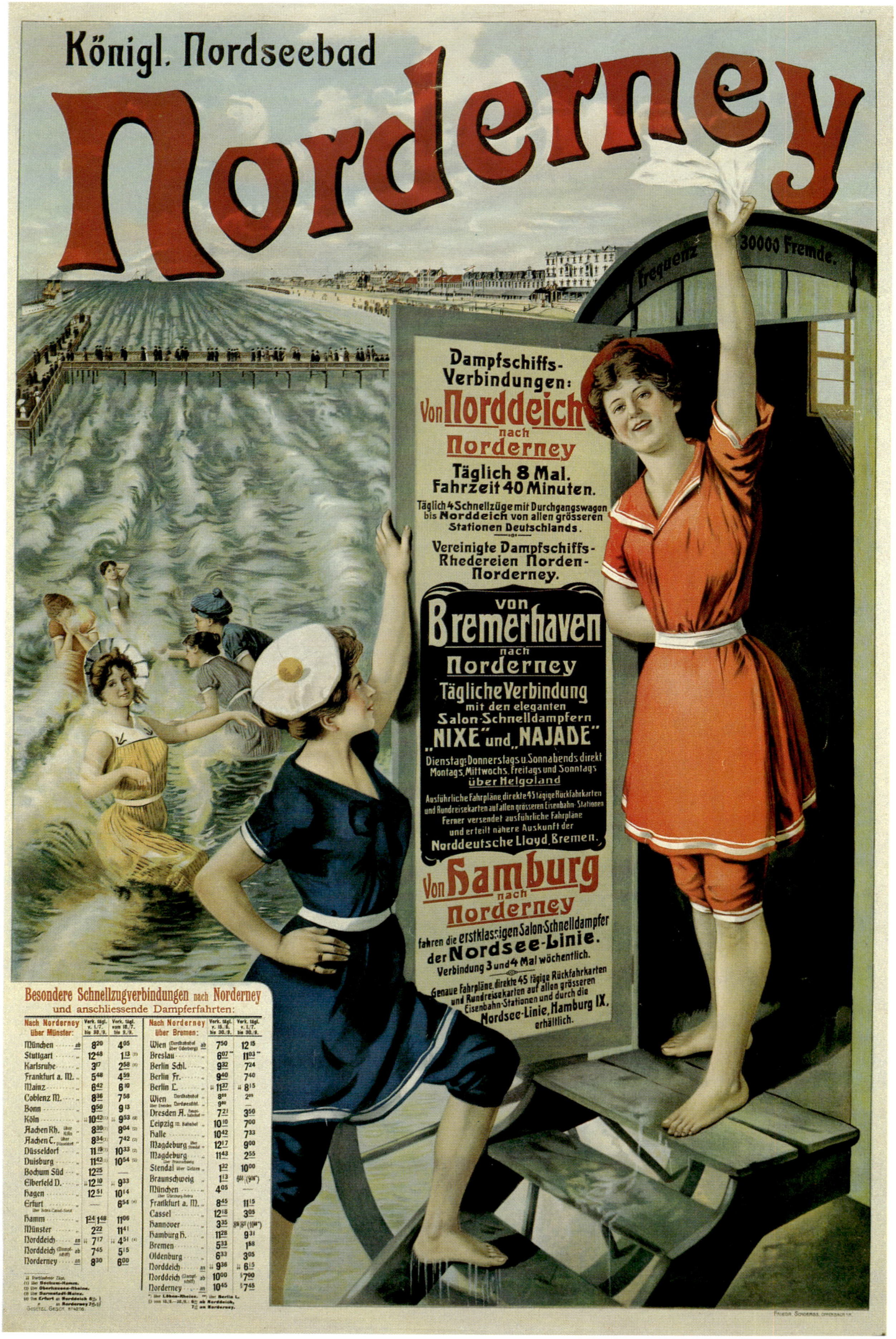
Königl. Nordseebad
Norderney
Frequenz 30000 Fremde.
Dampfschiffs-Verbindungen:
Von Norddeich nach Norderney
Täglich 8 Mal.
Fahrzeit 40 Minuten.
Täglich 4 Schnellzüge mit Durchgangswagen bis Norddeich von allen grösseren Stationen Deutschlands.
Vereinigte Dampfschiffs-Rhedereien Norden-Norderney.
von Bremerhaven nach Norderney
Tägliche Verbindung mit den eleganten Salon-Schnelldampfern „NIXE" und „NAJADE"
Dienstags, Donnerstags u. Sonnabends direkt
Montags, Mittwochs, Freitags und Sonntags über Helgoland
Ausführliche Fahrpläne, direkte 45 tägige Rückfahrkarten und Rundreisekarten auf allen grösseren Eisenbahn-Stationen
Ferner versendet ausführliche Fahrpläne und erteilt nähere Auskunft der Norddeutsche Lloyd, Bremen.
Von Hamburg nach Norderney
fahren die erstklassigen Salon-Schnelldampfer der Nordsee-Linie.
Verbindung 3 und 4 Mal wöchentlich.
Genaue Fahrpläne, direkte 45 tägige Rückfahrkarten und Rundreisekarten auf allen grösseren Eisenbahn-Stationen und durch die Nordsee-Linie, Hamburg IX, erhältlich.
Besondere Schnellzugverbindungen nach Norderney
und anschliessende Dampferfahrten:
Nach Norderney über Münster: | Verk. tägl. v. 1./7. bis 30./9. | Verk. tägl. vom 18./7. bis 9./9.
München ab 8 20 | 4 05
Stuttgart 12 48 | 1 13
Karlsruhe 3 17 | 2 58
Frankfurt a. M. 5 48 | 4 59
Mainz 6 42 | 6 10
Coblenz M. 8 36 | 7 58
Bonn 9 50 | 9 13
Köln 10 42 | 9 53
Aachen Rh. über Köln 8 30 | 8 04
Aachen C. über Düsseldorf 8 34 | 7 42
Düsseldorf 11 19 | 10 33
Duisburg 11 42 | 10 54
Bochum Süd 12 25 | —
Elberfeld D. 12 10 | 9 33
Hagen 12 51 | 10 14
Erfurt — | 6 54
Hamm 1 24 1 48 | 11 06
Münster 2 22 | 11 41
Norddeich an 7 17 | 4 51
Norddeich (Dampfschiff) ab 7 45 | 5 15
Norderney an 8 30 | 6 00
Nach Norderney über Bremen: | Verk. tägl. v. 15./6. bis 30./9. | Verk. tägl. v. 1./7. bis 30./9.
Wien (Nordbahnhof über Oderberg) ab 7 50 | 12 15
Breslau 6 07 | 11 03
Berlin Schl. 9 32 | 7 24
Berlin Fr. 9 40 | 7 40
Berlin L. 11 37 | 8 15
Wien Nordbahnhof / Nordwestbhf. über Dresden 8 00 / 9 00 | 2 25 / —
Dresden A. Hauptbahnhof 7 21 | 3 50
Leipzig 10 10 | 7 00
Halle 10 42 | 7 33
Magdeburg über Stendal 12 17 | 9 00
Magdeburg über Braunschweig 11 43 | 2 55
Stendal über Uelzen 1 32 | 10 00
Braunschweig 1 13 | —
München über Würzburg-Bebra 4 05 | —
Frankfurt a. M. 8 45 | 11 15
Cassel 12 18 | 3 05
Hannover 3 35 | —
Hamburg H. 11 28 | 9 31
Bremen 5 33 | 1 58
Oldenburg 6 33 | 3 05
Norddeich an 9 36 | 6 15
Norddeich (Dampfschiff) ab 10 00 | 7 00
Norderney an 10 45 | 7 45
Gesetzl. Gesch. No 4216

Bild IV/219.
Das Baden im Meer gewann im 19. Jahrhundert immer mehr Freunde. Badeplakat aus dem Jahre 1892. Kunstgewerbemuseum, Plakatsammlung, Zürich.

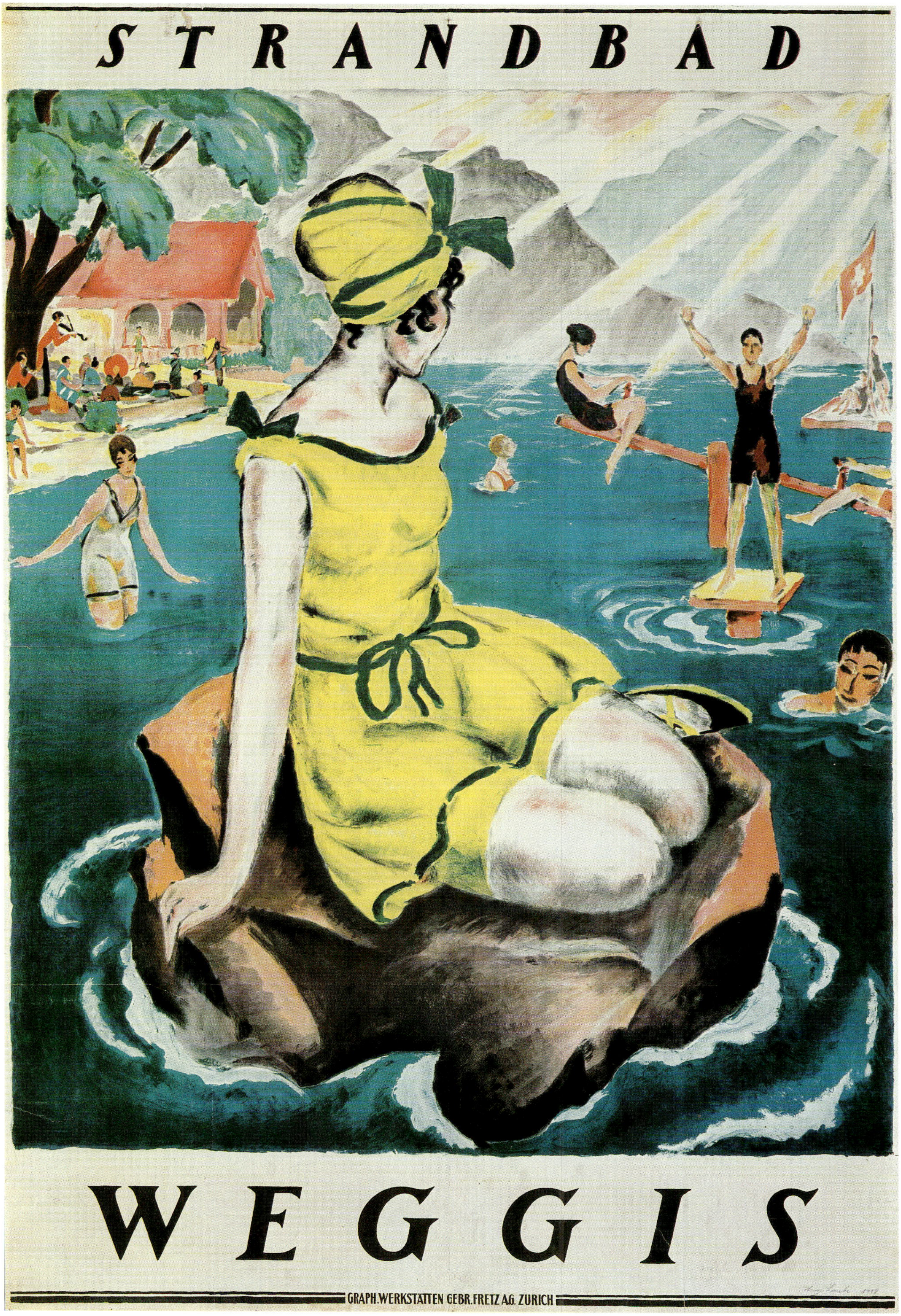

Bild IV/220.
Im 20. Jahrhundert wurden auch Flüsse und Seen als Badeplätze sehr beliebt. Plakat für Weggis am Vierwaldstättersee. Kunstgewerbemuseum, Plakatsammlung, Zürich.

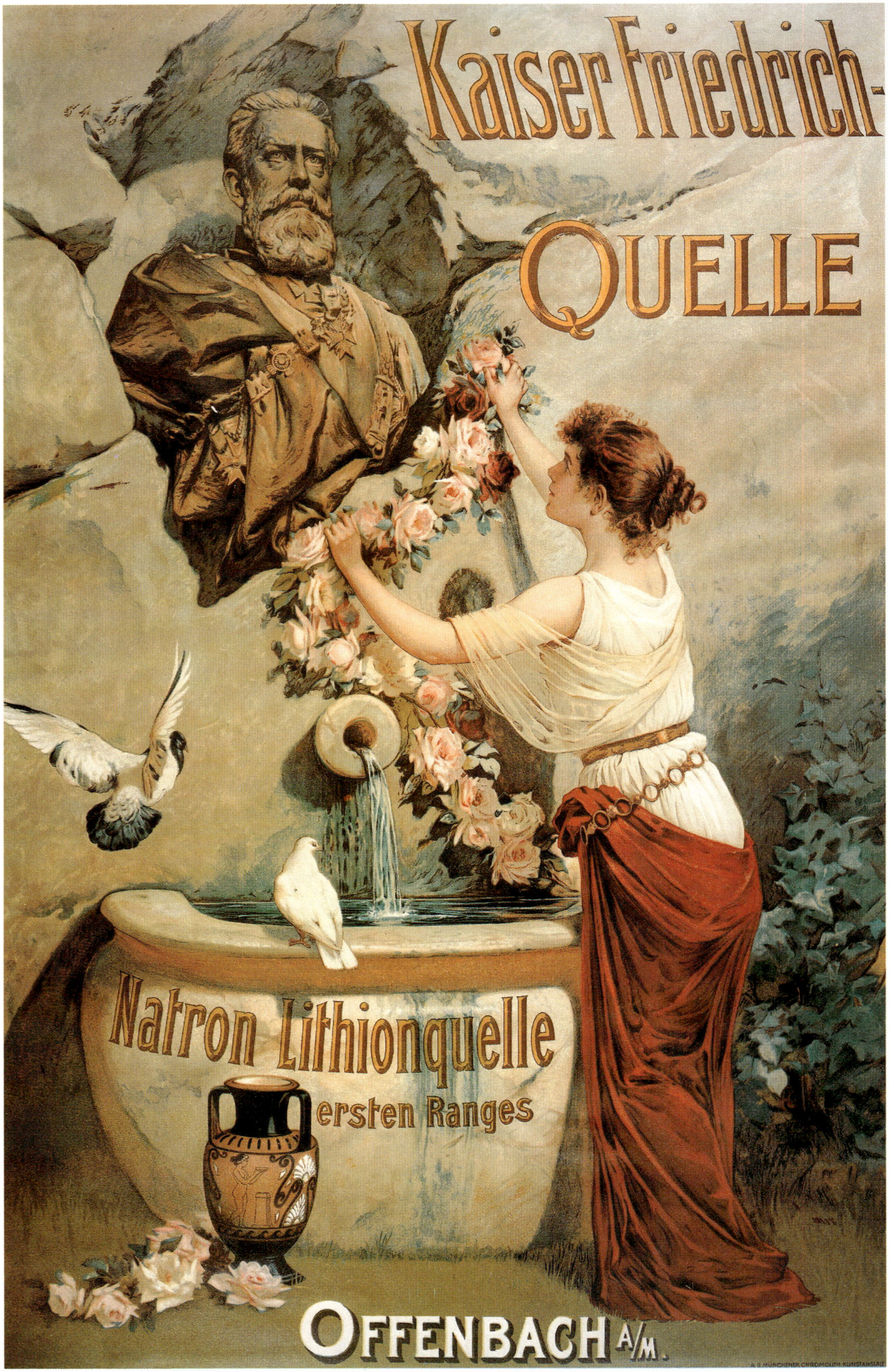

Bild IV/221.
Für Mineralwässer wurde schon um 1900 auf vielfarbigen Plakaten geworben.

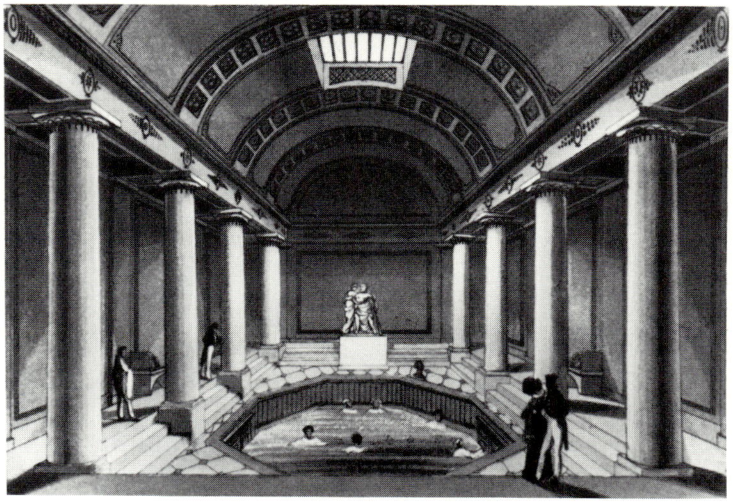

Bild 222. *Das Becken des «Sauerbades» von Baden, 1825.*

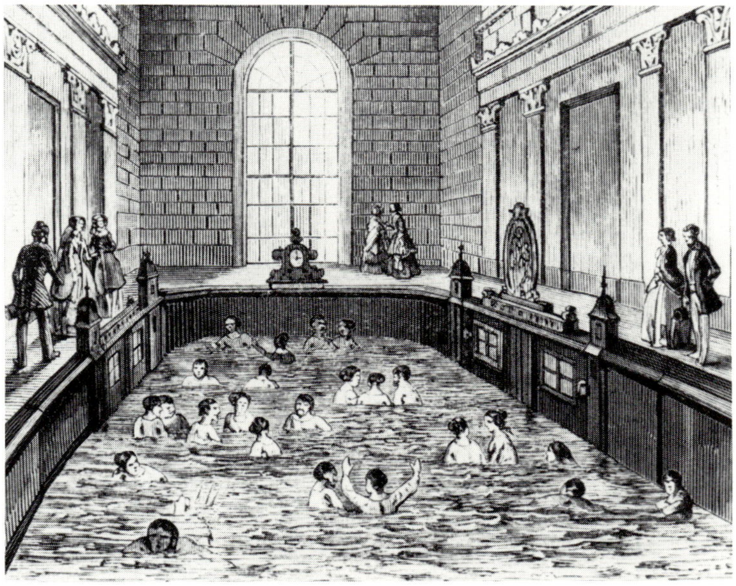

Bild 223. *Das Theresienbad, um 1825.*

Ein Herzog ist kein Weiberfeind

Dieses Glück währte aber nicht lange; denn am 9. August 1832 traf die Kugel eines Attentäters in Baden den Thronfolger Ferdinand in die Schulter. Zwar war die Verwundung nur leicht, aber den Habsburgern war fortan der Aufenthalt in Baden verleidet: Sie zogen sich in die entfernteren und kleineren Bäder Ischl und Gastein zurück. Baden wurde wieder, was es vorher schon gewesen war: ein Bad für Bürger, für die aus Wien und von anderswoher.

Die Habsburger und später auch hohe preussische Gäste machten insbesondere das *Bad Gastein* zu einer exklusiven Kur- und Begegnungsstätte. Vornehm, aber auch munter war das Bad schon lange vorher gewesen, schon 1534, als Pfalzgraf Philipp, «Fürst und Herr bei Rhein», mit vielen Bedienten und 70 Pferden für sieben Wochen zur Kur im alten Wildbad Gastein anlangte. Der Pfalzgraf war kein Weiberfeind: Er mochte hübsche Damen wie Mägde und fand, dass in einem Bad daran kein Mangel zu herrschen habe. Ähnlich dachten auch der Pfalzgraf Ottheinrich und der Herzog Ludwig von Bayern, die 1538 zusammen mit dem Erzbischof von Salzburg im Wildbad kurten und sich in jeder Weise amüsierten.

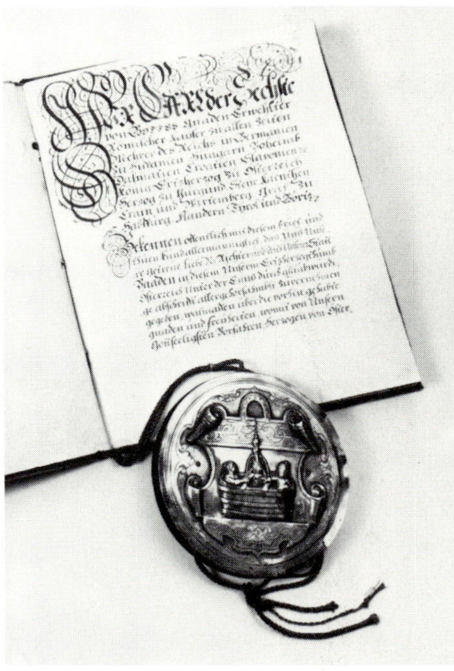

Bild 224. *Karl VI. bestätigt 1718 die Privilegien der Stadt Baden von 1480.*

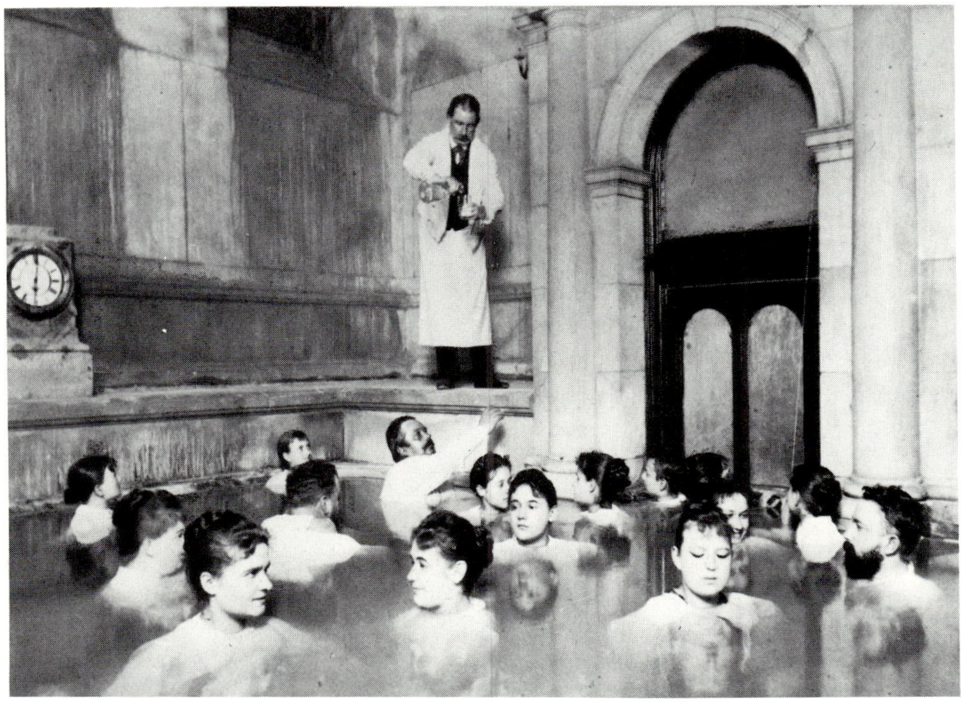

Bild 225. *Badegesellschaft im Carolinenbad, ein Foto aus dem Jahre 1893.*

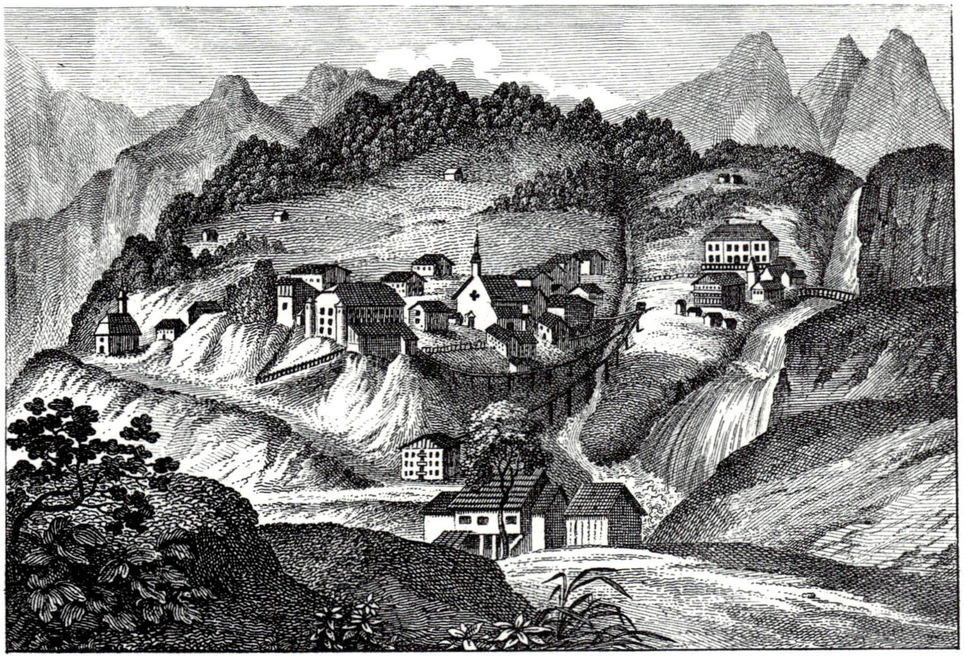

Bild 226. *Wildbad Gastein, Ansicht um 1815.*

Diese Badefreuden sollte ihnen keiner neiden, denn die Logierquartiere im alten engen Wildbad waren mehr als bescheiden. Den eher dürftigen Charakter hielt das Bad bis in das 19. Jahrhundert hinein bei. Ein Badegast, Lorenz von Westenrieder, wohnte 1810 in der alten hölzernen Straubinger Hütte. Von ihm und diesem Holzbau handelt ein Zitat aus dem Jahre 1832, das *Alfred Martin* in seinem Buch «Deutsches Badewesen in vergangenen Tagen» abgedruckt hat:

«Westenrieder nennt diese Hütte eine armselige, unbehülfliche, modernde, traurige und gefahrvolle und sagt, dass die Fussböden und Stubenwände so dünn sind und hörig, dass man jeden leisen Tritt über sich wie ein Geklapper, jede leise Bewegung und Stimme eines Gastes neben sich, als stünde er vor uns, vernehmen kann; ferner dass fast keine Stube mehr in ihrer ursprünglichen, rechtwinkligen Lage, sondern die meisten sichtlich verschoben und auf einer Seite bedeutend abhängig, endlich dass die alten Tapeten stark gespalten und so wie die Abtritte, welche in der freien Luft über Abgründen schweben, das tief unten vorbeischäumende Wasser erblicken lassen. Und diese Beschreibung, wer wundert sich darüber nicht! passt heute (1832) nach zwanzig Jahren noch aufs genaueste!»

Klein und bescheiden war auch das erste Steinhaus, das 1794 im engen Tal von Gastein für den Salzburger Erzbischof errichtet wurde. Dieses «Schloss» blieb das einzige aus Stein errichtete Anwesen – bis 1826 das neue Straubinger Haus gebaut werden konnte. Für wirklich grosszügige Bauten aber war es im Wildbad zu eng. Deshalb war der Erzbischof Sigmund von Schrattenbach schon 1760 auf die Idee gekommen, ein Badehaus für zwölf Personen unterhalb Gasteins an der sogenannten Badbrücke errichten zu lassen. Der Bau war aber im Frühjahr durch das Hochwasser stets gefährdet und wurde bald wieder aufgegeben.

Die «ungünstige und wahrhaft furchtbare» Lage des Wildbades Gastein legte dann den Gedanken nahe, das Thermalwasser an eine für Hotel- und Pensionsbauten besser geeignete Stelle zu leiten. Gesagt, getan, im Jahre 1829 begann man mit dem Bau einer Wasserleitung zum zwei Stunden Fussweg entfernt gelegenen «Hof Gastein». Seither gibt es zwei Gastein, die, ausgebaut, sich schnell einen Namen machten: Badgastein und Bad Hofgastein.

Auch Preussen kuren in den Alpen

Beide Orte widmeten sich für die nächsten dreissig Jahre vor allem der Gesundheit ihrer Badegäste. Übermässig vergnüglich war es damals offenbar nicht unter den Hohen Tauern. So schrieb 1836 der weithin berühmte Architekt *Carl Friedrich Schinkel* – seine «Neue Wache» in Berlin und die Nikolaikirche in Potsdam sind die berühmtesten Beispiele seines Könnens – an seinen Schwager:

«Unglaublich ist es, wie einsam wir hier in Hofgastein leben. Das Wildbad ist eine Meile entfernt, und beide Orte sind ganz voll von Kurgästen, aber für ihre Weltberühmtheit ist hier das Leben so ländlich und geräuschlos, dass es einen grossen Abstrich gegen andere Bäder macht. Viele Kranke, meistenteils Hinkende und auf Krücken Gehen-

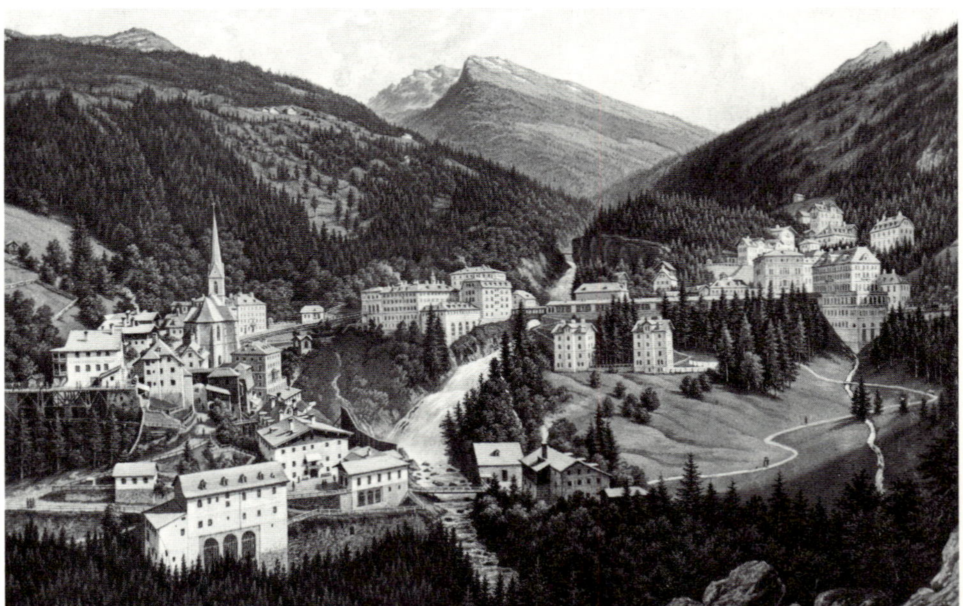

Bild 227. *Das inzwischen aufgeblühte Badgastein 1886.*

de, finden sich hier, dagegen mangelt das Publikum, welches sich amüsiert oder nur im Spiel vergnügt. Ich wandle ganz einsame Wege des Alpentals und begegne niemand ausser den Bergbewohnern... Hier in Hofgastein sind wir alle wohl, geniessen zwar nicht alle Tage eine so romantische Lage wie im Wildbad, dagegen aber täglich vier bis fünf Stunden Sonne länger, trockene Luft, denn der Wasserfall bringt beständig Staubregen über das ganze Wildbad, haben nicht die heftige Morgen- und Abendfrische und einen besseren Arzt. Eine Partie zu Wagen nach dem Wildbade lässt uns dabei die dortigen Schönheiten besser und frischer geniessen...»

Schinkel blieb nicht der einzige Preusse, der sich im eher einsamen Gastein wohlfühlte. Im Sommer 1859 kam Helmuth von Moltke, der spätere preussische Generalfeldmarschall. Dem stillen Strategen mit dem Wahlspruch «Mehr sein als scheinen», war das Bad wie auf den Leib geschneidert. In Karlsbad oder in Baden-Baden wäre «der grosse Schweiger» sicherlich fehl am Platze gewesen. Hier aber konnte er die Bäder wie die Natur geniessen, seinen Gedanken nachhängen und in Ruhe seine geschliffenen Briefe schreiben, die ihn später – neben seiner genialen Feldherrnkunst – berühmt machen sollten.

Vier Jahre später kam Moltkes oberster Kriegsherr, der Preussenkönig Wilhelm nach Gastein, begleitet von *Otto von Bismarck,* dem es zunächst im Alpenbad sehr behagte: «Bei diesem Wetter lässt es sich leben hier, nur möchte ich gar nichts zu tun haben, immer an den Höhen umherschlendern, mich auf sonnige Bänke setzen, rauchen und die zakkigen Schneespitzen durch das Glas ansehen. Gesellschaft ist wenig hier, ich lebe nur mit der Umgebung des Königs im Verkehr, mit der mich Mittag und Thee täglich zusammenführen; die übrige Zeit reicht zum Arbeiten, Schlafen, Baden, Gehn kaum hin.»

Zwei Jahre später aber wird ihm die Zeit in Gastein lang: «Ich fange an, die Tage zu zählen, die ich in dieser Nebelkammer sitzen muss...» Sein König hatte Gefallen am Baden in Gastein gefunden, und Bismarck musste sich drein schicken. König Wilhelm reiste auch nach 1871 noch gern in die Tauern, jetzt als Kaiser Wilhelm I. – und nicht mehr inkognito als Graf von Zollern, wie bei seinem ersten Besuch. Um einiges älter als der österreichische Kaiser Franz Joseph I., musste ihm dieser – das verlangte die Etikette – jeweils Höflichkeitsbesuche in Gastein machen. Man verstand sich, trotz des Krieges von 1866, und trieb hohe Politik: Im Jahre 1879 wurde in Gastein das deutsch-österreichische Bündnis bekanntgegeben. Als Wilhelm I. 1888 neunzigjährig starb, schickten die Gasteiner ihrem treuen Kurgast einen Kranz mit dreitausend Edelweissblüten nach Berlin. Franz Joseph I. kurte fortan wieder in Ischl: Immerhin achtzig Sommer seiner sechsundachtzig Lebensjahre reiste er in sein Lieblingsbad im Salzkammergut.

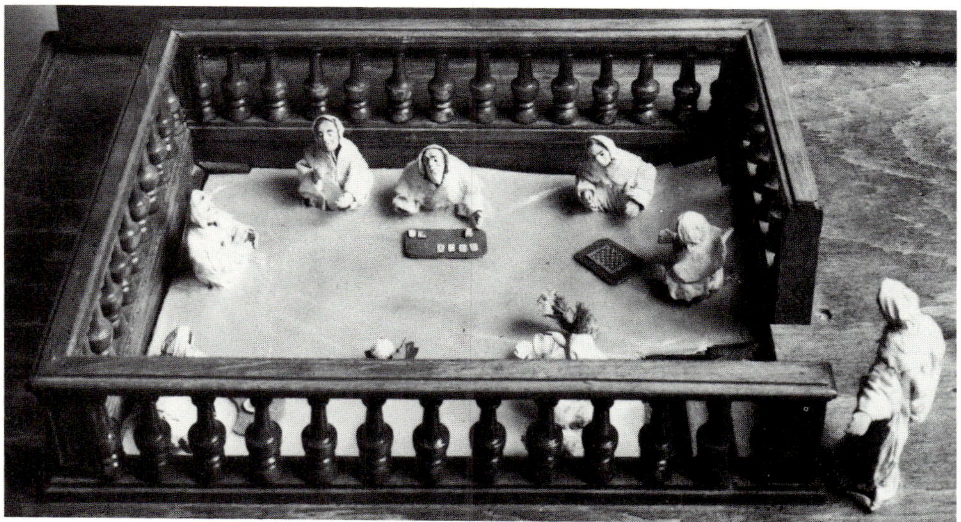

Bild 228. *Modell eines Badebeckens von Badgastein.*

Die Romanzen von Sissi und Valerie

Schon zu Beginn des 19. Jahrhunderts hatte man in Europa die Heilkraft der Solen entdeckt. Salzbäder kamen in Mode. So reiste denn die Erzherzogin Sophie, die spätere Mutter des nachmaligen Kaisers Franz Joseph, 1829 nach *Bad Ischl,* denn ihre Ehe war im sechsten Jahr kinderlos, ein Thronfolger aber sehnlichst erwünscht. Die Kur schlug an: Der erste Sohn, Franz Joseph, kam 1830 zur Welt, zwei weitere «Salzprinzen» folgten in den nächsten Jahren.

In Ischl spielte dann 1853 auch die vielberühmte Romanze zwischen dem dreiunddreissigjährigen Kaiser Franz Joseph und der sechzehnjährigen «Sissi»: Eigentlich sollte der Regent die Schwester der liebreizenden Elisabeth, die neunzehnjährige Helene heiraten. Doch als die Herzogin Ludovica mit ihren beiden Töchtern angereist war, kam alles ganz anders, als die Arrangeure und Fädenzieher vorgesehen hatten: Der Monarch verliebte sich in die Sissi, tanzte am Vorabend seines Geburtstages den Ehrentanz mit ihr und schenkte ihr alle Blumenbuketts, die er eigentlich an sehr verschiedene Damen hätte vergeben sollen. Tags drauf konnte die überraschende Verlobung bekanntgegeben und gefeiert werden.

Noch mehr als das Baden schätzte Franz Joseph in den folgenden Jahren die Jagd in den Wäldern bei Ischl. In Lederhosen und Lodenjacke lebt er denn auch heute noch in Bildern wie in Erzählungen der Einheimischen fort. Was dem Kaiser die Wälder, waren der Kaiserin die Berge: Ihre Bergtouren, bei denen sie sich und ihre Begleitung nicht schonte, trugen ihr bei Kurgästen wie Anwohnern einige Bewunderung ein. Und das nicht nur in Ischl, sondern auch in *Meran,* denn ab 1870 bevorzugte die Kaiserin das mildere Klima des Kurortes im Südtirol.

Ein denkwürdiger Tag war die Hochzeit der jüngsten Kaisertochter Valerie im Juli des Jahres 1890. Auch sie heiratete ihre grosse Liebe, den bayerischen Erzherzog Franz Salvator – und nicht den Kronprinzen Alfonso von Portugal, der eigentlich für sie vorgesehen war. Galakonzerte, ein nächtliches

Feuerwerk: Ischl feierte den grossartigsten Tag seiner Geschichte: «Eine so reiche Versammlung allerhöchster Persönlichkeiten wie an diesem Tag in Ischl hat ausser Wien wohl kein Ort in der Monarchie je gesehen.» Das Bad schwamm in Blumen und Fahnen, und Schaulustige standen dicht an dicht. Hochrufe brandeten durch die Stadt, als die Hochzeitsgesellschaft in offenen Karossen zur Kirche rollte. Alle Glokken läuteten, und in der Kirche spielte Anton Bruckner die Orgel: Er verband Takte aus Joseph Haydns Volkshymne mit dem Halleluja aus Händels Messias.

Überhaupt übte Ischl auf Musiker eine besondere Anziehung aus. Franz von Suppé, Johann Strauss, Emmerich Kálmán und Franz Lehár waren die bekanntesten. Sie gaben dem Musikleben der habsburgischen Sommerresidenz den so vielfach gerühmten Glanz. Auch der ernste Johannes Brahms kam nach 1889 gern in das Bad im Salzkammergut, dessen Wasser seinen alternden Gliedern sehr gut tat.

Im Sommer 1914 aber verstummten die frohen Konzerte und Operetten in Ischl für viele Jahre: Am 28. Juni wurde der Thronfolger Franz-Ferdinand von einem serbischen Nationalisten ermordet. Vier Wochen später, am 27. Juli unterschrieb Kaiser Franz Joseph I. die Kriegserklärung gegen Serbien. Der Erste Weltkrieg begann, ein Krieg, den der Kaiser Jahrzehnte zu verhindern verstanden hatte. Ischl, des Kaisers Lieblingsbad, sah den Monarchen noch drei Tage – und dann nie wieder.

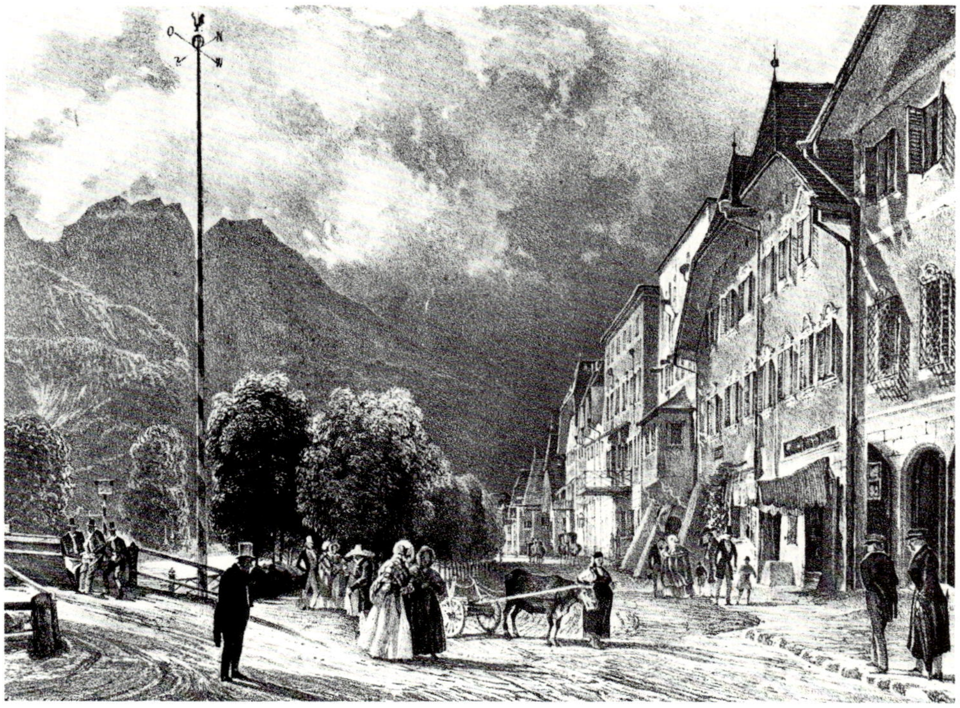

Bilder 229/230/231. *Bad Ischl im 19. Jahrhundert: Die Promenade 1839 (links oben) und die Ansicht von Osten mit der 1837 über die Traun gebauten Brücke und der Trinkhalle am rechten Ufer (links unten). Unten: «Sissi» – Elisabeth, Kaiserin von Österreich.*

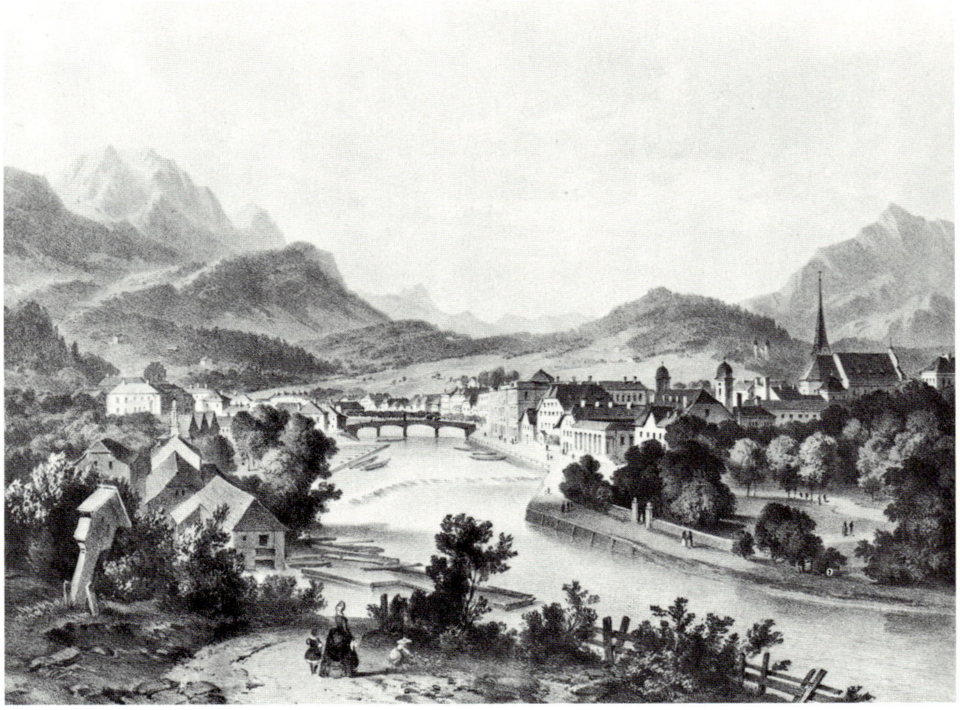

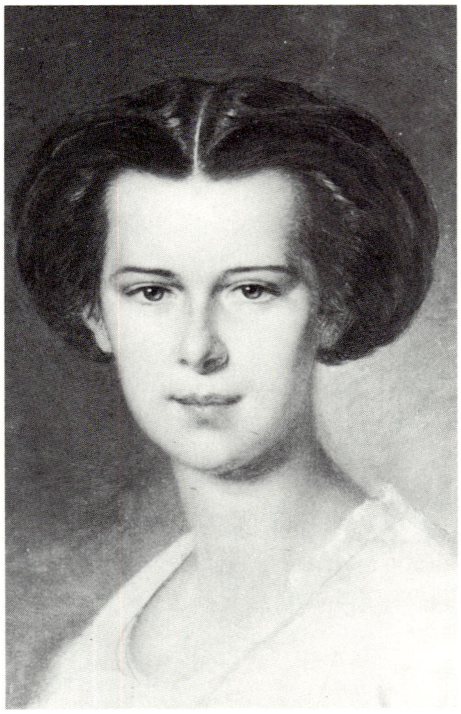

Schweizer Bäder: Freundliche Gäste und artige Feste

Die Schweiz ist ein Land mit alter Thermal- und Mineralbadtradition. In *Baden,* im Kanton Aargau an der Limmat gelegen, kurten schon römische Krieger. So war das Verenabad, eine mittelalterliche Gemeinschaftsbadeanlage, bis 1845 zu einem Teil aus original-römischem Mauerwerk gefügt. Und auch heute noch kann man unter dem Staadhof eine Quellfassung mit Badebassin aus römischer Zeit besichtigen. Vermutlich haben in Baden vor den Römern auch schon die keltischen Helvetier im warmen Wasser geplanscht – wie in Schinznach, unweit der ehemaligen Stadt Vindonissa gelegen, die erst Sitz des berühmten Keltenfürsten Orgetorix war, dann den Römern als Heerlager diente, später von den Alemannen überrannt und endlich vom Hunnen-König Attila vernichtet wurde.

Im Mittelalter gelangten dann zusätzlich vor allem die Heilwässer von Pfäfers, Leukerbad und St. Moritz zu grossem Ruhm. Zumindest die Quelle von St. Moritz war auch schon den Kelten als heilsam bekannt. Im Jahre 1907 konnte hier eine bronzezeitliche Quellfassung ausgegraben werden. Die hohe Zeit der schweizerischen Bäder aber war das späte Mittelalter und die beginnende Neuzeit. Danach sank ihr Ansehen vorübergehend: Unter den Luxusbädern des 18. und 19. Jahrhunderts tauchen ihre Namen nicht mehr auf.

Ein langsamer Wandel trat erst vor rund hundert Jahren wieder ein: Die ehemals engen und veralteten Badeanlagen wurden gründlich renoviert, neue Hotels entstanden, und das Badeleben in der Schweiz nahm wieder einen deutlichen Aufschwung, der bis heute anhält.

Sanftes Wasser lockt jung und alt

Am Beispiel von Baden im Aargau lässt sich diese Entwicklung nachzeichnen.

Die Glanzzeit des Bades im späten Mittelalter, in der Renaissance und im Barock wird durch einige berühmt gewordene Reiseberichte belegt: Da ist der lange Brief des Italieners *Poggio Bracciolini* aus dem Jahre 1416, geschrieben an seinen Freund Niccolo Niccoli, da ist die genaue Schilderung des Basler Professors Pantaleon von 1578 und die von Michel de Montaigne aus dem Jahre 1580, da ist endlich die Beschreibung des Bades und seiner Wirkungen von Johann Jakob Scheuchzer, der in Zürich Stadtarzt war und die Heilkraft der verschiedensten Wasserkuren seiner Zeit

Bild 232. *Der öffentliche Badeplatz im schweizerischen Baden. Die römische Einfassung (rechts) blieb bis 1845 sichtbar.*

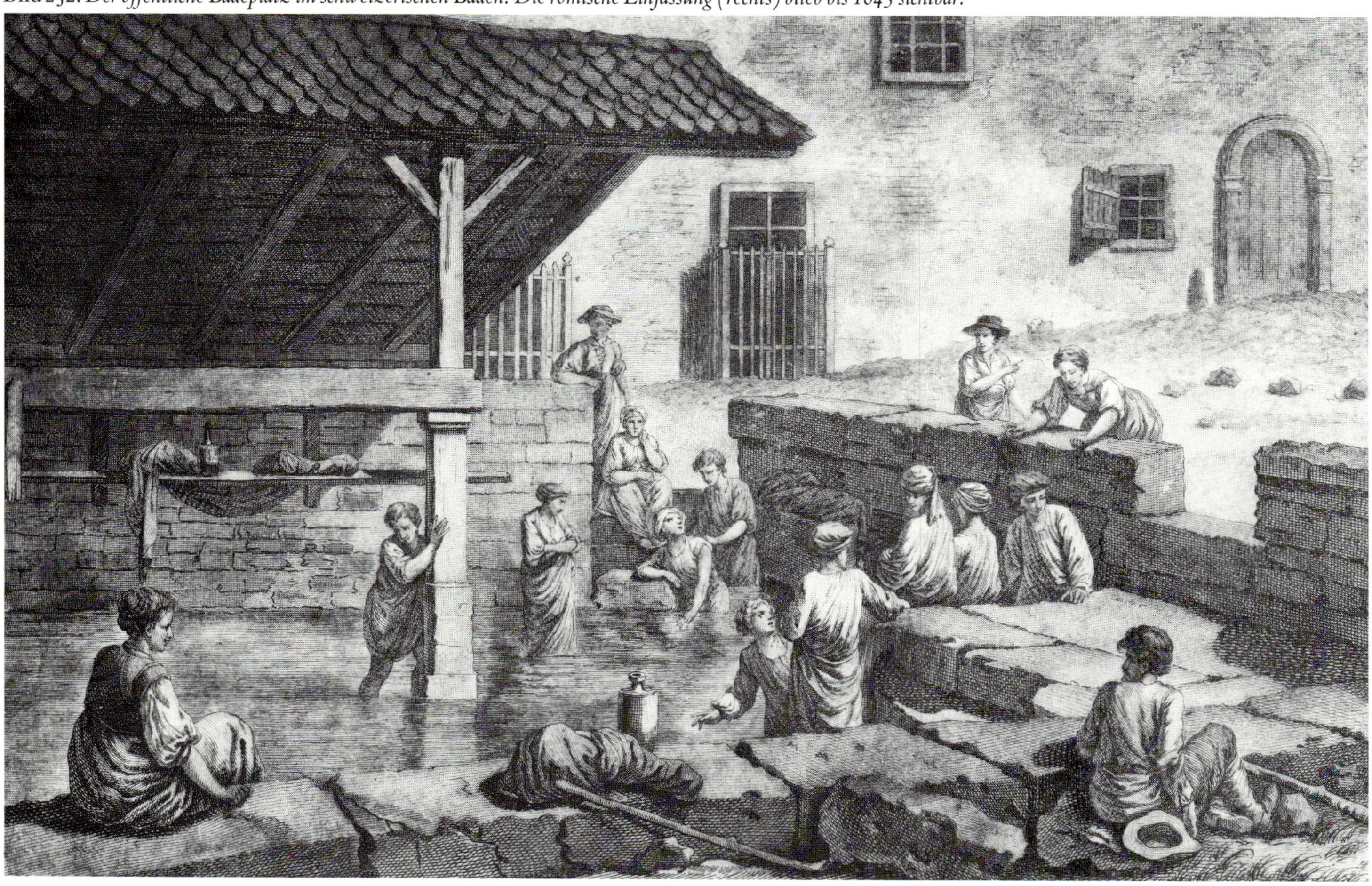

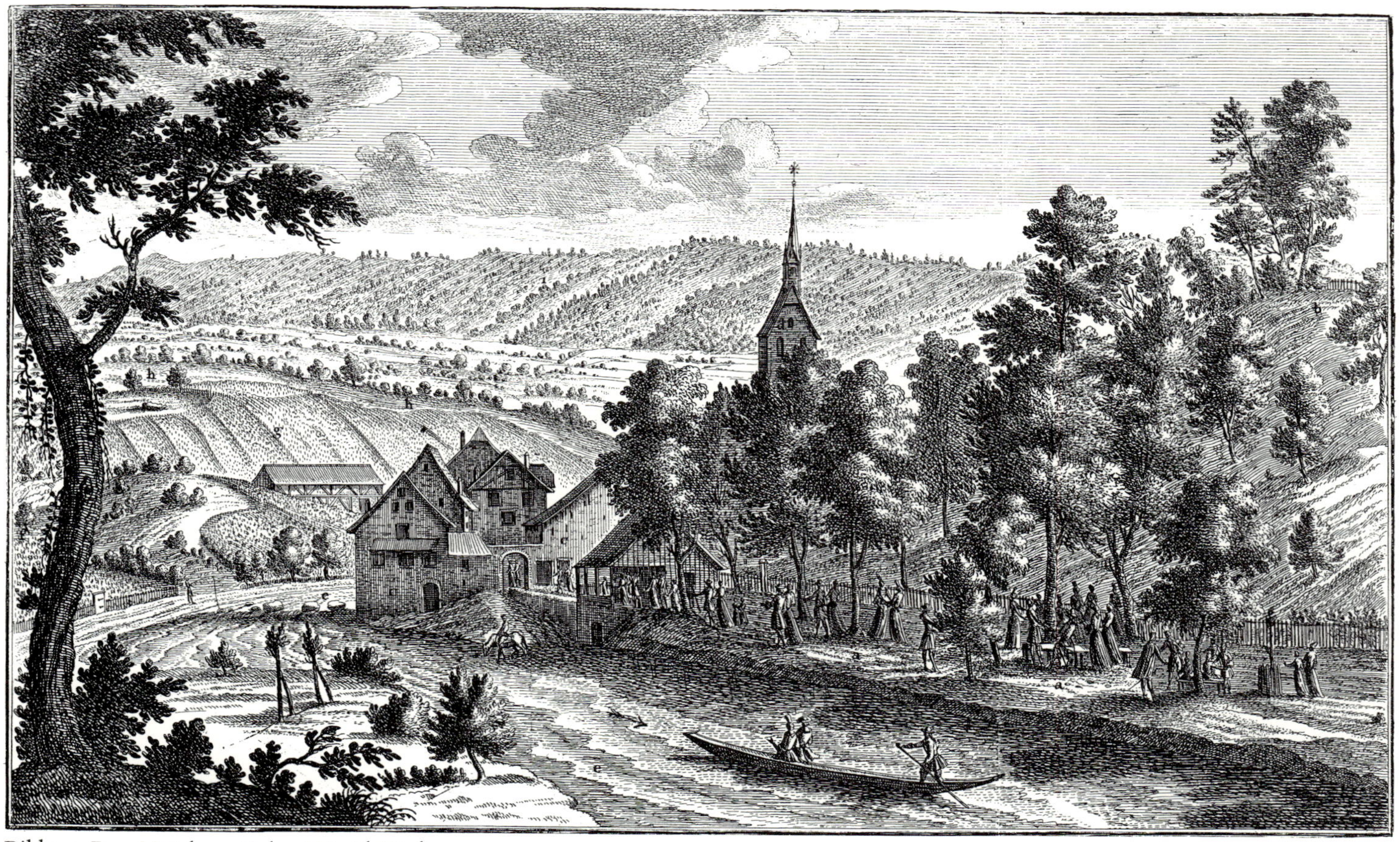

Bild 233. *Das «Mätteli» zu Baden, Heinrich Füssli um 1730.*

sehr eingehend und genau untersucht hatte. Sein ausführlicher Bericht darüber stammt aus dem Jahre 1732. Der weitgereiste *Montaigne* – er stellte Baden in eine Reihe mit den ihm bekannten berühmten Bädern von Bagnères, Plombières, Lucca und della Villa – war mit seinem Aufenthalt im Aargau höchst zufrieden:

«Hier finden sich zwei bis drei öffentliche und unbedeckte Bäder, derer sich deswegen nur die armen Leute bedienen. Die übrigen sind in sehr grosser Anzahl inner der Häusser, wo sie in mehrere kleine, offene sowohl als beschlossene Gemächer abgeteilt und geleitet werden, die man zugleich mit den Wohnzimmern zur Miete nimmt. Diese Badegemächer sind sehr niedlich und bequem eingerichtet, so dass zu jedem Bad eine Ader Wasser fliesst. Diese Häuser sind gar prächtig. Da wo wir wohnen, fanden sich eines Tages an die 300 Menschen zum Essen ein. Die Mauern der Häuser sind ganz mit den Wappenschildern der Edelleute bekleidet, welche hier wohnen...»

Die Bäder beschreibt Montaigne als «sanft und angenehm», durchaus auch geeignet für das zarte Geschlecht:

«Wer Damen zu begleiten hätte, welche recht züchtig und bequem baden wollen, mag sie hier nur her bringen; denn da können sie ganz allein in einem Bade sitzen, das einem geschmückten Cabinet ähnlich ist, durchaus hell, mit Glasfenstern, bemalten Wänden und reinlichen Fussböden; überdies findet man Stühle und kleine Tische, so dass man nach Belieben im Bade sogar lesen und spielen kann. Der Badende hiernächst kann sich selbst so viel Wasser zugiessen oder wieder ablaufen lassen, als er will, und nahe am Bade hat man sein Zimmer, schöne Spaziergänge am Fluss und daneben die künstlichen auf etlichen Galerien...»

Damals assen übrigens nur die vornehmsten und reichsten Gäste in den Gasthäusern. Die übrigen Badegäste brachten den Wein von zu Hause mit, kauften auf dem Markt Nahrungsmittel ein und kochten selbst. Deshalb reisten oft ganze Familien in Baden an. So ist in einer geschichtlichen Abhandlung über Baden und seine Bäder zu lesen:

«Oft aber, wenn auch nur ein oder zwei Glieder des Hauses kurbedürftig sind, machen die Übrigen aus Sparsamkeit die Kur mit, um nicht die Kosten zweier Wirtschaften, einer bei Hause und einer zweiten im Bade, zu tragen...» Und *Johann Jakob Scheuchzer,* der angesehene Naturforscher und Bäderkenner aus Zürich, klagt 1732: «Da werden ganze Familien versorgt mit Zimmern, Küche, Keller, Tisch- und Bettzeug, Holz- und Küchengeräten nebst eigenen Bädern. Grosser Missbrauch wird damit getrieben, dass ganze Haushaltungen gleich streng, gleich lang baden ohne Unterschied des Alters und des Geschlechts. Ratet man einer Hausmutter zum Bad, so muss die Tochter, der Sohn, die Sohns-Frau und deren Kinder die Bader-Cur auch geniessen.» Das war dem gewissenhaften Arzte Scheuchzer gar nicht recht, weil unvernünftig und nicht mehr in sein aufgeklärtes Weltbild passend. Trug doch sein Buch den bezeichnenden Titel: «Vernunftmässige Untersuchung des Bads zu Baden, dessen Eigenschaften und Wirkungen.»

Die Badenfahrt des David Hess

Dennoch, die kurenden Familien scheinen die Badefahrten genossen zu haben, wenngleich die früheren ausgelassen und zuweilen derben Badesitten langsam einem mehr zurückhaltenden Kurleben wichen. *David Hess* schreibt in seiner «Badenfahrt», die 1818 erschien, fast ein wenig wehmütig:

«Die laute Ausgelassenheit war verstummt, die Originalität der alten Sitten verdrängt von den Formen des vorangeschrittenen Auslandes, mit dem die Schweiz früher durch fremde Kriegsdienste und später durch Zunahme des Handels und Verkehrs in immer häufigere Berührung gerieth. Die Schweizer der fraglichen Periode verbanden mit einem Überrest von Strenge aus den Zeiten der Reformation einen Anflug von neuerem Weltton, der hauptsächlich aus Frankreich herwehte, welches zusammen ein vornehm spiessbürgerliches, aber dennoch moralisch-gediegenes Wesen bildete...»

Durchaus nicht spiessbürgerlich, aber auch nicht gediegen war es noch ein halbes Jahrhundert vorher in Baden zugegangen, wie dieses Beispiel zeigt:

«Und noch im Jahre 1670 besuchten einige Junker und Herren, nachdem sie bei Damen zum Mittag gegessen, ihre Wirthinnen im Bade, begannen daselbst gymnastische Übungen, versuchten mit entblösstem Degen über das Badebassin zu springen, plumpsten in's Bad, blieben in ihren Bratenröcken darin sitzen, entzweiten sich, theilten sich Ohrfeigen aus, und luden sich endlich zum Entsetzen der Damen zum Zweikampfe...». Verschiedene kriegerische Auseinandersetzungen, insbesondere der Toggenburger Krieg, führten dann zu einem langsamen Niedergang des Badewesens im Aargau. Nur das Jahr 1714 brachte noch einmal grossen Glanz über das Bad, und zwar in Zusammenhang mit dem Friedensschluss von Rastatt und Baden im Spanischen Erbfolgekrieg. *Conrad Meyer-Ahrens* berichtet in seinem Werk über die Heilquellen und Kurorte der Schweiz darüber:

«Man hatte alle Wirths- und Privathäuser für die hohen Herrschaften in Beschlag genommen, ausgeräumt, verändert, mit Tapeten, Spiegeln, Gemälden und allerlei kostbaren Geräthschaften prächtig ausgeschmückt. Das Gefolge der französischen Gesandtschaft, bei der sich auch Damen befanden, bestand allein aus mehr als 300 Personen. Auserlesene Weine, Lebensmittel und Bedürfnisse aller Art wurden auf vielen Hundert Wagen zugeführt. Die Stadt war viel zu eng, um alle die Neugierigen zu fassen, welche sich dieses Leben und Treiben ansehen wollten, sämmtliche Bäder und alle umliegenden Dörfer wimmelten von Gästen. Ausserhalb der Thore hatten fremde Krämer und Wirthe Buden und Gezelte aufgeschlagen, in denen Tag und Nacht gesotten, gebraten, gezecht, getanzt und gespielt wurde. Die Gesandten selbst hielten glänzende Aufzüge, bewirtheten einander und veranstalteten Bälle und ländliche Feste im Freien.»

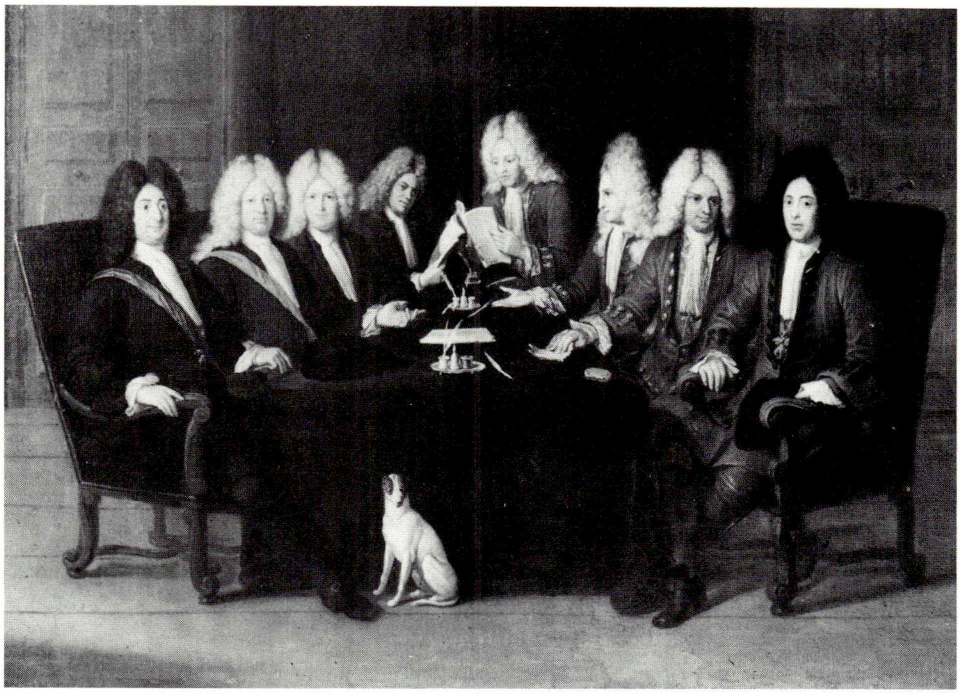

Bild 234. *Der europäische Friedenskongress zu Baden im Jahre 1714.*

Schöne Tage bei Wein und Wasser

Mit dem Ende dieser Friedensverhandlungen kehrte wieder das einfache Leben in Baden ein. Diese eher ländliche Atmosphäre preist der ungenannte Verfasser eines Aufsatzes im Weimarer «Journal des Luxus und der Moden» aus dem Jahre 1788: Kein «steifes, ängstliches Ceremoniell» im schweizerischen Baden, keine Spieltische, dafür aber eine «liebenswürdige Gesellschaft», schöne Spaziergänge durch Wiesen, Wälder und Weinhänge, in denen gerade Wein gelesen wurde, die fröhliche St.-Michaels-Herbstfeier, bei der sich die Badegäste unter die Winzerinnen und Winzer mischten. Der Umgang mit den Einheimischen wird gelobt, aber am Komfort fehlt es offenbar. So ist in der «Beschreibung der Heilbäder zu Baden im Kanton Aargau», einem Neujahrsgeschenk der neuerrichteten «Gesellschaft zum schwarzen Garten» für die Jugend von Zürich aus dem Jahre 1808, zu lesen:

«Freylich wäre ein leiser Wunsch zu äussern, dass nach und nach mehrere Matratzen in die Betten angeschafft würden, – dass etwa Zimmer, die einer Erneuerung bedürfen, mit papiernen Tapeten bekleidet, und modernere Möblen und Vorhänge für die Fenster, Spiegel u.s.w. die Zimmer zierten.»

Dessen ungeachtet empfahlen die Männer vom schwarzen Garten im Jahr darauf ihrer Jugend den Besuch der Bäder im Aargau, die durchaus auch kurzweilig sein könnten:

«Auch jetzt fehlt es nicht an Gelegenheit, sich auf eine angenehme und nützliche Weise zu unterhalten, und mit dem Gebrauche des Bades auch den Genuss erlaubter Freuden zu verbinden. Ist das Wetter günstig, so werden Spaziergänge bald dahin, bald dorthin in die Nähe oder Weite vorgenommen – ist das Wetter ungüstig, so sammeln sich die Badegäste, unterhalten sich mit Gesprächen über das oder dieses, man macht angenehme Bekanntschaften – es werden zuweilen Bälle angeordnet, an denen Theil zu nehmen jedem honetten Gaste erlaubt ist – man besucht die Comödie, und was solcher Zeitvertreibe mehr sind.»

Ob die Freizeitangebote damals den jungen Leuten genügt haben, hat der Verfasser jener Zeilen nicht überliefert. Sicher ist aber, dass in der zweiten Hälfte des 19. Jahrhunderts das Badeleben im schweizerischen Baden wieder unterhaltender wurde und Anschluss an die internationale Entwicklung gewann. Im Jahre 1875 konnte ein stilvolles Casino eröffnet werden. Hier fanden jetzt die «Réunions dansantes» statt, die den zuvor üblichen Sonntagsball im Staadhof ablösten. Eine Kurkapelle wurde engagiert und spielte täglich zweimal, am Wochenende sogar dreimal. Die mittelalterlichen Bänkelsänger, die, so eine Chronik, «sogar die vielen Mäuse und Ratten in den Bädern vertrieben» haben sollen, lebten zwar nicht mehr auf, aber in einem Sommertheater gingen Opern und Operetten, Tragödien und Lustspiele über die Bretter. Auch ein glänzendes Feuerwerk wurde zuweilen abgebrannt, namentlich am 1. August, dem schweizerischen Nationalfeiertag.

Um fünf Uhr baden die Bauern

So grossartig war die Atmosphäre in anderen schweizerischen Bädern damals selten, St. Moritz ausgenommen. Von *Schinznach* etwa zeichnen die Chroniken ein anderes Bild. Dieses «Habspurger- oder Schinznacherbad», ebenfalls im Kanton Aargau gelegen, «liegt unfern dem rechten Ufer des Aareflusses am Fusse des Hügels, welcher der alten Habspurg ehrwürdige Ruinen trägt». Um 1810 waren die Badeanlagen einfacher als in Baden, aber die bereits zitierte Gesellschaft zum schwarzen Garten konnte melden:

«Mit allem Rechte und zum Ruhme der Besorger des Bades kann gesagt werden, dass hier für die Bequemlichkeit und Annehmlichkeit der Gäste mehr als in den meisten andern Curorten der Schweiz gesorgt ist. In dem grossen und geräumigen Hauptgebäude finden ganze Familien und einzelne Partikularen gut eingerichtete und bequeme Zimmer, von denen die meisten für kränkliche Personen mit Ofen oder mit Kaminen versehen sind; jedes ist mit den nothwendigsten Mobilien ausgerüstet, die Betten sind alle reinlich und gut.» An guter Bewirtung fehlte es ebenfalls nicht: «Die Tafel ist mit allem sehr gut versehen.»

Die Besucher stammten in Schinznach damals wie heute überwiegend aus den verschiedenen Kantonen der Schweiz, wobei die Bewohner «aus der Nachbarschaft von mehreren Stunden» besonders gern in das kleine Bad an der Aare fuhren:

«Am besuchtesten ist das Bad an den Sonntagen – aus der ganzen Nachbarschaft strömen Städter und Landleute herbey, um sich hier einen frohen Tag zu machen. Schon am Samstag Abend finden sich welche ein – noch grösser aber ist Sonntags frühe die Anzahl der Bauern, die paar- oder truppenweise zu Fuss oder auf Wagen anlangen. Im schönen Sonntagsputze finden sich aus den umliegenden Dorfschaften ganze Familien ein, die sich hier bey gut besetzter Tafel und beym Tanze oder andern gesellschaftlichen Vergnügungen gütlich thun wollen.»

Die Bauern stiegen oft schon um fünf Uhr in der Frühe in die Badebecken, die «feine Welt» erst gegen sieben Uhr, um dann für drei Stunden darin zu verweilen. Im Gesellschaftssaal des Kurhauses nahm man anschliessend am Gottesdienst teil:

«Endlich ertönt die zum Mittagessen rufende Glocke. Zimmer und Lauben füllen sich mit Gästen an – allenthalben Frohmuth, Heiterkeit, munterer Lärm – frohe Gespräche und Gesang – alles ist reinlich, glänzend – und für Fremde besonders anziehend die Nationaltrachten der benachbarten Landleute beyderley Geschlechtes, die im schönsten Schmucke sich einstellen. Nach froh genossener Tafel theilen sich gewöhnlich die bürgerlichen und ländlichen Klassen in zwey grosse Gesellschaften – es beginnt nun der Tanz und andere Unterhaltung – von allen Seiten ertönt lustige Musik – alles nimmt Antheil an der Freude...».

Die Quellen am «schrecklichen Ort»

Was im sanften Aaretal möglich war – die sonntägliche Lustfahrt zur Therme von Schinznach – verbot sich in einem anderen Bad von grosser Tradition über Jahrhunderte von selbst. *Pfäfers,* mit seiner 37 Grad warmen Therme, liegt tief verborgen in der engen Tamina-Schlucht im Kanton St. Gallen. Die Quelle am «schrecklichen Ort tiefster Verlassenheit» war deshalb auch den Römern noch nicht bekannt, sie wurde erst im Jahre 1242 von zwei Jägern des Klosters Pfäfers entdeckt. Abt Hugo II. von Villingen und seine Mönche erkannten sogleich die Heilkraft des warmen Wassers und liessen die unwegsame Schlucht zunächst mit Strickleitern und dann mit schwankenden Holzstegen zugänglich machen. Kranke wurden in Körben an Seilen in die Tamina-Schlucht hinabgelassen. Sie verweilten im 13. und 14. Jahrhundert gewöhnlich eine Woche lang – Tag und Nacht – in den in die Felsen gehauenen Badewannen, um dann aus dem düsteren Tobel wieder im Korb an die Sonne gezogen zu werden. Kein Wunder also, dass sich fröhliche Badefahrten nach Pfäfers nicht entwickeln wollten.

Gegen Ende des 15. Jahrhunderts – inzwischen war in der Schlucht ein Badehaus gebaut worden – erlangte die Therme nach und nach den Ruf, besonders heilkräftig zu sein. Der Zugang aber war nach wie vor für viele abschreckend, denn noch immer musste man sich Strickleitern anvertrauen oder sich mit verbundenen Augen auf einem Sessel am Strick in die rauschende Klamm (ein Wasserfall war auch noch da) hinabschweben lassen. Der Weg war, die Chroniken übertreiben nicht, wirklich «bös und gefährlich zu wandeln, dass etliche aus Furcht wiederum ungebadet hinweggefahren sind». Nicht abschrecken liess sich der streitbare Humanist Ulrich von Hutten, der auf Einladung des Fürstabts Johann Jakob Russinger versuchte, in der düsteren Schlucht seine Syphilis auszuheilen. Vergebens. Hier war die Kraft der Therme überfordert.

In die «abscheuliche Spelunk» kletterte wenig später, im Jahre 1535, auch der berühmte Arzt *Paracelsus*, um danach sein Buch zu schreiben: «Von Ursprung und Herkommen des Bad Pfeffers in Oberschweitz gelegen, auch seiner Tugend, Krafft und Würckung, Regiment und Ordnung, allen denjenigen sehr nutzlich und hoch von Nöten zu wissen, danach sich zu halten.»

Der genannte Abt liess 1543 eine hölzerne Brücke zu den Quellen bauen, die aber, ebenso wie das Badehaus durch Feuer und Steinschlag verschiedentlich stark beschädigt wurde. Eine Wende zum Besseren trat erst 1629 ein: Eine hölzerne Wasserleitung von 451 Meter Länge entstand und führte das heisse Wasser zu einer weniger gefährdeten Stelle, wo Zimmerleute ein Badehaus und eine Kapelle errichtet hatten. An diesem Platz – der Andrang von Heilungsuchenden hatte gewaltig zugenommen – bauten die Fürstäbte Bonifaz I. und II. dann von 1704 bis 1716 zwei grosse steinerne Badhäuser, die bis zu 400 Badegäste aufnehmen konnten und immerhin noch 1970 benutzt wurden: das kleine «Hinterhaus» mit Fürstenbad, Herrenbad und Weiberbad sowie das grosse fünfstöckige «Vorderhaus» mit den Gästezimmern.

Dieses Haus, es zog viele Gäste von nah und fern an, wurde 1799 von plündernden Franzosen der Armee des Generals Masséna übel zugerichtet; die hölzerne Brücke zur Quelle ging in Flammen auf. Danach wurden von der klösterlichen Verwaltung des Bades nur die nötigsten Anschaffungen gemacht.

Kaffee und Tee sind mitzubringen

«Die Zimmer alle sind mit gemauerten Wänden eingeschlossen und, die Eckzimmer ausgenommen, ziemlich düster. Dem Costüme der Wände sind Fenster, Böden und Möbeln entsprechend. Letztere schränken sich auf einen Tisch und so viele Tische und Betten ein, als man bedarf; auch richtet sich die Bezahlung nach diesen Bedürfnissen. Das Bettgeräthe betreffend möchte zarteren Personen zu rathen seyn, ihr eigenes mitzubringen, oder dann auch über diesen Artikel Nachsicht zu haben. Demzufolge herrscht hier die grösste ländliche Simplizität.»

Der Verfasser dieser kritischen Zeilen aus dem Jahre 1810 rät Besuchern mit höheren Ansprüchen: «Leute, die an Kaffee, Thee und anderes von der Art gewohnt sind, thun am besten, dasselbe von Hause mit sich zu nehmen.» Und er stellt klar: «Ungeachtet sich nun so viel Unbequemlichkeiten vorfinden, denen zum Theil abgeholfen werden könnte, so darf dieses doch niemanden abschrekken, dieses Bad zu besuchen; und es darf nicht vergessen werden, dass des Entschuldigen viel ist.»

Ob Entschuldigungsgründe angebracht waren oder nicht: im Jahre 1838 wurde das die Badeanlagen tragende Kloster Pfäfers aufgelöst, und der Kanton St. Gallen übernahm die Quellen. Sogleich baute man von Ragaz zum Wildbad eine Strasse – und entlang dieser Strasse entstand dann eine Leitung, durch die ab 1840 das Thermalwasser in das Dorf geleitet wurde, das sich fortan *Bad Ragaz* nennen durfte. Glockengeläut und Böllerschüsse hallten von den Bergen wider, der Aufstieg eines neuen Sterns am Kurorthimmel konnte beginnen. Und er begann, wenngleich das Bad einen zunächst zurückhaltenden Charakter entwickelte. Eine Stimme aus dem Jahr 1857 meldet:

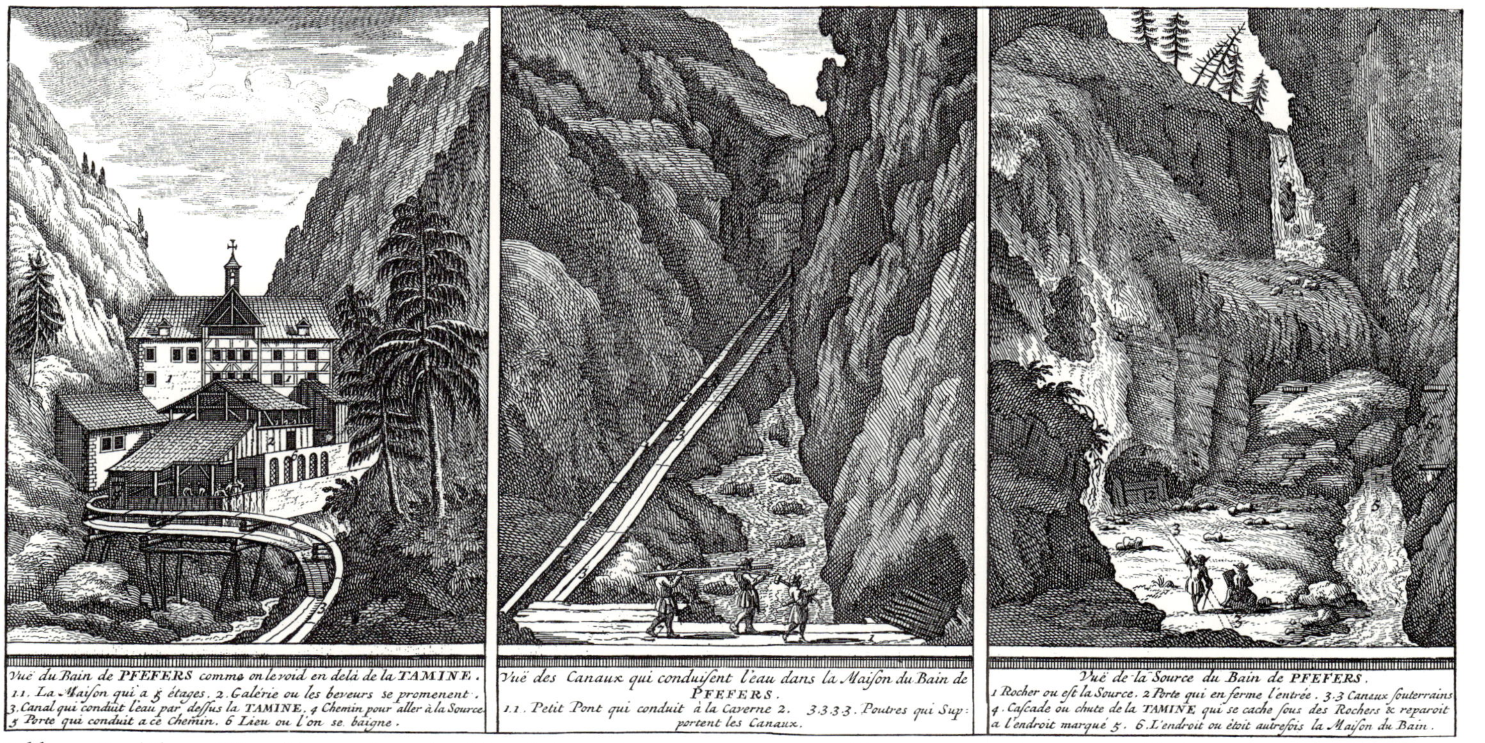
Vuë du Bain de PFEFERS comme on le void en delà de la TAMINE.
1.1. La Maison qui a 5 étages. 2. Galérie ou les beveurs se promenent. 3. Canal qui conduit l'eau par dessus la TAMINE. 4 Chemin pour aller à la Source 5 Porte qui conduit a ce Chemin. 6 Lieu ou l'on se baigne.
Vuë des Canaux qui conduisent l'eau dans la Maison du Bain de PFEFERS.
1.1. Petit Pont qui conduit à la Caverne 2. 3.3.3.3. Poutres qui Sup: portent les Canaux.
Vuë de la Source du Bain de PFEFERS.
1 Rocher ou est la Source. 2 Porte qui en ferme l'entrée. 3.3 Canaux souterrains 4. Cascade ou chute de la TAMINE qui se cache sous des Rochers & reparoit a l'endroit marqué 5. 6. L'endroit ou ètoit autrefois la Maison du Bain.
Bild 235. *Eine hölzerne Wasserleitung, gebaut 1629, leitete das heisse Wasser zu einem neuen Badehaus am Eingang der Tamina-Schlucht.*

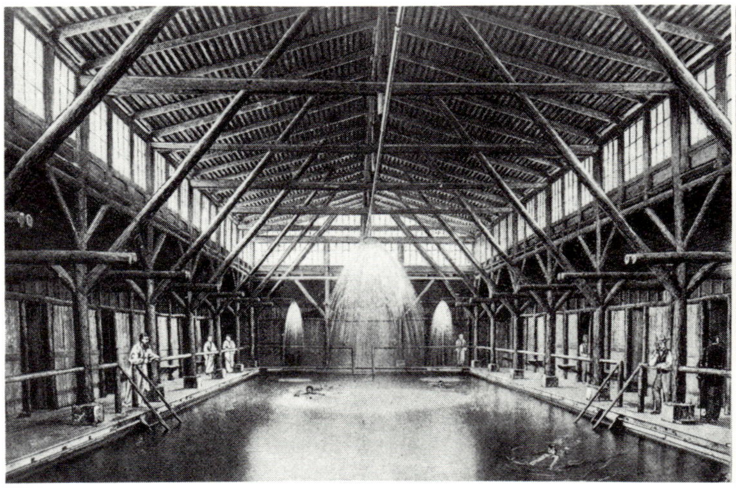

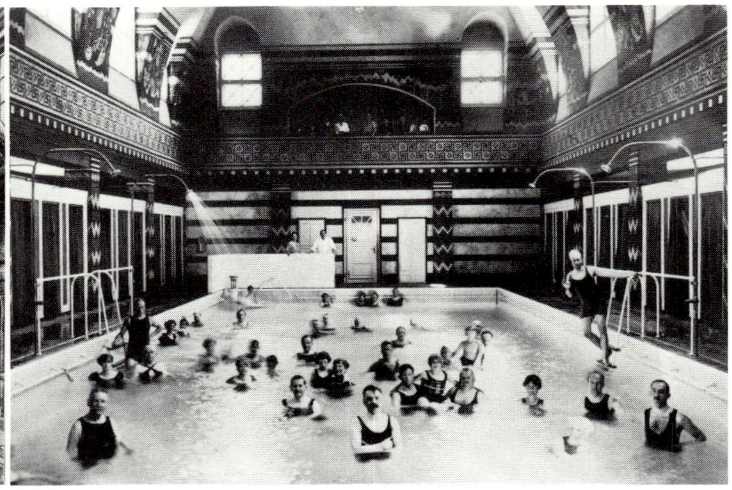

Bilder 236/237. *Das erste Thermalschwimmbad in Bad Ragaz entstand 1872 (links), es musste 1923 einem Neubau weichen (rechts).*

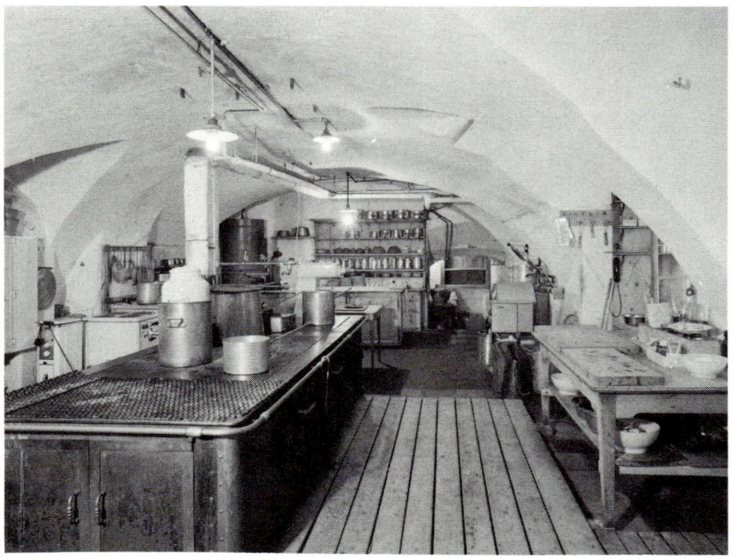

Bild 238. *In dieser Küche wurde noch bis 1969 für die im alten Bad Pfäfers kurenden Gäste gekocht.*

«In Ragaz darf man nicht rauschende Vergnügen wie in grossen Bädern suchen. Man kennt da nicht Bälle, Konzerte, Musik eines grossen Orchesters, Hazardspiel und dergleichen, überhaupt nicht ein städtisches Gesellschaftsleben mit Putz und Tand aller Art. Man ist hier in der Tat auf dem Lande, und alle Vergnügen und Unterhaltungen haben durchaus das ländliche Gepräge.»

Doch auch hier sollte ein Wandel eintreten: Der «Quellenhof», das erste Luxushotel des Bades, konnte 1869 eröffnet werden. Äusserlich von ziemlich einfachem Aussehen, zeigte es innen eine gediegene Eleganz. Steigende Besucherzahlen verlockten zum Bau weiterer erstklassiger Häuser und zur Anlage von Kurpark und Golfplatz: Bad Ragaz setzte sich durch.

Hüpfende Insekten und heisse Quellen

Durchgesetzt hat sich inzwischen auch *Leukerbad* im Kanton Wallis. Vermutlich hatten hier schon Kelten und Römer gekurt, urkundlich erwähnt wurden die in 1411 Metern gelegenen Gipsthermen, immerhin 51 Grad Celsius warm, erstmals im Jahr 1315. Ein frühes Badebecken entstand 1481; Bischof Jost von Sitten liess es für seinen eigenen Bedarf errichten. Das rasch aufstrebende Bad musste aber drei schwere Rückschläge hinnehmen: In den Jahren 1518, 1719 und 1758 begruben Lawinen die meisten Häuser und die Badeanlagen unter sich.

Der Ort, so oft zurückgeworfen, hatte es im 18. und 19. Jahrhundert schwer, zahlungskräftiges Publikum anzuziehen. Denn einmal fehlten nach den wiederholten Katastrophen der Wille und das Geld zum grosszügigen Ausbau, und zum anderen kamen Trinkkuren bei der vornehmen Welt zunehmend in Mode und taten so Orten Abbruch, deren Thermen ausgesprochen dem Baden dienten.

In der zweiten Hälfte des 18. Jahrhunderts konnte deshalb ein Berner nach Hause berichten, dass in Leukerbad für die Gäste wenig gesorgt werde, die Gebäude schlecht, die Möbel hässlich, die Speisen mittelmässig und die Preise hoch seien. Und der Geheime Rat Goethe, der 1779 zu den heissen Quellen ritt, wusste von einem Heer hüpfender Insekten zu erzählen, die ihn in der Nacht so zurichteten, dass er aussah, als habe ihn die Nesselsucht befallen.

Auch im Jahre 1816 gab es immer noch Grund zum Klagen. In der Jahresgabe der schon zitierten Zürcher Gesellschaft zum schwarzen Garten steht zu lesen:

«So elend ist also hier die Einrichtung für die aus der Nähe und Ferne oft in grosser Anzahl sich einfindenden Gäste, so dass, weit entfernt auch nur einige Bequemlichkeit zu finden, sie oft das Nöthigste missen... Wenig nur wäre erforderlich, um die billigen Wünsche der Gäste zu erfüllen, wenn den schreiendsten Mängeln abgeholfen würde – allein auch dieses Wenige geschieht nicht. In unbegreiflicher Sorglosigkeit lassen die 10–12 Familien, denen das Bad eigenthümlich gehört, die Gebäude in Verfall gerathen, und nur dann karg genug einige Verbesserungen machen, wenn dringende Nothwendigkeit sie gebietet.»

In der gleichen Schrift wird aber die herrliche Natur gerühmt («so angenehm ist diese an Naturgemählden so reiche Gegend, wenn ein heiterer Himmel sie beleuchtet»), werden drei der etwa zwanzig Quellen besonders gelobt: die heisse Lorenzquelle, der kalte Liebfrauenbrunn und die Quelle mit dem Namen «Kotzgülle» («so benannt von der ihr eigenen, bis jetzt noch nicht erklärten Kraft, Erbrechen zu erregen»).

Badefreuden wie im Mittelalter

Die Badebräuche selbst erinnerten zu Beginn des 19. Jahrhunderts durchaus noch an mittelalterliche Vorbilder:

«In diesen Hütten baden die Gäste beyder Geschlechter, in jeder Abtheilung 20–30 Personen, gemeinschaftlich miteinander. So ist es hier gebräuchlich, ja die Curart macht dieses gemeinschaftliche Baden nothwendig. Die Badegäste nähmlich beginnen mit einer halben Stunde, und steigen allmählig bis auf 8 Stunden, täglich, von 4 Uhr Morgens bis 9–10, und Nachmittags von 2–5 Uhr. Mit Schlag fünf werden regelmässig die Bäder ausgewaschen; wer also bis dahin nicht heraus ist, wird ohne Rücksicht auf's Trockene gesetzt ... Das Baden wird so lange fortgesetzt, bis ein starker Hautausschlag, der zuweilen die Kräfte zum Stehen und Gehen raubt, erfolgt ... Übrigens hat die Schamhaftigkeit bey dieser Einrichtung nichts zu befürchten. Bademäntel von Wolle mit einem Übermäntelchen – von Leinwand sieht man sie äusserst selten – hindern selbst die geringste Verletzung des Anstandes. Viele haben ein kleines schwimmendes Tischchen vor sich, auf denen die einen das Frühstück geniessen, die anderen das Schachbrett, oder Bücher und Zeitungen, oder dieses und jenes ihrer kleinen Bedürfnisse vor sich liegen haben. Oft werden diese Tischchen mit Alpenblumen geziert, denen – wenn sie schon zur Hälfte verwelkt – das Badewasser wieder neues Leben ertheilt. Ein Quergang, mit einem dünnen Geländer versehen, trennt die 4 Baderäume. Hier treten die Personen hin, welche nicht baden, und ihren Freunden und Bekannten einen Besuch abstatten wollen.»

Leugker bad.

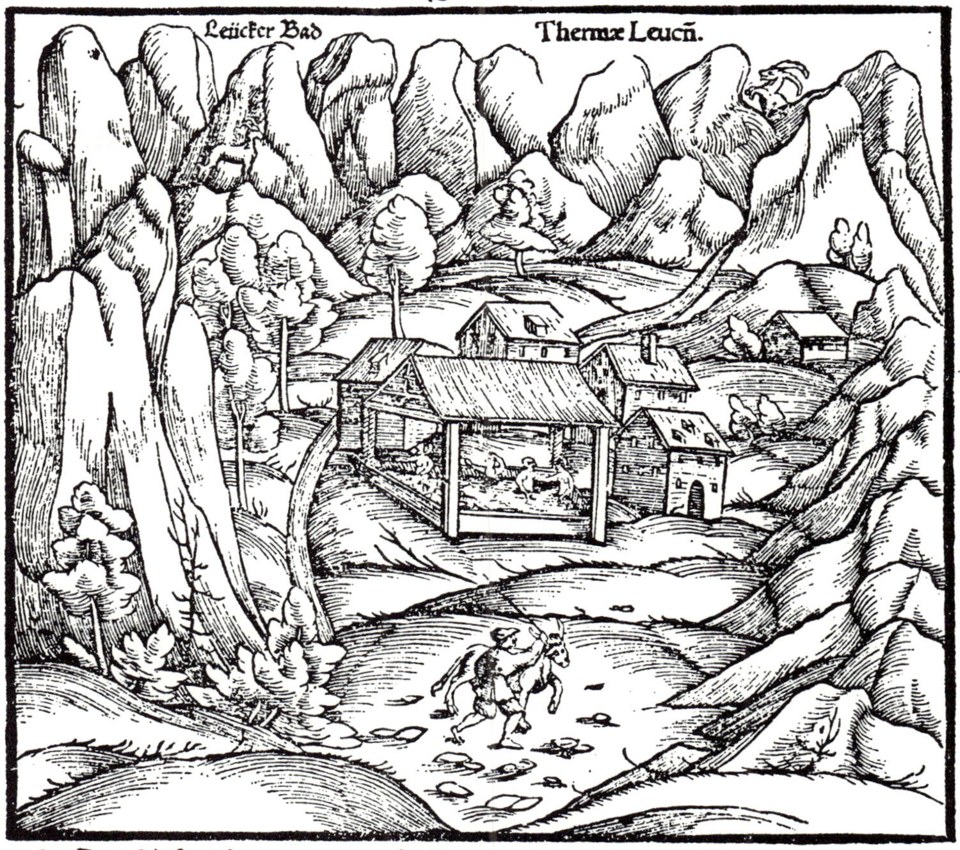

DJß bad ligt gar in eim lustigen einfang/ gehn gerings darumb schöne matten/ hat zů ruck gegen mitnacht hoch berg/ vnd gegen mittag ein thal/ dardurch man kompt gehn Leügk. Diß ist ein groß bad vnnd fast heiß/ das man eyer darin sieden mag. Diß bad ligt gar nahe ein Do iiij meil

Bild 239. *Badehütte und Häuser von Leukerbad, wie sie Sebastian Münster 1561 sah.*

Da die Bergwelt bei Leukerbad schon damals sehr gerühmt wurde, hier gleich noch ein Ratschlag aus dem Jahre 1816, nämlich von Kandersteg über den Gemmipass anzureisen:

«Um sich den vollen Genuss, den die Reise über den Gemmi darbiethet, zu sichern, sind ausser der vollkommenen Freyheit vor allen körperlichen Beschwerden schönes Wetter und genugsame Zeit unumgänglich erforderlich ...»

Langsam aber sicher kam mit den Fremden der wirtschaftliche Aufschwung nach Leukerbad. Die Einheimischen galten als freundlich und zuvorkommend. Schon *Goethe* hatte das bemerkt und geschrieben: «Ich zweifle nicht, dass man bei längerem Aufenthalt gar interessante und gute Leute finden würde.» Um die Siedlung und die Bäder zu jeder Jahreszeit sicher zu machen, beschlossen die Einwohner, unterhalb des Torrenthorns eine mächtige Lawinenmauer zu errichten. Bereits 1829 war sie vollendet, Dorf und Bäder blieben danach von Lawinen verschont.

Nach 1896 sorgte eine «Hotel und Bäder AG» für den zügigen Ausbau der Kuranlagen. Die Thermalwässer, die in Leukerbad immerhin aus etwa zweieinhalb Kilometer Tiefe an die Oberfläche dringen, dienen seither vor allem der Behandlung von Rheumakranken – beleben aber auch Skifahrer, die sich nach anstrengender Pistenhatz so richtig entspannen wollen.

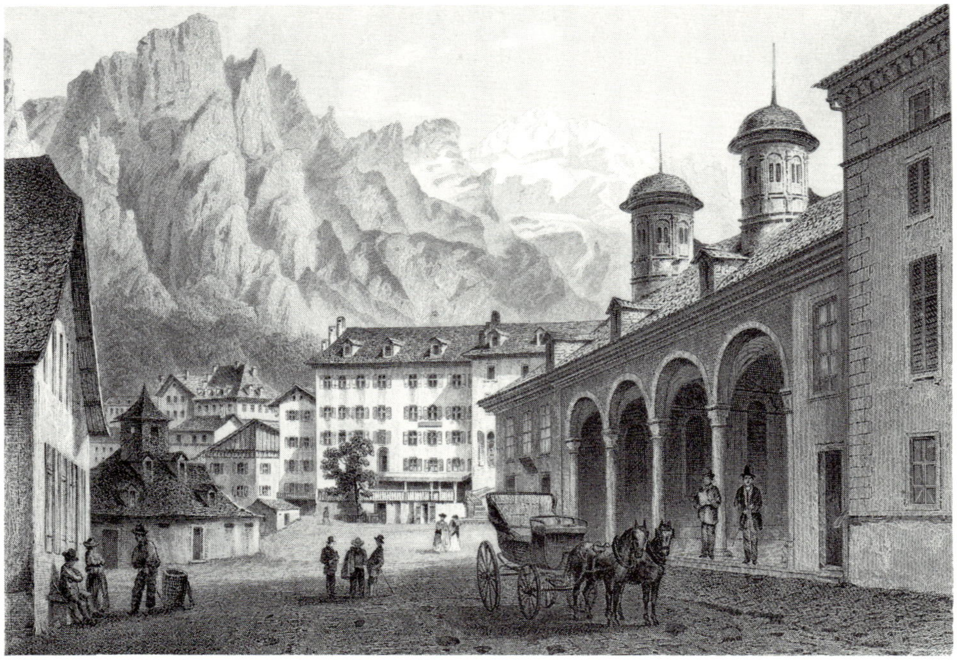

Bild 240. *Leukerbad um 1860. Im Hintergrund die Gemmi.*

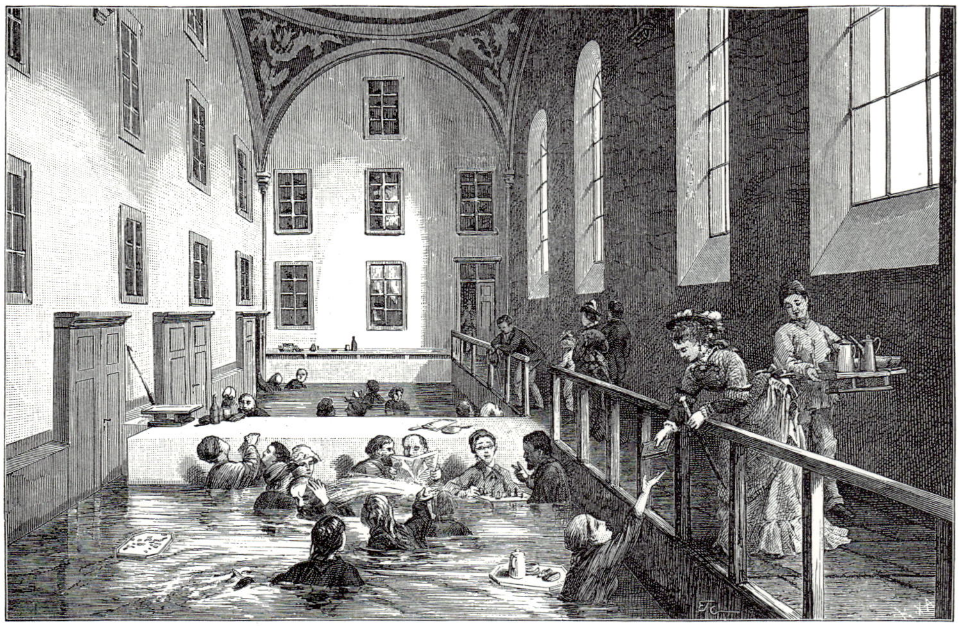

Bild 241. *Die Gäste fühlten sich im Jahre 1870 in den Gipsthermen von Leuk rundum wohl.*

Ein Brunnen wird zum Wallfahrtsort

Der Sauerbrunnen von *St. Moritz* sprudelte bereits im Jahrtausend vor der Gründung Roms, in der Bronzezeit, zum Wohle der Menschen. Die hölzerne Quellfassung aus jenen fernen Tagen – sie wurde bis 1907 benutzt – ist heute im Engadiner Museum zu besichtigen. Seit der Mitte des 14. Jahrhunderts war die Kirche nahe der nach dem heiligen Mauritius genannten Quelle für mehr als zweihundert Jahre ein beliebtes Wallfahrtsziel. Papst Leo X. versprach im Jahre 1519 jedem die volle Absolution, der zur Mauritiusquelle pilgerte.

Wenige Jahre später, 1535, untersuchte dann der berühmte Mediziner Paracelsus das heilsame Wasser – und stellte es allen ähnlichen Wässern weit voran. Ein halbes Jahrhundert danach von einem Hochwasser des Inn verschüttet, konnte der Born zum Glück wieder ausgegraben werden. «Das Wasser von dem Brunnen in einem Glas ist heiter und lauter, als wanns destilliert wäre; im Trinken ist es bey dem Brunnen über alle massen kalt, räss und scharpf, wie ein saurer win, und wann es in seiner Perfection ist, wicht der Dampf in die Nass und Kopf wie vom Wein.» Dies schrieb der Doktor *Zacharias Bellin* aus Belfort 1634.

Was Wunder, dass der Brunnen seinen guten Ruf noch ausbauen konnte, besonders in Italien. Ebenso wie die Wässer aus dem niedersächsischen Pyrmont, dem westdeutschen Ems, dem böhmischen Eger und dem schlesischen Salzbrunn, wurde es – abgefüllt in Fässern, Krügen oder Flaschen – weithin exportiert.

Auch ein erstes Badeleben entwickelte sich im 17. und 18. Jahrhundert. So kam 1697 erstmals die Herzogin von Parma zur Kur nach St. Moritz – um zwei Jahre später mit ihrem Mann, dem Herzog von Farnese, erneut im Engadin zu kuren. Die nahezu hundert Begleiter des herzoglichen Paares werden nicht sehr komfortabel untergebracht gewesen sein, denn es gab damals nur zwei kleine Gasthäuser im Ort.

Da hatte der Herzog Victor Amadeus von Savoyen eine Idee. Er, der im gleichen Jahr in St. Moritz erfolgreich kurte, wollte in der Nähe der Quelle auf eigene Kosten einen Gasthof mit Bädern bauen lassen. Doch die Gemeinde schlug das spendable Angebot aus. Die Begründung: Die Bauarbeiten in der Nähe der Quelle könnten den Wasserfluss stören, den «Quellengeist» erzürnen und die Heilkraft des Wassers beeinträchtigen. Doch offenbar war der wirkliche Grund ein anderer: Die beiden Wirte im Dorf fürchteten die Konkurrenz eines neuen Gasthauses an der Quelle...

Das Badeleben ging aber Ende des 18. Jahrhunderts in den Wirren der napoleonischen Kriege wieder zugrunde. Noch 1811 konnte deshalb der Zürcher Leutpriester *Johann Ludwig Meyer* schreiben:

«Die Celebrität, die dies heilsame Wasser hat, könnte den, der sich noch nie an der Stelle befand, leicht vermuten lassen, da wo es der Erde entquillt, eine Menge schöner und geräumiger Wohnhäuser zu finden. Aber wie sehr würde er sich in seinen Erwartungen getäuscht sehen...» Nur eine «elende Hütte» befand sich damals an der Quelle: «Hier sprudeln drei stärkere und vier schwächere Quellen zwischen den mit Eisenocker überzogenen Steinen, und sammeln sich in einer aus rohen Granitplatten bestehenden Einfassung von etwa drei Schuh in das Gevierte, um welchen herum in einem so engen Raum, dass kaum vier Personen in die Tiefe zu stehen kommen, die Kurgäste sich zudrängen, um entweder von dem bestellten Aufseher sich ihre Gläser und Gläschen aus einer eisernen Kelle füllen zu lassen, oder sich tief herunterbückend selbst sie zu füllen, um die fixe Luft besser beisammen zu halten.»

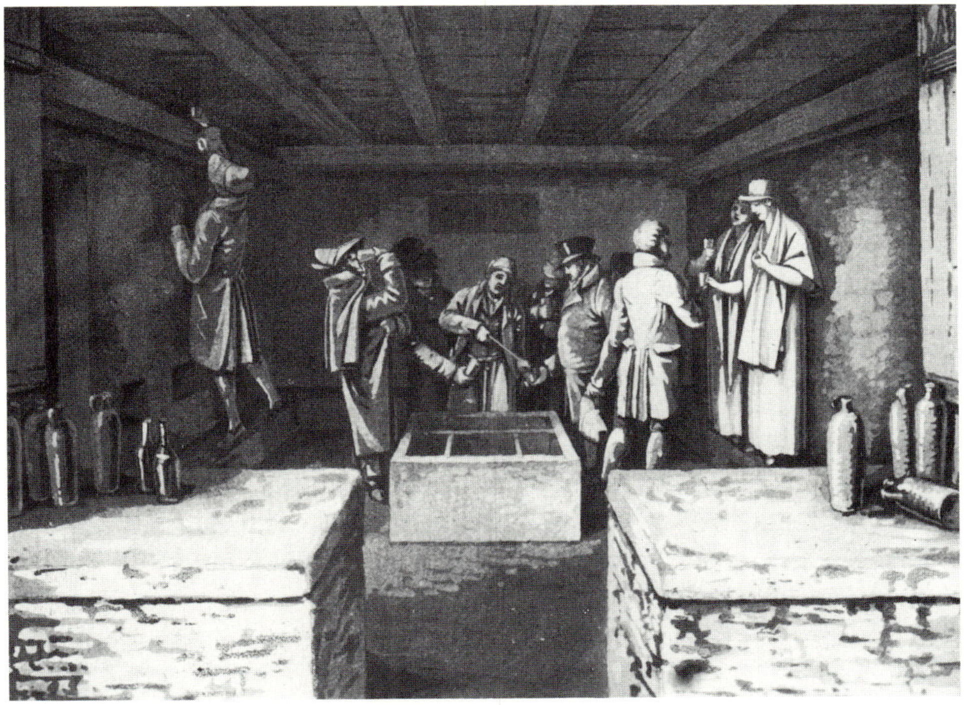

Bild 242. *Der Sauerbrunnen von St. Moritz im Jahre 1811.*

Wasser so prickelnd wie Champagner

Dennoch liessen sich die Kurgäste von den misslichen äusserlichen Umständen nicht abhalten, es sich wohlsein zu lassen, wie ein Bericht aus dem Jahre 1805 bezeugt:

«Aus dem nahe liegenden Walde trug und schleppte man schäkernd und jubelnd nicht nur Gesträuch und Äste, sondern ganze Bäume und Stämme herbey, und unterhielt ein schreckliches Feuer... Die Verschiedenheit der Menschenklassen, die Mannigfaltigkeit der Physiognomien und der Kleidungen, die Geschäftigkeit aller, die Lebhaftigkeit der Bewegungen, die man sich gerne bey der kalten Witterung gab, das Rufen, das schallende Gelächter, die verschiedene Beleuchtung, in welchen die nähern und entferntern einzeln oder gruppenweise standen, gab in diesem einsamen Thale dem Ganzen ein so seltenes fremdes Ansehen, dass ein Reisender, der von dem Rücken des gegenüber stehenden Berges dieses Schauspiel unvermuthet erblickt hätte, gewähnt haben würde, in einem fremden Welttheil zu Feueranbethern oder zu Wilden versetzt zu seyn, die um ein Feuer tanzend ein grosses Fest feyerten.»

Vielleicht hatte das Wasser die Badegäste so beschwingt werden lassen. Denn der gleiche Bericht führt aus: «Die Annehmlichkeit des Wassers, die von dem grossen Quantum der Luftsäure herrührt, und dem Effekte des Champagner-Weines verglichen werden kann, ist verführerisch, und man trinkt ohne Widerwillen eine starke Portion, welche indessen immer von einem Arzte bestimmt werden sollte, da für verschiedene Constitutionen und Krankheiten auch verschiedene Portionen zu ordnen sind.»

In St. Moritz wurde damals der Quell vor allem getrunken. Aber auch Bäder sind überliefert. «Mehrere Weiber», so heisst es, hätten in den ersten Jahrzehnten des 19. Jahrhunderts das Mineralwasser in kleinen Fässern zum Dorf St. Moritz gerollt. Es wurde dann mit normalem erhitztem Wasser vermengt und in Badewannen gefüllt, die «bis an Leib mit Deckeln zugemacht» werden konnten. Bis Ende August tranken und badeten die Fremden, «besonders östliche Schweizer, Bündtner, Veltliner, Italiäner, zuweilen auch Deutsche, ein buntes Gemisch von Fremden...».

Prinzen, Künstler und schöne Frauen

Die Fremden konnten ab 1815 endlich bequemer zur Quelle gelangen: Die jüngeren St. Moritzer Bürger hatten die Reise ihrer Väter zum Viehmarkt von Tirano genutzt, um im Gemeinderat den Bau einer Strasse zur Quelle durchzusetzen. Richtig bergauf mit dem Badebetrieb ging es aber erst nach 1831, als eine Aktiengesellschaft gegründet wurde, die die Quelle pachtete. Sogleich begann, wie *Conrad Meyer-Ahrens* berichtet, der Bau eines «grossen Bade- und Gasthauses» neben der Trinkhalle:

«Und so erhob sich dann nicht nur ein dem Engadinerklima entsprechend und solid aus Stein gebautes Kurhaus mit zwei Speisesälen, einem Kaffee- und Billardzimmer, einer Trinkhalle und 80 Wohnzimmern, sondern es wurde auch ein neues Badehaus erbaut, in dem sich ausser 20 weiteren Wohnzimmern 40 Badekabinette mit ebenso vielen Wannen befinden.» Eine besonders konstruierte Dampfheizung übernahm jetzt das Erwärmen des Badewassers für täglich bis zu 24 Bäder:

«Liebhaber können sich nach dem Bade in ein heizbares Kabinet und in's Bett begeben, bis der Körper seine allzugrosse Reizbarkeit verloren, und ohne Gefahr von Erkältung sich wieder der äussern Luft aussezen darf. Dahin wird dem Badenden auf Verlangen eine beliebige Erfrischung dargereicht, die in Kaffee, Chokolade, Fleischbrühe, oder auch einem Glase Veltliner mit Bisquit besteht.»

Den Veltliner Rotwein hatte dreihundert Jahre früher auch Paracelsus schon empfohlen...

Nun ging es stetig bergauf mit St. Moritz. Neue Bädergebäude entstanden 1855, das neue Kurhaus 1865, berühmte Gäste stellten sich ein: die italienische Königsfamilie, russische Grafen und Prinzen, etliche Künstler, Gelehrte und auch der Philosoph Friedrich Nietzsche, dem es allerdings in der lebhaft gewordenen Stadt der grossen Hotels und der feinen Läden zu unruhig wurde. Ein Bericht aus jenen Tagen hat die Atmosphäre so konserviert:

«Überall Leben, überall elegante Welt aus allen Strichen der Erde... Allein mehr und minder kommen in St. Moritz alle Völker zur Schönheitskonkurrenz; man sieht so viel Molliges und Rassiges, so viel Glühendes und Kühlerfrischendes, so viel Walküren- und Gretchenhaftes, soviel Nordisches und Orientalisches, dass auch einem älteren Knaben unterm Brusttuch wunderlich warm werden kann.»

Wärme hatte eine Gruppe Engländer sicherlich im Jahr 1864 nötig: Aufgrund einer Wette überwinterten die Briten in St. Moritz. Sie trugen dazu bei, das Dorf auch als Wintersportort aus der Taufe zu heben. War der erste Skiläufer schon 1859 in St. Moritz kopfschüttelnd bestaunt worden, so kamen bald weitere Sportarten auf: Eislaufen zunächst, dann Curling, Schlittenfahren, Eishockey, Bobfahren und Skispringen. Und 1906 kam dann sogar noch der «weisse Turf» dazu: Pferderennen im Schnee. St. Moritz hatte es endgültig geschafft, auch im Winter noble Gäste anzuziehen und an sich zu binden.

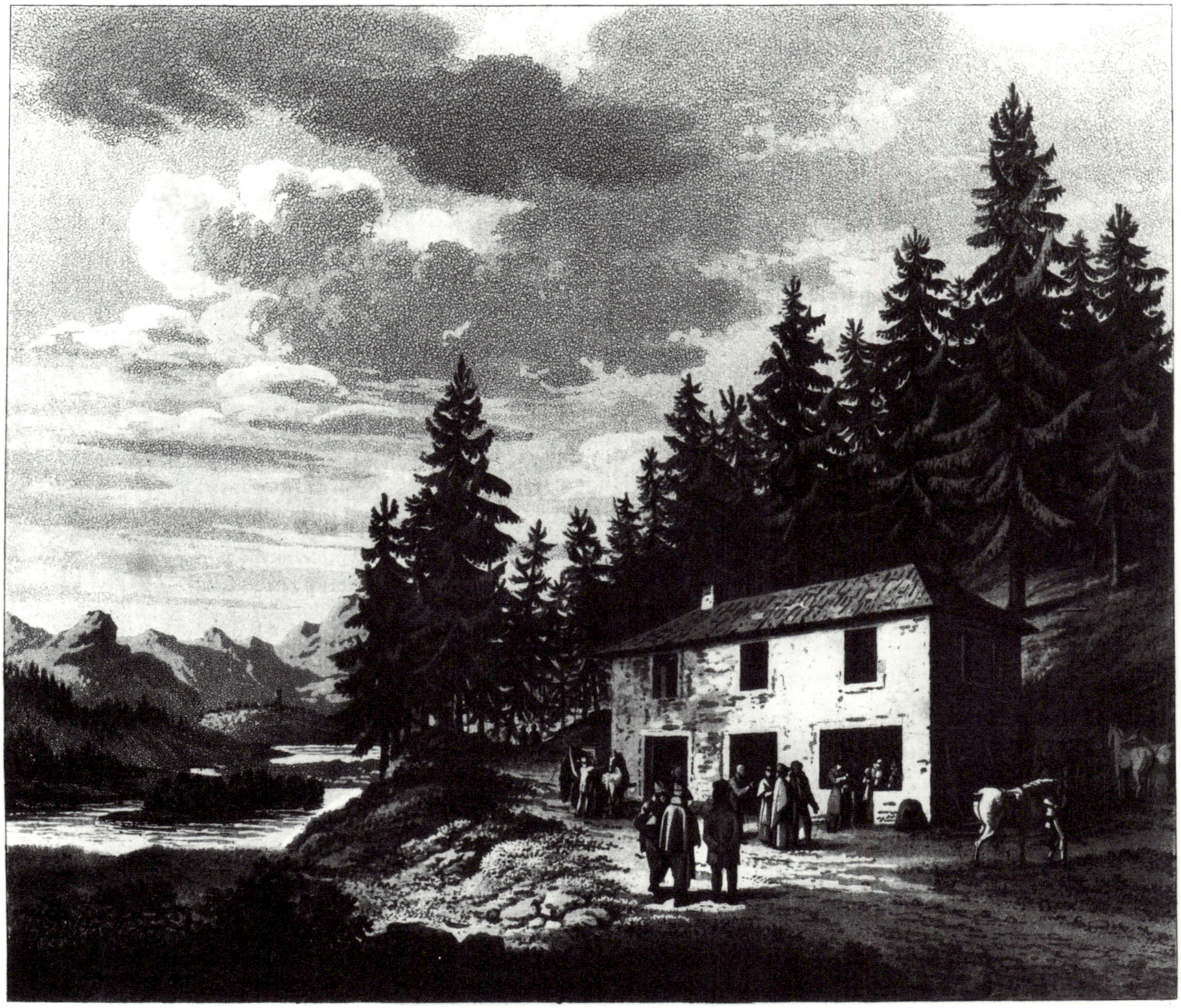

Bild 243. *Sauerbrunnen bei St. Moritz im Jahre 1811. Aquatinta von Hegi nach Usteri.*

Die «grosse Welt» kurt in den Bädern

Wer in alten Tagen in das Bad seiner Wahl fahren wollte, hatte es zuweilen schwer: Manche Bäder lagen in Klüften und einsamen Schluchten, die recht unzugänglich waren. Beste Beispiele dafür: Pfäfers in der Schweiz und Gastein in Österreich. Doch auch der Weg nach *Wildbad* im Schwarzwald hatte früher seine Tücken. Das war im Jahre 1367 dem württembergischen Grafen Eberhard dem Greiner zustatten gekommen. Der beschwerliche Zugang hatte nämlich seinen Widersacher, den Grafen Wolf von Eberstein, und dessen Kriegsknechte daran gehindert, zügig zum alten Württemberger vorzudringen, der im Thermalwasser von Wildbad kurte. Eberhard der Greiner konnte mit seinem Sohn, von einem einheimischen Bauern über verschlungene Pfade geführt, aus dem warmen Bad entkommen. Nackt aber gesund langten die beiden am nächsten Morgen auf der württembergischen Burg Zavelstein an.

Rund 400 Jahre später war die Reise nach Wildbad immer noch beschwerlich. *Johann Jakob Moser* schreibt in seiner Schrift «Brauchbare Nachrichten von Wildbad» 1758:

«Wer von Stuttgart oder Tübingen kommt, muss die Calmbacher Steig passieren, welche zwar nicht jäh, aber eine Stunde lang ist, und, wann sie allererst wieder gemacht worden, durch Platz-Regen leicht so verdorben wird, dass sie arg stosst und das Gefährt, wann es nicht gut beschaffen ist, Schaden nehmen kan, dahero ist auch schon Fürstliche und andere Standes-Personen, so grose Schmerzen gehabt, durch Ochsen diese Steige haben herab-führen lassen, weil selbige langsamer und gleicher ziehen, als Pferde.»

Vornehme Gäste, die glücklich in Wildbad angelangt waren, hatten sich in jenen Tagen unverzüglich beim Bademeister zu melden und ihre Badegenehmigung, ausgestellt von der württembergischen Rentkammer in Stuttgart, vorzuweisen. Dies jedenfalls dann, wenn sie im sogenannten «Fürstenbad» kuren wollten. Viele Gäste von Rang benutzten aber lieber das «Herrenbad», weil es dort munterer zuging. Daneben gab es noch ein «Bürgerbad» und ein «Frauenbad».

Klein, aber fein

Moser empfiehlt Neuankömmlingen, sich bald zu erkundigen, welche Personen «ohngefähr gleichen Standes» im selben Wirtshaus logieren und ihnen «ein Compliment» zu machen. Dann heisst es weiter:

«Alle Manns-Personen gehen nur im Schlafrock, Kapp, Strümpfen und Pantoffeln über die Strasse in das Bad. Um auch desto eher fertig zu seyn, lässt man das Halstuch, Knie-Riemen und die Hembd-Knöpfe zu Haus, ingleichem die Ringe, so leicht im Baden verlohren gehen, auch wohl die Steine im Wasser ihren Glanz verliehren. Man nimmt nur ein Schnupftuch zum abtrocknen des Gesichts mit; einige auch die Taback-Dose. Frauens-Personen pflegen im Mantel, Unterrock und Hembd in das Badhaus zu gehen. Kommt man in das erste Vor-Zimmer und findet das zweyte, weil sich würklich jemand umkleidet, verschlossen, sitzet man so lang nieder, bis dise Person herausgehet. Alsdann gehet man in das zweyte gewärmte Vor-Zimmer, und setzet sich: Der Badmeister oder Bad-Frau ziehet die Strümpfe ab; so dann stehet man auf, bietet ihn den Rücken, und gibt den Schlafrock weg, schlupft mit dem einen Arm aus dem Hembd heraus und in das Bad-Hembd hinein, so dann auch mit dem andern, lässt sofort das ganze Hembd fallen, knüpft ferner das Bad-Hembd am Hals und um den Leib mit den Bändeln zu, thut die Pantoffeln aus, nimmt das Schnupftuch und Dose, und geht also mit blossen Füssen ... hinab in das Bad ... So löblich auch sonst und an und für sich das Singen geistlicher Lieder ist; so muss man sich doch dessen enthalten, wann es nicht allen anständig ist, weil die Andere alsdann nicht dafür miteinander sprechen können, oder es sie sonst incommodirt. Gleiche Beschaffenheit hat es mit lautem Lachen, oder alzustarkem Reden.»

Auch im 18. Jahrhundert blieb man in Wildbad bei den Badekuren, stellte sich nicht – wie etwa in Aachen, Pyrmont und Karlsbad – frühzeitig auf Trinkkuren um. Dieses Festhalten am Hergebrachten, dazu ein verheerender Brand im Jahre 1742, endlich das im pietistisch geprägten Württemberg verhängte Glücksspielverbot und der erwähnte schwierige Weg in das abgelegene Schwarzwaldtal trugen zusammengenommen zu einem Rückgang des Badebetriebes bei. Das württembergische Herrscherhaus aber blieb Wildbad treu. So schreibt das angesehene Weimarer «Journal des Luxus und der Moden» im Jahr 1810:

«Die Gesellschaft war so zahlreich, als der beschränkte Ort sie fassen konnte; sie war gewissermassen, als sie in grösseren Badeorten sein kann: auf jeden Fall war sie genöthigt, sich enger, als in diesen zu geschehen pflegt, zusammen zu schliessen. Der Kronprinz von Württemberg blieb einen vollen Monat in dem Wildbad. Er verschmähte es nicht, an öffentlichen Vergnügen teilzunehmen, wirkte sogar für ihre Vervielfältigung, und benahm sich so dabei, dass seine Gegenwart für niemand drükkend, sondern vielmehr höchst aufmunternd war. Allen äusseren Glanz von Hoheit hatte er von sich verbannt.»

Eine besondere Richtung des Badebetriebes blieb in Wildbad sehr lange erhalten: Man badete gemeinsam im grossen Badebecken, wie es schon im Mittelalter üblich gewesen war. Moser bemerkt, dass dieses Zusammensitzen vielen Badebesuchern nicht behagte. *Justinus Kerner* aber, Badearzt und Dichter, war da anderer Meinung:

«Das gemeinschaftliche Baden in diesem naturwarmen lebendigen Flusse und das Baden im stagnierenden Wasser einer Kufe verhält sich zueinander wie ein gemeinschaftlicher Spaziergang in lebendig freier Luft zu einem Sitzen in einer verschlossenen Stube.»

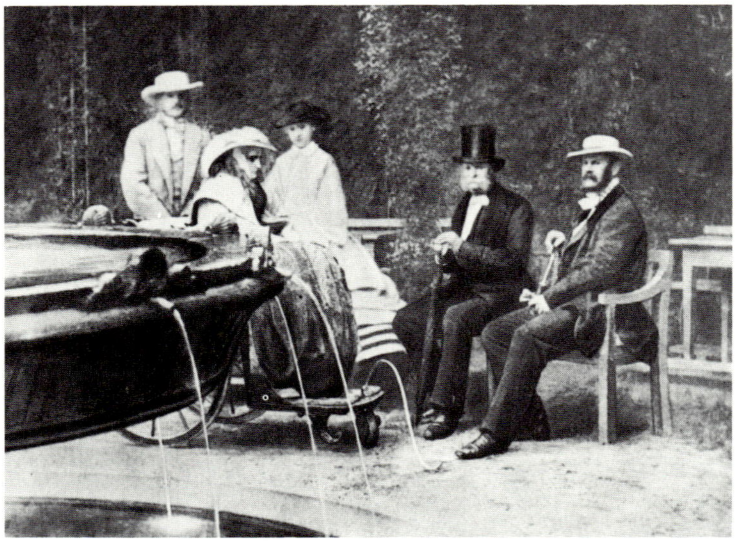

Bild 244. *Hohe Gäste in Wildbad: Kaiserin-Witwe Alexandra von Russland (im Rollstuhl) mit ihrem Sohn, dem Zaren Alexander II, ihrer Tochter Prinzessin Olga, ihrem Bruder König Wilhelm von Preussen und ihrem Schwiegersohn Kronprinz Karl, dem späteren König von Württemberg.*

Überhaupt zeigte sich Kerner von Wildbad angetan und lobte es wegen seiner stillen und beschaulichen Eigenart:

«Hier sprudeln einzig Heilquellen, hier sind keine Spielbänke, keine Schauspielhäuser, keine üppig besetzten Tafeln. Wer den Tumult der Menge liebt, wen nur die Langeweile aus der gewohnten Lage treibt, wer meint, er müsse jährlich in ein Bad, weil es die Mode so will, der bleibe doch, um Gottes willen, fern von dieser, nur dem Kranken geweihte Stätte. Sie würden seine Langeweile, seine Leere nur vermehren. Zu diesen sorgenvollen Quellen komme der wirkliche Kranke mit Liebe und Vertrauen.»

Die Anziehungskraft des Bades auf das Publikum war aber in jenen Tagen nicht sonderlich gross, trotz der werbenden Worte Kerners. Erst als 1824 tatkräftige Hände das ehemalige Pferdebad in ein «Armenbad» umbauten und in den Jahren danach zügig Wannenbäder eingerichtet wurden, nahm auch die Zahl der Badegäste wieder langsam zu.

Prächtige Neubauten, auf Veranlassung des Königs Wilhelm I. von Württemberg zwischen 1839 und 1847 errichtet, belebten die Badeszene nachhaltig. Im Jahre 1857 kam dann der Durchbruch: Charlotte, die Witwe des russischen Zaren, reiste zur Kur nach Wildbad und zog andere Gäste von Rang und Namen nach. Vor allem eine zurückhaltende Gediegenheit zeichnete in den Jahrzehnten danach das Kurleben in Wildbad aus. Witwen verblichener Herrscher, alternde Potentaten, Diplomaten und Militärs bevorzugten das stille Bad zwischen den dunkelgrünen Tannenhängen.

Doch auch hohe Politiker kamen zeitweilig nach Wildbad: Otto von Bismarck überzeugte seinen König, Wilhelm I., im Tal der Enz davon, dass es den Interessen Preussens dienlich sei, dem Frankfurter Fürstentag fernzubleiben. Der König folgte Bismarcks Rat – und stellte damit die Weichen für die spätere preussische Vormachtstellung im deutschen Reich.

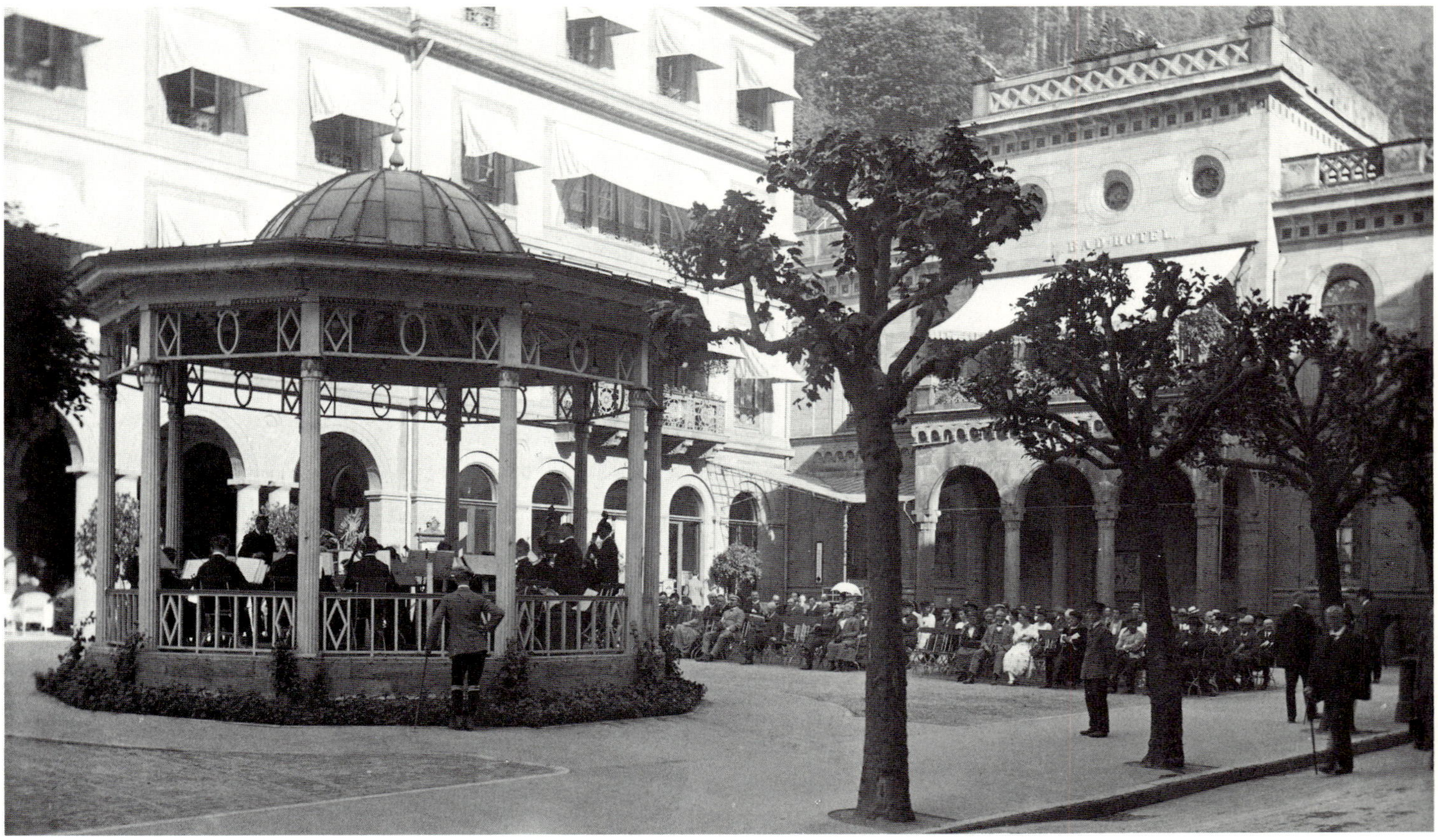

Bild 245. *Kurkonzert auf dem Kurplatz in Wildbad, um 1900.*

Wildbäder gewinnen viele Freunde

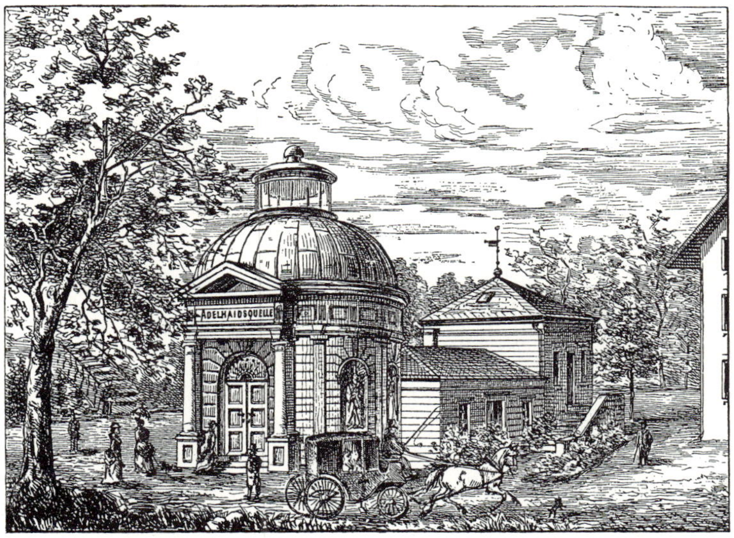

Bild 246. *Quellentempel und Füllhaus in Heilbrunn bei Bad Tölz.*

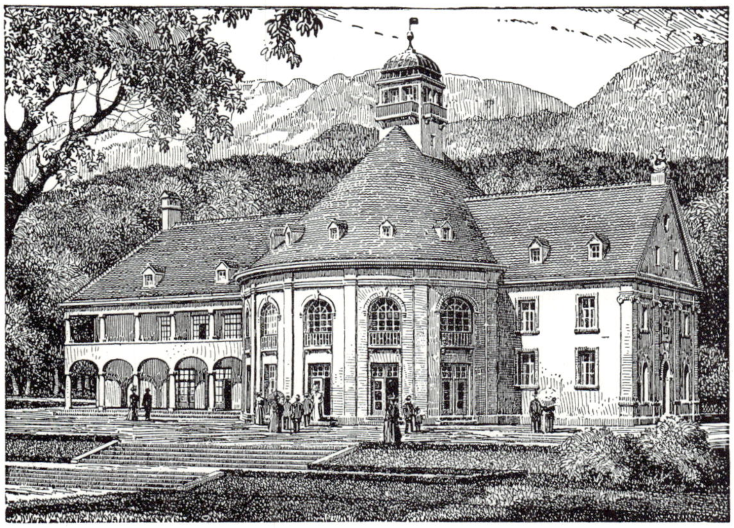

Bild 247. *Das neue Kurhaus von Bad Tölz, kurz vor dem Ersten Weltkrieg erbaut.*

Der Name «Wildbad» galt in den vergangenen fünf Jahrhunderten übrigens nicht nur für das bekannte Schwarzwaldbad, sondern war ein Gattungsbegriff für alle Mineralwasser-Bäder unterschiedlichster Temperaturen, «bei denen die Kunst nicht viel in Anspruch genommen war» und die «im Freyen lagen oder wo die Quelle selbst ins Bad floss». Wildbäder in diesem Sinne waren, um nur einige der bedeutendsten zu nennen, Pfäfers in der Schweiz, Plombières in Lothringen (die viel dort kurenden Elsässer nannten es «Plummers»), Gastein im Salzburgischen und das in unseren Tagen als Hochburg weissblauer Parteileute bekannte *Wildbad Kreuth,* nicht weit vom bayerischen Tegernsee gelegen.

Der Tegernseer Abt Heinrich V. hatte hier an der schwefelhaltigen Heilquelle 1511 ein Badehaus errichten lassen, das 1707 durch einen grosszügigeren Neubau ersetzt werden sollte. Bayern-König Max I. griff fünfzehn Jahre später tief in seine Privatschatulle und liess Kreuth zu seinem Wohl und Ruhm prächtig ausbauen. Es wurde mit der Zeit ein sehr nobles Bad, von dem der bayerische Chronist *August Sieghardt* berichten konnte:

«In den grossen internationalen Reisebüros lagen Prospekte in fremden Sprachen über Bad Kreuth auf und in der internationalen Propaganda stand neben weltberühmten Reisezielen wie Zürich, Interlaken, Florenz, Mailand, Bad Ragaz, Monte Carlo und San Sebastian auch das kleine bescheidene Bad Kreuth im Tegernseer Land.»

Heute aber ist das nahegelegene *Bad Wiessee* mit seinem Schwefelwasser ein weit grösserer Anziehungspunkt für Heilung suchende Zeitgenossen – wie auch *Bad Tölz* mit seinen Jodquellen. Die Tölzer Heilquelle auf dem Blomberg wurde erstmals 1846 untersucht und ab 1848 zur Kur benutzt. Einzelne Gasthäuser richteten sich Bäder ein und liessen sich das Wasser vom Blomberg mit Pferd und Wagen ankarren. Erst 1866 bauten weitblickende Bürger eine hölzerne Wandelhalle und einen Kursaal, zwei Jahre später ein erstes Badehaus mit 35 Kabinen. Seither gewann Tölz zunehmend Freunde. Der Bau des neuen Kurhauses unmittelbar vor dem Ersten Weltkrieg machte den Badeaufenthalt an der oberen Isar auch für verwöhnte Besucher zu einem Erlebnis.

Die Kurgeschichte des nahegelegenen und mit Tölz eng verbundenen Bades *Heilbrunn* reicht immerhin 800 Jahre zurück. Einige Mönche von Benediktbeuren hatten die Heilkraft der 1159 entdeckten Heilbrunner Quelle früh erkannt. Im Mittelalter als Bad eifrig genutzt – eine zu Ehren des Quellenpatrons Kilian errichtete Kirche zeugt davon – entwickelte sich der Ort zu einem beliebten Sommeraufenthalt des Hauses Wittelsbach, des übrigen bayerischen Adels, der Bürger von Miesbach und München sowie der Bauern aus der näheren Umgebung. Herzog Wilhelm IV. und seine Gemahlin Jakobäa fuhren, so wird berichtet, im 16. Jahrhundert gut 40 Jahre lang Sommer für Sommer nach Heilbrunn. Später, in der ersten Hälfte des 17. Jahrhunderts, liessen sich die Wittelsbacher zeitweilig von Tölzer Schiffern wöchentlich zwei Fässer mit Heilbrunner Wasser auf der Isar nach München flössen.

Einen glanzvollen Sommer erlebte das Bad 1659, als die kränkelnde junge Frau des Kronprinzen Ferdinand, die sechzehnjährige Henriette Adelheid aus dem Hause Savoyen, mit ihrem Mann für fünf Wochen nach Heilbrunn fuhr. Mit 200 Begleitern und 350 Pferden zog Leben in die stille Voralpenlandschaft. Die Kurfürstin erholte sich und wurde bald darauf glückliche Mutter – womit die Ärzte zuvor nicht gerechnet hatten. Das freudige Ereignis wiederholte sich, worauf die Thronfolge und der gute Ruf des Bades gesichert waren.

Solquellen und Sauerbrunnen kommen in Mode

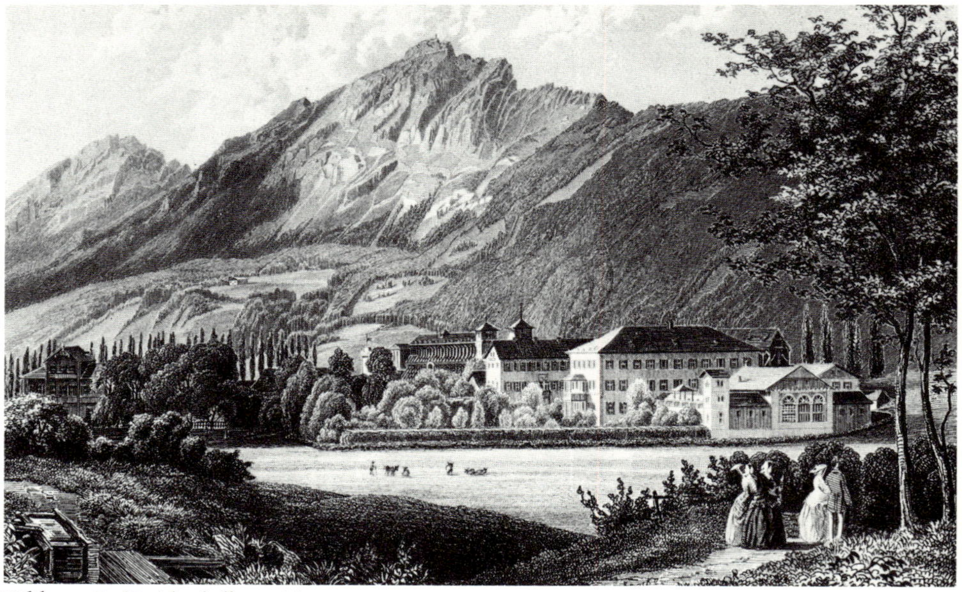

Bild 249. *Bad Reichenhall um 1865.*

Bei ausbleibendem Nachwuchs und bei «allerlei Weh» sollen auch die Solquellen von *Reichenhall* schon im 17. und 18. Jahrhundert benutzt worden sein. Doch das eigentliche Kurleben begann in diesem Bad erst nach dem grossen Brand von 1834. Als dann 1848 Bayernkönig Max II. mit seinem Gefolge im äussersten Südostzipfel seines Königreiches kurte, nahm das junge Bad einen raschen Aufstieg. Besonders berühmt wurde, neben den Bädern und dem Freiluftinhalatorium am Gradierwerk, vor allem die «pneumatische Kammer» für Asthmakranke in der alten Mackschen Kuranstalt. Zu Beginn des 20. Jahrhunderts zählte dann Bad Reichenhall schon zu den grossen und bedeutenden Bädern Mitteleuropas.

So erfolgreich wie Reichenhall war die älteste Solbadeanstalt nicht. Sie war 1803 auf Veranlassung des Schönebekker Salinenarztes J. W. Tolberg in *Elmen* bei Magdeburg entstanden. Tolbergs Gedanken, in Verbindung mit den Forschungen des halleschen Klinikers Johann Christian Reil, bildeten aber die Grundlage für viele mitteleuropäische Solbäder, die sich im weiteren 19. Jahrhundert einen guten Namen machten. Einen guten Ruf hatten im späten 19. und in der ersten Hälfte des 20. Jahrhunderts auch die *«Grafschafter Bäder»* in der schlesischen Grafschaft Glatz: Bad Altheide, Bad Reinerz, Bad Kudowa, Bad Landeck und Bad Langenau. In *Landeck*, dem ältesten Bad des Glatzer Berglandes, sollen die Mongolen im Jahre 1242 die ersten Badehütten zerstört haben. Friedrich der Grosse behandelte hier 1765 seine Gicht, und Goethe feierte in Landeck seinen 41. Geburtstag. Berühmte Gäste waren unter anderem die beliebte preussische Königin Luise, ihr Mann Friedrich Wilhelm III., Zar Alexander I. von Russland und Prinz Wilhelm, der spätere deutsche Kaiser Wilhelm I.

Um 1860 erforschte in *Bad Kudowa* der Badearzt *Johann Jacob* die Wirkung des dortigen Sauerbrunnens auf Herzkranke: Kudowa wurde das erste deutsche Herzbad. Schon vorher wurde das stark kohlensäurehaltige Wasser in Flaschen gleich kistenweise an den Berliner Hof geliefert, sollte es doch noch besser als das Wasser von Pyrmont sein. Besonders die frische Kohlensäure wurde sehr gelobt. So konnte 1831 der berühmte Arzt *Christoph Wilhelm Hufeland* loben: «Cudowa besitzt einen Reichtum an kohlesaurem Gas, der alle anderen mir bekannten Stahlwasser übertrifft.» Als Herz- und Kreislaufbäder machten sich auch Reinerz und Altheide einen Namen. Dennoch waren diese Bäder im abgelegenen Glatzer Bergland nie überlaufen und konnten nicht mit den hohen

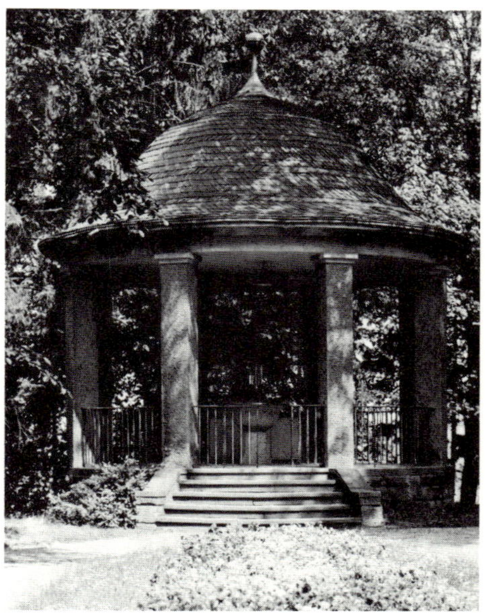

Bild 248. *Der Trinkbrunnen von Bad Rappenau.*

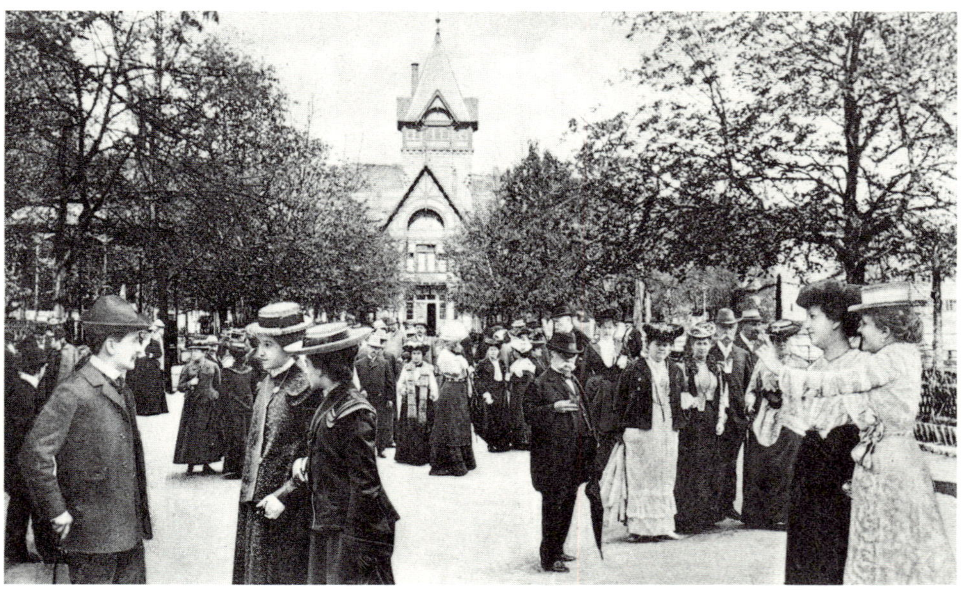

Bild 250. *Badegäste auf der Promenade im Solbad Hall.*

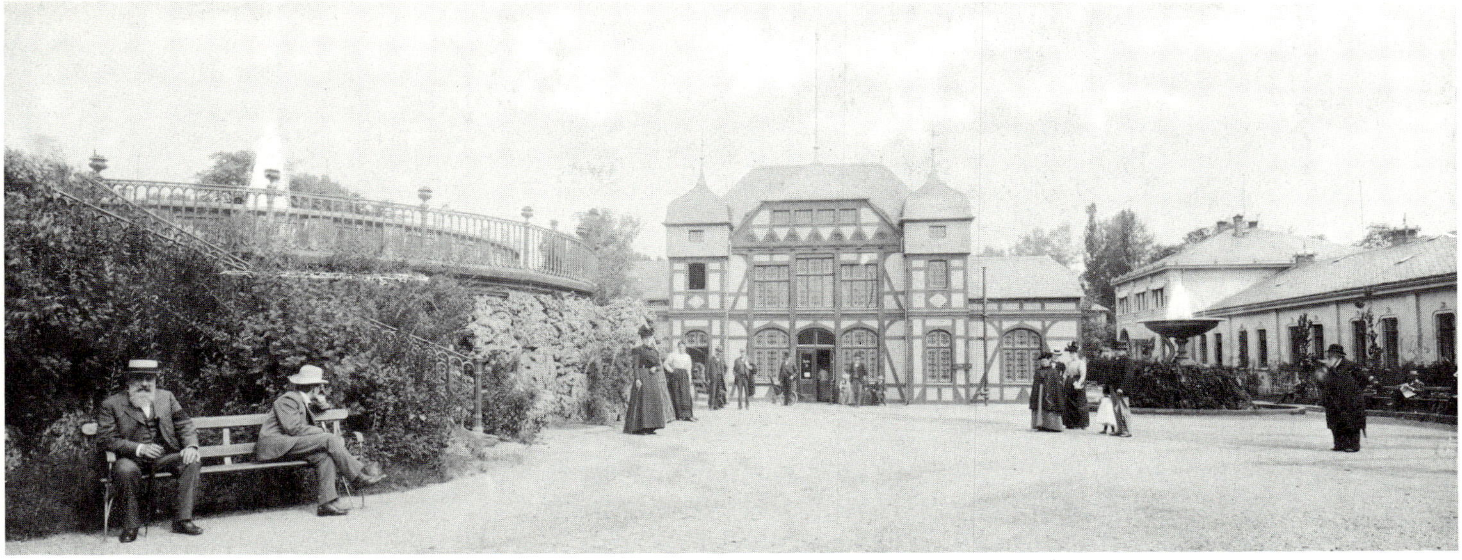

Bild 251. *Am grossen Sprudel von Bad Nauheim. Im Hintergrund das Badehaus.*

Gästezahlen der benachbarten schlesischen Bäder Salzbrunn und Warmbrunn aufwarten.

Neben den Grafschafter Bädern verdiente sich vor allem *Bad Nauheim* im 19. Jahrhundert seinen hervorragenden Ruf als Badeort für Gäste mit Herz- und Kreislaufproblemen. Der Brunnenarzt Friedrich Wilhelm Beneke erforschte ab 1858 die Behandlungsmöglichkeiten in kohlensäurehaltigen Solthermen. Er wagte es sogar, herzgeschädigte Rheumatiker im Solbad zu behandeln und machte die überraschenden Erfolge bekannt. Führte er noch diese Ergebnisse auf den Salzgehalt des Wassers zurück, so erkannte der Nauheimer Badearzt August Schott, dass dieses Verdienst vor allem der Kohlensäure zukommt. Ein Bad im Sauerbrunnen war ihm «eine Turnstunde für das geschwächte Herz».

Die Bohrer werden angesetzt

Schon die Kelten und Römer hatten im Nauheimer Gebiet Salz gewonnen. Das ganze Mittelalter über war die Salzindustrie Quelle des Wohlstandes der Bürger. So blieb es, bis das aufstrebende Kurbad die Salzherstellung auf den zweiten Platz verwies und schliesslich ganz verdrängte. In den letzten Jahrhunderten waren immer wieder Quellen in und um Nauheim erbohrt worden. Eine solche Bohrung begründete auch eine Besonderheit des hessischen Bades: Fünf Jahre, nachdem die «Bohrung Nr. 7» eingestellt war, entsprang plötzlich 1846 dem verlassenen Bohrloch der «grosse Sprudel», der zu Nauheims Wahrzeichen werden sollte. Der Salineninspektor *Rudolph Ludwig* hat das Ereignis so beschrieben:

«Als in der Nacht vom 21. auf den 22. Dezember 1846 ein orkanähnlicher Sturm die deutschen Gaue durchtobte und der für diese Gegend ungewöhnlich niedrige Barometerstand einen sehr geringen Luftdruck anzeigte (auch Erderschütterungen waren am 29. Juli und in der Nacht des Durchbruches verspürt worden), durchbrach ein mächtiger und an Kohlensäure reicher Solstrom den Boden des Bohrlochs und stieg schäumend und dampfend an die Oberfläche der Erde. Kaum war die Balkendecke entfernt, so erhob sich aus der wildbewegten, wogenden, heissen Wassermasse eine 6 Fuss hohe Pyramide, aus weissem, perlendem Schaum gebildet, überflutete die ganze Umgebung und rann dampfend der nahen Usa zu.»

Künstlichen Bohrungen verdanken auch die Bäder Salzuflen und Oeynhausen, zwischen Hannover und Bielefeld gelegen, ihre Bedeutung. Auf dem Boden des heutigen Staatsbades *Oeynhausen* standen 1750 nur acht Bauernhöfe, auf deren Weiden Kühe grasten und Gänse schnatterten. Ein Jahr später setzte hier die Salzgewinnung, 1839 dann der Kurbetrieb ein. Sechs Jahre danach wurde die erste «Badeordnung»

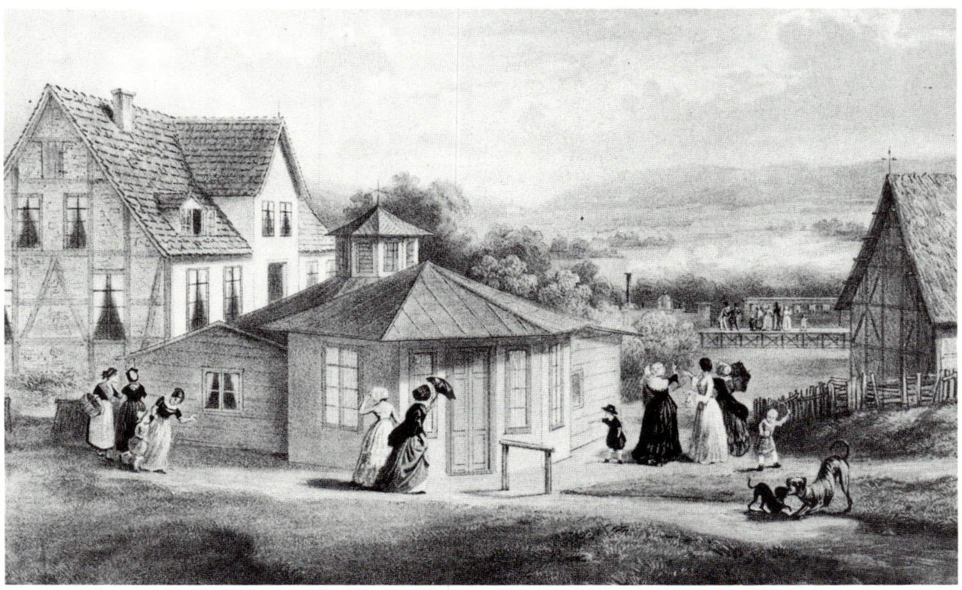

Bild 252. *Das «Dunstbad» – die Sauna – von Bad Oeynhausen im Jahre 1848.*

erlassen, in der es in § 7 heisst: «Um Erkältungen vor und nach dem Bade zu verhüten, wollen die Kurgäste sich des Abnehmens der Kopfbedeckungen enthalten.» Preussenkönig Friedrich Wilhelm IV., der Oeynhausen sehr schätzte, liess 1854 dann das erste grosszügige Thermalbadehaus nach eigenen Vorstellungen entwerfen und bauen. Grossartig hat sich das Bad seither fortentwickelt. Dieser Eindruck geht nicht zuletzt auf den Kurpark zurück, den der Berliner Generaldirektor der königlichen Gärten, Peter Joseph Lenné, 1853 entworfen und angelegt hatte.

Zwei Konkurrenten bohren um die Wette

Massgeblich geprägt von Lenné wurde auch das erst 1858 inmitten von Weinhängen gegründete *Bad Neuenahr*. Die «Kölnische Zeitung» vom 25. Juli 1858 kündigte die Gründung des neuen Bades so an:

«Ihre Königliche Hoheit die Frau Prinzessin von Preussen und Ihre Königliche Hoheit die Frau Prinzessin Friedrich Wilhelm haben geruht, einer Einladung des Verwaltungsrathes des Bades Neuenahr Folge zu geben und Pathenstelle bei Einweihung der Quellen zu übernehmen, wobei Erstere Ihr persönliches Erscheinen zugesagt hat. Das desfallsige Fest findet am 28. d. M., Vormittags gegen 12 Uhr, Statt und wird, so hoffen wir, allen billigen Erwartungen, die wir bei dem noch nicht vollendeten Bauten des Bades hegen dürfen, entsprechen. Alle Bewohner des Ahrtales sind in freudigster Stimmung ob des hohen Besuches, welcher ihnen zu Theil wird.»

Und in der Tat bewegte sich am Festtag eine grosse Menschenmenge «auf rasselnden Karossen, einfachen Landfuhrwerken, Leiterwagen und Karren sowie zu Fuss» zur Feststätte. Um 12 Uhr mittags entstieg dann die Prinzessin Augusta von Preussen, Gemahlin des späteren deutschen Kaisers Wilhelm I., mit Gefolge ihrer Kutsche. In festlichem Zuge, begleitet von der örtlichen Prominenz, Ehrendamen mit Schärpen und den Ahrweiler Schützen, zog der hohe Gast zur Trinkhalle. Der Dechant von Ahrweiler segnete die drei gefassten Quellen. Augusta verlieh der Quelle Nr. 1 den Namen «Augustenquelle». Am nächsten Tag schrieb die «Kölnische Zeitung», sie sehe «mit geistigem Auge» voraus, «dass Neuenahr zu den schönsten Badeorten des deutschen Vaterlandes gehören wird, aber auch zu den heilsamsten der Heilquellen».

Zunächst aber gab es Konkurrenzkämpfe zwischen der zur Erschliessung der Quellen gegründeten Aktiengesellschaft und einem Eigentümer etlicher im Quellengebiet liegenden Parzellen. Als sich die Gesellschaft weigerte, die Parzellen zu einem hohen Preis zu kaufen, bohrte deren Besitzer auf eigene Faust und fand in 29 Meter Tiefe den hochspringenden «Mariensprudel». Die Gesellschaft antwortete mit Gegenbohrungen und erschloss den sehr ergiebigen «Grossen Sprudel». Nach vielerlei Querelen kaufte die Gesellschaft schliesslich 1863 das gegnerische Unternehmen auf – für 32000 Taler. Fünf Jahre zuvor wäre es für einen Bruchteil dieser Summe zu haben gewesen. Der Aufstieg Neuenahrs zum Weltbad konnte beginnen, zu einem Bad, das eines seiner Wässer bald erfolgreich in alle Welt exportieren sollte: seinen Apollinarisbrunnen, genannt nach Apollo, dem griechischen Gott der heilsamen Quellen.

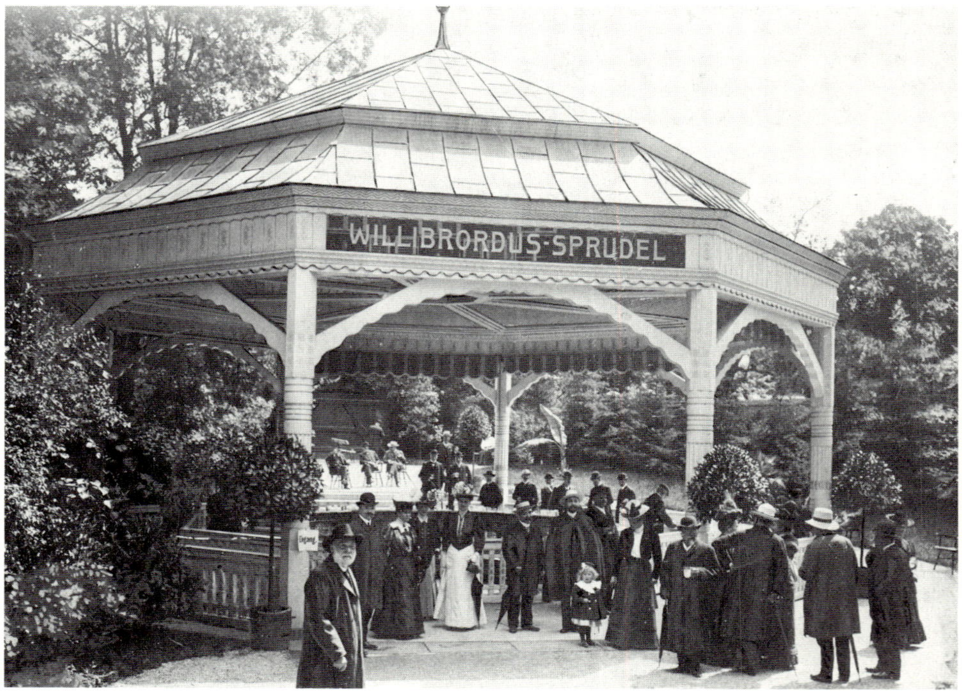

Bild 253. *An einer Trinkhalle in Bad Neuenahr.*

Das Glücksspiel lockt Gäste

Stichwort Weltbad. In der zweiten Hälfte des vergangenen Jahrhunderts zählten in Westdeutschland vor allem fünf Bäder zum Kreis der ausgesprochen vornehmen und international bevorzugten Badeorte: Baden-Baden, Bad Ems, Bad Kissingen, Bad Homburg und Wiesbaden.

Ende des ersten Jahrhunderts schon hatten römische Legionäre die Thermalquellen von Aquae entdeckt und Badeanlagen erbaut, von denen einige Reste noch in *Baden-Baden* am Römerplatz zu sehen sind. Im Mittelalter herrschte dort ein reger Badebetrieb, der 1507 in der Ernennung eines «Kurdirektors» und der Erhebung der ersten deutschen «Kurtaxe» gipfelte. Der Dreissigjährige Krieg und die Zerstörung durch französische Truppen im Jahr 1689 sorgten dafür, dass das Bad erst einmal eine Pause einlegte. Der Rastatter Kongress 1797 leitete dann den Wiederaufstieg des Badeortes ein: Die Diplomaten nutzten die Zeit zwischen ihren Verhandlungen zu Lustfahrten in die Thermen.

Bis zum Beginn des Deutsch-Französischen Krieges sollte der Zustrom von Diplomaten, gekrönten Häuptern und der übrigen «grossen Welt» ständig anschwellen. Neben den Thermalquellen war das frühe Einführen des Glücksspiels in Baden-Baden Grund für das stetige Aufblühen des Städtchens. Schon aus dem Jahre 1748 datiert die erste Spielkonzessions-Urkunde. Das zunächst bevorzugte Hasardspiel sollte natürlich nicht nur Gäste ins Bad ziehen, sondern vor allem auch die grossherzoglich-badischen Kassen füllen. Eine Verfügung aus dem Jahre 1806 kündet davon: «Serenissimus haben zu äussern geruht, um die Gelder möglichst im Lande zu behalten, das Hazardspiel einer aus inländischen Personen bestehenden Gesellschaft zuzuwenden.»

Ein Jahr später kommt die Absicht auf, im Promenadenhaus eine Spielbank einzurichten. Sollte sie auch erst zwanzig Jahre später das Leben in Baden-Baden nachhaltig prägen, so war um 1807 das Treiben dort schon amüsant genug: «Vorzüglich an Sonn- und Feiertagen», so schrieb der Chronist *Aloys Schreiber*, «wimmelt es hier von einem bunten Gemisch von Einwohnern, Kurgästen und Freunden aus der Ferne. Dann findet man in dem Tanz- und Spielsaal ein fröhliches Gedränge von Menschen aller Classen. Vielen dient die Gesundheit als Vorwand während Schaulust, oder Liebe zu Gewinn sie herbeizieht, oder sie ihre Reize auf Zinsen legen. Amor, der Freund der warmen Quellen, wird nicht verschmäht.» Auf den Bällen wurden damals «fast nur tobende Walzer getanzt», wobei man – neben den Kurgästen – auch «Possenreisser, Bankhelden, Abenteurer, Industrieritter, Zierbengeljunker findet». Doch auch Bauern, Knechte und Mägde, Handwerksbursche, luderliche Bürgersöhne und Dirnen tanzten, spielten und zechten damals mit. Richtig vornehm wurde es dann erst nach 1810: Der Badische Hof, mit vielen herrschenden Häusern eng versippt, feierte gern in Baden-Baden. Besonders die Markgräfin Amalie, die «Schwiegermutter Europas», lud zu grossen Bällen für Töchter und Enkel. Dazu heisst es in *Rolf Gustav Haeblers* «Geschichte der Stadt und des Kurortes Baden-Baden»:

«Ein wahres Aufgebot von Fürsten und höchstem europäischem Adel sah das Jahr 1841 in Baden; wieder war es die Markgräfin Amalie, die nach dem Sturz ihres Feindes Napoleon nun die Häupter der Koalition in Baden um sich sammelte: ihre Tochter, die Kaiserin Elisabeth von Russland, die Grossfürsten Michael und Nikolaus, Fürst Suwarow, Fürst Ypsilanti, Fürst Polignac, Prinz Emil von Hessen, Herzog und Herzogin von Leuchtenberg und russische Generäle und viel hohes Gefolge. Romantisch begeistert unternahm man Ausflüge, zum Geroldsauer Wasserfall, in die Wälder, in die Umgebung, ging ins Theater, zu den Bällen im Promenadehaus und entdeckte das neue internationale Baden-Baden. Das alles sprach sich herum – und bald war der Kurort im Munde aller.»

Damals mussten sich gewöhnlich Sterbliche in Baden-Baden fast auf einem anderen Stern vorkommen. Dem alemannischen Dichter *Johann Peter Hebel* ging es 1812 so: «Man ist in einer ganz anderen Welt, überall Glanz, Wohlleben, Müssiggang, Geldspiel, Könige, Fürsten, Grafen, Professoren, Juden, Komödianten untereinander.» Einer, von dem man nicht wusste, ob man ihn ernst nehmen sollte, war der Freiherr Karl von Drais, der den erstaunten Kurgästen auf der Lichtentaler Allee seine Fahrmaschine vorführte, aus der später das Fahrrad werden sollte.

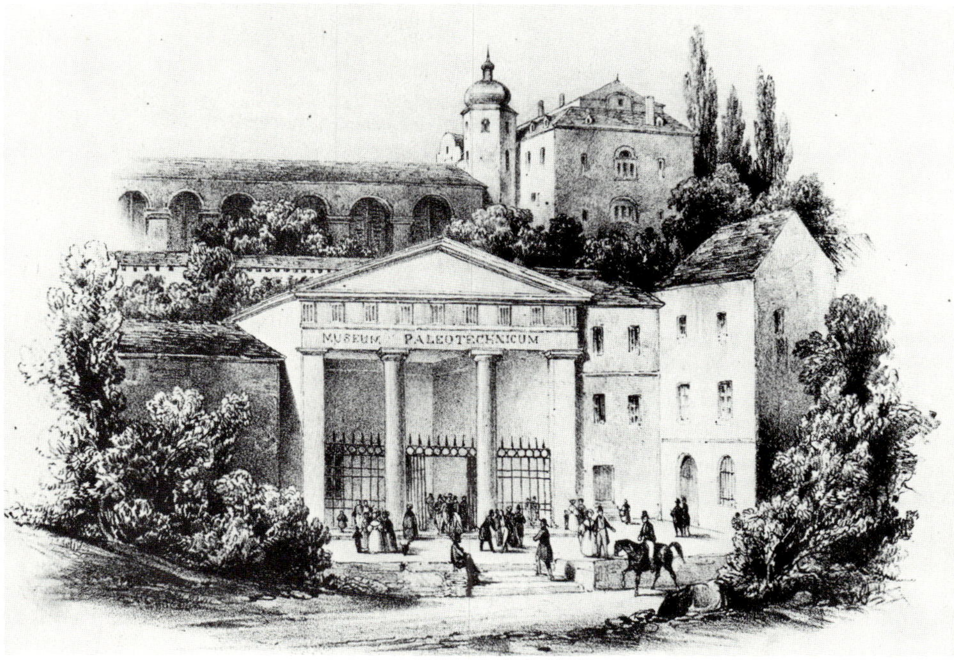

Bild 254. *Halle mit der Hauptquelle von Baden-Baden, 1846 abgebrochen.*

Könige, Komponisten und Kokotten

Neben gekrönten Häuptern, dem grossen Geld und allerlei Nutzniessern und Möchtegern-Grössen kamen aber auch geistvolle Zeitgenossen nach Baden-Baden. Johann Friedrich Cotta, der Verleger der deutschen Klassiker, zog sie in sein Haus. Auch für Goethe hatte Cotta 1816 ein Zimmer reserviert. Doch der Meister kehrte auf der Reise von Weimar her um, als an seiner Kutsche ein Rad brach und das Gefährt umstürzte: Goethe war sehr abergläubisch.

Im lebhaft gewordenen Tal an der Oos war Max Joseph, König von Bayern, ein ständiger Besucher. Ob er mit Ludwig Tieck in romantische Schwärmereien verfiel oder mit Carl Maria von Weber nächtliche Ständchen sang: er lebte gemächlich und heiter in Baden-Baden. Die einzige ernsthafte Tätigkeit des Monarchen bestand darin, seine Tochter Elisabeth im Garten des Badehotels mit dem preussischen Kronprinzen Friedrich Wilhelm scheinbar zufällig zusammenzubringen... Später hat sich der Heiratsmarkt Baden-Baden dann noch oft bewährt.

Auch berühmte Musiker kamen in den Badeort, in dem die grosse Welt allsommerlich zusammentraf. Bereits der Spielbankpächter Antoine Chabert, mehr noch seine Nachfolger Jean Jacques Bénazet und Sohn Edouard, sorgten für erstklassige Konzerte und Opern-Aufführungen. Der Pianist und Komponist Felix Mendelssohn-Bartholdy trat, achtzehnjährig, in Baden-Baden auf, Niccolo Paganini strich hier seine Violine, und Gioacchino Rossini dirigierte seine Oper «Stabat mater». Giacomo Meyerbeer schrieb in Baden-Baden grosse Teile seiner «Hugenotten», und Franz Liszt wie Anton Rubinstein feierten hier vor internationalem Publikum wahre Triumphe. Ja, und dann war da noch ein weithin unbekannter Monsieur Sax, der soeben das Saxophon erfunden hatte und den neuen Klang in Baden-Baden zum erstenmal ertönen liess. Die Bénazets machten es möglich, zahlten sie doch glänzende Gagen. Nebenher waren ihre Soupers berühmt. Schöne Solistinnen fanden dann zuweilen unter ihrer Serviette kostbare Broschen, Ketten oder Ohrgehänge...

Edouard Bénazet, der Sohn, zog 1853 nicht nur den romantischen Klangkünstler Hector Berlioz nach Baden-Baden, sondern gründete auch die neue Sensation, das Iffezheimer Rennen. Zum erstenmal in Deutschland entstand hier ein Rennplatz, der mit den bekannten Plätzen Frankreichs und den berühmten englischen Vorbildern mithalten konnte. Im Sommer 1858 war in Iffezheim der erste Start: Das alte Thermalbad hatte eine neue Attraktion, die sich als Publikumsmagnet bald bezahlt machte. Schon zwei Jahre später fand im mittlerweile besonders in Frankreich zu Ehren gekommenen badischen Kurort der sogenannte «Fürstenkongress» statt. Neben Napoleon III. fanden sich die Könige von Preussen, Bayern, Württemberg, Hannover und Sachsen an der Oos ein, nicht zu reden von den vielen Herzogen, Grafen und übrigen feinen Leuten, die «dazu» gehörten oder dazugehören wollten. Politische Gespräche, grosse Einladungen, diplomatische Spaziergänge und Lustfahrten in die nähere Umgebung: Baden-Baden hatte seine weitere Sensation.

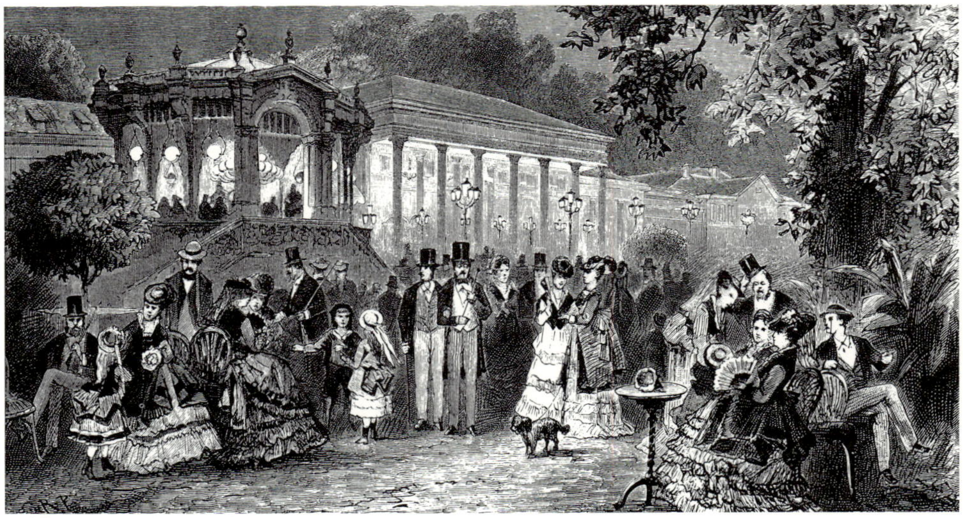

Bild 255. *Festliches Publikum 1860 vor dem Kursaal von Baden-Baden.*

Ein Bad wird «Hauptstadt Europas»

Ein Jahr später, 1861, der Kurort war «preussische Sommerresidenz» geworden, schoss auf der Lichtentaler Allee der zweiundzwanzigjährige Student *Oskar Becker* auf den Preussenkönig Wilhelm – weil er der Meinung war, «dass Se. Majestät der König von Preussen trotz vielen anerkennenswerten Bestrebungen nicht im Stande sein wird, die Umstände zu meistern, die sich der Lösung der Aufgabe entgegensetzen, die er als König von Preussen in Bezug auf die Einigung Deutschlands zu erfüllen hätte...» Der König wurde nur leicht am Hals verletzt und kehrte zu Fuss in sein Quartier zurück. Oskar Bekker kam für zwanzig Jahre ins Gefängnis.

Neben der deutschen Prominenz hatten auch französische Grössen Baden-Baden zur «Hauptstadt Europas» gemacht – und die Halbwelt kräftig angezogen. «Abwechslung gab es genug» ist im Tagebuch des *Prinzen Kraft zu Hohenlohe-Ingelfingen* zu lesen: «Die Spielbank sorgte schon dafür. Die Anziehungskraft der von Herrn Bénazet gepachteten Spielbank lockte nämlich die ausserordentlichen Erscheinungen der ganzen Welt dort zusammen, und es wimmelte von deutschen, französischen, englischen, russischen und italienischen Glücksritterinnen, die sich hauptsächlich durch das Auffallende ihrer Toiletten überboten. Jede erfand etwas Neues und wollte die anderen überbieten. Da kamen die bunten Vögel auf, die die Damen auf den Hüten trugen. Die Frau des Dichters Feydeau, der damals gerade sehr in Mode war, er-

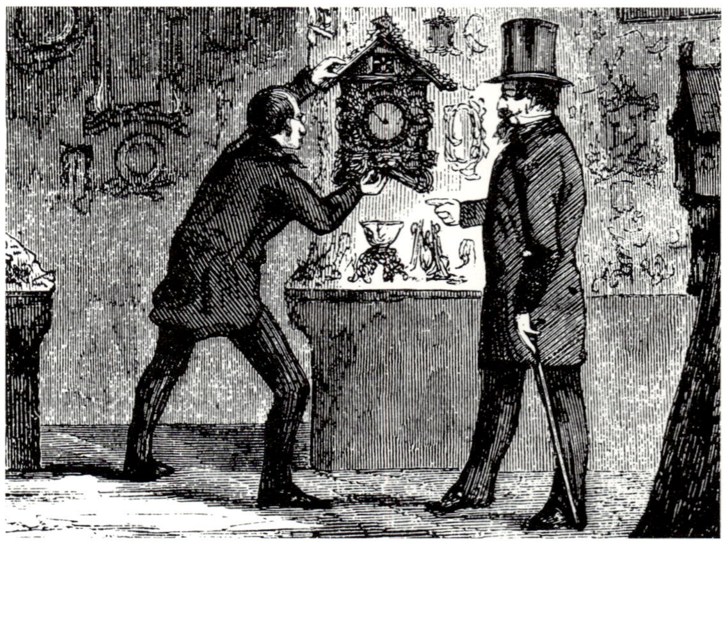

Bild 256. *In den Kolonnaden des Kurgartens an der Oos.*

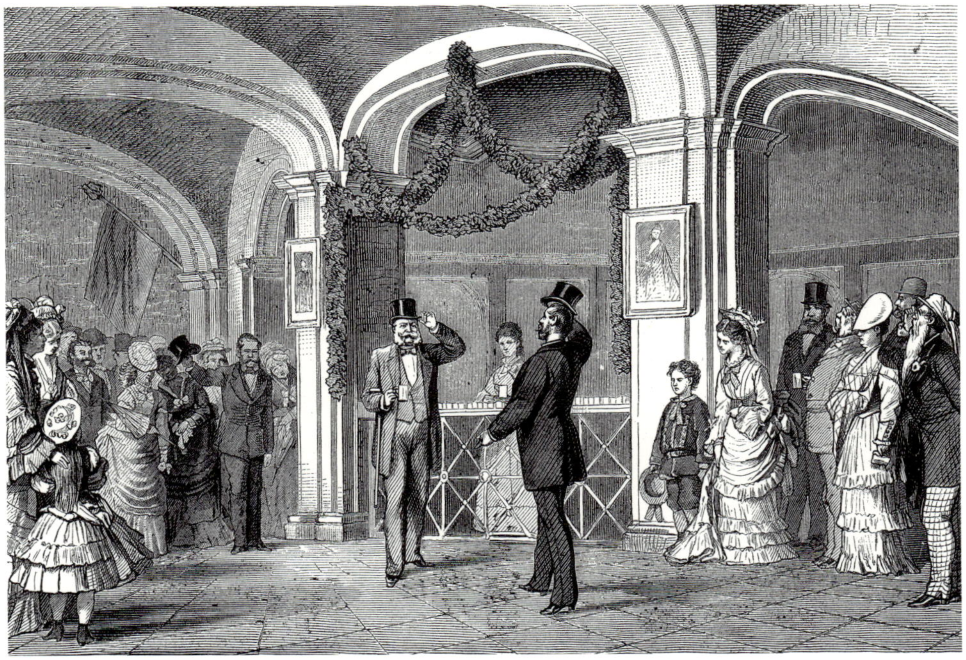

Bild 257. *Kaiser Wilhelm I. (links) trifft 1875 am Brunnen zu Bad Ems Zar Alexander II.*

schien aber eines Morgens auf der Promenade in dekolletierter Toilette. Sie hatte einen goldenen Reifen um den Hals, an dem Reifen war eine goldene Kette, und an dieser ein lebendes Eichhörnchen, das auf ihrer blossen Schulter sass. Das hat ihr keine andere Dame nachgemacht...»

Nicht zuletzt die Spielbank zeigte sich nach wie vor als grosser Magnet. Ein Gast, der russische Dichter Dostojewski, den die Spielleidenschaft von Bad zu Bad trieb, verspielte im Juli 1867 hier seine gesamte Barschaft. Er borgte sich dann Geld, versetzte Schmuck und Kleider seiner jungen Frau Anna, verlor, gewann, verlor. Anna, am Ende ihrer Kräfte, konnte ihn endlich im August zur Abreise bewegen.

Der Deutsch-Französische Krieg von 1870/71 und das Spielbankverbot von 1872 brachten dem badischen Glanzbad ernste Rückschläge. Dies hatte aber auch ein Gutes: Die Bäder selbst rückten wieder mehr in das Bewusstsein der Kurgäste. Ausserdem liessen neue Attraktionen nicht lange auf sich warten: erst Tennis, dann Golf und schliesslich sogar Fussball. Baden-Baden war und ist auf der Höhe der Zeit.

Auch die Thermalquellen von *Bad Ems* an der Lahn haben sich im Auf und Ab der Geschichte immer wieder durchgesetzt. Bereits die Römer – ihr Grenzwall «Limes» überquerte die Lahn bei der heutigen Bahnhofsbrücke – badeten im 48 Grad warmen Wasser der Römerquelle. Aus den Jahren 1172 und 1352 sind Hinweise auf einen Badebetrieb erhalten, und 1374 wurde dann ein dreistöckiges Badehaus mit acht Bädern über den warmen Quellen vollendet. Zerstörungen im Dreissigjährigen Krieg und Stadtbrände im frühen 18. Jahrhundert führten dazu, dass viele Badegäste damals nur in Zelten unterkommen konnten.

Die Aufenthalte Goethes in Ems, 1772 und 1774, beflügelten damals das Bad nicht, eher schon die Konferenz der Bischöfe von Köln, Mainz, Salzburg und Trier, die 1786 hier die «Emser Punktation» unterzeichneten, um die Rechte der katholischen Kirche im Reich gegenüber dem Papst zu sichern. Der Aufschwung des Badebetriebes in Ems zu einem Spitzenbad begann erst in den Jahren nach 1815. Der Spielbankbetrieb trug nicht unerheblich dazu bei, besonders nach dem Jahre 1839, als in Frankreich Spielbanken verboten worden waren.

Im Jahre 1866 wurde das Herzogtum Nassau, zu dem Ems gehörte, Preussen einverleibt; jetzt begann die eigentlich «grosse Zeit» des Bades. Kristallisationspunkte waren die jährlichen Besuche des preussischen Königs und späteren deutschen Kaisers Wilhelm I., der bis 1887 hier alljährlich kurte.

Die folgenschwere Emser Depesche

Weltbekannt geworden ist die «Emser Depesche» von 1870, die den Deutsch-Französischen Krieg auslöste: Der französische Botschafter, Graf Benedetti, hatte den König in Ems zur Zusage bewegen wollen, die Kandidatur seines Vetters, des Prinzen Leopold von Hohenzollern-Sigmaringen, für den spanischen Königsthron zu verhindern. Wilhelm I. war dazu nicht bereit und liess dem Botschafter ausrichten, er habe ihm in dieser Sache «nichts mehr zu sagen». Das Telegramm, das dieses Geschehen am 13. Juli an Bismarck in Berlin berichtete, wurde von diesem gekürzt, damit verschärft und veröffentlicht. Napoleon III. und die französische Nation fühlten sich herausgefordert: Frankreich erklärte am 19. Juli Preussen den Krieg, der nach dem Sieg Preussens und seiner Verbündeten zur Wiedergeburt des Deutschen Reiches führte.

In den Jahren danach blieben die Franzosen in den deutschen Bädern aus. Nach Ems kamen um so mehr Russen, auch Zar Alexander II. war hier mehrmals zur Kur. Während das glanzvolle Badeleben seinen Lauf nahm, lebte Wilhelm I. an der Lahn eher still und bescheiden. Dieses Bild jedenfalls zeichnet Fürst *Bernhard von Bülow* in seinen «Denkwürdigkeiten». Dort heisst es:

«Nichts konnte schlichter und anspruchsloser sein als sein Leben und Auftreten in Ems. Wer auf dem sogenannten ‹Pilz›, einer kleinen Terrasse gegenüber dem Kurhaus morgens frühstückte, erblickte vor sich an einem Fenster des vom Kaiser im Kurhaus bewohnten bescheidenen Appartements den 82jährigen Herrn, der, schon um 9 Uhr, Stösse von Akten vor sich, seine Tagesarbeit begann. Er wandte den Blick nicht von dem Tisch, an dem er arbeitete. Er öffnete selbst die Kuverts der Briefe, die vor ihm lagen, und siegelte sie dann selbst wieder zu. Er machte sich häufig Notizen... Ems war der einzige Ort, wo der Kaiser Zivilkleider anlegte. Er trug einen langen, schwarzen Gehrock, eine weisse Weste, eine selbstgebundene Krawatte und hellfarbige Beinkleider... Bis zwölf Uhr sass der

Kaiser an seinem Schreibtisch, um erst dann einen kleinen Spaziergang auf der Kurpromenade zu unternehmen. Nachmittags arbeitete er wieder von 3 bis 5 Uhr und nicht selten bis 6 Uhr, manchmal noch länger. Auf der Promenade sprach er gern Bekannte an, immer liebenswürdig, bisweilen mit freundlichem Scherz, vollkommen natürlich, ohne jede Steifheit oder gar Pose, aber nie anders als in königlicher Haltung. Mit Damen war er von ritterlicher Galanterie, ohne eine Spur von seniler Courmacherei, aber nach dem Grundsatz des sonst von ihm sehr verschiedenen Louis XIV., dass ein wohlerzogener Mann auch vor einer Kammerfrau den Hut abzieht.»

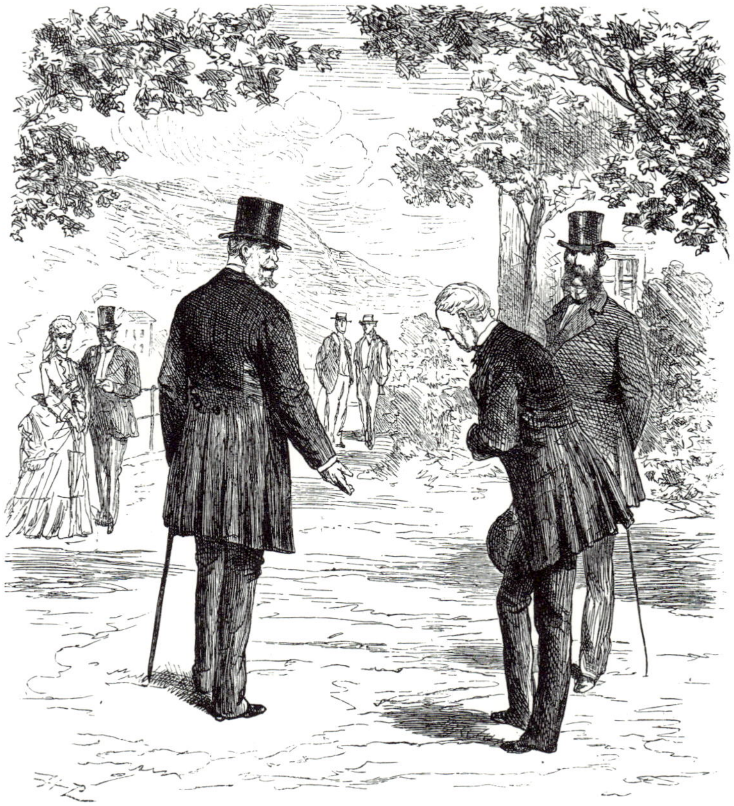

Bild 258. *Kaiser Wilhelm I. hat dem Grafen Benedetti «nichts mehr zu sagen».*

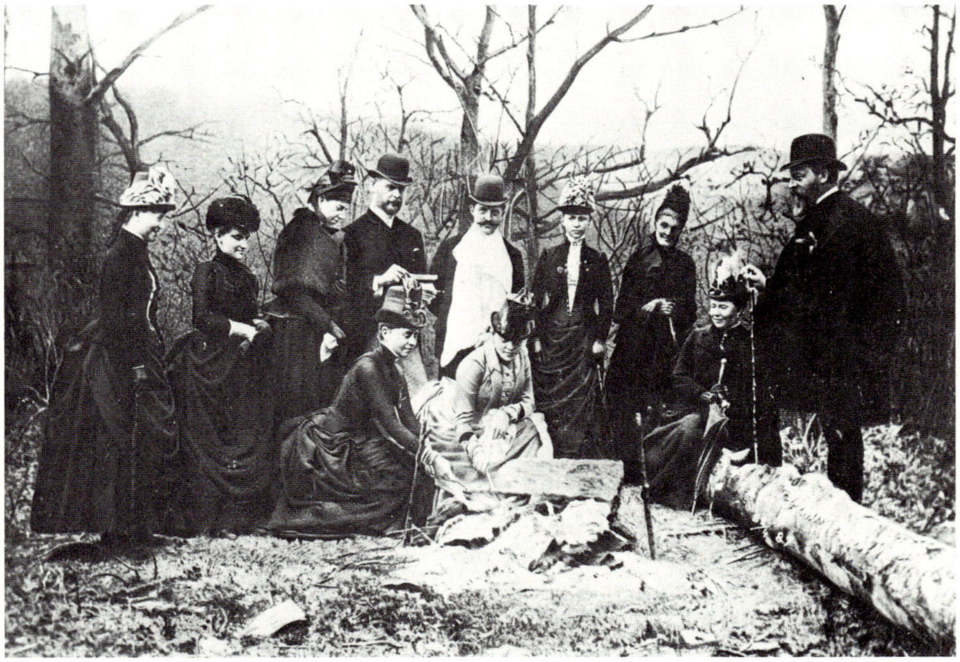

Bild 259. *Kaiser Friedrich III. mit Gefolge in Bad Ems beim Brunnenschöpfen.*

Wässer, die auch Wunder wirken

Es waren aber weniger Kammerfrauen, die im 18. oder 19. Jahrhundert Ems besuchten, sondern Damen der vornehmsten Gesellschaft, darunter Frauen aus regierenden Dynastien, die sich Nachwuchs wünschten. Besonders die Emser «Bubenquelle» stand schon im 18. Jahrhundert im Ruf, die Fruchtbarkeit zu fördern. So kurte in Ems auch Maria Anna Sophie, Gemahlin des bayerischen Kurfürsten Maximilian III., um dem Aussterben der Wittelsbacher im Mannesstamm vorzubeugen. Überhaupt sagte man den Kuren in Bad Ems nach, bei jungen Frauen manches Wunder zu wirken. Das jedenfalls berichtet der Reiseschriftsteller *Hans Wachenhausen:*

«Der Emser Brunnen soll viele schöne Tugenden haben, auf deren Analyse ich hier mich nicht einlassen kann. Desto mehr heftet sich der böse Leumund an jene bekannte Quelle, welche eine Anzahl junger Frauen nach Ems lockt. Es ist so unrecht, dem Klima und den Offizieren der benachbarten Garnisonen zuschreiben zu wollen, was der Himmel und die Quelle bei mangelhafter physischer Organisation nicht bewirken. Nur die Badeärzte haben hierüber ihre ganz positiven Urteile; und nur sie wissen, was auf natürlichem Wege oder durch Wunder bewirkt wird, aber auch sie sind discret und sprechen nicht darüber. An einer jungen Frau, die allein in einem Kurort lebt, kann jegliches Wunder geschehen und selbst die Anwesenheit des Gatten kann es nicht immer verhindern. Vielleicht datiert daher der wohlbegründete Ruf dieser Quelle.»

Der Sauerbrunnen von *Bad Kissingen* an der Saale dagegen steht seit Jahrhunderten im Ruf, «Personen, so feist sie sind, mager» zu machen, «soferne sie denselben zweu oder drey Monat aneinander trincken». Dies befand schon 1587 *Johann Wittlich,* Leibarzt des Grafen von Schwarzenberg. Immerhin, so Wittlich, fördere das Wasser auch die «Zeit und Blume» der Frauen und die Liebeskraft der Männer. Jahrhundertelang den Bischöfen von Würzburg zugehörig, fiel Kissingen 1814 endgültig an das

Königreich Bayern – und der Kurbetrieb begann fortan erst richtig aufzublühen. Zunächst erhielt das alte Kurhaus einen Tanzsaal, der allerdings noch recht klein war, so dass «die Tänzer in seiner Fülle und Enge in Schweiss zerflossen». Das bayerische Königshaus, und hier besonders Ludwig I., liess zwischen 1830 und 1850 Kissingen zu einem grossartigen Heilbad ausbauen.

Was die Franzosen für Baden-Baden, waren bald die Engländer und Russen für Kissingen: «Es schneit nur so mit Fürsten und Fürstinnen... Von dem Reichtum mancher dieser Familien macht man sich keinen Begriff.» So steht es in einem Reisebericht aus dem Jahre 1842. Ein grosszügig ausgebautes Kurviertel – eine Kurkapelle von 24 Mann musizierte täglich – lockte hohe Damen und Herren von nah und fern an. So kam 1852 König Max II. von Bayern mit seinem Hofstaat erstmals zur Kur. Gleichzeitig erholten sich Schwedenkönig Oskar mit seiner Gemahlin, die Königin von Württemberg und viele andere Gäste von hohem Adel in Kissingen. Das Jahr 1864 war sicherlich das glanzvollste, kurten doch neben Zar Alexander von Russland und Gemahlin die Kaiserin Elisabeth von Österreich, der König Ludwig II. von Bayern, der König von Württemberg, der Grossherzog von Hessen und mehrere Grossfürsten an der fränkischen Saale.

Einer der häufigsten Gäste war Otto von Bismarck, der fünfzehnmal ins bayerische Staatsbad kam, so dass die «Neue Wiener Presse» zu recht schreiben konnte: «Der Schwerpunkt des Deutschen Reiches ist nach Kissingen verlegt.» Auf der Salinen-Promenade wurde 1877 übrigens das erste Bismarck-Denkmal errichtet. Es war zugleich das erste Denkmal, das für einen Preussen in Bayern entstand. Bismarck, bei einem Pistolenattentat im Juli 1874 an der Hand leicht verletzt, soll dazu geäussert haben: «Die Sache ist zwar nicht kurgemäss, aber das Geschäft bringt es eben so mit sich.»

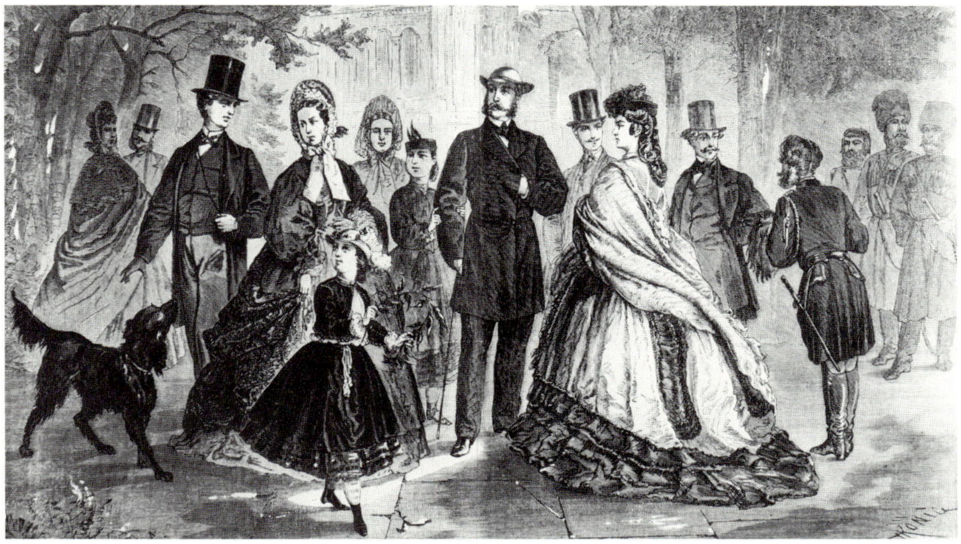

Bild 260. *Gekrönte Häupter 1864 in Bad Kissingen (von links): König Ludwig II. von Bayern, die Zarin und der Zar, Kaiserin Elisabeth von Österreich, Herzog Max von Bayern.*

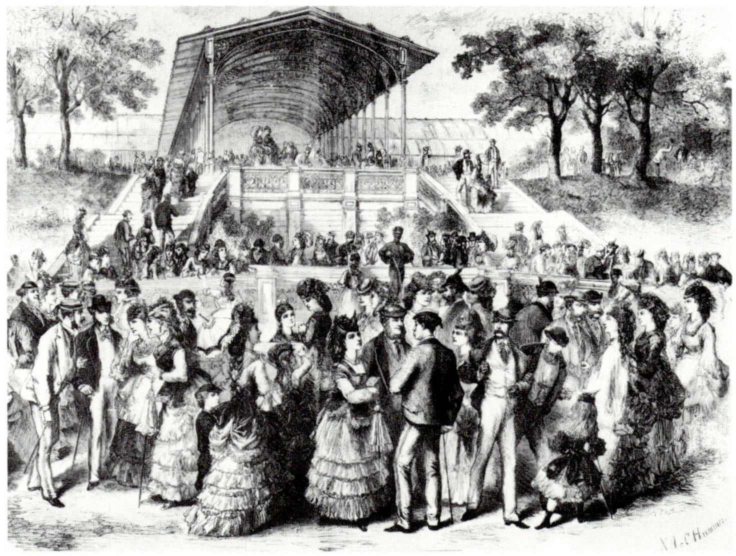

Bild 261. *Buntes Leben an der Trinkhalle von Bad Homburg, um 1870.*

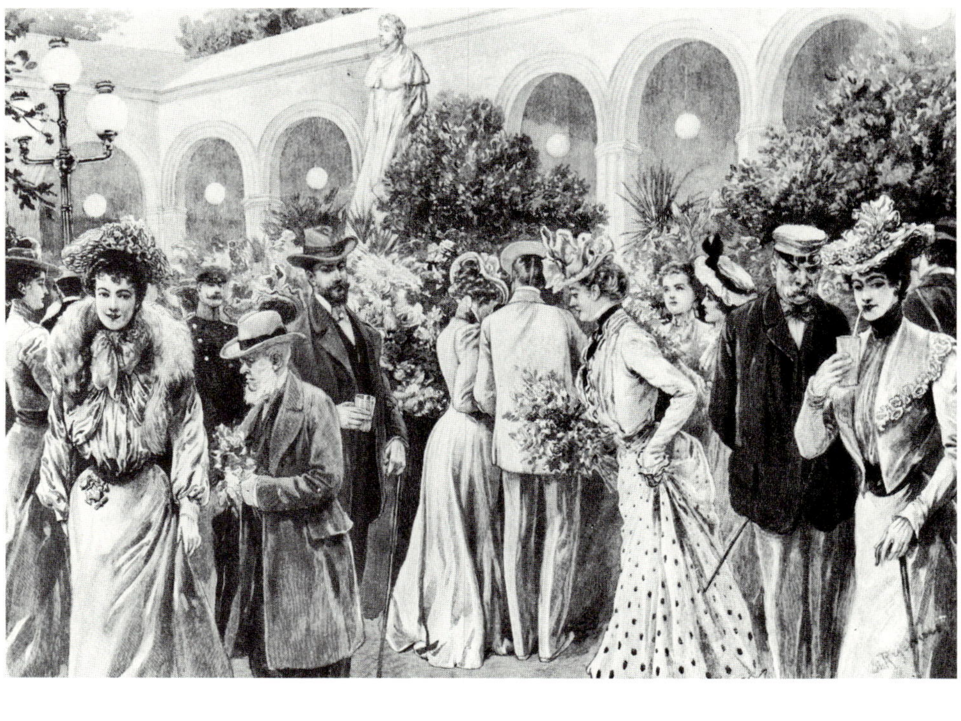

Bild 262. *Auf der Brunnenpromenade von Bad Kissingen im Jahre 1901.*

Es ist nicht alles Gold, was glänzt

Die guten Geschäfte und die Anziehungskraft der Spielbank von *Homburg vor der Höhe* sollten die kleine Residenzstadt am Fusse des Taunus in den Jahren nach 1840 schnell zu einem Weltbad machen. Erst 1830 zum Kurort erklärt, kurbelte zunächst der einheimische Arzt Edmund Trapp den Badebetrieb in Homburg an. Die bald gegründete Spielbank erwies sich als wahrer Magnet, zumal das neue Kurhaus, 1841/42 erbaut, besonders prachtvoll ausfiel. Schon zwei Jahre später konnte der weltgewandte *Varnhagen von Ense,* ein berühmter «Playboy» jener Tage, nicht umhin, das neue Bad Homburg in sein Reiseprogramm aufzunehmen. Er schrieb am 30. Juli in sein Tagebuch:

«Im Spielsaal den Kurfürsten von Hessen bei der Arbeit gesehen, er spielt den ganzen Tag, sitzt krumm vorgebogen auf die Karte sehend und stechend, die er in der Hand hält, und schiebt das Gold hin und her; ein widerwärtiger Anblick, der deutsche Fürst unter dem Spielervolk und mit dem Gold nochmals das Blut seiner verkauften Unterthanen schnöd vergeudend!»

Überhaupt war in Homburg damals nicht alles Gold, was glänzte. Die Spielbank zog viele halbseidene Gestalten an, die es, so Varnhagen, zu «einem Nest von Gesindel, Abenteurern, Beutelschneidern und liederlichen Weibern» machte. *Fjodor Dostojewski,* von dessen unseliger Spielleidenschaft schon die Rede war, schrieb 1867 an seine Frau: «Ich ging im Park spazieren und muss zugeben, die Lage ist bezaubernd, der Park ist grossartig, das Kurhaus ebenfalls, die Musik wunderschön, besser als in Dresden. Hier liesse es sich leben, wenn nur das verfluchte Roulettespiel nicht wäre...»

Schon die ersten Pächter der Spielbank, die französischen Gebrüder Louis und François Blanc, waren nicht eben das, was man heute einen Gentleman nennt. Geschickt verstanden sie es nicht nur, aus der Homburger Spielbank eine Goldgrube zu machen – 1864 betrug der Nettogewinn der Spielbank mehr als eine Million Gulden –, François Blanc verschaffte seinen Nachkommen sogar Eingang in den europäischen Hochadel. Und das kam so: Im Jahre 1854 hatte François, 48 war er immerhin, die 21 Jahre alte Schusterstochter Marie Hensel aus Friedrichsdorf geheiratet (er hatte sie zuvor, nach der Verlobung, auf ein französisches Internat geschickt, wo sie «standesgemäss» erzogen wurde). Drei Kinder gingen aus dieser Ehe hervor: Luise, die spätere Fürstin Radziwill, Marie, die spätere Prinzessin Bonaparte, und Sohn Edmond, um die Jahrhundertwende dann ein bekannter Rennstallbesitzer. Maries Tochter, ebenfalls Marie mit Namen, heiratete später den Prinzen Georg von Griechenland: So stieg die Enkelin der hessischen Flickschusterstochter und eines gerissenen Geschäftsmannes in eine der ersten Familien Europas auf.

Monarchen aus gutem Hause hielten sich in jener Zeit ebenfalls in Homburg auf. Preussenkönig Wilhelm I. machte den Ort zu seiner Sommerresidenz, der er auch als deutscher Kaiser treu blieb. Sein Sohn Friedrich III. kurte in Homburg ebensogern wie sein Enkel Wilhelm II., der den weiteren Ausbau des Prachtbades förderte. Dabei galt das

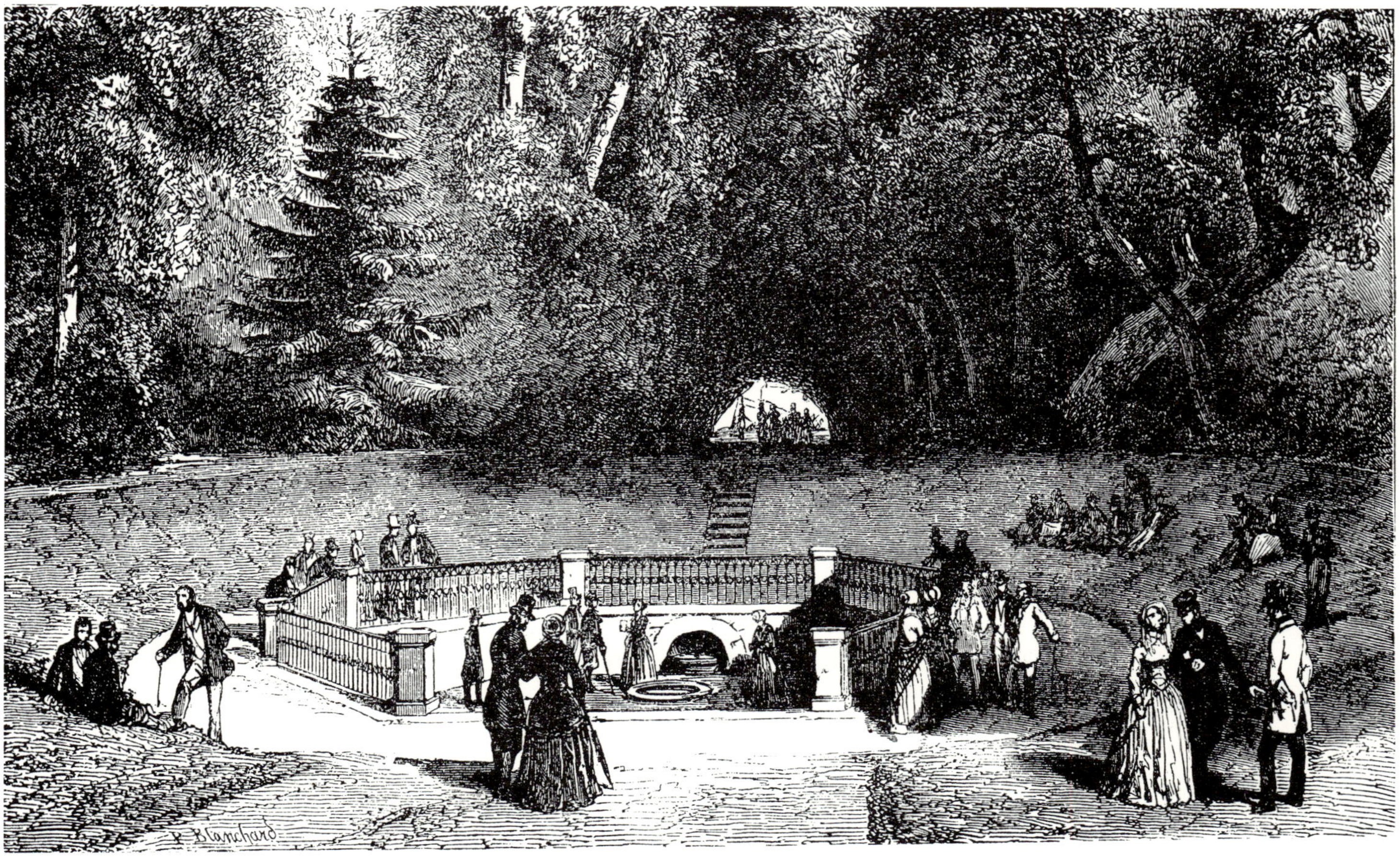

1859 nach einem Brand umgebaute und erweiterte Kurhaus bereits als Höhepunkt der Bäderarchitektur: Der von zwölf gewaltigen Leuchtern erhellte hohe Speisesaal, der sich anschliessende «Goldsaal» und das in Purpur und Gold gehaltene Theater stachen alle vergleichbaren Bauten in anderen Bädern aus. Hier fühlten sich neben den Hohenzollern auch Edward VII. von England, Zar Nikolaus II. und viele grosse und kleine Potentaten aus aller Welt wohl. Einer davon war König Chulalongkorn von Siam, der am 22. September 1907 zu seinem 57. Geburtstag gleich ganz Homburg zu Gast lud und einen kleinen Tempel stiftete, der heute noch im Kurpark zu besichtigen ist.

◁ Bild 263. *Die Ludwigsquelle von Bad Homburg in der Mitte des 19. Jahrhunderts.*

Bild 264. *Kursaal und Kolonnaden von Wiesbaden im Jahre 1852.*

Champagnerfrühstück und englischer Tee

Das ebenfalls am so mineralquellenreichen Taunus-Südhang gelegene *Wiesbaden* blühte in den Jahren nach 1866 – der Ort war an Preussen gefallen – ebenfalls zu einem Weltbad auf. Dabei hatte 1789 Charlotte von Stein, die Goethe-Freundin, sich hier noch von Ungeziefer verfolgt gefühlt («...hier sind meine zwei Hauptfeinde, die Spinnen und Wanzen zu Hause...»), und Clemens Brentano wie Goethe hatten in den ersten beiden Jahrzehnten des 19. Jahrhunderts mangelnden Komfort und hohe Preise beklagt (Goethe 1814: «Man spürt hier sehr, dass die Münze rund ist»). In den drei Jahrzehnten vor der Jahrhundertwende wandelte sich der Badeort am Rande des weinseligen Rheingaus zu einem grossartigen Nobelbad. Wo schon römische Legionäre im heissen Sprudel sassen und im Mittelalter ein buntes Badeleben herrschte, da entstand ein gesellschaftlicher Mittelpunkt Deutschlands. Wilhelm II., der jeweils im Mai nach Wiesbaden zu reisen pflegte, liess besonders das Theater grosszügig ausbauen. Über die Einweihung des neuen, 1902 entstandenen Theaterfoyers berichtet der Wiesbadener Chronist *Christian Spielmann:*

«Das neue Foyer, ein Anbau an der Ostseite des Hoftheaters, präsentiert sich äusserlich einfach in geläutertem Barockstil, wie ihn Stadtbaumeister Baurat Felix Genzmer bevorzugt. Ausserordentlich fein schmiegt er sich dem Renaissance-Monumentalbau des Theaters an. Die Detailschilderung des Innern würde zu weit führen, und das Entzücken beim Anblick von Gold-, Spiegel-, buntem und weissem Farbenglanz, von Verzierungen, Emblemen, Auxoretten und Putten kann doch nur der Besucher empfinden. Die Originalität und Genialität Genzmers im Finden und Schaffen – man denke: innen Rokoko, aussen Barock und das Ganze anlehnend an Renaissance ohne Disharmonie, vielmehr in so formschöner Anpassung – hat sich wieder einmal, diesmal in höchster Potenz, bewährt. So war auch der Ausspruch des Kaisers, als er zuerst den Raum betrat: ‹So etwas

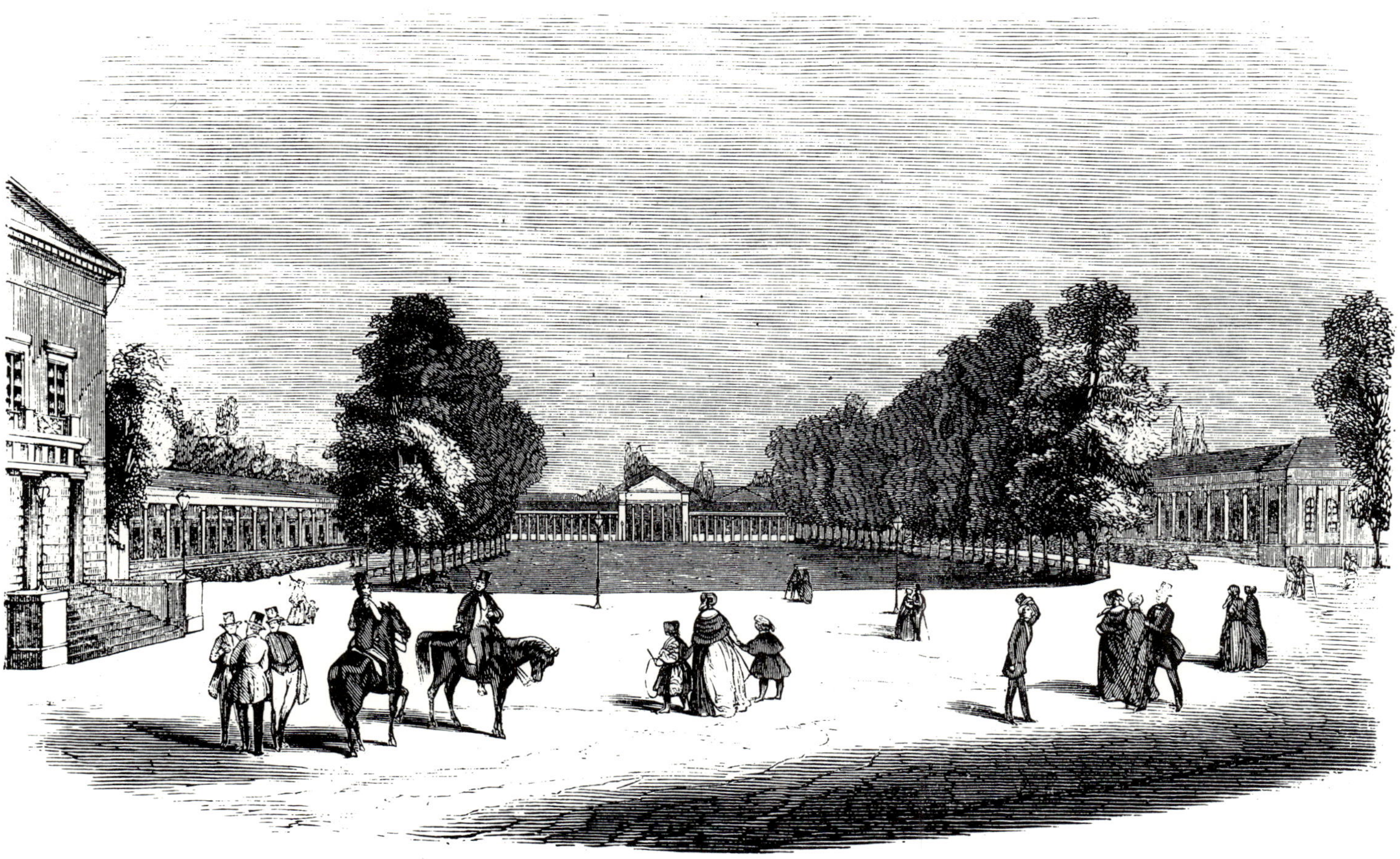

haben wir in Berlin nicht.› Da müssen auch der Nörgler und Neider Stimmen schweigen.»

Nach Champagnerfrühstück, «Kaiserhoch» und mehreren Reden liess dann der Regierungspräsident Wenzel «in allerhöchstem Auftrage einen Ordenssegen niedergehen». Das Foyer war würdig eingeweiht. Was so in Wiesbaden Sommer für Sommer an Theaterstücken geboten wurde, gefiel zwar dem Kaiser, Beobachtern der Szene aber weniger. So schreibt Fürst *Bernhard von Bülow,* der spätere Reichskanzler, in seinen Memoiren:

«Der 18. Oktober, jedem guten Preussen und vaterländisch gesinnten Deutschen doppelt heilig als Jahrestag der Völkerschlacht von Leipzig wie als Geburtstag des Kaisers Friedrich, sollte 1897 in Wiesbaden durch eine Festvorstellung im Königlichen Theater gefeiert werden. Gegeben wurde auf Allerhöchsten Befehl ‹Der Burggraf› von Joseph Lauff. Ich glaube nicht, dass jemals über die Bretter irgendeiner deutschen Bühne ein Stück gegangen ist, das so wenig selbst den bescheidensten Ansprüchen genügte, die auch das bescheidene Publikum einer bescheidenen Kleinstadt an ein Theaterstück zu stellen gewöhnt und berechtigt ist. In einem Lande, das unsterbliche Meisterwerke der grössten Dichter, eines Goethe und Schiller, eines Lessing und Kleist und Hebbel sein eigen nennt, durfte dem Publikum ein solches Stück nicht geboten werden.»

Die Besucher des prunkenden Badeortes am Taunus aber klatschten und jubelten, wenn Majestät seine Loge betrat. Und auch die in den Wiesbadener Maifestspielen gebotenen Theaterstücke und Opern scheinen dem breiten Publikum recht gut gefallen zu haben: Wilhelm II. repräsentierte weithin den Geist seiner Zeit und seiner Untertanen.

Die glanzvollen Jahre endeten mit dem Ersten Weltkriege. Der Kaiser, oberster Kriegsherr des Deutschen Reiches, erlebte den Waffenstillstand von 1918 im belgischen Badeort Spa, wo er das Schloss «du Neubois» und zuletzt das grosszügige «Grand Hotel Britannique» bewohnte, in dem auch der Generalstab untergebracht war. Am 10. November 1918 – Wilhelm II. fand im holländischen Exil zunächst Aufnahme auf Schloss Amerongen des Grafen Beutinck – war der Glanz des Badelebens nicht mehr um ihn. Der Monarch, nun der Kaiser-Würde und -Bürde ledig, sagte nach der Begrüssung zu seinem Gastgeber schlicht: «Und jetzt geben Sie mir eine Tasse richtigen, guten englischen Tee.»

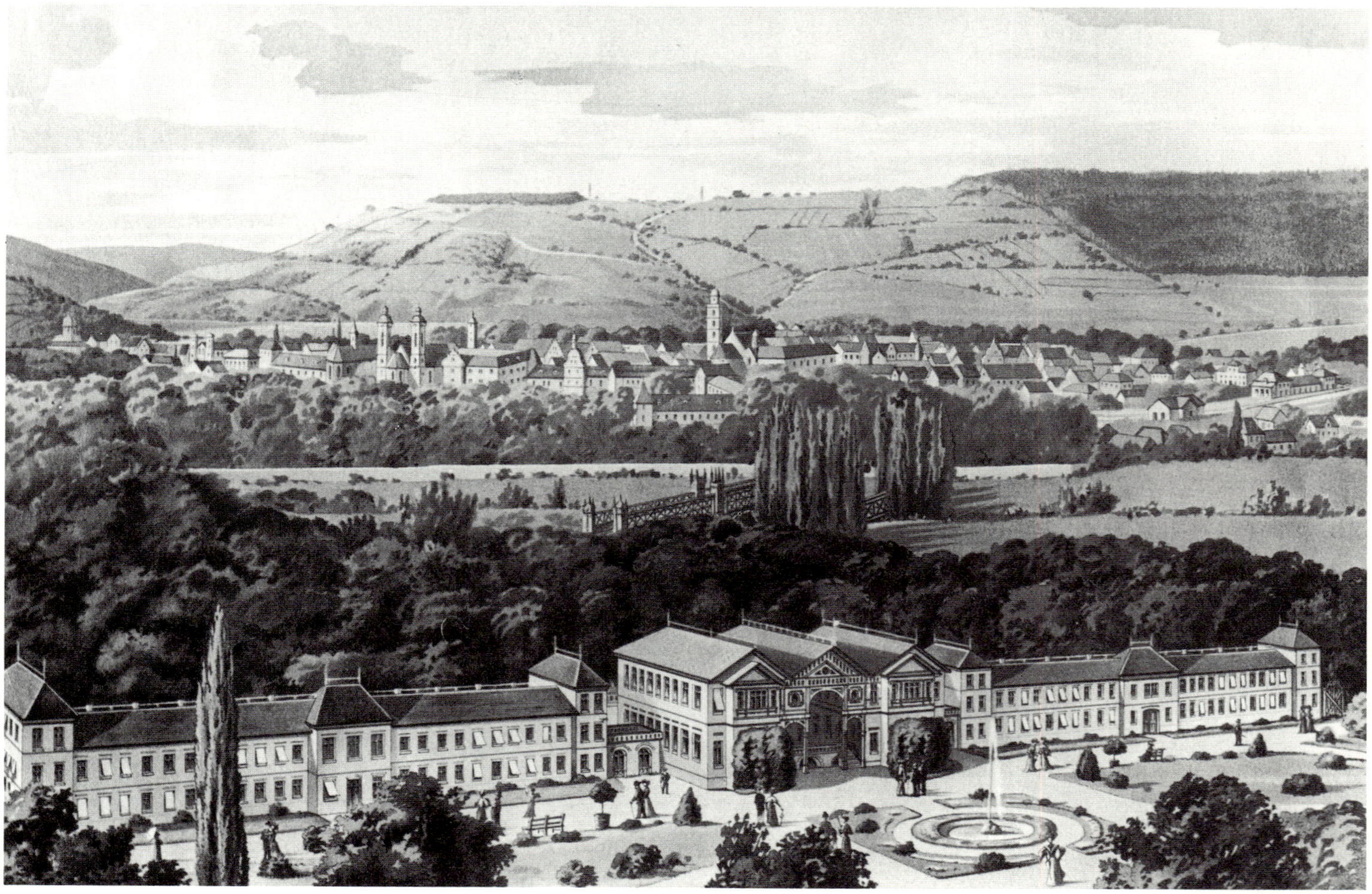

Bild 265. *Die Kuranlagen von Bad Mergentheim zu Beginn des 20. Jahrhunderts. In Mergentheim, wie in vielen anderen deutschen Bädern auch, fanden und finden vor allem bürgerliche Kurgäste Ruhe, Freude, Erholung und Heilung.*

Der Wasserheiler von Wörishofen

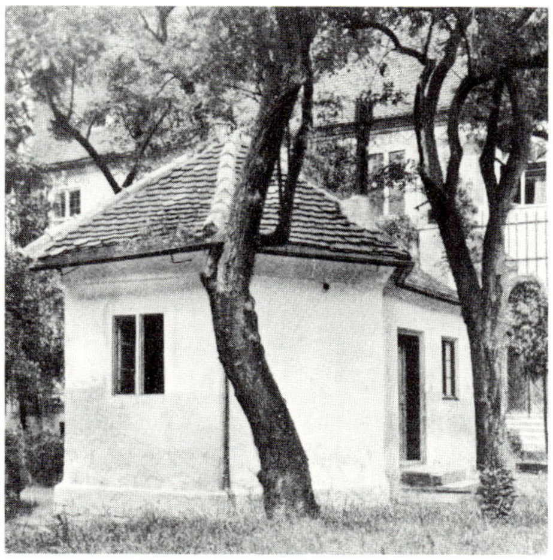

Bild 266. *Das historische Badehaus im Dominikanerinnen-Kloster zu Wörishofen.*

Zwei Schatten lösen sich von einem Fenster des Hörsaals, fallen lautlos in den Innenhof, huschen in eine Ecke: Kies knirscht, Holz knarrt. Verhaltenes Schnaufen. Die Schatten schleichen zum Gewächshaus. Dann scheppert Blech, gluckst Wasser. Wenig später rauscht und plätschert es im Hof. Ein unterdrücktes Stöhnen. Und immer wieder platscht Wasser auf Wasser.

Es ist kein Kriminalroman, der so beginnt. Es ist die Geschichte einer Heilung, die sich im Winter des Jahres 1850/51 so in München zugetragen hat, im Hof des Georgianums, einer Ausbildungsstätte für katholische Theologen.

Was war geschehen? Der Theologiestudent *Sebastian Kneipp,* der sich selbst ein Jahr zuvor mit kaltem Wasser von der Schwindsucht geheilt hatte, war dabei, seinen Mitstudenten Langmeyer zu kurieren. In seiner Selbstbiographie berichtet er darüber:

«Eines Tages traf ich im Garten einen Mitalumnus, der sich Tränen von den Augen wischte; ich eilte zu ihm und fragte ihn um seine Trauer. Und er antwortete mir: ‹Jetzt habe ich 12 Jahre studiert, will Priester werden, lebe von Almosen und jetzt gibt mir der Arzt kein Zeugnis für den Tischtitel – und ohne diesen werde ich nicht zu der Weihe gelassen; was soll ich anfangen?› – Ich dachte an meine Lage und meine Trostseligkeit und machte ihm Mut und Glauben, ich könne ihn mit Gewissheit kurieren; ich habe ein Büchlein über Wasserkur und ich fühle von Monat zu Monat einen Fortschritt. Das war für den guten Herrn ein Trost, dass er aufhörte zu weinen und sagte: ‹Alles will ich tun, wenn ich wieder gesund und zum Priester geweiht werden könne.› Nun, was tun? Wir hatten nur eine Verlegenheit: wer gestattet uns, Anwendungen vorzunehmen? und zweitens wo? Ich fand eine Gelegenheit. Im Seminarhofe war unweit des Blumenhauses ein Bassin mit stets frischem Wasser. Dort holte ich in der Nacht, sei es 12 oder 2 Uhr, diesen Alumnus und wir stiegen im Hörsaal, welcher parterre war, beim Fenster hinaus, wo ich am Abend jedesmal eine alte Schulbank, die in der Ecke lag, hinstellte; vom Gärtner hatte ich schon am Abend eine Giesskanne auf die Seite getan und damit habe ich den Alumnus im Bassin begossen bei 10 bis 12 Grad Kälte. Die Wirkung war ausserordentlich: sein Aussehen wurde von Woche zu Woche besser, sein heftiger Husten verschwand, seine Kräfte vermehrten sich, der gute Herr bekam Feuer und Blut und wurde zur allgemeinen Freude gesund.»

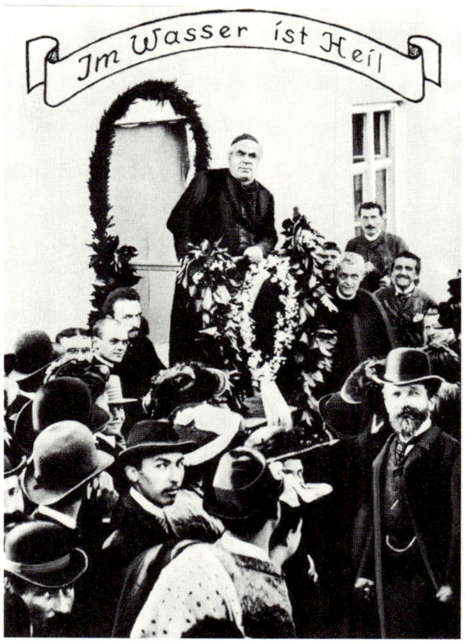

Bild 267. *Kurgäste huldigen «ihrem» Pfarrer Sebastian Kneipp.*

Der frischgebackene Theologe Langmeyer erhielt seinen «Tischtitel» (ein ärztliches Gesundheitszeugnis, ohne das ein Tätigwerden als Seelsorger nicht möglich war, das andererseits den Bischof verpflichtete, für den standesgemässen Unterhalt zu sorgen) und empfing die Priesterweihe.

Das Bad in der Donau bei 15 Grad Kälte

Die Vorgeschichte ist schnell erzählt. Sebastian Kneipp, Sohn eines armen Leinewebers im bayerischen Stephansried bei Ottobeuren, wurde 1821 geboren und in engen Verhältnissen streng erzogen: «Ich habe als Bub vor zwei Dingen die meiste Angst gehabt: vor der Rute, weil die weh tat, und vor der Hölle.» Folgerichtig dachte er: «Werde geistlich, und du wirst doch mehr gesichert sein.»

Seine Eltern freilich wollten davon nichts wissen – studieren kostet Geld, und das war nicht da. Also musste Sebastian mit elf Jahren «in den Keller, um die Weberei einzuüben». Nebenher hütete er Kühe, fuhr Heu ein, stach Rüben und schleppte Mörtel auf verschiedenen Baustellen. An seinem 21. Geburtstag brannte das väterliche Haus ab. Theologe werden aber wollte er immer noch. Er lief von zu Hause weg, angeblich, um in der Schweiz neuartige Webstühle kennenzulernen. Auf Umwegen kam er nach Grönenbach. Dort half der Kaplan Matthias Merkle weiter: Sebastian Kneipp konnte, mit 23 Jahren, in Dillingen das Gymnasium besuchen.

Zäh, wie viele, die auf dem «zweiten Bildungsweg» das Abitur nachmachen, vertiefte sich der junge Kneipp in seine Studien. Er übernahm sich: «Gerade so merkte ich auch, dass meine Geisteskräfte überladen wurden und so fühlte ich mich von Woche zu Woche müder und abgeschlagener; es schwand Appetit und Schlaf und ich kam soweit, dass ich in der dritten Gymnasialklasse die Hälfte der Zeit im Bett zubringen muss-

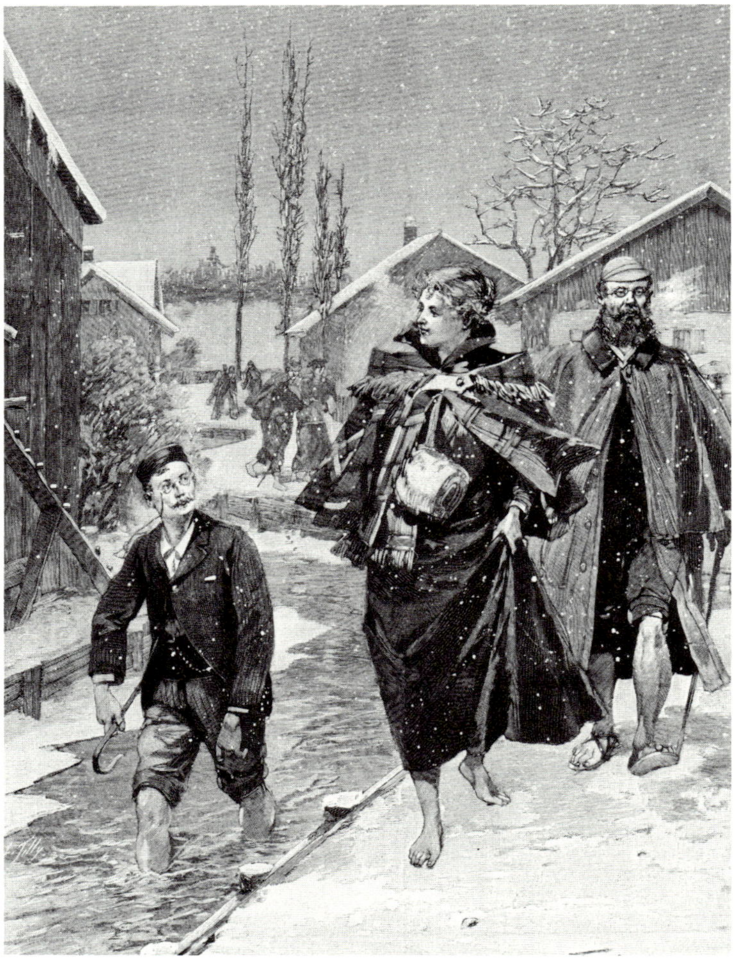

Bild 268. *Vornehme Gäste beim Wassertreten im winterlichen Wörishofen, um 1910.*

te.» Bluthusten stellte sich ein. Dennoch begann er nach dem Abitur das Studium der Theologie und der Philosophie.

Sein Geld schwand, an der Gesundheit fehlte es noch immer: «Eines Tages ging ich in meiner Trübseligkeit mit einem Studierenden in die Hofbibliothek, mehr um zerstreut zu werden, weil ich nur ganz wenig lesen konnte. Schon das Lesen allein strengte mich zu sehr an. Auf die Frage, was ich lesen wolle, gab ich zur Antwort: Ich weiss es selber nicht. Dann bot man mir einen Katalog an, in welchem ich las und fand eine Schrift mit dem Titel: Anleitung zur Wasserheilkunde von Hahn. Ich liess mir dieses Büchlein kommen, und lese da, wie man sich durch Wasser gesund machen kann in allen möglichen Krankheiten, selbst im grössten Elend. Dieses Büchlein war mir ein wahrer Morgenstern für eine bessere Zukunft. Ich kaufte sogleich beim Antiquar Zipperer dieses Büchlein und weil ich nichts Bedeutendes in München tun konnte und das Semester teilweise abgelaufen war, studierte ich während der Ferienzeit dieses Büchlein.»

In Dillingen wurde das Buch «Unterricht von Krafft und Würckung des frischen Wassers in die Leiber der Menschen» von Johann Siegmund Hahn aus Schweidnitz in Schlesien sein Leitfaden: «So ging ich dann in der Woche dreimal (im Winter) in die Donau hinaus (die Kälte mochte sein wie sie wollte) und habe Halbbäder genommen von 3 bis 4 Sekunden bei 10 bis 15 Grad Kälte. Müde ging ich hinaus, neu aufgefrischt und gestärkt ging ich jedesmal heim und ich gewann die Überzeugung, wenn es für mich – nachdem alles Angewendete nichts geholfen – ein Heilmittel gibt, so wird es das Wasser sein. Mein Geist wurde denkfähiger, es besserte sich mein Appetit und ich konnte doch schon regelmässig die Vorlesungen anhören, zumal in der Theologie, wo das Denken besser erlaubt ist und nicht soviel auswendig gelernt werden muss, und habe somit bei meinem Examen vollständig befriedigt.»

Kneipp wird vor ein Gericht zitiert

Sebastian Kneipp konnte seine Studien in Dillingen und München im Jahre 1852 beenden, wollte als Priester arbeiten und die Wasseranwendungen vergessen: «Zum Priester geweiht, machte ich mir die besten Vorsätze, in dieser Beziehung nichts mehr zu tun; es war mir lästig und zeitraubend – ich lebte hauptsächlich der Überzeugung, ich sei ja für den Priester-, nicht für den Medizinerstand bestimmt. Ich stellte mir die Sache nicht so schwierig vor, als ich sie später gefunden: zum Krankenbette kommen, die Kranken jammern hören und nicht helfen sollen. So habe ich die guten Vorsätze von Zeit zu Zeit gebrochen.

So kam ich in ein Haus und besuchte eine Witfrau, deren achtes Kind noch in der Wiege lag. Sie jammerte mir vor: drei Vierteljahre habe sie die Ärzte, aber keine Hilfe. Ein halbes Jahr habe sie die Kirche nicht mehr besuchen können, so sei ihr aller Trost genommen. Beim ersten Besuche konnte ich mich noch überwinden, ohne Rat aus dem Hause zu gehen. Beim zweiten Besuch hat mich das Jammern überwunden. Ich gab der guten Witfrau den Rat: Nehmen Sie eine Woche lang täglich eine Ganzwaschung vom Bett aus und jeden zweiten Tag einen Wickel von unter den Armen an ganz hinunter und täglich eine Tasse Wermuttee. – Wie glücklich traf ich schon beim dritten Besuche diese Hausmutter! Welche heitere Stimmung, welches erfrischte Aussehen und schon ein besserer Appetit! Nach vierzehn Tagen konnte sie schon in die Kirche gehen, lebte noch mehr als 25 Jahre, hat ihre Kinder gut aufgezogen und konnte sie alle versorgen und blieb immer gesund. Und wie mit dieser Angeführten, so ging es mit vielen anderen.»

Das war in Biberach bei Augsburg, wo Kneipp seit dem Oktober 1852 als «dritter Kaplan» an der Wallfahrtskirche wirkte. Im gleichen Jahr noch heilte er mit heissen Essigwasserumschlägen eine Magd, die an Cholera erkrankt war. Das sprach sich herum, mit der Folge, dass er in Babenhausen vor Gericht erscheinen musste:

«Eines Tages wurde ich zum Landgerichte zitiert, um mich zu verantworten, dass ich mich soviel mit Medizin abgebe; die Ärzte führen immer Klagen und ein Apotheker hatte mich eingeklagt wegen Gewerbsbeeinträchtigung durch die Wasserkur. In der Kanzlei angekommen, stellte ich an den Richter die zwei Fragen: Wenn jemand krank ist und findet gar keine Hilfe und hat schon mehrere Ärzte gehabt, soll man diesen nicht helfen? Auf diese Frage stellte der Landrichter Bacherlein in Babenhausen die Frage: ‹Ich habe schon sechs Wochen einen recht schmerzlichen Rheumatismus auf dem Genick, kein Arzt kann mir helfen; wissen Sie nicht auch ein Mittel, dass ich von diesem lästigen Rheumatismus befreit werde? Ich habe drei Wasserbücher hergerichtet, um sie Ihnen sehen zu lassen.› Natürlich musste ich doch dem Herrn Landrichter ein Mittel sagen, durch das er recht bald geheilt werde. Nun hat der Herr Landrichter gesagt: ‹Kurieren Sie die, welche keine Hilfe bekommen oder gar kein Geld haben, um Hilfe zu suchen und seien Sie ein Helfer in der Not.›»

Milch, Bier und immer wieder Wasser

Nach einer Zwischenstation als Kaplan in Augsburg erhielt Sebastian Kneipp 1855 seine Versetzung als Beichtvater ins Dominikanerinnenkloster nach Wörishofen. Hier förderte er nebenher den Obstanbau, die Viehzucht und die Milchwirtschaft, ermunterte er Laienschwestern und Chorfrauen zur körperlichen Arbeit im Garten. Kneipp half bei der Einrichtung einer Haushaltsschule mit und gründete eine Klosterbrauerei – gegen Bier, massvoll genossen, hatte er nichts einzuwenden!

Das Wasser aber vergass er nicht. Eine alte Waschküche funktionierte er zu einem Badehaus um: «Ich habe von Zeit zu Zeit Wasseranwendungen vorgenommen, weil es mir gut tat, bin beständig bei gutem Appetit geblieben, hatte stets den besten Schlaf; und so kann ich sagen, dass ich seit 25 Jahren nie mehr krank war, keine Medizin gebrauchte und auch jetzt zu meinem Alter noch brauchbar bin.

Als ich 25 Jahre im Kloster war, starb der damalige Pfarrer und ich übernahm noch die Pfarrei. Dass während dieser Zeit auch mit Wasserkur etwas getrieben wurde, lässt sich denken; überall gibt es Kranke, die Gesundheit suchen, wie es immer Arme gibt, die in Not Unterstützung wollen. Dass ich an diesem Platze etwas mehr Zeit hatte, ist richtig, und weil ich viel ins Freie gekommen bin, beschäftigte ich mich auch mit den Kräutern. Was von jeher bei mir eine Lieblingsbeschäftigung war, Versuche zu machen, das geschah auch mit Wasser und habe durch alle Jahre hindurch die Bäder in den verschiedensten Weisen angewendet: länger, kürzer oder ganz kurz. Ebenso machte ich beständig Versuche mit den Wicklungen und Waschungen und kam nach und nach zu den Giessungen. Was ich früher gar nicht geahnt hatte, wurde mir nach und nach zur Überzeugung, dass in der Hydropathie die Giessungen das beste sind und bin heute noch froh, dass ich nie eine Zeile über Wasserkur geschrieben habe, bis ich durch eine jahrelange Überzeugung wusste, dass die verschiedenen Manieren auch ihre verschiedene Bedeutung haben. Gerade durch die Giessungen treten die Wirkungen des Wassers am klarsten hervor und jeder kommt bald zur Überzeugung, dass die Giessungen die raschesten Erfolge aufweisen. Ich glaube, ich wäre nie zu dieser einfachen Kur gekommen, wenn nicht die Giessungen mich darin unterrichtet hätten.»

Wenn Kneipp sagt: «Ich will ja nicht als der Entdecker der Tatsache gelten, dass das Wasser ein Heilmittel ist; ich suchte nur den Wasserstrom in der gelindesten Weise für die menschliche Natur zu verwenden», so trifft er damit den Nagel auf den Kopf. Auch sein Lehrmeister *Johann Siegmund Hahn* beschrieb bereits – neben Trinkkuren und Bädern – Waschungen, Umschläge, Duschen und Güsse. Andere «Wasserdoktoren» wendeten kaltes Wasser ebenfalls sehr vielfältig an. So unterschied der Wiener *Ludwig Wilhelm Mauthner* 1837 in seinem Buch «Die Heilkräfte des kalten Wasserstrahls» allein sechs verschiedene «Fallbäder»: Giessbad, Sturzbad, Tropfbad, Spritzbad, Traufbad und Staubregenbad.

Wasser war in Mode gekommen. Mauthner im Vorwort seines Lehrbuchs: «... als ich vor zwei Jahren den Plan zu dieser Schrift entwarf, war der Gebrauch des kalten Wassers noch nicht Modesache geworden; wir tranken aus Durst, badeten aus Bedürfniss oder zum Vergnügen. Jetzt wird Körper und Geist mit Wasser überschwemmt, Wasser ist eine Universal-Arznei geworden...»

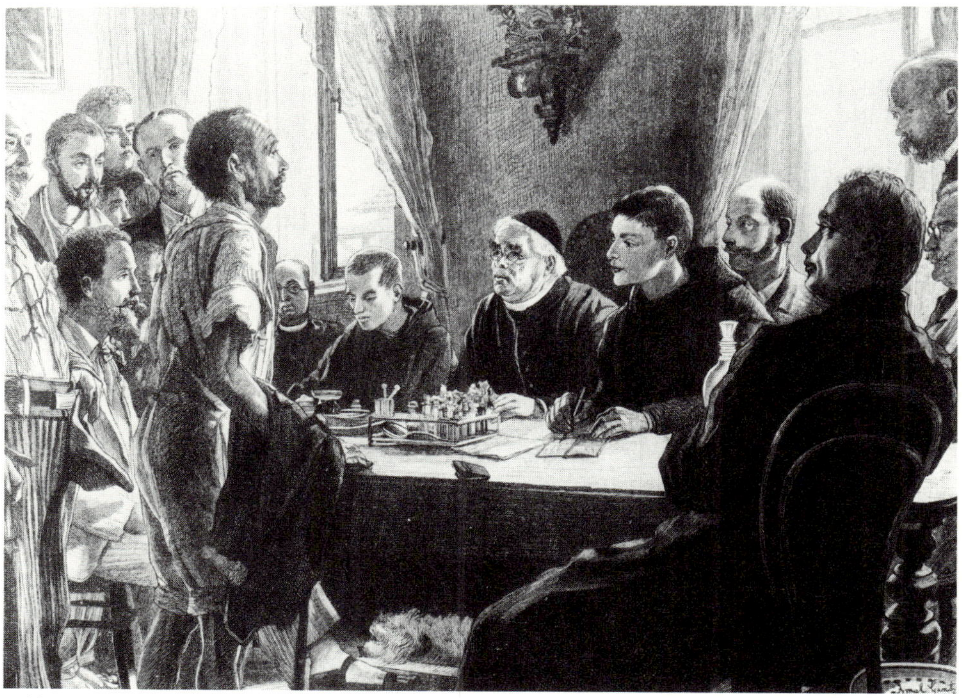

Bild 269. *Sprechstunde im «Sebastianeum».*

Kaltwasserkuren mit System

Sebastian Kneipp lag also richtig. Seine Kuren wurden so begierig aufgenommen, weil sie dem Zeitgeist entgegenkamen. Das schmälert Kneipps Verdienst nicht, denn seine Wasserkuren hat er mit Hilfe seiner scharfsinnigen Beobachtungsgabe, mit viel gutem Instinkt, wacher Selbstkritik und unendlichem Fleiss zu einem Heilsystem entwickelt, das heute noch tragfähig ist.

Die vor ihm entwickelten Wasseranwendungsarten, die oft sehr grob, schroff und manchmal auch barbarisch waren, hat er aufgegliedert, verfeinert und erweitert. Das gilt vor allem für die Güsse. Das einfache Begiessen des ganzen Körpers mittels Giesskanne oder Wasserrinne ergänzte Kneipp durch «Teilgüsse», von denen heute noch besonders gern verordnet werden: Knieguss, Schenkelguss, Rückenguss, Armguss, Oberguss und verschiedene «Blitzgüsse». Weitere von Kneipp entwickelte Anwendungen wie Unter-, Kopf-, Gesichts-, Augen- und Ohrenguss treten dagegen in der Gegenwart eher zurück. Ein ganzes System von Waschungen, Auflagen, Wickeln, Bädern und Dämpfen steht neben den Kneippschen Güssen, so dass die «Kneipp-Kur» aus vielen einzelnen Bausteinen höchst individuell zusammengestellt werden kann.

Vor pauschalen, nicht individuell verordneten Wasserkuren warnte Kneipp bei vielen Gelegenheiten. So im Vorwort zur ersten Auflage seines Buches «Meine Wasserkur» im Jahre 1886:

«An dieser Stelle muss ich es sagen, dass ich nicht alle an unseren zur Zeit bestehenden Wasserheilanstalten üblichen Anwendungen billige, manchmal sogar entschieden missbillige. Dieselben erscheinen mir viel zu stark und – man verzeihe den Ausdruck – viel zu einseitig. Gar zu vieles wird über denselben Leisten geschlagen, und viel zu wenig wird nach meinem Dafürhalten unterschieden zwischen den verschiedenen Patienten, ihrer grösseren oder geringeren Schwäche, der mehr oder minder tief eingesessenen Krankheit, deren mehr oder weniger weit fortgeschrittenen Verwüstungen und Folgen. Darin gerade, in der Mannigfaltigkeit aller Anwendungen und in der verschiedenartigen, jedem einzelnen Patienten durchaus angemessenen Applizierung derselben Anwendung, wird und muss sich der Meister zeigen.»

Und weiter: «Ich warne vor jedem zu starken und vor jedem zu häufigen Anwenden des Wassers! Der sonstige Nutzen des Heilelements kehrt sich in Schaden, das hoffende Vertrauen des Patienten in Furcht und Entsetzen.» Ein Wasserfanatiker war der Wasserheiler von Wörishofen also nicht.

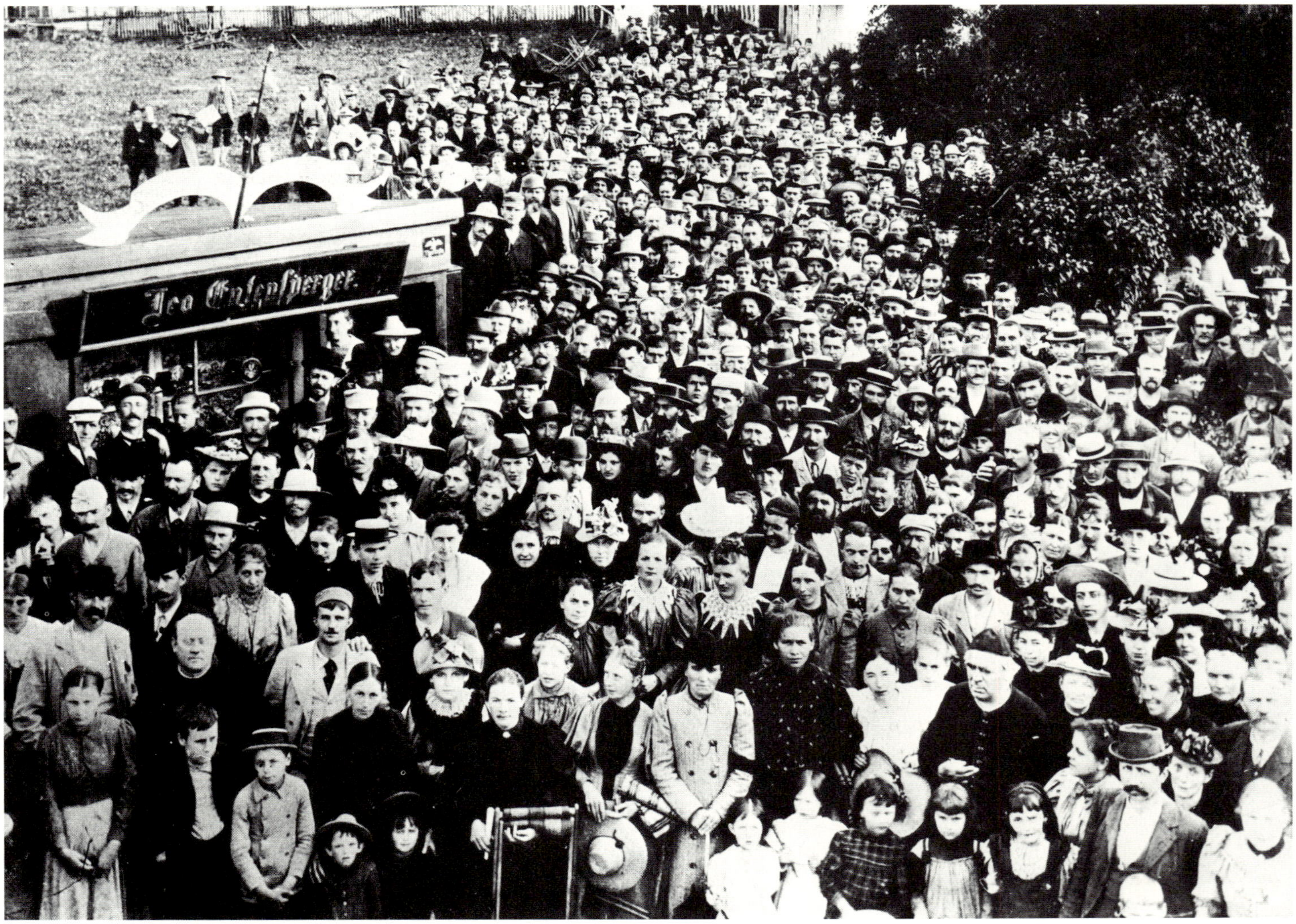

Bild 270. *Der Pfarrer und Wasserheiler Sebastian Kneipp unter den Kurgästen von Wörishofen, um 1895.*

Den «ganzen Menschen» heilen!

Doch nicht nur «Patienten» fanden sein Interesse. Kneipp sah sehr klar, dass Vorbeugen besser als Heilen ist. So zeigen seine Bücher, dass Kneipp ein engagierter Prediger für eine vernünftige und natürliche Lebensweise war: Erfrischen, kräftigen, abhärten – dieser Dreiklang trat gleichwertig neben das Wort heilen.

Bedeutsam war auch, dass Sebastian Kneipp offenbar viel über die Zusammenhänge zwischen körperlichem und seelischem Geschehen ahnte oder wusste. Den «ganzen Menschen» bezog er in seine Therapie ein. Spürte er doch, wie wichtig das seelische Gleichgewicht für Wohlbefinden, Gesundheit und Heilung ist und dass zur Heilung der Körper durch eigene Anstrengung beitragen muss. Kneipps Anschauungen waren alles andere als eng. So war er gewiss auch kein Kaltwasserfanatiker. Das kalte Wasser dominierte zwar bei ihm, wurde aber nach und nach durch warme und wechselwarme Anwendungen ergänzt.

Doch vor Einseitigkeiten war auch Kneipp nicht ganz gefeit. So riet er, «Mineralwasser entweder recht wenig und selten oder gar nicht zu gebrauchen». Und aus der Tatsache, dass er selbst neben Wasser, Licht und Luft nur «schuldlose Kräuter» heilend einsetzte, folgerte er: «Wenn die Ärzte wirklich gute Hydropathen werden sollen, dann müssen alle giftigen Medikamente beiseite bleiben.»

Trotzdem – oder gerade deshalb – wurde Kneipp, der inzwischen auch Ortspfarrer von Wörishofen geworden war, gegen Ende seines Lebens fast wie ein Heiliger verehrt. Waren zunächst vor allem arme Menschen zu ihm gekommen, so wallfahrteten später auch reiche Kaufleute, hohe Geistliche und Fürsten nach Wörishofen. Einer von ihnen war der Erzherzog Joseph von Österreich, den Kneipp von einem schweren Ischiasleiden heilte und der daraufhin am 23. Oktober 1893 den Papst bat, dem Pfarrer «ein sichtbares Zeichen seiner Gnade zu senden». Dies aber war schon sechs Tage zuvor geschehen: Am 17. Oktober hatte Leo XIII. Sebastian Kneipp zum «päpstlichen Geheimkämmerer» ernannt. Im Februar des folgenden Jahres empfing der Papst sogar den Pfarrer aus dem Allgäu in Audienz. Der Wasserheiler durfte im Petersdom zwei Messen lesen und war nun endgültig berühmt geworden.

Am 6. Oktober 1897 starb Sebastian Kneipp in Wörishofen, dem heutigen Bad Wörishofen, im Alter von 76 Jahren. Die Kneipp-Kur aber ist jung geblieben – dort und in vielen anderen Bädern.

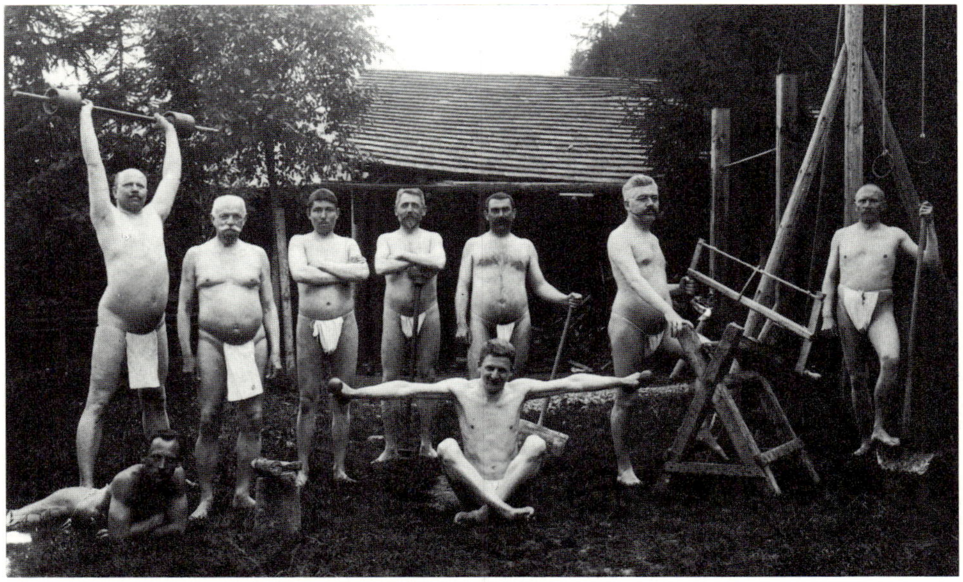

Bild 272. *Kurgäste bei der Kneippschen Bewegungstherapie, 1896.*

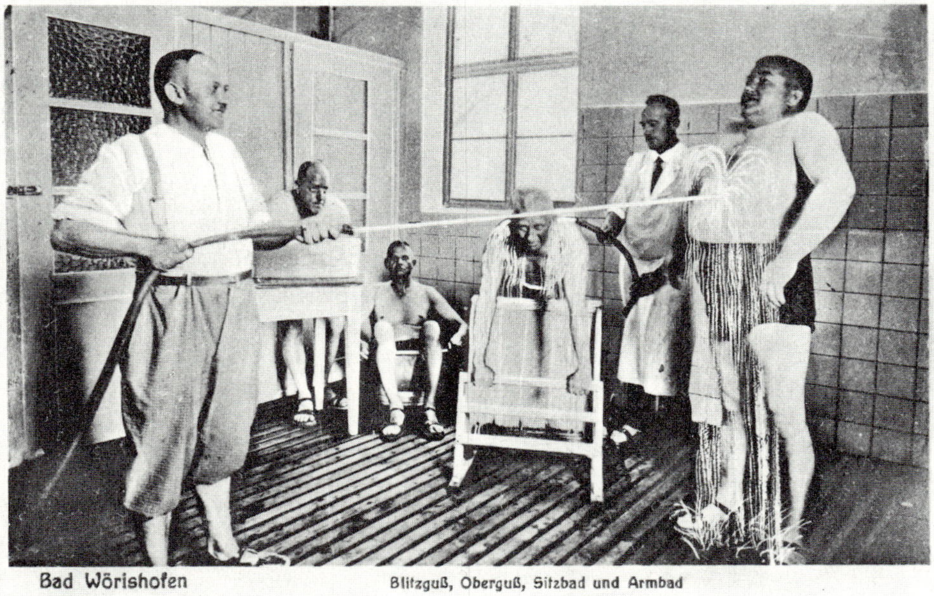

Bild 273. *Kneippsche Wasseranwendungen auf einer Postkarte des Jahres 1935.*

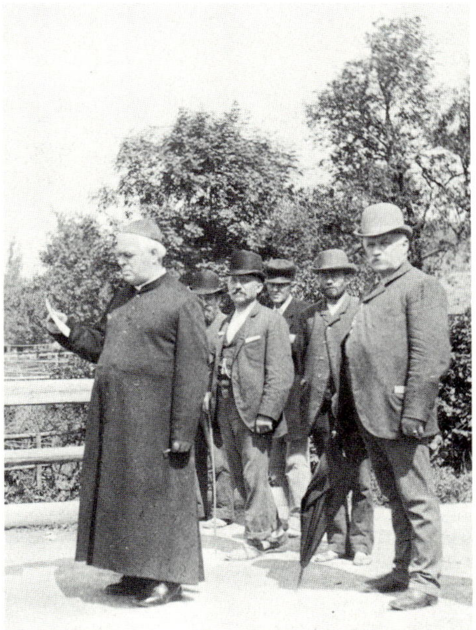

Bild 271. *Eine Kneipp-Postkarte.*

Von russischen, türkischen und «alt-römischen» Bädern

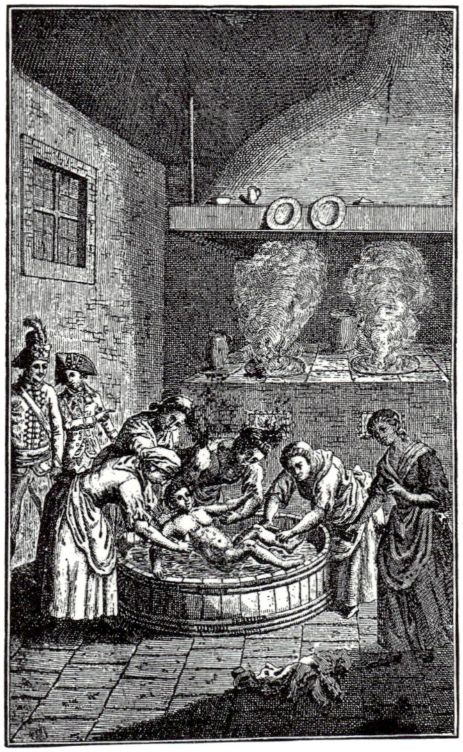

Bild 274. *In einem Bade- und Waschhaus.*

Ob Schnaps gut ist gegen die Cholera – das konnte 1832 in Liverpool nicht entschieden werden. Aber dass peinliche Sauberkeit dazu beiträgt, von dieser Krankheit verschont zu werden, das hat sich damals in der mittelenglischen Industriestadt gezeigt. Die Cholera wütete in jenem Jahr in den Arbeiterquartieren, und die Ärzte empfahlen zur Vorbeugung vor allem «Reinlichkeit des Körpers wie der Leibwäsche». Dies aber war in den schmutzigen und dicht bewohnten Vorstädten Liverpools, die noch keine Wasserleitung kannten, leichter gesagt als getan.

Doch da hatte eine Tagelöhnerfrau eine Idee: In einem Schuppen bei einem Brunnen eröffnete sie ein öffentliches Waschhaus, in dem jedermann gegen ein geringes Entgelt seine Wäsche waschen lassen konnte.

Ihr Erfolg lockte Nachahmer an. Weitere Waschhäuser entstanden – und, damit verbunden, «Volksbadeanstalten». Fortan konnten die Liverpooler Bürger ausserhalb ihrer engen Wohnungen kalte oder warme Wannenbäder nehmen. Diese Einrichtungen bewährten sich. Deshalb durften solche Wasch- und Badehäuser ab 1848 in England sogar mit Steuergeldern finanziert werden.

Die Idee, kombinierte Wasch- und Badeanstalten einzurichten, sprang wenig später auf den Kontinent über. In Hamburg entstand 1855 eine solche Einrichtung, die erste in Deutschland. Sie verfügte sogar über einen Schnelltrokkenraum, so dass die Besucher während des Badens ihre Leibwäsche waschen und trocknen lassen konnten.

Das Dampfbad ist ein Hochgenuss

Mehr Freude am Baden aber versprachen die verschiedenen Dampf- und Heissluftbäder, die im 19. Jahrhundert in allen mitteleuropäischen Ländern aufkamen. Sie knüpften weniger an die mittelalterlichen Schwitzbäder an, sondern an ältere und fernere Vorbilder und nannten sich «russische Bäder», «römische», «römisch-irische» oder auch «türkische Bäder».

Diese Dampf- und Heissluftanlagen, bei denen auch kalte Wassergüsse und Massagen verabreicht wurden, gingen in der Tat auf unterschiedliche Vorbilder zurück. Einmal auf die alte römische Badekultur, die in Kleinasien mit altpersischen Badebräuchen verschmolzen und dann von den einfallenden Türken übernommen worden war. Zum anderen auf die im kalten osteuropäischen Kontinent seit Menschen-

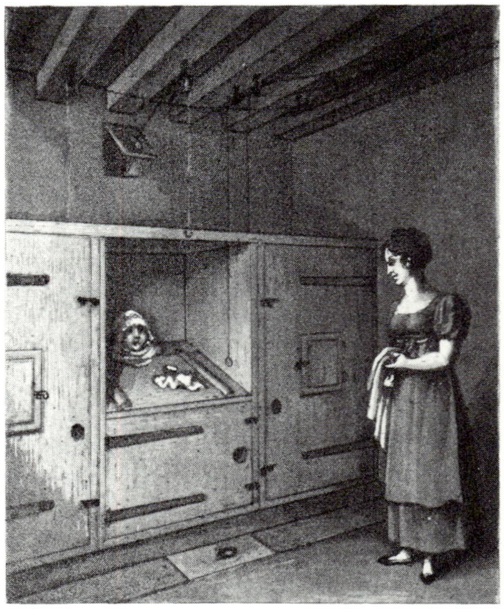

Bild 275. *«Dampf- und Qualmbad» in Baden im Aargau, um 1820.*

gedenken üblichen Heissluft- und Dampfbäder, die zwischen Finnland und dem Kaukasus sommers wie winters betrieben wurden – und werden.

Schon der griechische Geschichtsschreiber *Herodot* hatte um 430 vor Christus von den Skythen oberhalb des Schwarzen Meeres berichtet und be-

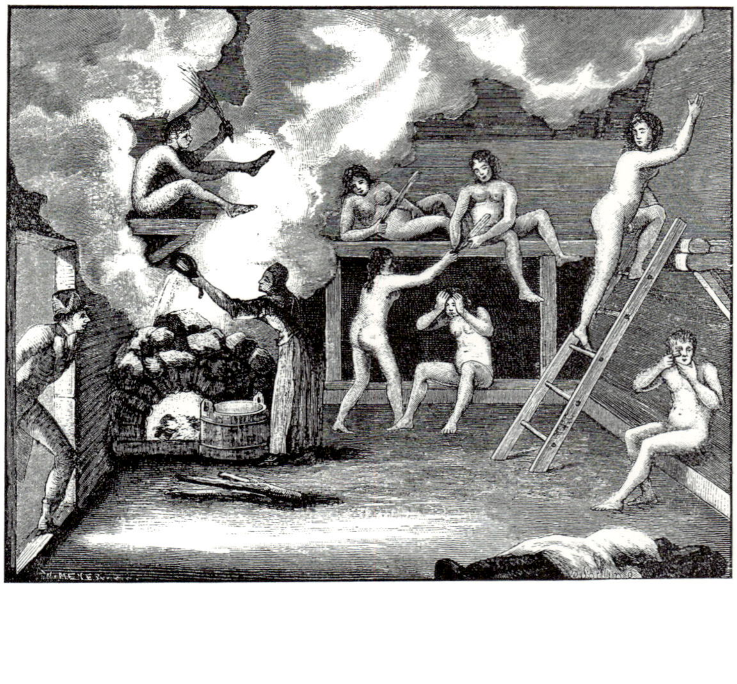

Bild 276. *Finnische Sauna um 1880.*

schrieben, wie ausgelassen sie sich in ihren Dampfbädern vergnügten. Es war allerdings kein gewöhnlicher Dampf, der sie ganz offenbar in rauschähnliche Zustände versetzte, sondern sie warfen, so Herodot, Hanfsamen auf glühende Steine: «Den Skythen ist dieses Dampfbad ein Hochgenuss, und sie kreischen darin vor Wohlbehagen.»

Diese Bäder dienten zusätzlich auch kosmetischen Zielen. Die Frauen bereiteten nämlich aus geriebenem Holz von Zedern und Zypressen eine Creme und rieben sich damit ein: «Davon bekommen sie nicht nur einen bezaubernden Geruch, sondern, wenn sie tags darauf den Überzug wieder abwaschen, auch eine reine und glänzende Haut.»

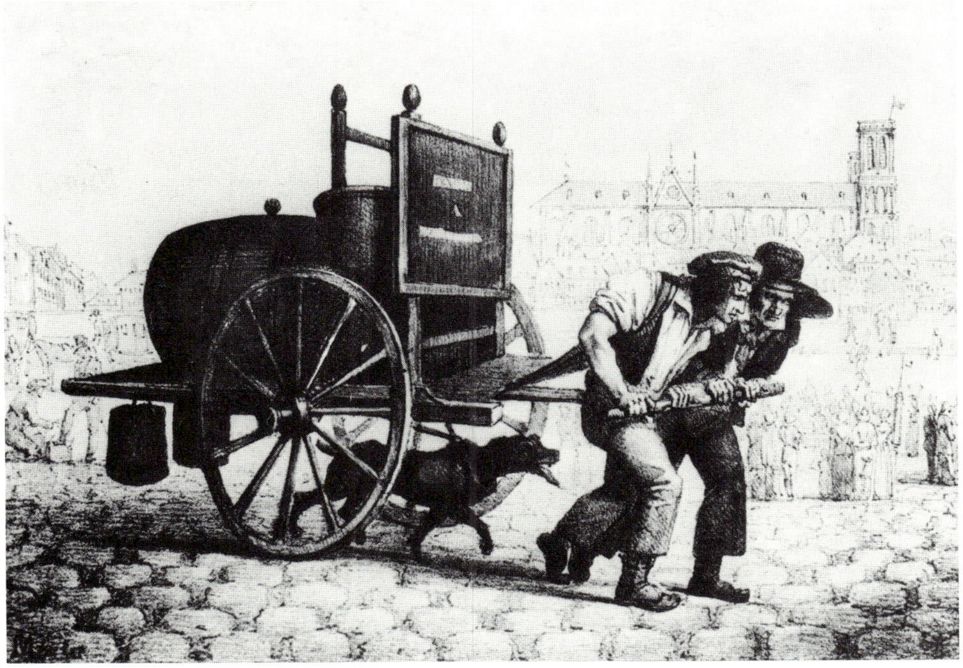

Bild 277. *Wer in Paris um 1830 baden wollte, konnte sich Wanne und Wasser kommen lassen.*

Auch die Indianer kennen die Sauna

Dampfbäder zu Heilzwecken setzten offenbar schon früh die Indianer Nord- wie Südamerikas ein. Verschiedene Missionare berichten, dass sich viele Stämme «unterirdische Backofenlöcher» bauten, um darin «trockne Luft- oder feuchte Dampfbäder» zu nehmen.

Der Quäker *William Penn* hat 1683 ein solches Bad beschrieben, das ein Häuptling gegen Kopfschmerzen nahm: «Nachdem dieser in einer Art ofenförmigen Badehauses eine halbe Stunde stark geschwitzt hatte, stieg er bei sehr heftigem Froste, vom Schweisse bedeckt und wie eine Dampfsäule aussehend, ganz nackt zu dem nahen Flusse, in dessen dickes Eis ein Loch gemacht worden war, worin er mehrmals untertauchte. Er kehrte einen Augenblick wieder zum Schwitzraum zurück, ging dann in seine Hütte, wo er sich, in einen Mantel gehüllt, neben ein Feuer legte...»

In der umfangreichen Reisebeschreibung des *Johann Theodor de Bry*, gedruckt in Oppenheim im Jahre 1618, wird von einem Wasserheilverfahren brasilianischer Indianer berichtet: Bei fiebrigen Erkrankungen wurden die Patienten in kaltes Wasser getaucht und dann mit Rutenstreichen gezwungen, zwei Stunden lang um ein grosses Feuer herumzulaufen. Nach dieser Anstrengung durften die völlig erschöpften Kranken in einer Hängematte ihrer Genesung entgegenschlafen.

Im alten Europa dachte Preussenkönig *Friedrich der Grosse* um 1780 vor allem daran, seine Gicht zu lindern, als er in Potsdam eine Badestube bauen liess. Mehrere Backöfen erhitzten gusseiserne Drachenköpfe, die die Hitze in den Baderaum übertrugen. Ein ähnliches, ebenfalls an östlichen Vorbildern orientiertes Schwitzbad war das 1781 in Berlin eröffnete «russische Dampfbad»; es ging aber bald wieder ein und wurde vergessen.

Verschiedene Ärzte, die in russischen Diensten gestanden hatten, empfahlen in den Jahrzehnten nach 1790 Dampfbäder als Allheilmittel. Dies und die Bäder, die sich russische Soldaten in den Befreiungskriegen von 1813/1814 in Mitteleuropa bereiteten, blieben nicht ohne Wirkung. So entstand 1818 in Berlin ein russisches Dampfbad, das «Marienbad». Hier begossen Helfer rotglühend gemachte Kieselsteine mit Wasser. Die erhitzten Badenden liessen sich mit Birkenreisern peitschen und dann mit kühlem Wasser abgiessen. Erfrischt und wohlig verliessen sie darauf das Bad. Kein Wunder, dass in den zwanziger Jahren des vergangenen Jahrhunderts in vielen Orten Europas derartige Bäder entstanden und zufriedene Kunden fanden.

Rot wie ein gesottener Hummer

Mit den russischen Schwitzbädern eng vertraut, fand der Dichter *Alexander Puschkin* die mehr orientalisch geprägte Spielart des Dampfbadens doch noch schöner. Er war dabei, als die russischen Armeen im russisch-türkischen Krieg von 1829 südlich des Kaukasus die Städte Kars und Erzerum eroberten, und er versäumte es nicht, dort ein türkisches Badehaus zu besuchen:

«Der türkische Bademeister Hassan führte mich in einen mit Kacheln belegten heisstrockenen Raum und hiess mich auf dem harten, nur mit einer Leinenmatte bedeckten Boden niederlegen. Langsam steigerte der von unten erhitzte Kachelboden die Temperatur des Raumes. Eine wohltuende Wärme begann, meine Glieder zu durchdringen. Hassan brachte glimmende, nach Harz duftende Zweige herein, was mein Wohlbehagen steigerte. Dann begann er, mich kräftig zu massieren. Er streckte mir die Gelenke, bohrte seine eisenharten Finger in mein Fleisch, schlug mich mit seiner flachen Hand wie mit seiner Faust: Aber ich fühlte keinen Schmerz, sondern ganz im Gegenteil eine sehr wohlige Erleichterung... Endlich liess Hassan mich los, um mich gleich darauf mit einem wollenen Handschuh abzureiben. Bald darauf wurde ich himbeerrot, und er begann, mich mit einem Leinensäckchen zu bearbeiten, das mit Seifenlösung gefüllt war. Das dabei entstehende überaus wohlige Gefühl ist in Worten nur schwer zu beschreiben. Diese Art der Massage sollten wir auch in unseren russischen Bädern einführen. Alle Liebhaber des Schwitzbades werden diese Neuerung sehr dankbar begrüssen! Endlich wies mich Hassan noch in ein Bad, das in den Felsen eingehauen war und von einer heissen Schwefelquelle gespeist wurde. Ein Ruhelager, dick eingepackt auf einem Divan in einem Raum, in dem niemand ein Wort sprach, beschloss dieses für mich unvergessliche Erlebnis.»

Von ungewohnten und zunächst eher schreckenden Erlebnissen in einem türkischen Bad berichtet wenig später auch der Verfasser von «Die drei Musketiere» und «Der Graf von Monte Christo», *Alexandre Dumas:*

«Aber so sehr ich mich auch in mein Schicksal ergab, ich fühlte, dass ich ersticken müsste, so dicht war der Dampf und so stark war die Hitze. Ich dachte nicht anders, als dass sich meine Führer geirrt hätten und mit mir in einen Backofen geraten wären ... Übrigens, je stärker der Schweiss über den ganzen Körper floss, desto leichter wurde meine Atmung. So schritten wir durch vier oder fünf Zimmer, deren Temperatur sich so schnell immer mehr steigerte, dass ich auf den Gedanken kam, der Mensch habe sich fünftausend Jahre lang über das ihm gebührende Element getäuscht, und seine Bestimmung sei, gesotten oder gebraten zu werden.»

Dumas, «rot wie ein gesottener Hummer», fand sich nach allerlei Abenteuern im heissen Dampf, «kochendem» Wasser und auf Massagebänken in einem Bademantel auf einem Divan wieder: «Ein unbeschreibliches Glücksgefühl erfüllte mich... Nun brachte mir ein Diener Kaffee, einen Tschibiuck und ein Räucherbecken. So konnte ich mich an Parfum und Taback berauschen. Eine halbe Stunde verbrachte ich zwischen Wachen und Träumen, verloren in die vagen Vorstellungen einer köstlichen Trunkenheit. Dabei empfand ich ein nie gekanntes Wohlgefühl und eine vollkommene Gleichgültigkeit gegen alle Dinge dieser Welt.»

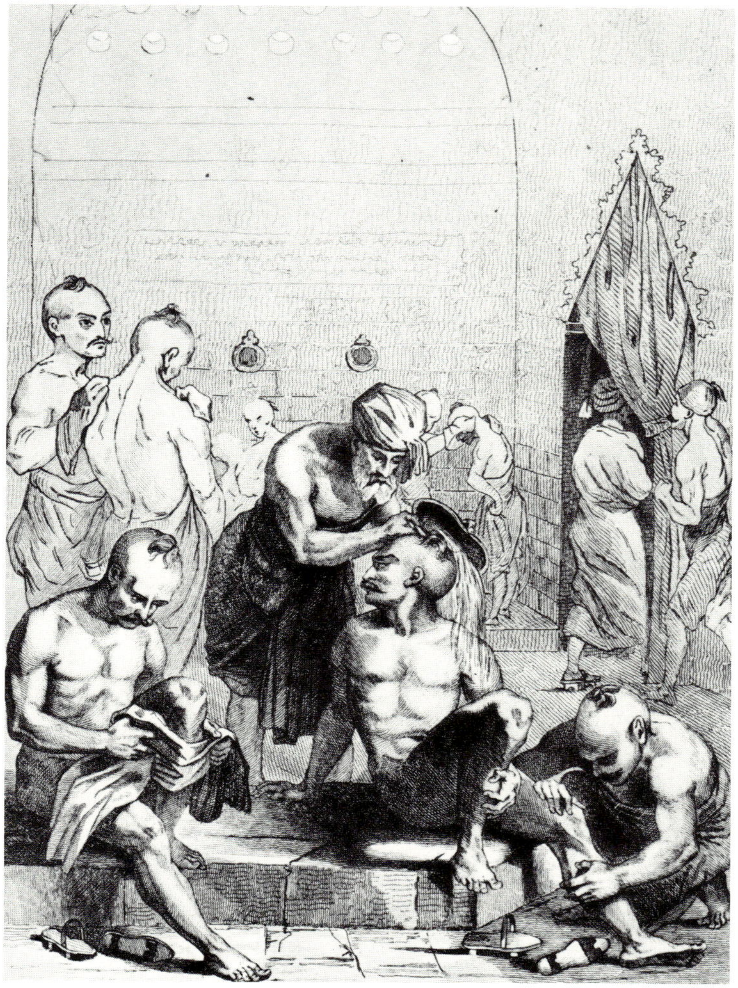

Bild 278. *Türkisches Männerbad in der Mitte des 19. Jahrhunderts.*

Ein Arzt kopiert die alten Römer

Um dieses ungemeine Wohlgefühl zu erleben, musste man gegen 1860 nicht mehr in den Orient reisen. Eine Fahrt nach Mainz am Rhein tat es auch. Dort hatte der Arzt *Felix Paul Confeld* nämlich für die verehrte Kundschaft ein Bad eingerichtet. Er beschreibt es in seinem Buch «Das Alt-Römische Bad und seine Bedeutung», das 1863 erschien und dessen Widmung uns heute absonderlich erscheint, obwohl sie damals durchaus nicht aus dem Rahmen fiel:

«Seiner Königlichen Hoheit dem Grossherzoge Ludwig III. von Hessen und bei Rhein etc. etc., dem Allerdurchlauchtigsten Beschützer der Kunst und Wissenschaft in allerunterthänigster Ehrfurcht gewidmet von dem Verfasser.»

Confeld schildert in seinem Werk, das eine seltsame Mischung von wissenschaftlicher Abhandlung und Reklameschrift ist, den Ablauf eines Bades so:

«Nach dem Eintritt in den Garten führen zwei Eingänge in das Bad, der eine zu den Zimmern des Directors, der andere zu den Bädern. Durch den letzteren gelangt man zunächst in ein Vorzimmer, in welchem die Karten und die Badewäsche zu den betreffenden Bädern verabreicht werden. Von hier aus führt eine Thüre zu dem Apodyterium oder Auskleidezimmer. Bei den Türken wird dieses Zimmer ihres Hamoan, so ist die Benennung des türkischen Bades, Mesluk oder Mustaby genannt...

Nach dem Auskleiden wird eine Art Schürze, welche die Römer Percinctorium nannten, um den Leib gebunden, und ein Tuch über die Schultern geworfen, um den Sitz in dem folgenden Zimmer damit zu bedecken. Um die

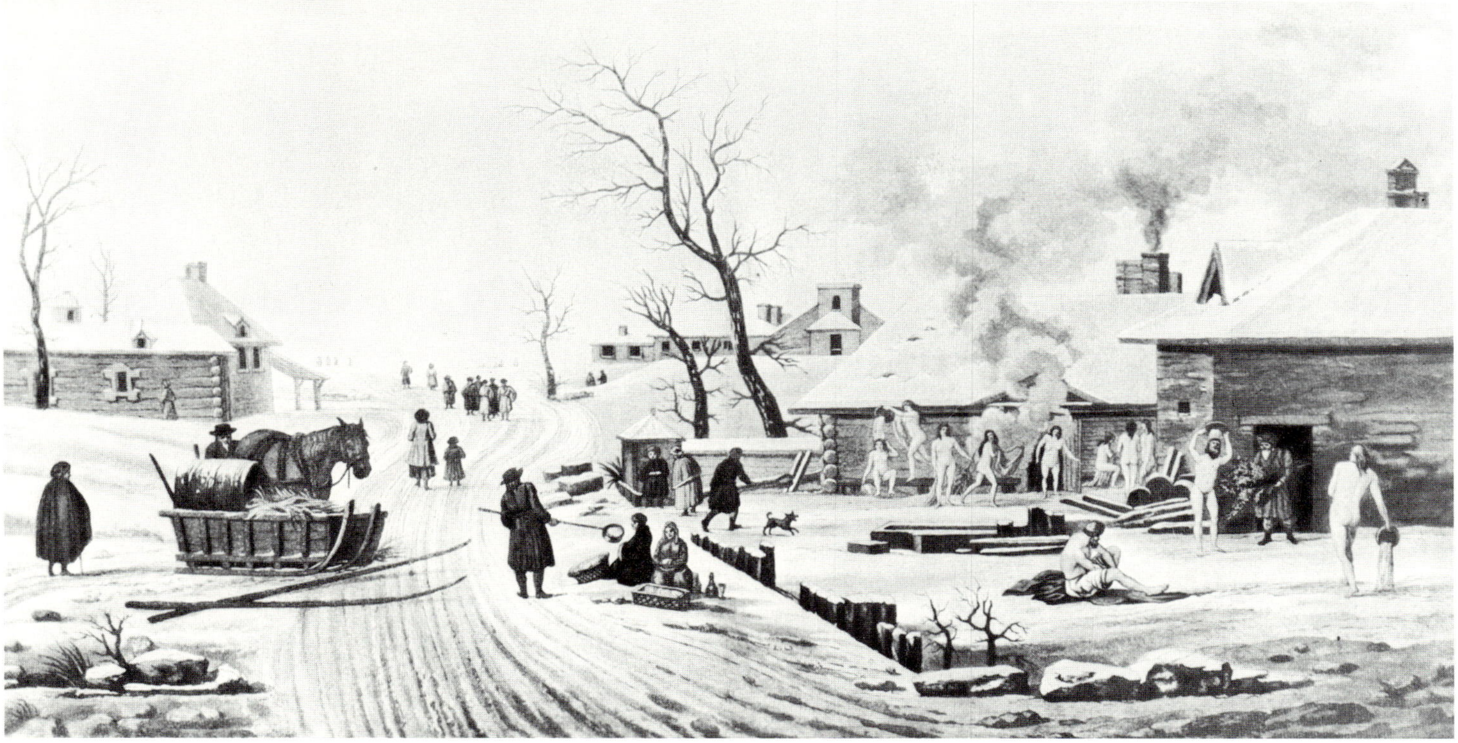

Bild 279. *Sauna in einem russischen Dorf, um 1850.*

Füsse vor der Wärme des Fussbodens zu schützen, bekleidet man dieselben mit hölzernen Sandalen. Jetzt begibt sich der Badende in das Tepidarium, welches die Türken Beitowal nennen. Hier geschieht die Vorbereitung zum eigentlichen Schwitzbade. Es werden hier wissenschaftlich begründete passive Bewegungen wie z. B. Rollungen, Knetungen, Reibungen, Streichungen usw. der betreffenden Individualität anpassend und kunstgerecht ausgeübt...

Unbeschreiblich wohlige Gefühle

Hierauf wird der ganze Körper mit weichen Bürsten bearbeitet, um die Wirkung der vorhergehenden Manipulationen zu erhöhen. Nachdem sich der Badende 10 bis 15 Minuten in diesem Zimmer, in welchem die Wärme 25 bis 35 °R beträgt, aufgehalten hat, beginnt in der Regel eine mässige Transpiration (Schweissausbruch) der Haut; und er begibt sich alsdann in das eigentliche Schwitzzimmer, das Sudatorium oder Laconicum der Römer, von den Türken Hararah genannt. In diesem Zimmer, welches der Feuerung am nächsten liegt, hat die Luft eine Wärme von 35 bis 45 °R erreicht. Hier findet unter einem unbeschreiblichen Gefühl des Wohlbehagens die lebhafteste Hauttätigkeit statt, und der Schweiss fliesst aus den Millionen Schweissporen von dem Körper...

Von hier aus wird der Badende in das fünfte Zimmer geführt, in welchem die Badeprocedur beendigt wird. Dieses Zimmer nannten die Römer Frigidarium. Die in höchstem Grade in Thätigkeit versetzte Haut wird zur vollständigen Reinigung mit guter feiner Seife vermittelst eines wollenen Fausthandschuhes eingerieben und mit warmem, dann mit lauwarmem und endlich mit kälterem Wasser übergossen...

Nach beendeter Procedur begibt sich der Badende wieder in das Apodyterium, wo er sich auf ein für ihn frisch hergerichtetes Ruhebett legt und sich von der atmosphärischen Luft trocknen lässt, wie dies bei den Türken Sitte ist,

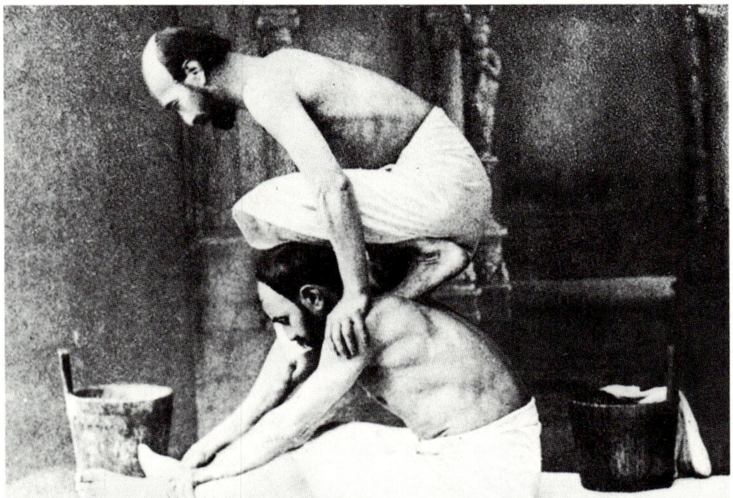

Bild 280. *Massage in einem «russischen Bad», um 1890.*

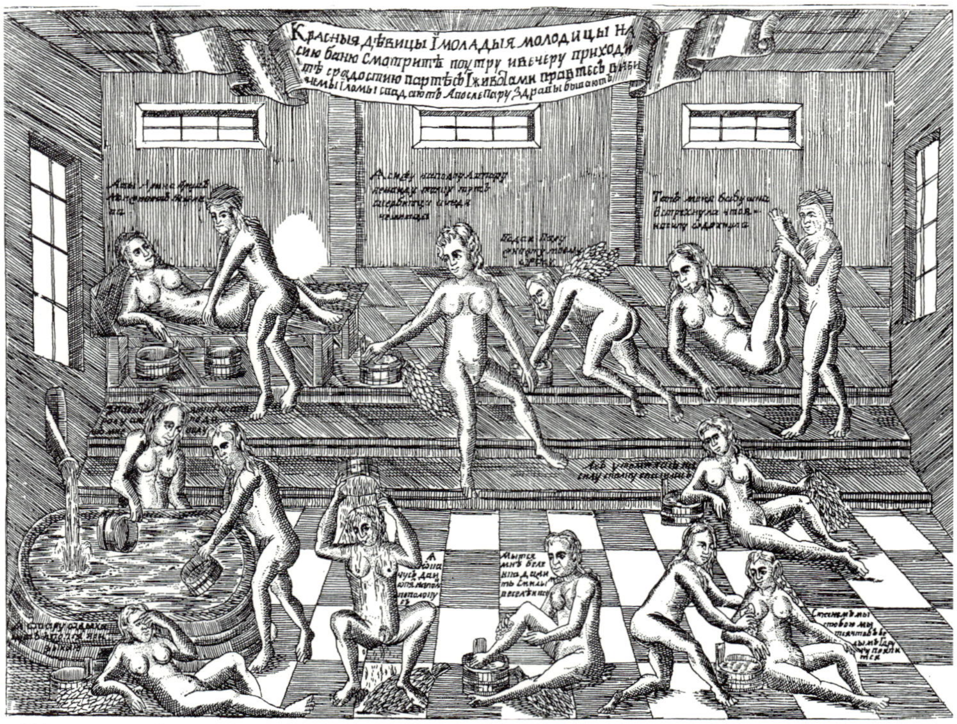

Bild 281. *Russische Frauensauna in der Mitte des 18. Jahrhunderts.*

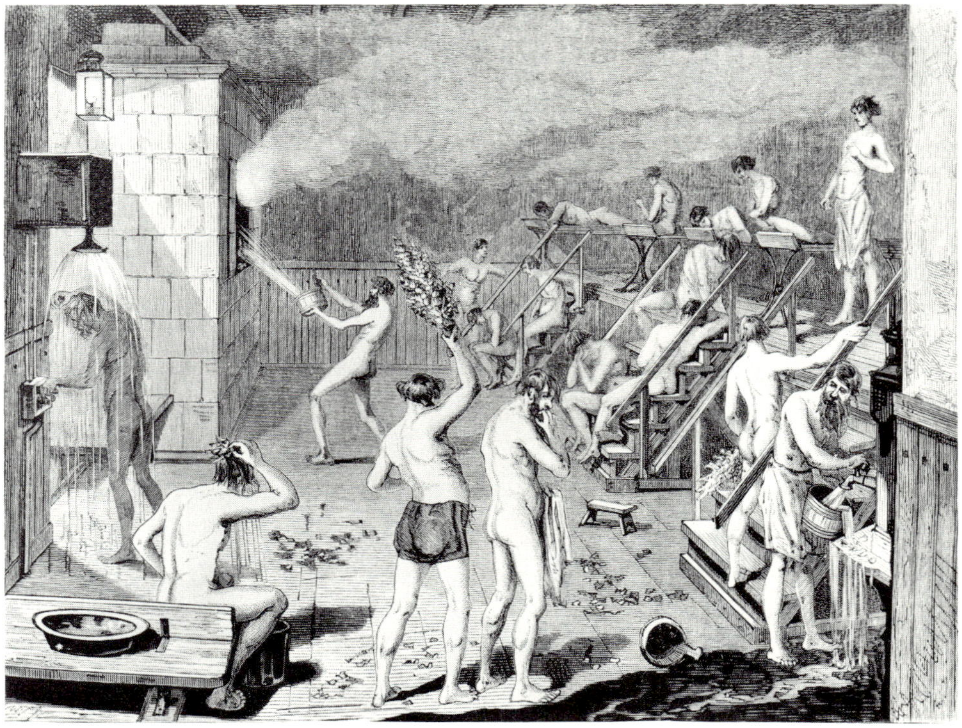

Bild 282. *Russische Männersauna um 1880.*

welche sich durch Zufächeln kühler Luft abkühlen lassen. In gewissen Fällen folgen dem Bade jetzt gymnastische Übungen, zu welchem Zwecke in unserem Bade ein schöner gesunder Übungs- und Spielplatz angelegt ist, der bei den Römern Ephebeum hiess. Wer diese Übungen nicht bedarf, kann nach dem Bade sich durch einen Spaziergang in der schönen Natur ergötzen und sich kräftigen und stärken durch die Aufnahme der heilsamen Lebensbedingungen, namentlich des alle organischen Gesetze beherrschenden Sauerstoffs, wozu sein Organismus durch das Bad präpariert wurde.»

Diese Badeeinrichtung zu Mainz, täglich geöffnet von «morgens 6 bis abends 7 Uhr», wurde dem Publikum mit den wärmsten Worten empfohlen:

«Die reizende Lage des Alt-Römischen Bades, die frische gesunde Luft, das weit berühmte Trinkwasser der in nächster Nähe des Bades sprudelnden Pankratiusquelle, die vielfachen Annehmlichkeiten, welche das schöne goldene Mainz mit seinen fröhlichen, offenen Bewohnern den Fremden liefern, machen diese Anstalt gewiss zu dem lieblichsten Curort.»

Jedem Bürger wöchentlich ein Bad

Derartige Bäder gab es um 1870 in etwa zwanzig deutschen Städten. Es waren ausgesprochene Luxuseinrichtungen und nur für wenige erschwinglich. Auch die eingangs erwähnten Volksbadeanstalten reichten nicht hin, um das wachsende Bedürfnis nach Reinlichkeit überall zu befriedigen. Ein Brausebad-Pavillon, auf der Berliner Hygiene-Ausstellung von 1883 erstmals vorgeführt, sollte Abhilfe schaffen: Für zehn Pfennig erhielt jeder Badelustige Handtuch, Seife und eine der zwölf Kabinen. Insgesamt zehntausend Besucher sollen in jenem Sommer im grünen Wellblechhäuschen unter der Brause gestanden haben.

Die Deutsche Gesellschaft für Volksbäder, 1899 gegründet, ermittelte im Jahr darauf insgesamt 2918 Volksbadeanstalten aller Sorten im Deutschen Reich. Mindestens 50 000 aber, so rechnete sie vor, müssten vorhanden sein, um ihr Ziel zu erreichen, das als Wahlspruch auf ihrem Briefpapier stand: «Jedem Deutschen wöchentlich ein Bad.»

Der Wunschtraum der Saubermänner sollte sich nicht erfüllen: 50 000 Volksbadeanstalten – Badehäuser mit warmen Wannenbädern oder Duschen also – die hat es in Deutschland nie gegeben. Dennoch ist das wöchentliche, ja sogar das tägliche Bad für viele Zeitgenossen heute zur Selbstverständlichkeit geworden. Seit Jahrzehnten werden in den mitteleuropäischen Ländern keine Wohnungen mehr ohne Dusch- oder Wannenbad gebaut. Steht bei diesen Badezimmern auch die Hygiene im Vordergrund, so ist doch heute eine Entwicklung ganz deutlich zu beobachten: Die Badezimmer werden grösser, sollen wieder mehr sein als eine pure «Nasszelle», mehr als eine «Waschanstalt mit Zahnputz- und Schminkstation». Es werden heute ganze «Badelandschaften» entworfen und gebaut, die Wohnlichkeit, Erholung, wohlige Badefreuden versprechen. Badewannen «für das Leben zu zweit» sind darin ebenso zu finden wie farbenfrohe Badewannen-Auflagen, die, quer über die Wanne gelegt, als Frühstückstischchen dienen können. Es scheint, als knüpften heute erste Avantgardisten wieder an die jahrhundertelang geübten Badefreuden mittelalterlicher Tage an.

Auch das mittelalterliche Schwitzbad ist als Sauna wieder auferstanden. Mehr als 40000 Heimsaunen soll es heute schon wieder in der Bundesrepublik, in Österreich und der Schweiz zusammengenommen geben. Dazu kommen noch etwa 3500 öffentliche Saunaanlagen. In einigen davon stehen sogar wieder «Bademaiden» bereit, dem zahlenden Gast jeden Wunsch von den Lippen abzulesen...

Der private Swimmingpool, das Hallenbad im eigenen Keller haben ebenfalls viele Freunde gewonnen. In Kalifornien, genauer in Hollywood, wurde die Heimschwimmbad-Welle geboren. Sie rollte – in vielen Filmen als unentbehrliches Requisit der «oberen Zehntausend» dargestellt – unaufhaltsam bis nach Europa. Kein Wunder, denn Baden und Schwimmen ist Sport, Spiel und Spass zugleich.

Auch die neuesten Badefreuden kommen aus dem «Land der unbegrenzten Möglichkeiten». In den USA ist der «Whirl-Pool» der letzte Schrei. Das ist ein kleines Becken für eine, zwei oder auch mehr Personen. Komprimierte Luft, die durch viele kleine Düsen am Boden und auf den Sitzstufen in das Bekken gepresst wird, verwandelt das 35–40 Grad Celsius warme Wasser in eine überaus prickelnde Heisswasser-Sprudelmassage. Wer einmal in so einem Whirl-Pool gesessen, mit einem munteren Partner geplaudert und vielleicht dabei ein Bier, ein Glas Mineralwasser oder einige frische Früchte genossen hat, der will den entspannenden und behaglichen Badespass nicht mehr missen.

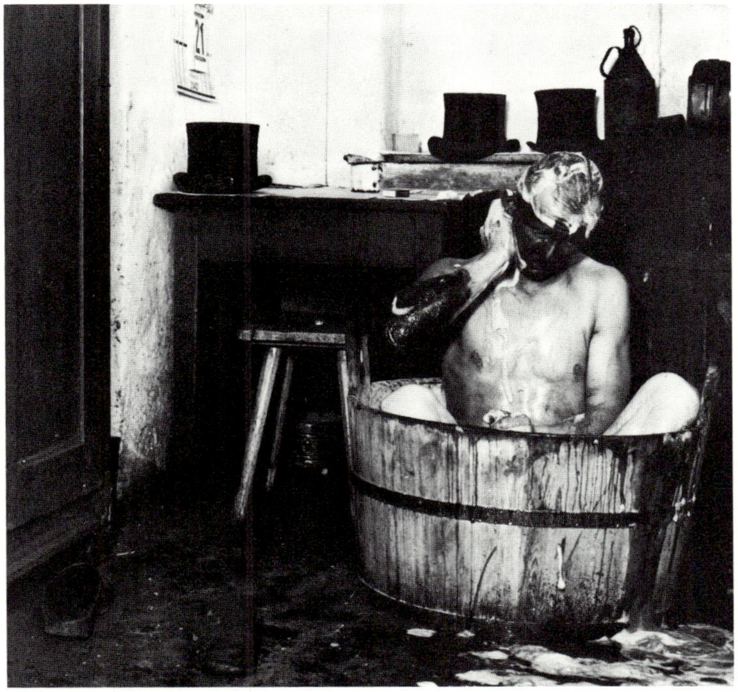

Bild 283. *Nach der Arbeit das Vergnügen: Schornsteinfeger im Badezuber.*

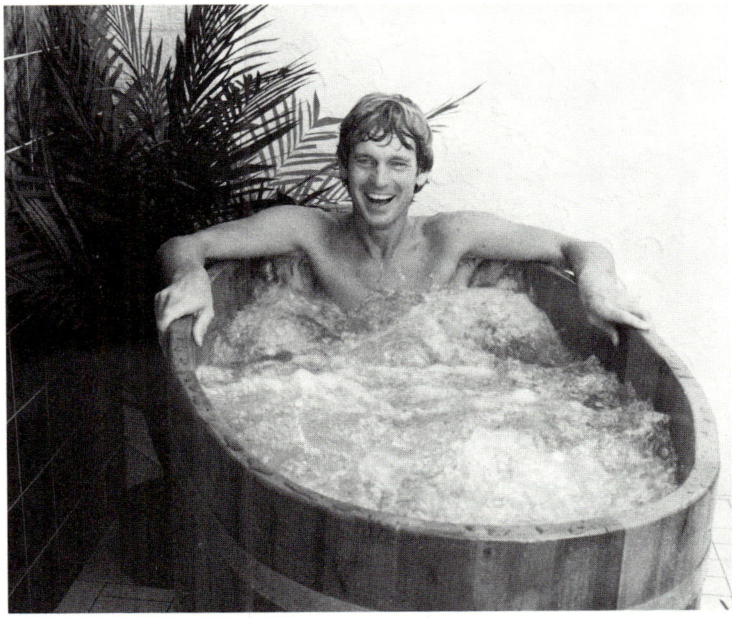

Bild 284. *Der blubbernde «Whirl-Pool» ist in Europa der letzte Schrei.*

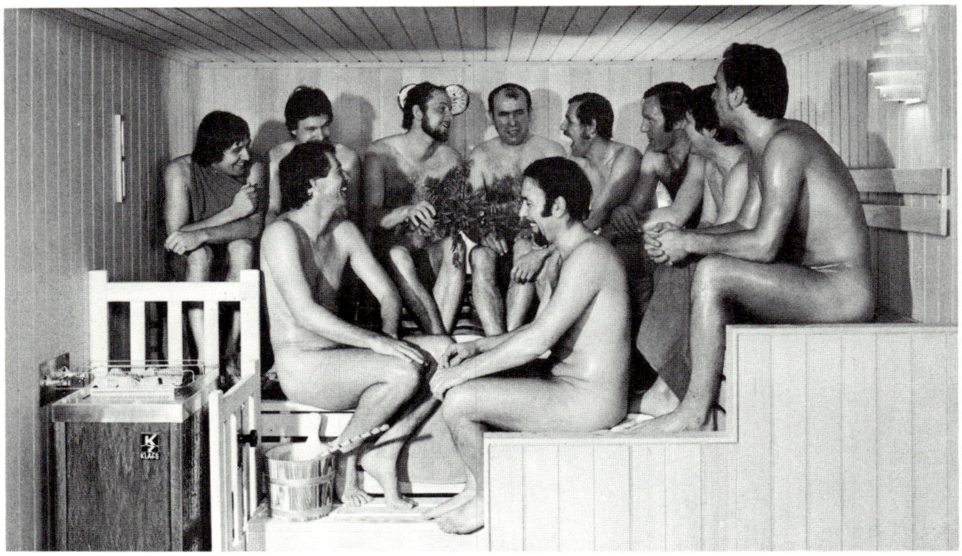

Bild 285. *Die Sauna ist heute wieder ein beliebtes und gesundes Freizeitvergnügen.*

Die Badekarren rollen

Da schaukeln sie, reiten Huckepack, spielen Fangen, lassen Reifen rollen und – sie schwimmen! Pieter Breughel hat sie alle gemalt, die in der Mitte des 16. Jahrhunderts üblichen Kinderspiele. Kinder wie Erwachsene badeten damals gern, und nicht wenige von ihnen konnten schwimmen. Hatte im Mittelalter das Schwimmen zu den «sieben ritterlichen Künsten» gehört, so war diese Fertigkeit um 1550 auch bei Bürgern und Bauern weit verbreitet, jedenfalls dort, wo Flüsse und Seen in der unmittelbaren Nähe lagen.

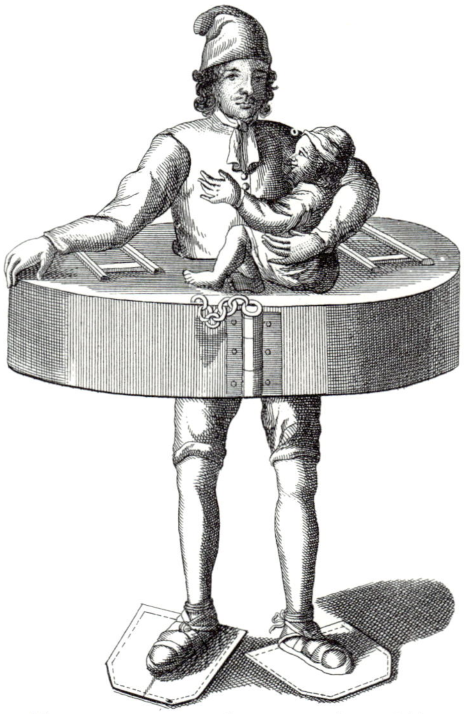

Bild 287. *Ein Rettungsschwimmgürtel, empfohlen 1725 in dem Buch «Schauplatz der Wasserkünste».*

Volkssport Schwimmen

Aus Frankfurt am Main wird beispielsweise aus dem Jahr 1548 berichtet, dass die Handwerksgesellen täglich im Main badeten. Und Georg Pictorius, Stadtarzt zu Enisheim im Elsass, schreibt fünf Jahre später, seine Landsleute, «besonders die adeligen», hätten im Sommer stets ihre Knaben zum nächsten Fluss geführt. Doch auch in anderen Landstrichen Mitteleuropas war das Baden und Schwimmen in der warmen Jahreszeit sehr beliebt. Die Freude, die alt und jung dem nassen Element abgewann, wird aus den Bemerkungen eines steirischen Arztes mit Namen *Hyppolyt Guarinonius* deutlich:

«Kein Wunder, dass alle Menschen-Alter, so sonsten in ihrer Natur und Begierden unterschiedlich, in diesem nicht anderst, als wir Teutschen im Wein trincken, fast all zusammen stimmen, und nichts geliebteres dann im Wasser schwimmen, baden, schwemmen, waten und waschen, Und gleich wie die newgeborene Kindlein im Wasserbad alles ihres Leyds, Schmertzen und Heulens vergessen, also ist der ersten Jugend nichts annehmblichers, als im Wasser herumb zu schwimmen, und zu baden.»

Doch im 18. Jahrhundert wandte sich die Mode der Zeit gegen das Baden in der freien Natur. Es galt fortan, für die

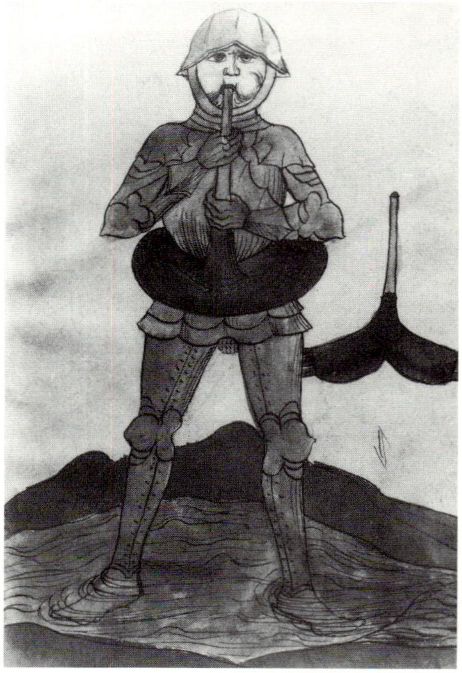

Bild 288. *Ein Kriegsknecht bläst 1496 seine lederne Schwimmweste auf.*

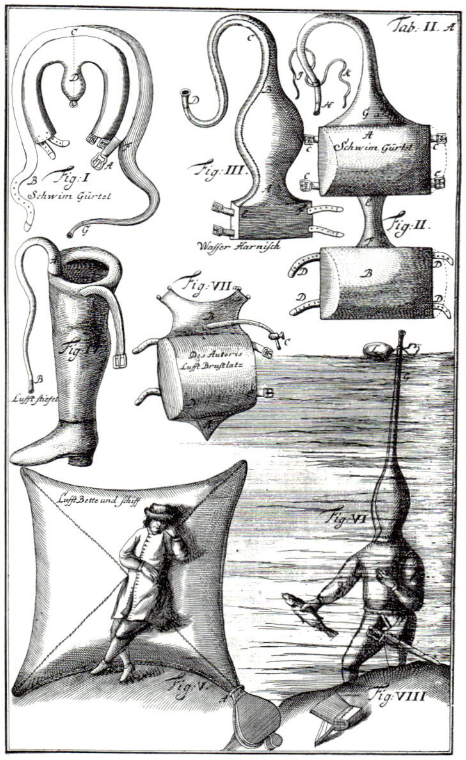

Bild 286. *Schwimm- und Tauchhilfen, 1725.*

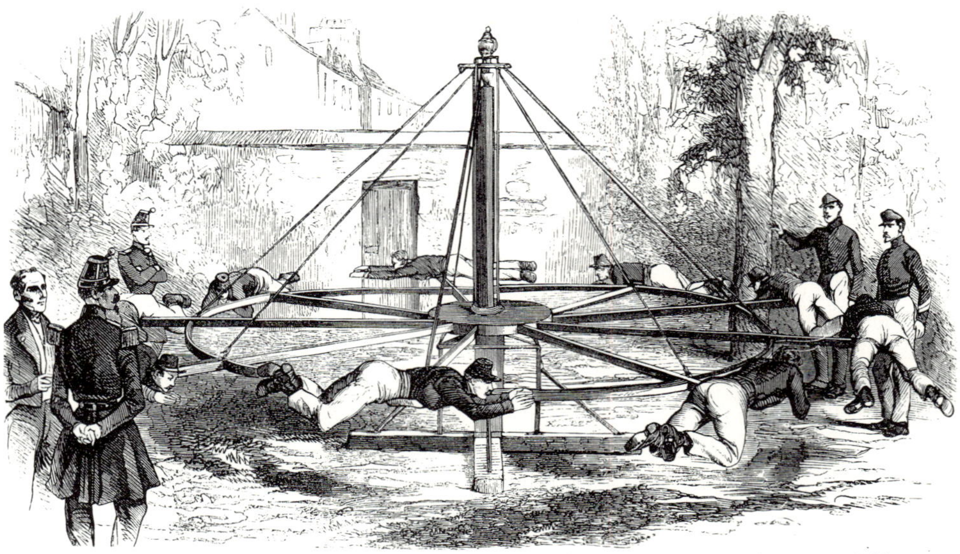

Bild 289. *Trocken-Schwimmkurse gehörten um 1855 in der französischen Armee zur Rekruten-Ausbildung.*

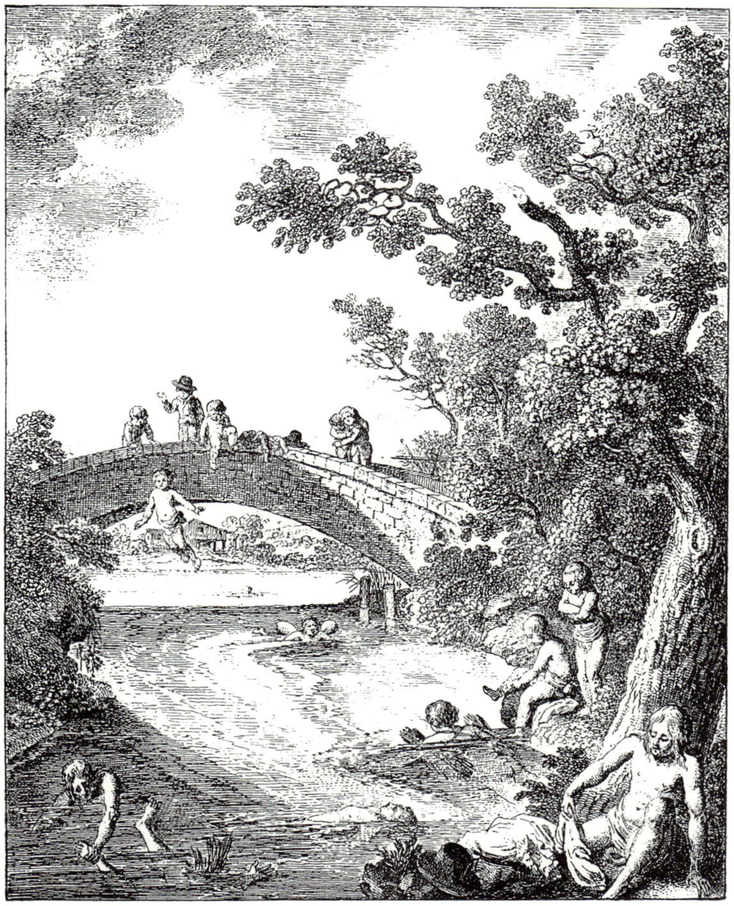

Bild 290. *Schwimmen mit und ohne Hilfsmittel, dargestellt in einem Zürcher Kupferstich von 1796.*

«vornehmen Stände» jedenfalls, durchaus als unschicklich, die Kleider am Strand abzuwerfen. Der Wiener Arzt *Pascal Joseph Ferro* hat diesen Tatbestand 1790 so festgehalten:

«Alle unsere Landleute, die an Seen oder Flüssen wohnen, üben sich von Jugend auf im Schwimmen, und man sieht oft ganze Schwärme von Bauern an heissen Sommertagen zu ihrer Belustigung und Abkühlung herumschwimmen. Nur unter den verfeinerten Menschen, besonders in Städten, ist diese natürliche Geschicklichkeit zu einer beschwerlichen Kunst geworden.»

Da damals einerseits die Badelust vieler Menschen ungebrochen, andererseits aber die Etikette eng und streng war, verfielen findige Zeitgenossen in einigen europäischen Städten auf die Idee, in Flüssen und Seen geschlossene «Badeschiffe» zu verankern. Die erste bekannte derartige Flussbadeanstalt war 1760 von einem «königlichen französischen Leibbader», Poitevin mit Namen, in Auftrag gegeben und auf der Seine verankert worden. Kalte wie warme Wannenbäder konnten die Pariser dort nehmen – aber auch in einem Senkkasten schwimmen lernen. Elegant eingerichtet und mehrfach modernisiert, war diese schwimmende Badeanstalt 1835 noch in Betrieb – und inzwischen Vorbild für viele ähnliche Einrichtungen geworden.

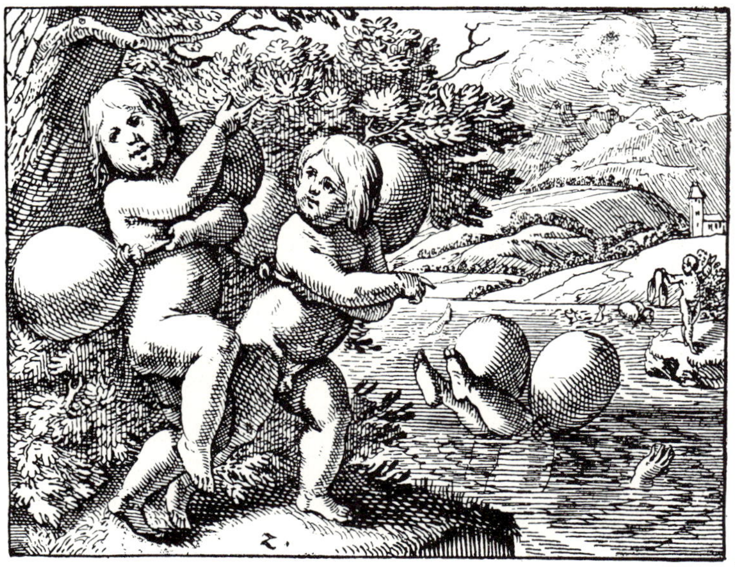

Bild 291. *Schwimmversuche mit luftgefüllten Tierblasen.*

Am Ufer liegt ein Badeschiff

Die engen Verbindungen, die verschiedene Frankfurter Bankiers mit ihren Pariser Geschäftsfreunden pflegten, brachte die Badeschiff-Idee zunächst an den Main: 1774 eröffnete ein Schiffer auf dem damals noch sauberen Fluss eine schwimmende Badeanstalt für Frauen. Drei Jahre später folgte ein grosses Badeschiff, das bei Mannheim gebaut und verankert wurde. Der bereits zitierte Doktor Ferro aus Wien lernte diese beliebte Einrichtung kennen und konnte begeistert schreiben:

«Das Gedränge des Volks, sich dieses heilsamen Instituts zu bedienen, das Frohlocken der Ärzte, die itzt endlich einmal ein Mittel gebrauchen konnten, womit sie der überall eingerissenen Nervenschwäche, die eben so sehr den Arzt als den Kranken quält, Einhalt zu thun im Stande waren – dies sind offenbare Beweise, dass itzt nicht mehr Verzärtlung, nicht Eigensinn, nicht Dummheit, sondern bloss der Mangel an Gelegenheit die Schuld des Aufschubs gewesen war.»

Ferro schob nichts auf. In seine Vaterstadt Wien zurückgekehrt, liess er sogleich ein Badeschiff bauen, das 1781 in einem Seitenarm der Donau verankert werden konnte und den Wienern alsbald als schickliches Badekabinett diente. Wer in den durchlöcherten Senkkästen des Ferroschen Badeschiffes badete, setzte sich der Temperatur des Donauwassers aus. Zwei einfache Hütten schirmten die Badekästen gegenüber neugierigen Blicken ab. Es gab

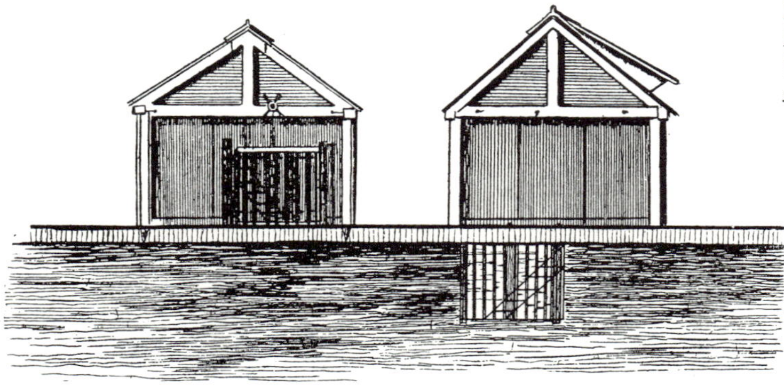

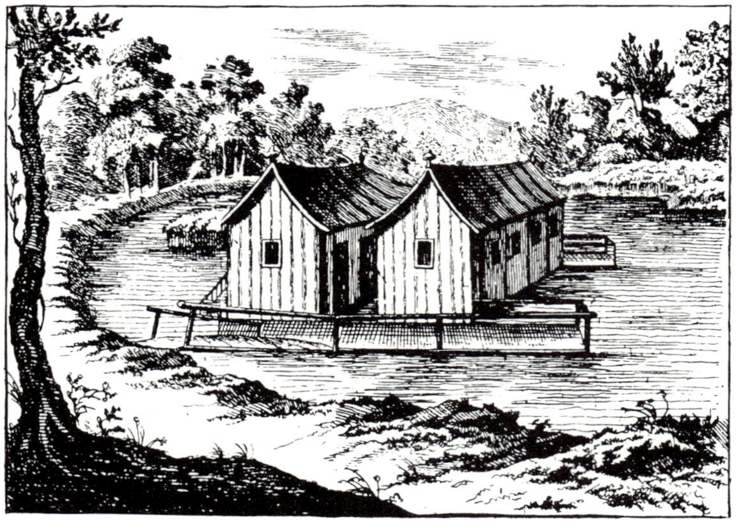

Bilder 292/293. *Ferros Flussbadeanstalt in Wien 1796. Querschnitt und Ansicht.*

kleine Kästen für jeweils eine Person, aber auch grössere für mehrere, in denen man auch schon einmal ein paar Schwimmstösse wagen konnte. Die Badeanstalt gefiel dem regierenden Kaiser Joseph, und er befahl, das hintere Tor des Augartens täglich geöffnet zu halten, um den Wienern den Besuch des Badeschiffes zu erleichtern.

Wesentlich komfortabler war dann ein solches Schiff, das im Jahre 1800 in Frankfurt seine Pforten öffnete: In «nett möblierten Badezimmern mit Wannen von weissem englischen Doppelblech» konnten feine Bürger nach Belieben kalt oder warm baden. Wohlriechende Kräuter- und Seifenbäder waren hier ebenso möglich wie Schwefel-, Stahl- und künstliche Seewasserbäder. Wagemutige Zeitgenossen konnten von diesem Badeschiff sogar in den Main hinausschwimmen. Allerdings stritten sich die Ärzte, ob man nach «deutscher Art» mit den Füssen voran langsam ins Wasser steigen solle – oder sich «nach englischer plötzlich ins Wasser werfen solle, womöglich mit dem Kopfe voran».

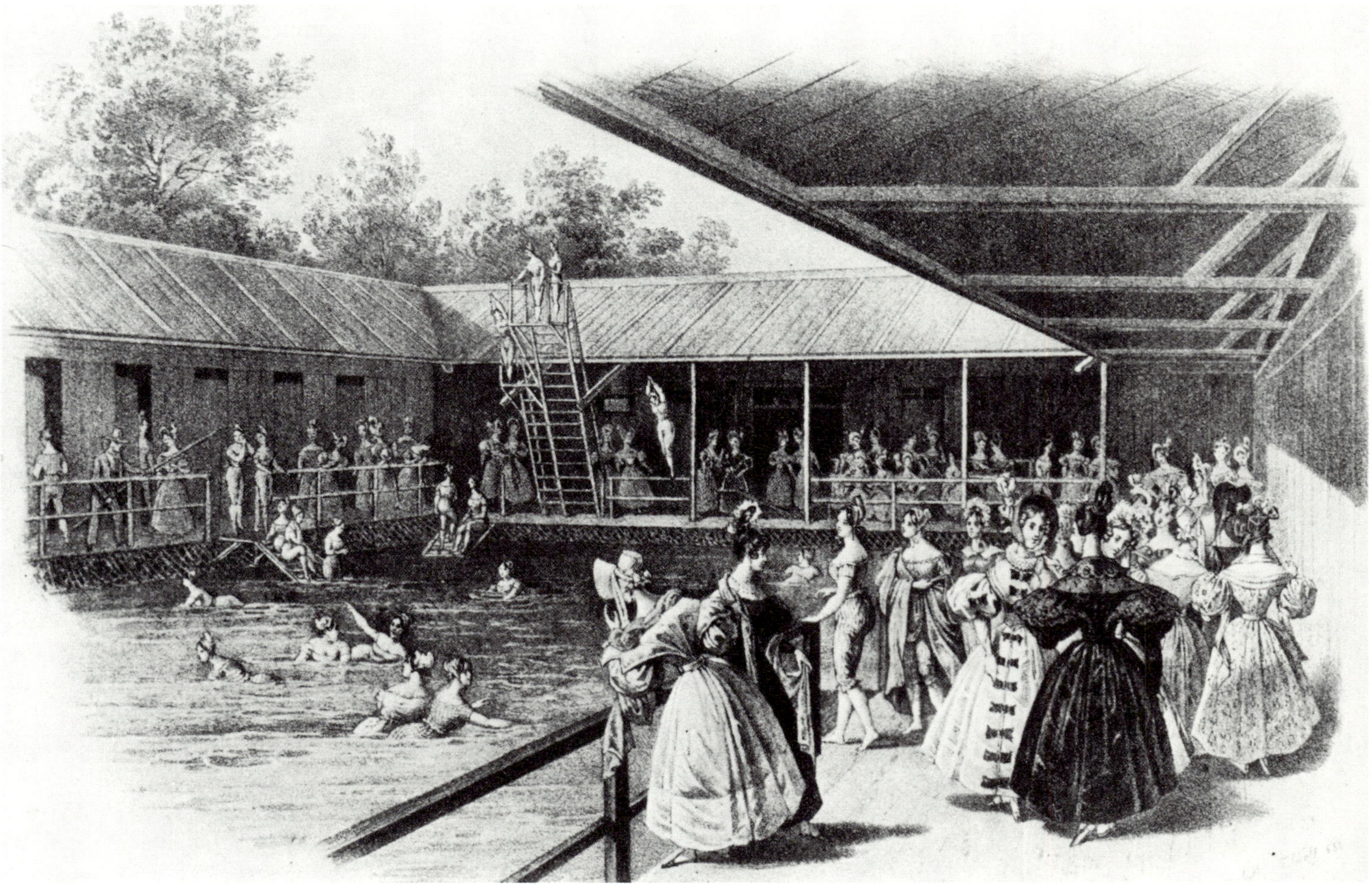

Bild 294. *Die erste Damen-Schwimmschule Wiens öffnete ihre Tore 1833.*

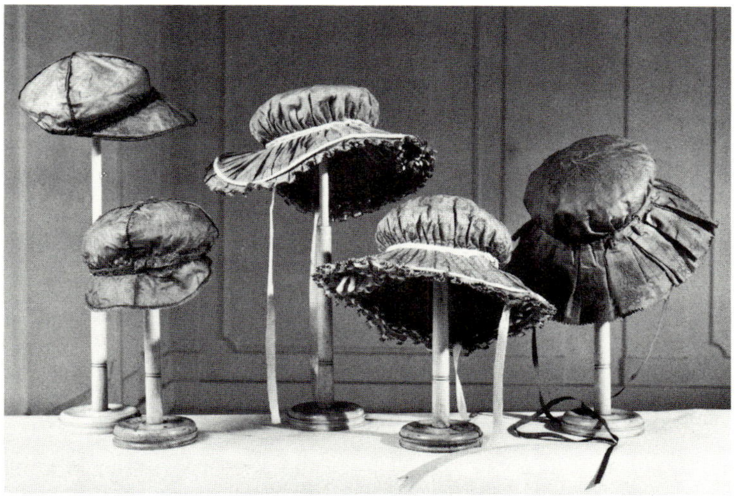

Bild 295. *Wiener Kreationen um 1880: Bademützen für Männer (links) und Frauen.*

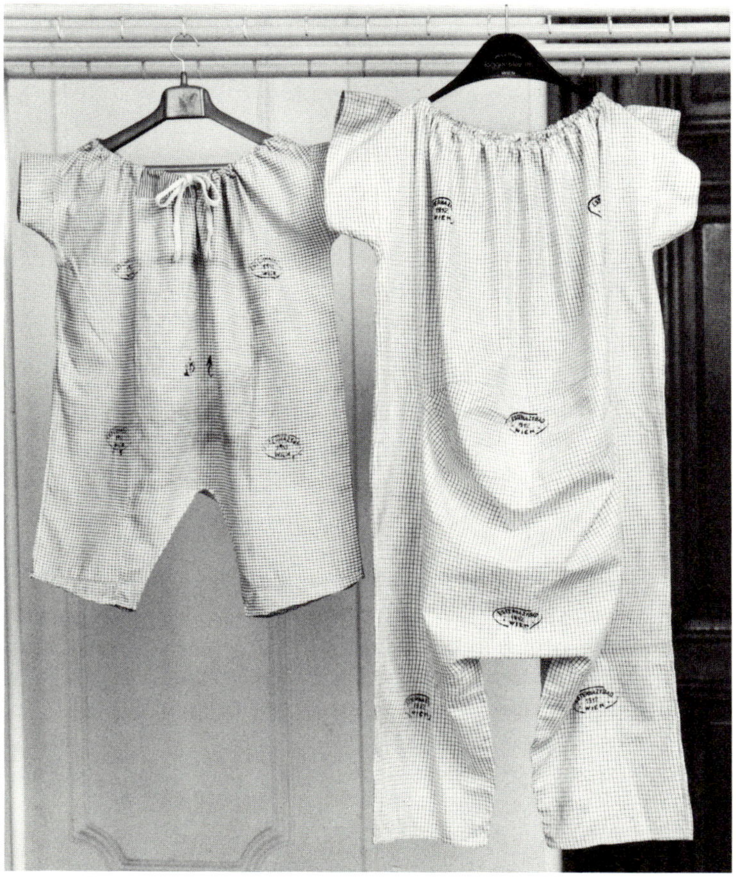

Bild 296. *Als Badeanzüge waren in Wien um 1880 diese «Beinlinge» modern.*

Die Briten lieben das Baden im Meer

«Der Engländer», so schreibt der Pyrmonter Badearzt *Heinrich Matthias Marcard,* «springt plötzlich ins Wasser, kehrt sich dann um, und in wenigen Sekunden geht er wieder heraus; er wiederholt zuweilen diese Operation zum zweiten, ja zum dritten Male; alsdann lässt er sich trocken abreiben, kleidet sich an und macht sich Bewegung.» Diese Übung war in England um 1700 aufgekommen, als der berühmte Wasserarzt Sir John Floyer das kalte Baden propagiert hatte. Rund sechzig Jahre später wagten sich dann verschiedene Avantgardisten in England an den Meeresstrand und badeten in den kühlen Wellen der Nordsee und des britischen Kanals.

Der geistvolle Physiker und Philosoph *Johann Christoph Lichtenberg* verschaffte sich Mitte der achtziger Jahre einen Überblick über das Badegeschehen in der englischen Grafschaft Kent. Er besuchte die Badeorte Margate und Deal und forderte dann 1788 im «Göttinger Taschenkalender», auch in Deutschland, vielleicht in Cuxhaven, ähnliche Seebäder einzurichten. Denn in England, das hatte sich gezeigt, litten Kinder von Küstenbewohnern kaum an der damals verbreiteten Hautkrankheit Skrofulose. Eine Beobachtung, die in England um 1750 der Doktor Richard Russel aus Brighton, dem späteren Seebad, gemacht und beschrieben hatte. Aufgrund ähnlicher Beobachtungen sah sich in Ostfriesland der Pastor Janus von der Insel Juist veranlasst, 1783 eine Eingabe an die preussische Regierung und Friedrich den Grossen zu machen: Man möge wegen der von ihm beobachteten Heilwirkungen «für gewisse Krankheiten» auf seiner Insel eine Seebadeanstalt einrichten.

Lichtenberg zeigte sich besonders beeindruckt von den Badekarren, die in England auf flachen Strandabschnitten von dienstbaren Fuhrleuten gegen Entgelt einige Meter in die kühle See hinausgerollt wurden:

«Man besteigt ein zweirädriges Fuhrwerk, einen Karren, der ein von Brettern zusammengeschlagenes Häuschen trägt, das zu beiden Seiten mit Bänkchen versehen ist. Dieses Häuschen hat zwei Türen, eine gegen das Pferd und den davor sitzenden Fuhrmann zu, die andere nach hinten. Ein solches Häuschen fasst vier bis sechs Personen, die sich kennen, recht bequem...»

Lichtenberg beschreibt sodann, dass am hinteren Ende der Badekarre eine Art Markise befestigt ist, die «wie ein Reifrock aufgezogen und ins Wasser herabgelassen werden kann». Der Fuhrmann lässt sie, sobald die Karre mit dem Hinterteil im etwa einen Meter tiefen Wasser abgestellt worden ist, herunter, und die Badegäste können, von neugierigen Blicken unbehelligt, ins Wasser steigen:

«Wenn also der ausgekleidete, nur mit einer Decke umhüllte Badegast alsdann die hintere Türe öffnet, so findet er ein sehr schönes, dichtes leinernes Zelt, dessen Boden die See ist, in welche eine Treppe führt. Man fasst mit beiden Händen das Seil und steigt hinab. Wer untertauchen will, hält den Strick fest und fällt auf ein Knie, wie die Soldaten beim Feuern im ersten Gliede. Es gehört

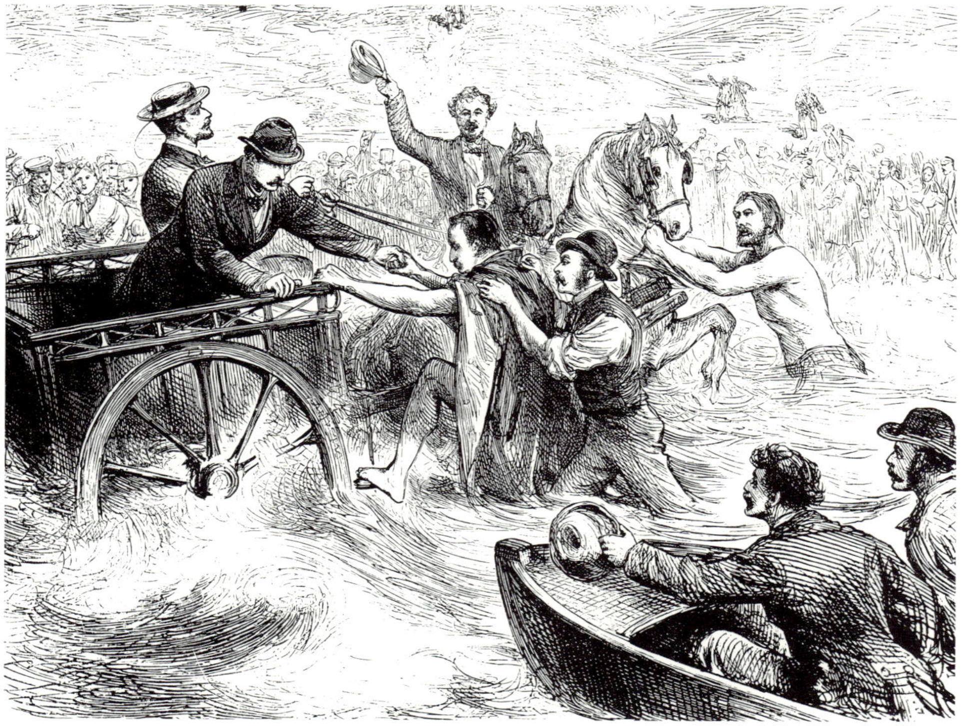

Bild 297. *Ankunft des Kapitäns Webb nach dem Durchschwimmen des Ärmelkanals im Jahre 1876.*

für den Arzt zu bestimmen, wie lange man diesem Vergnügen – denn dieses ist es in sehr hohem Grade – nachhängen darf. Nach meinem Gefühl war es vollkommen hinreichend, drei- bis viermal hintereinander im ersten Gliede zu feuern und dann auf die Rückreise zu denken.»

Die Prozedur war also umständlich und mit den heutigen Badesitten nicht zu vergleichen. Lichtenberg aber fand das Baden am Meer schon damals aus zwei Gründen sehr empfehlenswert: einmal der heilsamen Wirkungen wegen und zum anderen, weil der «unbeschreibliche Reiz», den ein Aufenthalt «am Gestade des Weltmeers» hat, in einem sehr vorteilhaften Kontrast stehe zum Klima «in den dumpfigen Alleen der binnenländischen Kurplätze».

Salutschüsse eröffnen die Badesaison

Nicht nur in England, auch im französischen Dieppe kam damals die Mode auf, im Meer zu baden. Doch es dauerte fast noch ein Vierteljahrhundert, bis sich auch höchste Kreise herabliessen, mit spitzem Fuss voran aus einer Badekarre ins salzige Wasser zu steigen. Wie *Hermann Schreiber* in seiner «Sittengeschichte der Badewanne» festgehalten hat, machte 1813 die Königin Hortense aus dem Clan der Bonaparte den Anfang. Elf Jahre später probierte die Herzogin von Berry ein Bad am Meeresstrand. Schreiber zitiert dazu aus einem Bericht der *Comptesse d'Agoult,* die unter dem Namen *Daniel Stern* schrieb:

«Die Etikette verlangte, dass man am Tage der Saisoneröffnung, in dem Augenblick, da die Prinzessin ins Wasser ging, einen Salut aus Kanonen in den Himmel schoss. Der leitende Arzt des Seebades musste Ihre Königliche Hoheit ins Wasser begleiten. Doktor Mourgué hatte für diese Gelegenheit seinen schönsten Anzug mit einer funkelnagelneuen Hose angezogen, bot der Prinzessin seine behandschuhte Rechte und ging mit ihr ins Wasser, als befände man sich auf dem Parkett eines Ballsaals.»

Die erste fürstliche Persönlichkeit, die sich in Deutschland für das Baden am Meer begeistern liess, war der Herzog Friedrich Franz I. von Mecklenburg-Schwerin. Und das kam so: Lichtenbergs die englischen Seebäder lobende Schrift war in die Hände des grossen Arztes Christoph Wilhelm Hufeland gefallen, der zunächst in Weimar und später in Berlin Hausarzt berühmter Zeitgenossen war. Er behandelte unter anderem Goethe, Schiller und das preussische Königspaar. Hufeland bezeichnete 1792 das Seewasser als «eines der kräftigsten Heilmittel». Der Aufsatz mit dieser Einschätzung gelangte alsbald in die Hände des Rostocker Medizin-Professors Samuel Gottlieb Vogel, der nebenher Leibarzt des Mecklenburger Herzogs war. Friedrich Franz I., von Vogel über die heilsame Kraft des Meerwassers aufgeklärt, liess sogleich die Einrichtung eines Bades an seinen Küsten vorantreiben. So entstand im Sommer des Jahres 1793 am Strandabschnitt *«Heiligendamm»* bei Doberan an der mecklenburgischen Ostseeküste das erste deutsche Seebad, vom Herzog und seiner Hofgesellschaft gleich eifrig benutzt.

Anfang September stieg der Herzog, begleitet von sechs Kammerherren, von einem Zelt aus erstmals in die sicherlich recht kühle Ostsee. Das Bad muss dem Fürsten gefallen haben, denn er gab den

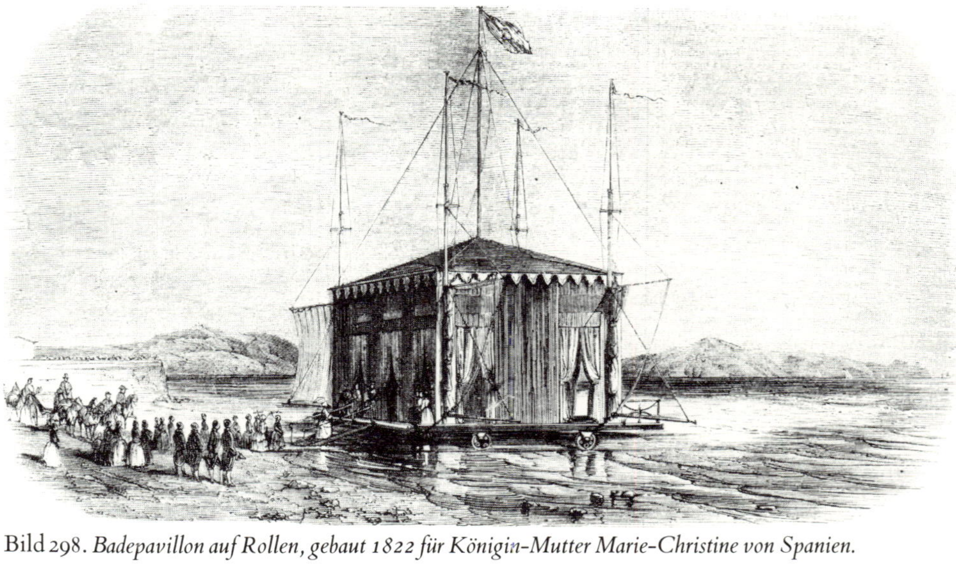

Bild 298. *Badepavillon auf Rollen, gebaut 1822 für Königin-Mutter Marie-Christine von Spanien.*

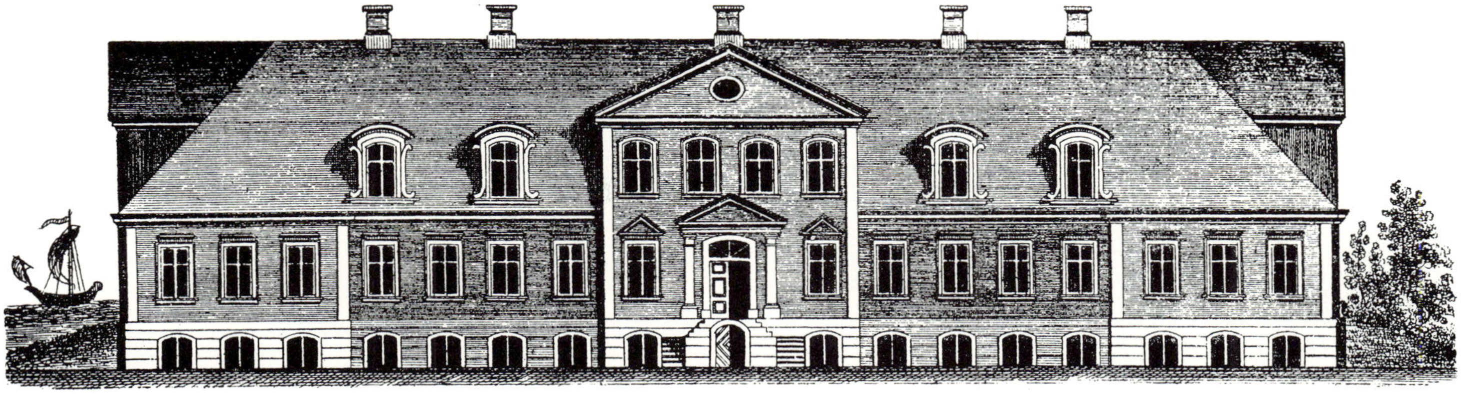

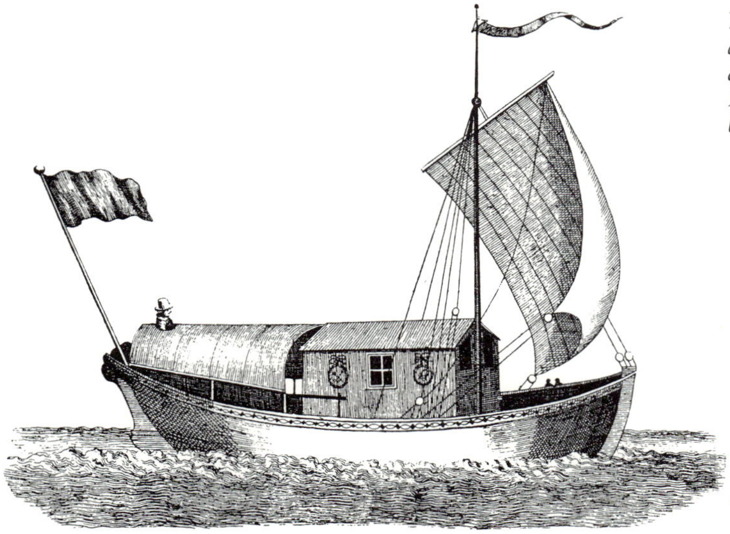

Bild 299. *Die erste deutsche Seebadeanstalt, 1793 zu Doberan in Mecklenburg erbaut.*

Bild 300. *Badeboot des Seebades Doberan.*

Befehl, am Strand ein grosses Badehaus zu bauen, in dem bereits im Jahr darauf kalte und warme Meerwasser-Wannenbäder genommen werden konnten. «Tropf-, Spritz- und Dunstbäder» kamen bald hinzu, endlich auch spezielle Badeboote, in deren Mitte durchlöcherte Badekästen hineinragten. Bei ruhigem Wetter, so wird berichtet, war das Baden im Badeboot ein Genuss. Bei Wellengang aber gab es nicht selten Probleme: Die Badegäste wurden seekrank!

Das Hofbad der Könige

Im ersten Seebad an der deutschen Nordseeküste, 1797 auf der ostfriesischen Insel *Norderney* eingerichtet, verzichtete man auf die wetterabhängigen Badeboote und griff auf Badekarren nach englischem Vorbild zurück. Die Karren wurden auf Norderney nicht von Pferden, sondern von den Insulanern ins Wasser gezogen. Das Zubrot, das sich hier verdienen liess, war nicht zuletzt für die vielen Witwen der Insel ein Geschenk des Himmels: In den 106 Häusern wohnten damals 506 Einheimische, darunter 52 Witwen, deren Männer als Seefahrer oder Fischer auf der See geblieben waren.

Das Bad Norderney entstand auf Betreiben des Landarztes Friedrich Wilhelm von Halem, der in den Jahren zuvor schon einzelne Patienten zum Baden im Meer veranlasst hatte und von der Heilkraft des Meerwassers überzeugt war.

Die «ostfriesischen Stände» in Aurich spendierten fünftausend Reichstaler. Davon konnte ein erstes Badehaus gebaut, konnten die ersten Badekarren erworben werden. Im Jahr 1800 kamen etwa 250 Kurgäste auf die Insel; für sie standen immerhin schon etwa 70 Fremdenbetten zur Verfügung. Die napoleonischen Kriege brachten aber das Badeleben schon 1806 wieder völlig zum Erliegen. Ab 1815 ging es dann wieder langsam aufwärts, wenn auch die Anreise noch bis in die fünfziger Jahre hinein recht umständlich blieb. Wer etwa von Köln nach Norderney fahren wollte, erhielt 1832 folgenden Rat:

«Sie reisen am besten mit dem auf dem Rhein fahrenden Dampfschiff nach Rotterdam, von dort aus nach Amsterdam zu Lande. Von Amsterdam fährt dreimal wöchentlich ein Dampfer über den

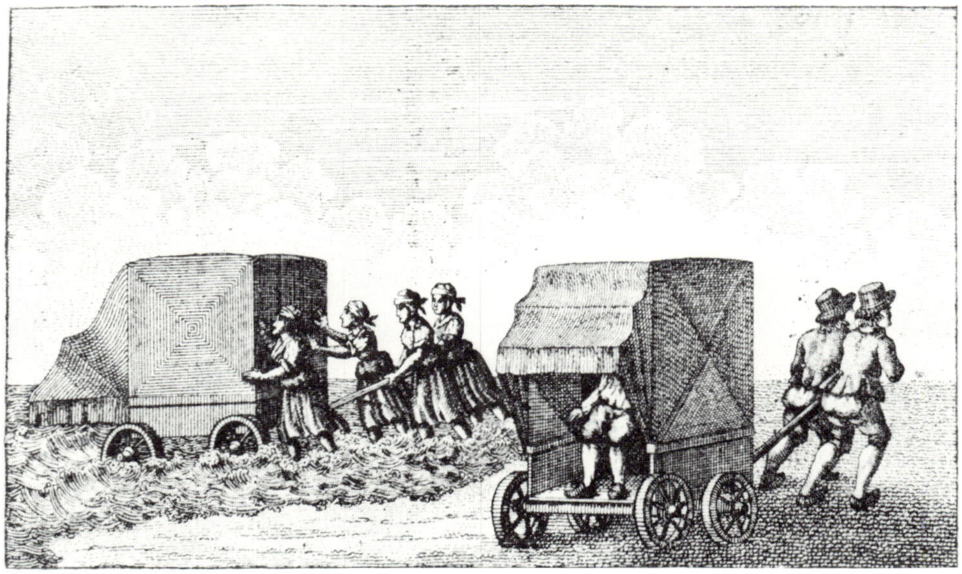

Bild 301. *Badekarren auf Norderney um 1800. Eine Markise schützte vor neugierigen Blicken.*

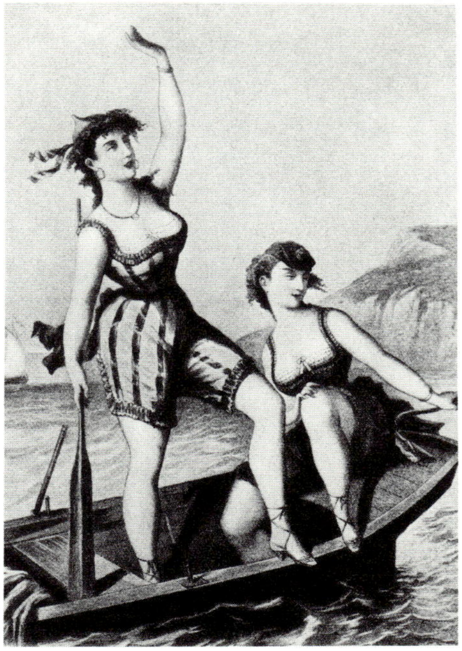

Bild 302. *Französische Badenixen am Ärmelkanal.*

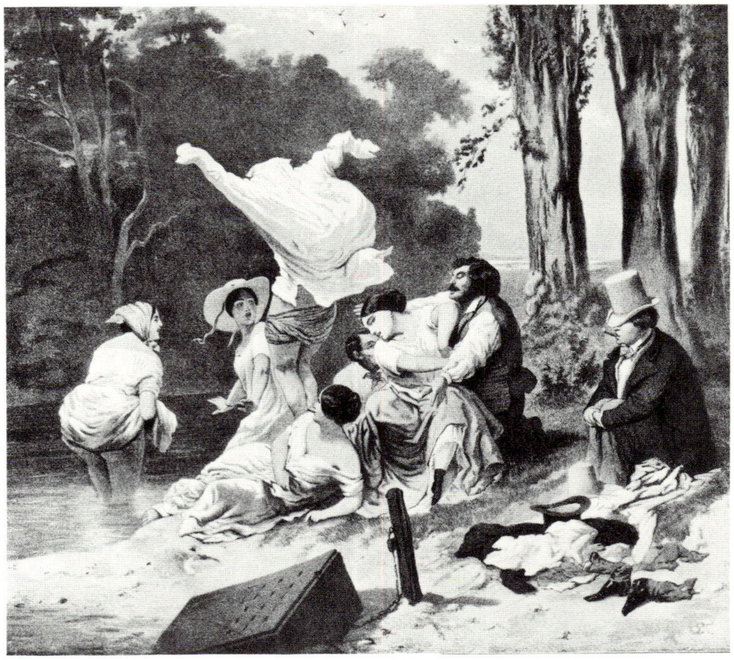

Bild 303. *Badeausflug junger Leute in Frankreich.*

Zuidersee nach Harlingen, von wo man durch Wagen oder Zugschiffe (Treckschuiten) nach Groningen oder Delfzyl fahren kann, von hier fahren täglich Schiffe nach Emden, von da gelangt man zu Wagen nach Norden und Norddeich.»

In Norddeich war man also, aber noch nicht auf der Insel Norderney. Man musste das Fährschiff nehmen, das dreimal wöchentlich bei Hochwasser zur Insel dampfte, und dann, einen Steinwurf vom Ufer entfernt, vom Schiff in einen hochrädrigen Pferdewagen umsteigen, der einen endlich auf die Insel brachte.

Der beschwerliche Weg hielt jedoch schon bald prominente Köpfe nicht von einem Besuch in dem aufstrebenden Inselbad ab. Heinrich Heine machte 1825 den Anfang, gefolgt von Wilhelm von Humboldt und Goethes Gesprächspartner Johann Peter Eckermann. Zwischen 1834 und 1866 war Norderney dann ausgesprochenes Hofbad der Hannoverschen Könige, die in den Sommermonaten im Laufe der Jahre fast alle Fürsten des Deutschen Bundes als Gäste begrüssen konnten. Otto von Bismarck durfte da nicht fehlen: Im Jahre 1844 kam er das erstemal auf die Insel.

Die Badesitten waren damals durchaus noch von den heutigen sehr verschieden. Zwar benutzte nach 1815 nicht mehr jedermann einen Badekarren, um schicklich ins Wasser zu gelangen, aber zwischen dem bewachten Badestrand für «Frauenzimmer» und dem für «Mannspersonen» befand sich ein mehrere hundert Meter breiter Streifen, der nur von den Badewärtern betreten werden durfte. Das blieb so bis in das Jahr 1908, als man daranging, zwischen dem Damen- und dem Herrenbad ein «Familienbad» einzurichten.

Doch zurück zum Jahr 1802: Zwei weitere deutsche Seebäder wurden aus der Taufe gehoben, Travemünde und Kolberg in Pommern («wozu der König von Preussen zweihunderttausend Taler stiftete»). Dann ging es Schlag auf Schlag: Wangerooge, Rügenwalde, Spiekeroog, Cuxhaven, Puttbus auf Rügen, Wyk auf Föhr, Zoppot bei Danzig, Kiel, Swinemünde, Helgoland, Juist, Langeroog, Borkum und Westerland auf Sylt...

Glücksspiele erobern die Küste

Schon im Jahr 1825, das kann man festhalten, hatte sich das Baden an den Ufern von Nord- und Ostsee durchgesetzt. Mehr noch: «Die Seebäder kamen sehr schnell in Mode, zumal sich die Aristokratie ihrer bald bemächtigte.»

Doch auch mit bürgerlichem Publikum blühten einige Bäder schnell auf. So *Cuxhaven,* das ab 1816 über Badeeinrichtungen verfügte und besonders von Bürgern der Freien und Hansestadt Hamburg gern besucht wurde (das Boot von Hamburg fuhr zweimal wöchentlich): «Das Bad bot den Gästen ausser bequemen Bade-Einrichtungen mannigfaltige Unterhaltungen, heitere Geselligkeit, Lustfahrten nach Neuwerk und Helgoland und endlich die Aufregung eines Roulettetisches...» Neben Roulette spielten die Badegäste vor allem die Glücksspiele Hazard und Pharao.

Exklusive Teezirkel, üppige Diners, Kurkonzerte, Theateraufführungen, Opern und Bälle in grosser Toilette trugen dazu bei, dass viele Seebäder im Laufe des 19. Jahrhunderts in die Reihe der gehobenen Kurorte, einige sogar in die der Luxusbäder aufstiegen.

Besonders *Travemünde* mauserte sich bald zu einem sehr beliebten und äusserst vornehmen Badeort. Schon 1805 konnte der schlesische Dichter *Joseph von Eichendorff* schreiben: «Travemünde allein mit seinen Herrlichkeiten war die ganze Reise wert, und ewig wird der Anblick des Meeres meiner Seele vorschweben.»

Weniger romantisch, aber dafür um so nüchterner ans Geld dachte drei Jahre später Marschall Bernadotte, nachmals König Carl XIV. Johann von Schweden, der das Glücksspiel in Travemünde unter der Hand einführte. Offiziell genehmigt wurde das Roulette erst 1833

– und trug fortan zum raschen Aufstieg bei. Iwan Turgenjew, Fjodor Dostojewski, Nikolaj Gogol – die dem Glücksspiel zugetanen russischen Dichter – liessen Travemünde auf ihren Reisen in die deutschen Bäder nicht aus. Richard Wagner wartete 1837 an der Trave eine Woche auf die Weiterreise nach Riga – in einer Hafenkneipe sollen ihm die ersten Takte zu den «Meistersingern» eingefallen sein. Später dann besuchte Kaiser Wilhelm II. gern die Travemünder Woche: zum Segeln, um zu sehen und gesehen zu werden.

Die Nordseeinsel *Sylt,* mit ihrem ersten Badeort *Westerland,* begann 1855 ihren zunächst recht langsamen, aber unaufhaltsamen Aufstieg. Der Hintergrund dafür, so ein Zeitgenosse, bildete «ein grossartiges Meer, ein Strand, meilenweit ausgebreitet wie der köstlichste Sammetteppich, die phantastische Dünenwelt, die hehre Schönheit der ganzen Insel». Das nahe Dorf *Wenningstedt* mauserte sich noch zu Kaisers Zeiten zu einem Familienbad, das mondänere *Kampen* aber, obwohl 1894 mit einem ersten, bescheidenen Kurhaus versehen, kam erst im 20. Jahrhundert zu seinem exquisiten Ruf. Seine vielen reetgedeckten Häuser verdankt das im Sommer von allerlei Prominenz und attraktiver Jugend bevölkerte Bad dem weitsichtigen Ortsstatut von 1913, das die Bebauung in herkömmliche Regeln einbettete.

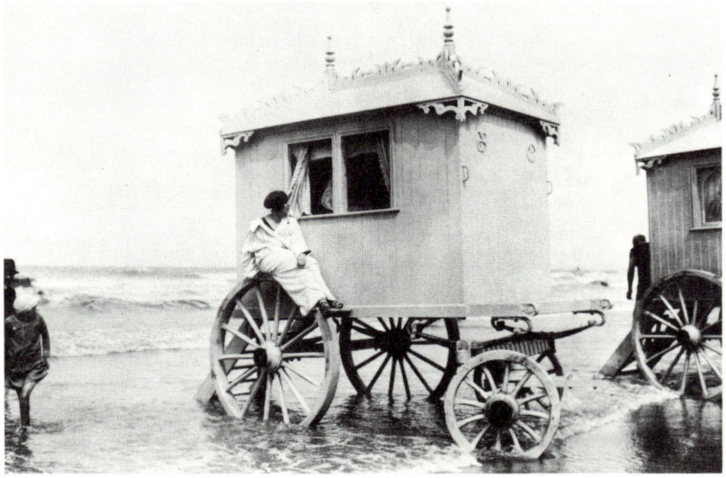

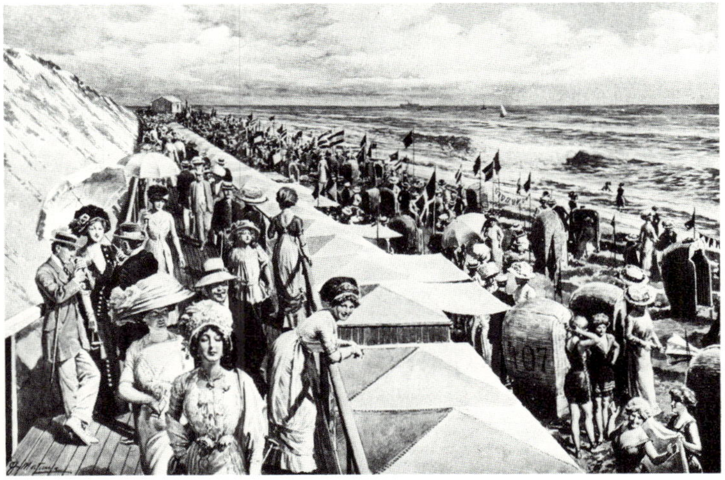

Bild 304. *Nordsee-Badekarren mit fernöstlich inspiriertem Dachzierat von 1905 (oben).*

Bild 305. *Saison in Ostende 1912: Badekarren gab es noch immer (unten).*

Bild 306. *Schon damals dicht gedrängt: Badegäste auf der Strandpromenade von Westerland 1911 (rechts oben).*

Bild 307. *Strandphotographen in Ostende um 1910 (rechts Mitte).*

Bild 308. *Badenixen probieren 1962 in Holland einen alten Badekarren aus (rechts unten).*

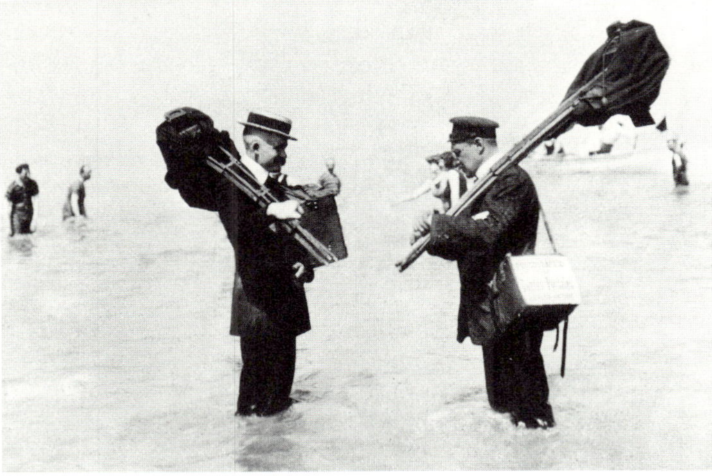

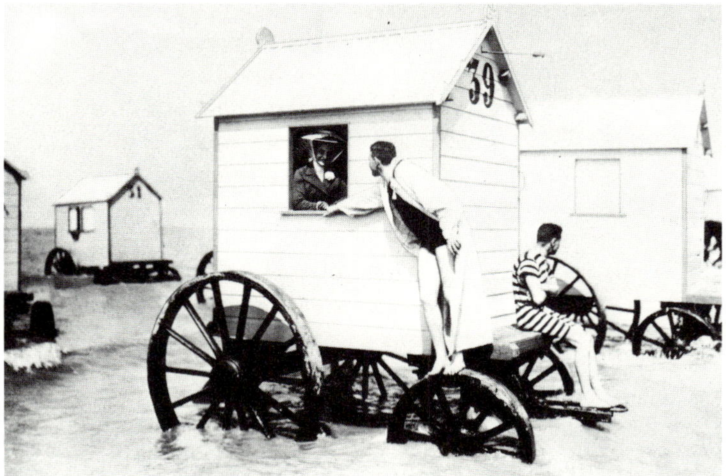

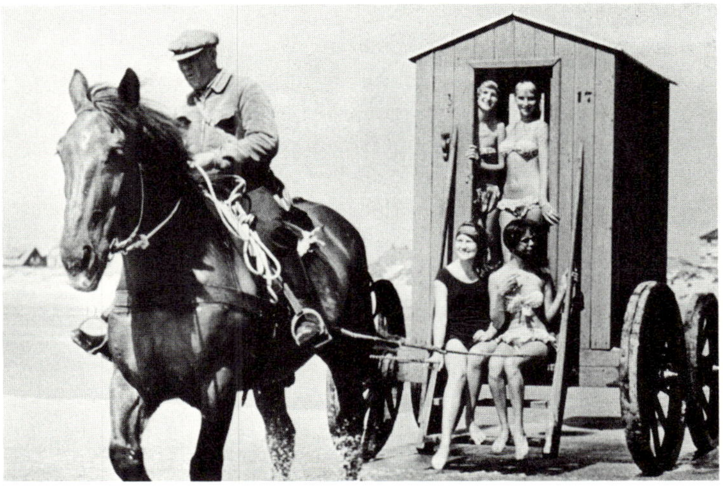

Es muss nicht immer Nordsee sein

Doch auch wer nicht genügend Zeit oder Geld für eine Reise ans Meer erübrigen konnte, wollte bei den Badefreuden nicht zurückstehen. Badeanstalten entstanden im Laufe des 19. Jahrhunderts an vielen Flüssen und Seen Mitteleuropas. Im Zürich- und im Bodensee, am Vierwaldstättersee, in der Donau, dem Rhein, der Elbe und der Oder: überall stürzten sich Wasserfreunde ins kühle Nass. Über eine der ersten grossen Badeanstalten, erbaut in Hamburg, berichtet die Festschrift einer Versammlung Deutscher Naturforscher und Ärzte im Jahre 1876:

«Seit 1835 existirt die Badeanstalt von Johns am Grasbrock in der Elbe, des hier wechselnden Wasserstandes wegen ganz auf Prahmen schwimmend, und dem entsprechend bald an dieser, bald an jener Stelle, wo es der Hafenverkehr zulässt, in der lebhaften Strömung des Flusses liegend, und durch Bootsfahrt unentgeltlich zugänglich. Sie besitzt in der Herrenabtheilung drei Bassins, 65, Cabinetten, und in der Damenabtheilung zwei Bassins, 41 und 172 Quadratmeter gross, mit 38 Cabinetten und 17 Einzelbädern. Die Preise sind dieselben wie bei der Donnerschen Anstalt.»

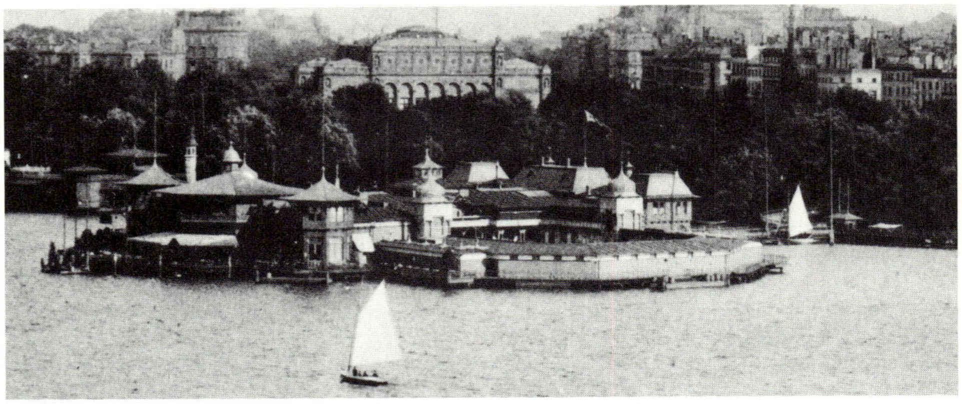

Bild 311. *Die grosse Hamburger Badeanstalt «Alsterlust», Postkartenausschnitt.*

Die Donnersche Anstalt – bereits 1793 an der Binnenalster auf Anregung der «Patriotischen Gesellschaft» gegründet – bestand seit den Tagen des grossen Hamburger Brandes von 1842 an der Aussenalster. In den Jahren 1887/88 als grosszügig geplantes Freibad wiedereröffnet, erhielt sie den Namen «Alsterlust». Um die Jahrhundertwende verfügte Hamburg dann über zehn grosse Freibäder an seinen Gewässern Elbe, Alster und Bille: «sechs für Männer und Knaben, vier für Frauen und Mädchen».
Seither hat das Badewesen in Mitteleuropa einen grossen Aufschwung genommen – wenngleich nur noch wenige Flüsse zum Schwimmen einladen. Badeanstalten und Hallenbäder gibt es nicht nur in nahezu allen Städten, sondern auch schon in vielen Dörfern zwischen der Nordsee und den Alpen. In den letzten Jahren sind zunehmend Thermalbäder dazugekommen, besonders dort, wo heisse Wasseradern in grösserer Tiefe angebohrt werden konnten, etwa am Rand des Schwarzwaldes und der Schwäbischen Alb.

Andere moderne Bade- und Gesundheitszentren, etwa die nach Art der Alpamares im bayerischen Bad Tölz und im schweizerischen Pfäffikon, verbinden Badefreuden eng mit Spass an Sport und Spiel: Neben Schwimmbad, Wellenbad, Sauna, Kneipp-Becken, Solarium, Infrarotraum, Warmluftdusche und Ruheräumen gibt es dort vielfältige Sportgeräte, Restaurant, Cafeteria und sogar Grills mit offenem Feuer zum Selbergrillen. Das Wasser aber bleibt auch hier wunderbarer und wohltätiger Mittelpunkt des fröhlichen und gesunden Badevergnügens.

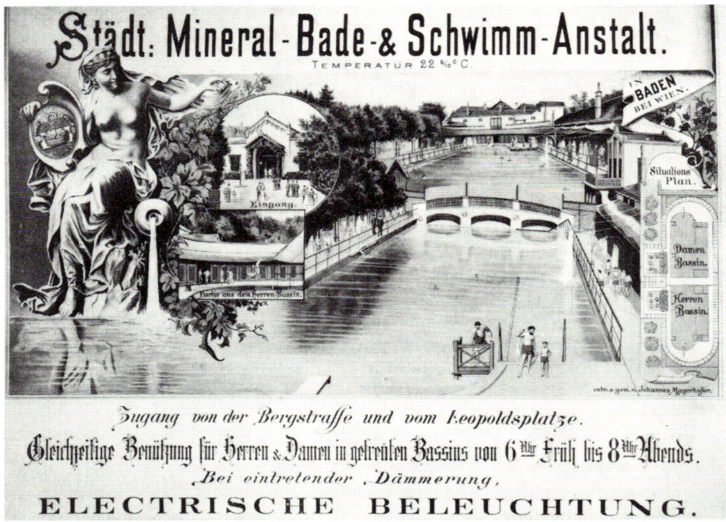
Städt: Mineral-Bade-& Schwimm-Anstalt.
Temperatur 22 %° C.
In Baden bei Wien.
Eingang.
Situations Plan.
Damen Bassin.
Herren Bassin.
Zugang von der Bergstrasse und vom Leopoldsplatze.
Gleichzeitige Benützung für Herren & Damen in getrennten Bassins von 6 Uhr Früh bis 8 Uhr Abends.
Bei eintretender Dämmerung,
ELECTRISCHE BELEUCHTUNG.

Bild 309. *Baden bei Wien: getrennte Becken für Damen und Herren.*

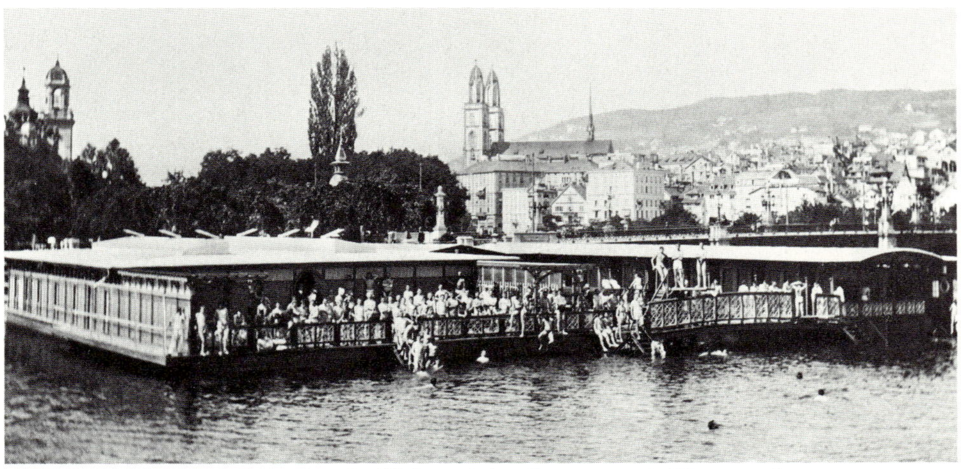

Bild 310. *Zürich 1899: Badeanstalt am Bürkliplatz mit dem Grossmünster im Hintergrund.*

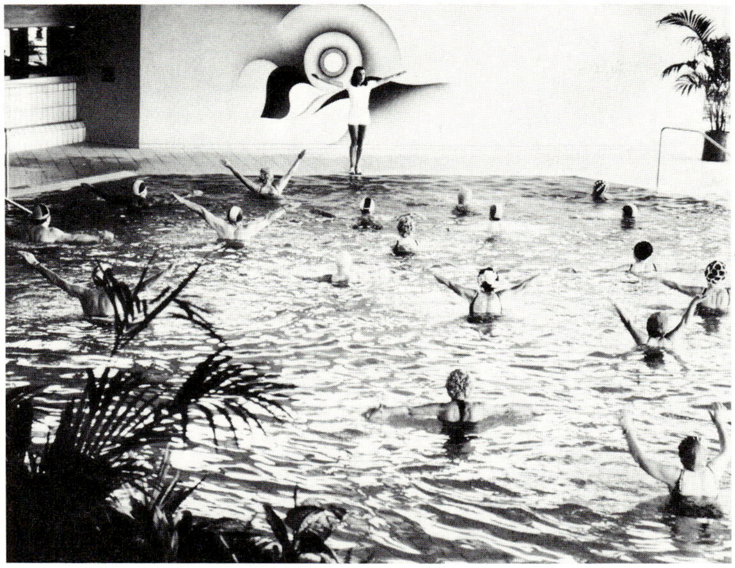

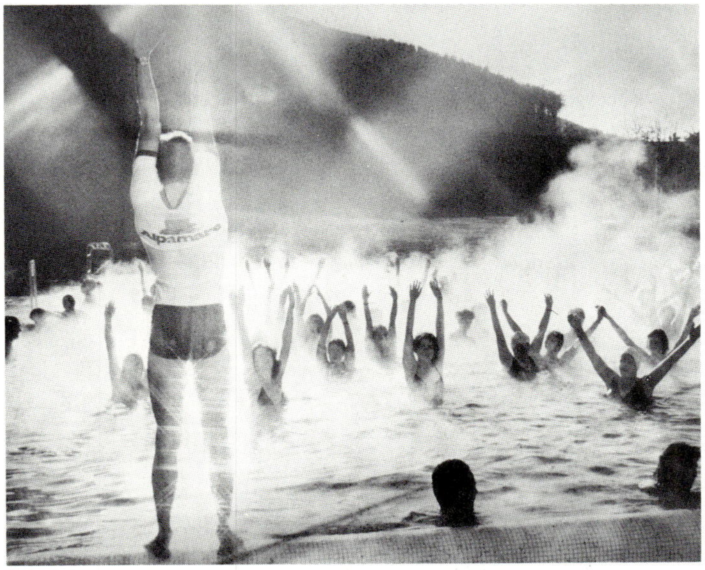

Bild 312. *Gymnastik im Heilbad Ludwigsburg (oben links).*

Bild 313. *Gymnastik im Alpamare von Pfäffikon am Zürichsee (oben rechts).*

Bild 314. *In Brig (Wallis) können sich Badegäste durch einen künstlichen Thermalwasser-Fluss treiben lassen (rechts).*

Bild 315. *Moderne Badeanstalten finden sich überall in Europa. Hier das Freibad von Aarau (unten links).*

Bild 316. *Den Süden in unsere Breiten geholt: Thermalbad in Badenweiler (unten rechts).*

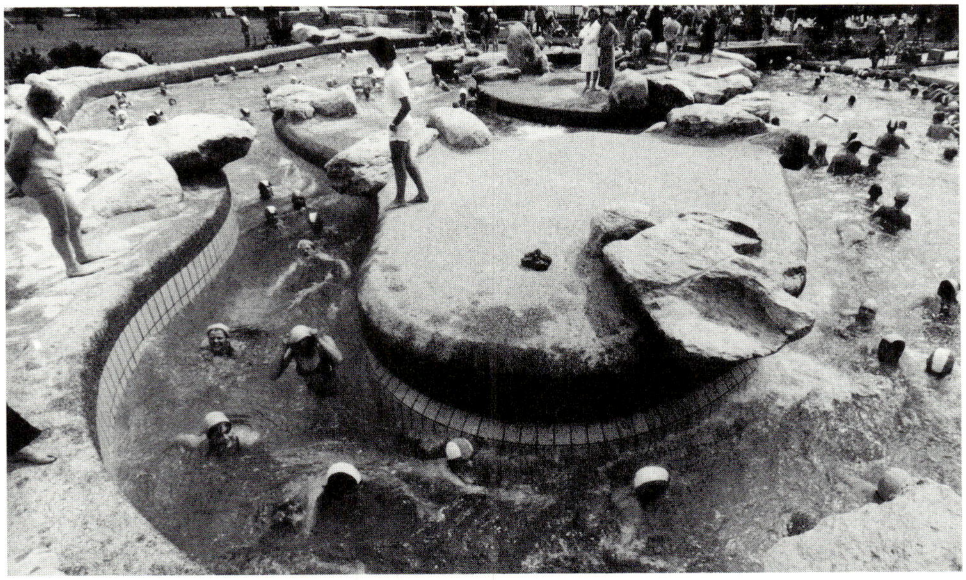

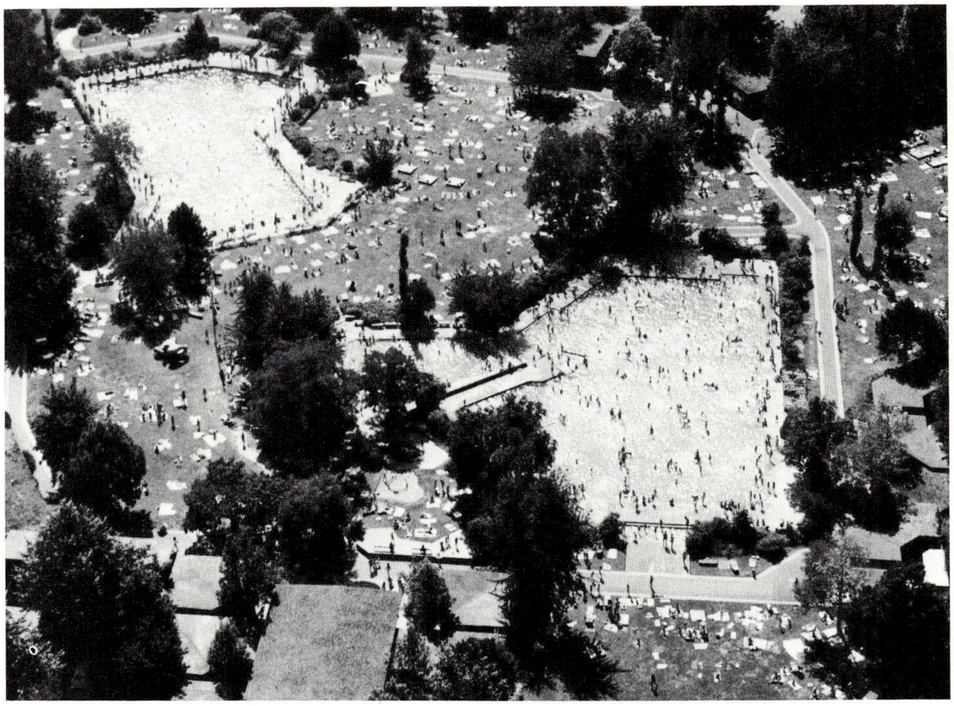

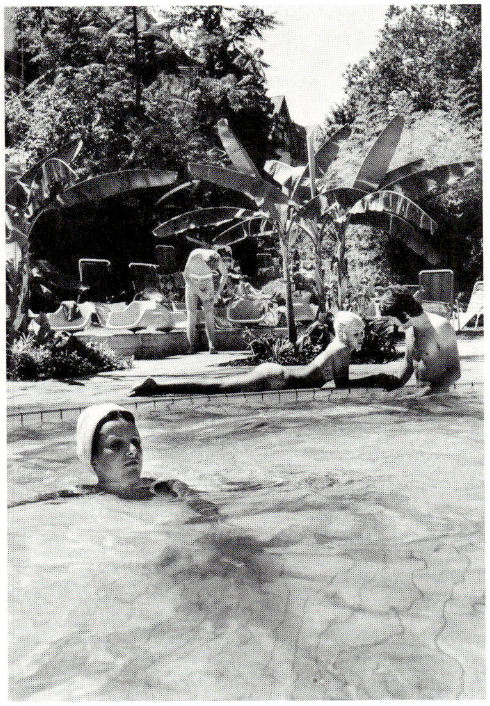

Poeten im Bad: «... und dichtet was für die Hermine»

«Ich zählte acht Jahre, als ich und die Meinen einige Sommerwochen in dem benachbarten und so namhaften Langenschwalbach verbrachten. Mein Vater nahm dort Moorbäder gegen die Gichtanfälle, die ihn zuweilen plagten, und meine Mutter und Schwester machten auf der Promenade durch Übertreibungen in der Form ihrer Hüte von sich reden.»

Zwar fällt es dem Erzähler schwer, mit «Vornehmen Fremden» in *Bad Schwalbach* Kontakte zu knüpfen; dies stört ihn aber nicht sonderlich:

«Dennoch war mir wohl zu Langenschwalbach, denn ich habe stets den Aufenthalt an Badeorten geliebt und später den Schauplatz meiner Wirkungen wiederholt an solche Plätze verlegt. Die Ruhe, die sorglos geregelte Lebensführung, der Anblick wohlgeborener und gepflegter Menschen auf den Sportplätzen und in den Kurgärten entspricht meinen tiefsten Wünschen. Was aber die stärkste Anziehungskraft auf mich ausübte, waren die Konzerte, die täglich von einem wohlgeschulten Orchester dem Badepublikum dargeboten wurden. Die Musik entzückte mich... Stundenlang kauerte ich auf den Stufen des zierlichen Kunsttempels, liess mein Herz von dem anmutig ordnungsvollen Reigen der Töne bezaubern und verfolgte mit eifrig teilnehmenden Augen die Bewegungen, mit denen die ausübenden Musiker ihre verschiedenen Instrumente handhabten. Namentlich das Geigenspiel hatte es mir angetan, und zu Hause, im Hotel, ergötzte ich mich und die Meinen damit, dass ich mit Hilfe zweier Stöcke, eines kurzen und eines längeren, das Gebaren des ersten Violinisten aufs getreueste nachzuahmen versuchte.»

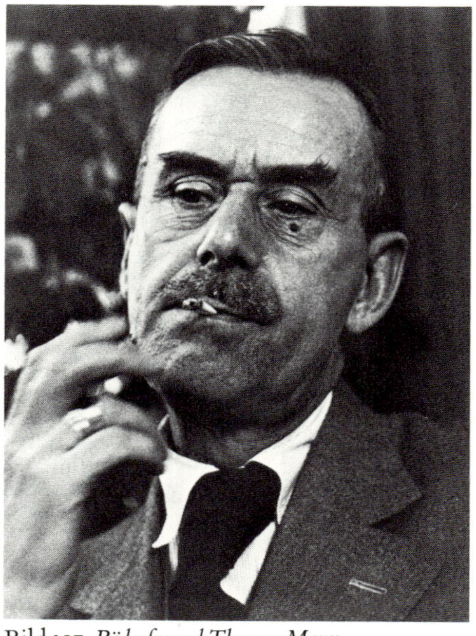

Bild 317. *Bäderfreund Thomas Mann.*

Eine musikalische Komödie

Der Hochstapler Felix Krull, die letzte grosse Romanfigur *Thomas Manns,* beginnt seine Karriere in Bad Schwalbach. Bereits der Achtjährige zeigt, dass sich beizeiten krümmt, was ein Häkchen werden will. Sein Vater, «gutgelaunt unter dem wohltuenden Einfluss der Bäder», vereinbart mit dem Kapellmeister eine Komödie, die erste Hochstapelei des vielversprechenden Sprösslings:

«Eine kleine Violine wird billig erstanden und der zugehörige Bogen sorgfältig mit Vaselin bestrichen. Während sonst für mein Äusseres nicht viel geschah, werden jetzt in einem Basar ein hübsches Matrosenhabit mit Fangschnur und goldenen Knöpfen, dazu seidene Strümpfe und spiegelnde Lackschuhe fertig angeschafft. Und eines Sonntagsnachmittags, während der Kurpromenade, stehe ich, so ansprechend ausstaffiert, zur Seite des kleinen Kapellmeisters an der Rampe des Musiktempels und beteilige mich an der Ausführung einer ungarischen Tanzpièce, indem ich mit meiner Fiedel und mit meinem Vaselinbogen tue, was ich vordem mit meinen beiden Stöcken getan. Ich darf sagen, dass mein Erfolg vollkommen war.

Das Publikum, vornehmes und schlichteres, staute sich vor dem Pavillon, es strömte von allen Seiten herbei. Man sah ein Wunderkind... Als ich mit einem vollen und energischen Bogenstrich über alle Saiten geendigt hatte, erfüllte das Geprassel des Beifalls, untermischt mit hohen und tiefen Bravorufen, die Kuranlagen. Man hebt mich, nachdem der kleine Kapellmeister meine Geige nebst Bogen in Sicherheit gebracht, zur ebenen Erde nieder. Man überhäuft mich mit Lobsprüchen, mit Schmeichelnamen, mit Liebkosungen. Aristokratische Damen und Herren umdrängen mich... Die Meinen traten herzu; mein Vater stellte sich vor und entschuldigte die Schwächen meines Spieles mit meinem zarten Alter. Man zog mich zur Konditorei. An drei verschiedenen Tischen bewirtete man mich mit Schokolade und Crèmeschnitten. Edelbürtige, schöne und reiche Kinder, die kleinen Grafen Siebenklingen, nach denen ich oft mit Sehnsucht ausgeschaut, die mich aber bisher nur kalter Blicke gewürdigt hatten, baten mich artig, eine Partie Krocket mit ihnen zu spielen, und während unsere Eltern miteinander Kaffee tranken, folgte ich... heiss und trunken vor Freude ihrer Einladung.

Es war einer der schönsten Tage meines Lebens, vielleicht der unbedingt schönste. Viele Stimmen wurden laut, dass ich mein Spiel wiederholen möchte, und auch die Kurdirektion kam in diesem Sinne bei meinem Vater ein. Allein mein Vater erklärte, dass er ausnahmsweise seine Erlaubnis gegeben habe und dass ein wiederholtes öffentliches Auftreten sich nicht mit meiner gesellschaftlichen Stellung vertrage. Auch näherte unser Aufenthalt in Bad Langenschwalbach sich seinem Ende...»

Wie seine Romanfigur Felix Krull, so liebte auch Thomas Mann die Atmosphäre der Kurbäder. Bäder am Meer durften es auch sein. Travemünde zum Beispiel, wo er sich noch kurz vor seinem Tode, nach der Ernennung zum Ehrenbürger seiner Vaterstadt Lübeck, von den Strapazen der Feierlichkeiten erholte und zufrieden über die Ostsee schaute. Wenig später schrieb er: «Der Gedanke, die Luft Travemündes noch einmal geatmet zu haben, sitzt lächelnd um mein Herz.»

Schon in den «Buddenbrooks» hatte er über die Ostsee geschrieben: «Sie lag da, die See, in Frieden und Morgenlicht, in flaschengrünen und blauen, glatten und gekrausten Streifen...» Hanno Buddenbrook zog «tief und mit stiller Seligkeit» die würzige Luft des Meeres ein: «Und was nun folgte... der Vormittag am Strande, während droben die Kurkapelle ihr Morgenprogramm erledigte, dieses Liegen und Ruhen zu Füssen des Sitzkorbes, dieses zärtliche und träumerische Spielen mit dem weichen Sande, der nicht beschmutzt, dieses mühe- und schmerzlose Schweifen und Sichverlieren der Augen über die grüne und blaue Unendlichkeit hin, von welcher, frei und ohne Hindernis, mit sanftem Sausen ein starker, frisch, wild und herrlich duftender Hauch daherkam, der die Ohren umhüllte und einen angenehmen Schwindel hervorrief, eine gedämpfte Betäubung, in der das Bewusstsein von Zeit und Raum und allem Begrenzten still selig unterging.»

Hanno Buddenbrook winkte den auslaufenden Schiffen mit dem Taschentuch zu – ganz wie es Thomas Mann in seiner Kindheit getan hatte.

Die Insel der grossen Mutter

Eine besondere Beziehung zum Wasser – zu Bädern und zum Meer – hatte auch ein anderer grosser deutscher Dichter: *Gerhart Hauptmann.* Geboren im schlesischen Bad Salzbrunn – im Kurtheater sah der junge Gerhart seine ersten Theaterstücke –, nutzte er später vor allem die Quellen von Bad Warmbrunn, Baden-Baden und Bad Wildungen. Badeorte am Mittelmeer aber schätzte Hauptmann besonders, von einer Reise nach Capri schreibt er:

«Mit Sorgen quälten wir uns in Capri nicht. Wenn wir des Morgens, umgeben von einem Rudel Capreser Jungen, zum köstlichsten Bade der Welt, zur Kleinen Marina hinunterzogen, verloren wir uns in Wärme, Farbe und Glanz und bestanden nur noch aus lachender Seele. Von den zahllosen grünen Eidechsen, die über das Kalkgefels huschten, musste sich aller Augenblicke eine, in einer Schlinge aus Gras, durch irgendeinen Narkissos, Charmides oder anderen Liebling der Götter fangen und mit Lachen vorweisen lassen. Dann wurde sie wieder in Freiheit gesetzt. Unvergleichliche Wonnen des Bades in der grünen Flut unter den Faraglioni erwarteten uns. Sie dauerten fort, bis wir an Paganos gedeckter Tafel ein köstliches Frühstück einnehmen konnten.»

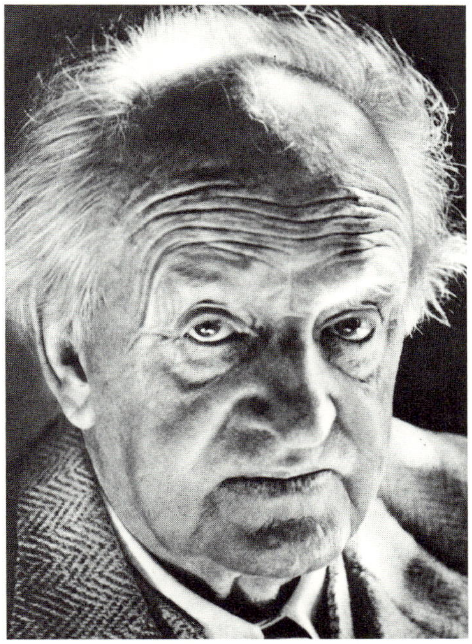

Bild 318. *Gerhart Hauptmann liebte Bäder und das Meer.*

In späteren Jahren fuhr Hauptmann oft und gern nach Rapallo, dem italienischen Kurort an der Riviera di Levante. Nicht zu vergessen die Kurorte Kloster und Vitte auf der Ostseeinsel Hiddensee, wo er unter anderem die «Versunkene Glocke», das «Meerwunder» und «Die Insel der grossen Mutter» diktierte. Zu diesem Buch, zur «Insel» (seiner Darstellung eines zeitlos-modernen Frauenstaats) hat Hauptmann gesagt: «Ich hätte sie wohl nie geschrieben, hätte ich nicht jahrelang auf Hiddensee die vielen schönen, oft ganz nackten Frauenkörper gesehen und das Treiben dort beobachtet.»

Wenn auch nach 1950 durch den Nacktstrand «Abessinien» bei «Buhne 16» weithin bekanntgeworden, war Kampen auf Sylt in den zwanziger Jahren jedoch noch ein Geheimtip. Im Haus «Kliffende» wohnten damals bei Klara Tiedemann so bedeutende Köpfe wie Thomas Mann, Emil Nolde und Ernst Rowohlt. «An diesem erschütternden Meer habe ich tief gelebt», bekannte Thomas Mann später, «und was es aufregte, das wird, gebe es Gott, irgendwie einmal fruchtbar werden.»

Fruchtbare Tage auf Sylt, sei es in Kampen, Wenningstedt oder Westerland, in List oder Keitum, verlebten auch andere Schriftsteller. So etwa *Max Frisch,* der 1949 schrieb: «Dieselbe Insel, bei Nacht und Regen ganz ins Spukhafte verdämmert, hat plötzlich etwas Antikisches. Eine Luft wie Glas: die Ferne ist fern, aber klar und genau, ungespenstig, heiter und endlich... die blaue Finsternis des Meeres, das Lichterlohe, dass wir nicht wissen, wohin mit dem Dank für unser Dasein.» Und *Ernst Penzoldt,* der die «Powenzbande» schrieb, formulierte: «Bei schönem Wetter bin ich den ganzen Tag am Strand, in den Dünen, im Wasser, im Wind also, aus dem er dich und mich und die übrigen Menschen geschaffen hat.»

«Ich liebe das Meer wie meine Seele»

Auf Sylt verfasste *Ernst von Salomon* seinen «Fragebogen». *Carl Zuckmayer* war auch auf der Insel, ebenso *Walter Hasenclever, Joachim Ringelnatz, Gustav Freytag, Theodor Storm, Wilhelm Raabe* und viele andere.

Auch *Heinrich Heine* («Ich liebe das Meer wie meine Seele») fuhr gern an die Nordsee, allerdings auf die Inseln Norderney und Helgoland: «Ich befinde mich wohl und heiter. Das Meer ist mein wahlverwandtes Element, und schon sein Anblick ist mir heilsam.» Und weiter: «Die Badekutschen, die Droschken der Nordsee, werden hier nur bis ans Wasser geschoben, und bestehen meist aus viereckigen Holzgestellen, mit steifem Leinen überzogen.» Norderney sah weiter den Dichter der «Effi Briest», *Theodor Fontane*, während *Hoffmann von Fallersleben* sein «Deutschlandlied» auf Helgoland dichtete.

Manfred Hausmann dagegen zog es später vor, auf Langeroog Sonnenuntergänge und Stürme zu erleben und in Prosa zu beschreiben. *Wilhelm Busch* aber hatte sich an Borkum gehalten und mit spitzer Feder lieber Verse auf sein Papier gekratzt:

Hermine sagte mir, sie wollte,
dass ich ihr mal was dichten sollte. –
Ich sagte ja! – und also hü!
Fährt jetzt mein Geist per Phantasie
Nach Borkum, legt sich auf die Düne
Und dichtet was für die Hermine.

Von einer Düne sieht man weit. –
Das Meer ist voller Flüssigkeit.
Das Ostland ist an Möwen reich.
Die jungen Möwen hat man gleich;
Die Eltern aber schrein und tüten
Und schweben über unsern Hüten.

Zu Upholm wird das Schaf gemelkt.
Die Kuh will Futter wenn sie bölkt.
Der Kuhhirt sammelt viele Kühe
Durch lautes Tuten morgens frühe.
Dies weckt den Fremden unvermutet,
So dass er fragt, wer da so tutet? –

Am Strande aber geht man froh
erst so dahin, dann wieder so;
Man sieht ein Schiff, tritt in die Qualle,
Hat Hunger, steigt in diesem Falle
Zur Giftbutike kühn hinauf,
Erwirbt ein Butterbrot durch Kauf
Und schlürft, wenn man es nötig hat,
Den vielberühmten «Dorenkat».

Bild 319. *Friedrich Schiller auf einem Esel in Karlsbad.*

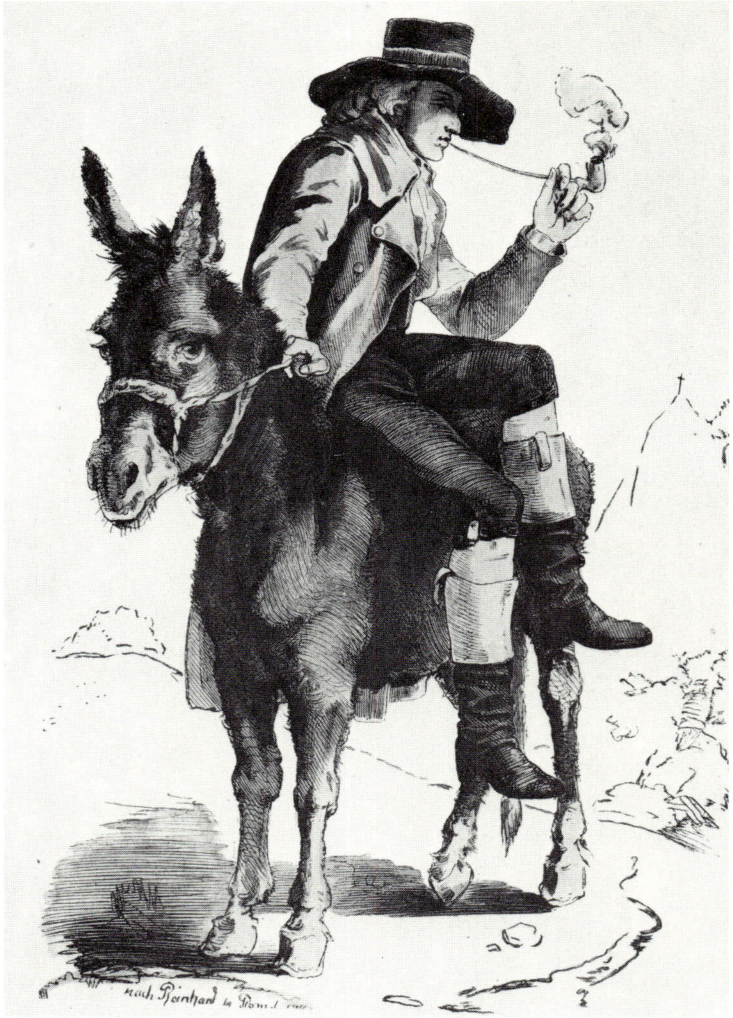

Viele in Bäder reisende Poeten aber zogen und ziehen kühles, sanftes Nass einem harten Schnaps vor – und reisen in ein Bad, um dort heilsames Wasser zu schlürfen.

Mineralquellen-Heilbäder standen besonders im vergangenen Jahrhundert bei Dichtern (aber auch bei Musikern und Malern) hoch im Kurs. In den böhmischen Bädern Karlsbad, Franzensbad, Marienbad und Teplitz war Goethe in siebzehn Sommern zu finden. *Friedrich Schiller* kurte in Karlsbad, Franzensbad und Teplitz, während *Jean Paul* («Das Leben des vergnügten Schulmeisterleins Maria Wuz in Auenthal») in Franzensbad und, ausserhalb Böhmens, auch in Bad Steben (seinem «Lilienbad») und in Bad Berneck badete und Heilwasser trank.

Um die gleiche Zeit hielt sich *Friedrich Hölderlin* in *Bad Homburg* auf. Er schrieb von dort an seine Schwester:

«Das Städtchen liegt am Gebirg, und Wälder und geschmackvolle Anlagen liegen rings herum; ich wohne gegen das Feld hinaus, habe Gärten vor dem Fenster und einen Hügel mit Eichbäumen, und kann ein paar Schritte in ein schönes Wiesental! Da geh' ich dann hinaus, wenn ich von meiner Arbeit müde bin, steige auf den Hügel und setze mich in die Sonne und sehe über Frankfurt in die weiten Fernen hinaus, und diese unschuldigen Ausblicke geben mir dann wieder Mut und Kraft zu leben und zu schaffen. Liebe Schwester! es ist so gut, als ob man in der Kirche gewesen wäre, wenn man so mit reinem Herzen und offenem Auge Licht und Luft und die schöne Erde gefühlt hat.»

Blumenmädchen erfreuen das Herz

Sechzig, siebzig Jahre später sah es in und um Bad Homburg nicht mehr so abgeschieden und idyllisch aus: Der damalige internationale «Jet-set» hatte inzwischen den Badeort entdeckt. Man flaniert auf den Promenaden, kokettiert am Brunnen, besucht Empfänge wie Bälle und verspielt kleine oder grosse Summen beim Roulette. So etwa der russische Romancier *Fjodor Dostojewski.*

Auch andere grosse russische Schriftsteller kamen an die Hänge des Taunus, vor allem nach Bad Soden. So 1860 *Iwan Turgenjew* und *Graf Leo Tolstoi*, der in seinem Roman «Anna Karenina» von Soden berichtet, wenn er schreibt: «Die sauberen, freundlichen Häuser mit den Gärtchen davor, der Anblick der rotwangigen fröhlich arbeitenden Blumenmädchen und der helle Sonnenschein erfreuten das Herz.»

Turgenjew schätzte auch Baden-Baden sehr, besonders im Frühling und im Herbst, «wenn langsam das Laub sich rot und braun und golden verfärbt, wenn die Kastanien platzend auf die Wege fallen, wenn Astern und Chrysanthemen und Zinien den flammenden Schlussakkord hinter die Symphonie des Sommers setzen, wenn die Hitze des Talkessels sich in kühlem Wind und

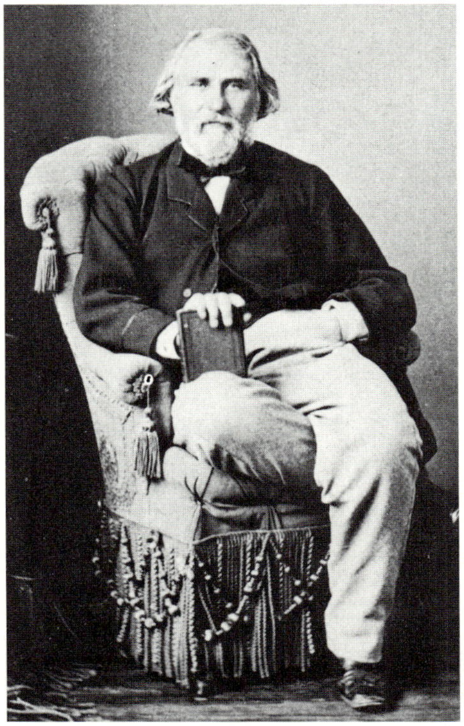

Bild 320. *Iwan Turgenjew liebte Baden-Baden.*

belebender Frische löst, dann reift langsam der Wein auf den Hängen von Varnhalt und Neuweier... Dann kommt der eigentliche Baden-Badener Akzent des Jahres: das Iffezheimer Rennen!»

Maxim Gorki jedoch bevorzugte den herzstärkenden Sprudel von Bad Nauheim, ebenso wie *Anton Tschechow* – der aber die Thermalquellen von Badenweiler ebenfalls sehr gern und intensiv nutzte. Auch andere international geschätzte Köpfe kamen in die deutschen Bäder: *Lord Byron* und *Victor Hugo* nach Bad Honnef, *Charles Kinsley* nach Bad Bertrich, *Gustave Flaubert* nach Baden-Baden – und so weiter und so weiter...

Von den deutschen Schriftstellern und Poeten zog es besonders die Freiheitsdichter den Rhein hinauf und hinunter: Bad Godesberg, Bad Honnef, Bad Kreuznach, Bad Rippoldsau. Diese Bäder sind vor allem mit Namen verbunden wie *Ferdinand Freiligrath, Ernst Moritz Arndt* und *Hoffmann von Fallersleben.*

Dichtende Frauen verbrachten ihre Sommer ebenfalls gern in Bädern. *Bettina von Arnim* schätzte Badenweiler sehr: «Gestern waren wir auf dem Schweighof, wo man Forellen isst und trefflichen Wein dazu trinkt, und heute haben wir einen Weg durch die Oberweiler Weinberge gemacht...» Doch auch in Schlangenbad war sie gern, besonders mit ihrem Bruder Clemens Brentano und ihrem Mann Achim von Arnim. *Annette von Droste-Hülshoff* dagegen zog es immer wieder nach Bad Driburg, und *Marie von Ebner-Eschenbach* bevorzugte Bad Reichenhall. Von den Blutbuchen des Parks von Bad Nauheim fühlte sich *Agnes Miegel* an ihre Heimat, an den Schlosspark von Königsberg, erinnert. Und von Bad Oeynhausen berichtet sie: «...gleich bei den ersten Schritten auf den breiten, ganz ebenen Wegen, vergass ich meinen alten Traum von Oeynhausen über der schönen Wirklichkeit: dem halbbewussten, sanften Frieden, den die weise geplante, sorgsam gepflegte Schönheit eines grossen Parks verleiht. Im kühlen Maiwind wehten die Wipfel der alten Bäume, es wehten die weissen Wasser des vielstrahligen Springbrunnens über den riesigen Teppich des grossen Rasen-

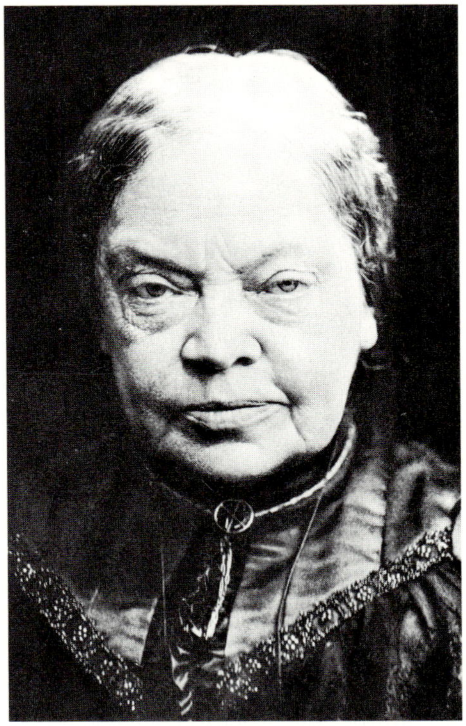

Bild 321. *Marie von Ebner-Eschenbach kurte in Bad Reichenhall.*

parterres vor der Kurterrasse; die helle Frühlingssonne schien auf primelbunte Randbeete und bunte Stühle. Und dahinter, wuchtig und dunkel, vor den weissen Wolken am blauen Maihimmel wuchs der Kuppelbau des Kurhauses auf...» Ihr letzter Wohnort aber war Bad Nenndorf, «auf der guten, schweren niedersächsischen Erde».

Bei den Dichtern wären noch viele zu nennen: so zum Beispiel *Eduard Mörike* in Bad Mergentheim, *Justinus Kerner* in Wildbad, *Friedrich Hebbel* in Marienbad, *Hans Carossa* in Bad Tölz, *Hermann Löns* in Bad Lauterberg, *Hermann Hesse* in Bad Teinach und – ebenso wie *Gottfried Keller* – im schweizerischen Baden.

Schriftsteller der Gegenwart fahren mit ihren Familien besonders gern in kleine Badeorte in den Mittelgebirgen, andere bevorzugen Badeorte am Meer: an der Nord- und Ostsee, am Mittelmeer. Der sommerliche Badeurlaub ist auch in Dichterkeisen zur Selbstverständlichkeit geworden.

Der Badeanzug – ein schlotternder Sack

Das war um die Jahrhundertwende durchaus noch nicht so. Der grosse Humorist *Heinrich Spoerl* bekennt denn auch, mit dem Blick auf Norderney:

«In meiner Jugend war das ganz anders. Baden tat man in der Badewanne oder im Seebad. In der Badewanne war man für sich, in der See gewissermassen auch. Herren- und Damenbad lagen an entgegengesetzten Enden der Insel, und das Damenbad war auf Kilometer hinaus durch Stacheldraht gesichert. Ich selbst bin darin hängengeblieben. Es war eine Festung.

Doch es hatte sich herumgesprochen: Von einer ganz bestimmten Dünenspitze aus, mit einem guten Teleskop, zwischen Mulden und Senkungen hindurch, konnte man bei gutem Wetter ein paar Quadratmeter Damenstrand sehen. Es war in der Tat sehenswert. Ein Damenbadeanzug der damaligen Zeit bestand aus einem dickstoffigen, schlotternden Sack, der oben am Kinn und unten am Knöchel zugebunden war. Darüber noch ein Röckchen in mehreren Etagen. Nur starke Damen konnten die Last tragen. Damals waren die Damen stark. Einen zweiten, kleineren Sack trugen sie auf dem Kopf. Er war aus gelbem Ölstoff und mit Pompons verziert und barg der Locken schwere Pracht. Besagte Dünenspitze war täglich schwarz von heimlichen Männern und Fernrohren. Sie hielt dem Andrang auf Dauer nicht stand, wurde allmählich niedergetreten und nutzte sich zusehends ab. Eines Tages war sie nicht mehr hoch genug, und man schritt zur Gründung des Familienbades.»

Vierzig Jahre zuvor hatte ein schriftstellernder Arzt über die Lust seiner Zeitgenossen, in vornehme binnenländische Kurorte zu fahren, eine beissende Satire geschrieben. Sie spielt im erfundenen Bad Salzloch. Es war *Heinrich Hoffmann* (der Verfasser des berühmten «Struwwelpeter»). Schon das Titelblatt seiner Satire zeigt, wie bissig Hoffmann schreiben konnte:

Der Badeort
SALZLOCH
seine Jod-, Brom-, Eisen- und salzhaltigen
Schwefelquellen
und
die tanninsauren animalischen Luftbäder
nebst einer Apologie des Hasardspieles.
Dargestellt von
Dr. Polykarpus Gastfenger
Fürstlich Schnackenbergischem
Medicinalrathe und Brunnenarzte,
Mitglied der
aquatischen Gesellschaft, des deutschen
Douche-Vereins, des Casinos und des
Kegelklubs zu Schnackenberg, sowie vieler
anderer gelehrten Gesellschaft
correspondierendem und Ehrenmitgliede
usw.
Frankfurt a.M.
Literarische Anstalt
(Rütten & Loening) 1860

Äusserst bissig schrieb um 1880 auch der grosse amerikanische Humorist *Mark Twain* über einen Besuch im schweizerischen Leukerbad:

«Das Städtchen im Tal heisst Leuk oder Leukerbad. Wir hielten darauf zu, einen grünen Hang hinab, der mit ausgefransten Enzianen und anderen Blumen geschmückt war, traten bald in die engen Gässchen des Stadtrandes ein und wateten durch flüssigen ‹Dünger› auf die Stadtmitte zu. Man sollte entweder dieses Städtchen pflastern oder einen Fährbetrieb einrichten.»

Mark Twain und sein Freund nahmen Quartier im «Hotel des Alpes» und trafen dort auf eine sehr grosse Dame:

«Sie hatte an Korpulenz gelitten und war dort hingekommen, um ihr Übergewicht in den Bädern loszuwerden. Fünf Wochen langes Wässern – täglich fünf Stunden hintereinander – hatte seinen Zweck erfüllt und sie auf die richtigen Proportionen zurückgeführt.

Diese Bäder beseitigen Fett und auch Hautkrankheiten. Die Patienten bringen mehrere Stunden hintereinander in den grossen Becken zu. Ein Dutzend Herren und Damen nehmen gemeinsam ein Becken ein und unterhalten sich mit Umhertoben und verschiedenen Spielen. Sie haben schwimmende Pulte und Tische, und in dem brusttiefen Wasser lesen sie, nehmen einen Imbiss ein oder spielen Schach. Wenn der Tourist will, kann er eintreten und diesen ungewöhnlichen Anblick geniessen; eine Armenbüchse steht da, und er muss etwas spenden. Es gibt mehrere dieser grossen Badehäuser, und man weiss immer, dass man sich einem nähert, wenn man den ausgelassenen Lärm und das Gelächter hört, die da herausdringen. Es ist fliessendes Wasser darin, und das wird ständig ausgewechselt, sonst könnte ein Patient mit Flechte die Kur nur mit einem Teilerfolg durchmachen, denn während er seine Flechte loswürde, holte er sich womöglich die Krätze.»

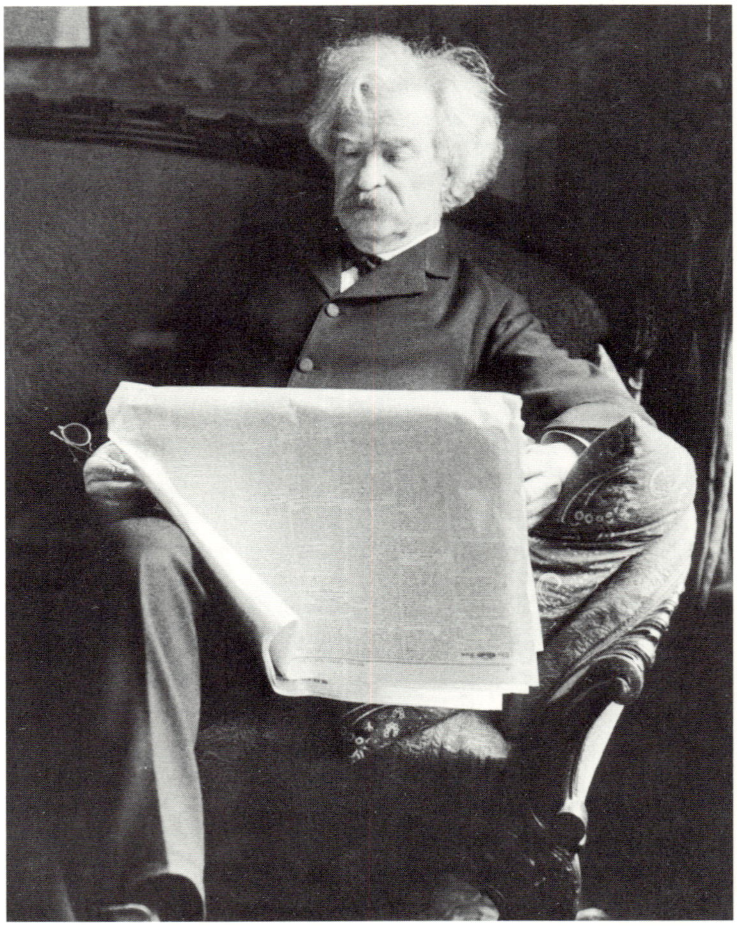

Bild 322. *Mark Twain schrieb bissig über Leukerbad.*

Der köstlichste Besitz der Erde

Ganz anders der französische Dichter *Antoine de Saint-Exupéry*, der die guten Eigenschaften des Wassers nahezu hymnisch besungen hat:

«Wasser, du hast weder Geschmack noch Farbe noch Aroma. Man kann dich nicht beschreiben. Man schmeckt dich, ohne dich zu kennen. Es ist nicht so, dass man dich zum Leben braucht: du selber bist das Leben! Du durchdringst uns als Labsal, dessen Köstlichkeit keiner unserer Sinne auszudrücken fähig ist. Durch dich kehren uns alle Kräfte zurück, die wir schon verloren gaben. Dank deiner Segnung fliessen in uns wieder alle bereits versiegten Quellen der Seele. Du bist der köstlichste Besitz dieser Erde. Du bist auch der empfindsamste, der rein dem Leib der Erde entquillt. Du nimmst nicht jede Mischung an, duldest nicht jede Veränderung. Du bist eine leicht gekränkte Gottheit! Aber du schenkst uns ein unbeschreiblich einfaches und grosses Glück.»

So wirken die kalten und die warmen Wasserkuren

Die menschliche Haut ist mehr als nur eine schützende Hülle. Sie ist ein lebenswichtiges Organ, das auf vielfältige Weise Kontakte zwischen dem Organismus und der Aussenwelt herstellt: Die Haut nimmt einmal äussere Reize auf, reagiert darauf und leitet sie zusätzlich über das vegetative Nervensystem ins Körperinnere weiter. Zum anderen wirken körpereigene Vorgänge auf die Haut und über sie auf die Aussenwelt ein.

Wird die Haut mechanisch, chemisch oder thermisch (durch einen kalten oder warmen Wasserguss zum Beispiel) gereizt, so kommt es zu einer Reihe von sehr komplexen Reaktionen, die tiefgreifend in viele Körperfunktionen eingreifen können, beispielsweise auf die Blutzirkulation, den Blutdruck, den Wärmehaushalt, die Atmung, den Stoffwechsel und verschiedene Drüsenfunktionen. Die Heftigkeit dieser Beeinflussungen ist abhängig sowohl von Reizart, Reizstärke und Reizdauer als auch von der Körperregion, auf die der Reiz einwirkt, sowie vom Zustand der Haut und anderer Organe. Auch die individuelle Empfindlichkeit des Menschen, der einem Hautreiz ausgesetzt wird, spielt eine Rolle.

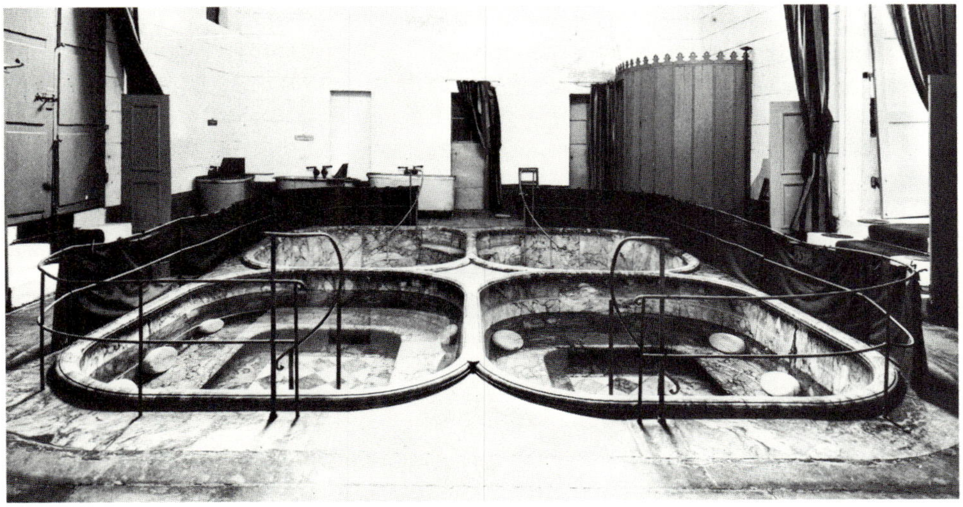

Bild 324. *Diese alten Badebecken von Plombières in den Vogesen werden heute noch benutzt.*

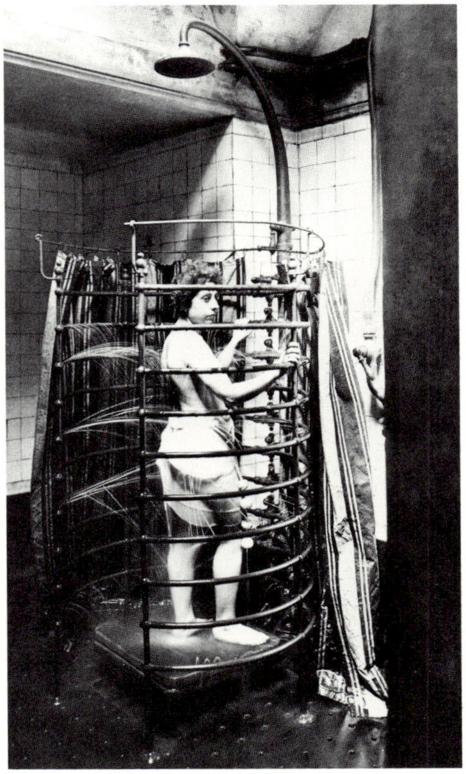

Bild 323. *Rundum-Dusche im französischen Thermalbad Aix-les-Bains.*

Der Wiener Medizinprofessor *Wilhelm Winternitz,* der als Begründer der modernen wissenschaftlichen Hydrotherapie gilt – er veröffentlichte in der zweiten Hälfte des vergangenen Jahrhunderts etwa 200 Abhandlungen über seine Forschungsergebnisse – hat den Begriff der Hydrotherapie 1876 beschrieben als «methodische Anwendung des Wassers in seinen verschiedenen Temperaturen und Aggregatzuständen zu diätischen, prophylaktischen und therapeutischen Zwecken». Die «Aggregatzustände» des Wassers sind Dampf, flüssiges Wasser und Eis; «diätetisch» heisst soviel wie «um den Körper gesund zu erhalten», «prophylaktisch» meint «gegen Krankheiten vorbeugen» und «therapeutisch» wird Wasser eingesetzt, wenn es darum geht, einen erkrankten Körper wieder zu heilen.

Die Definition des alten Winternitz gilt noch heute. Sie ist recht einfach, aber bei näherem Hinsehen kommen eine Fülle von Faktoren und Wirkungszuammenhängen zum Vorschein. Versuchen wir, die wichtigsten Faktoren zu isolieren, einzeln zu beschreiben und zusätzlich einige typische Wirkungsmechanismen darzustellen.

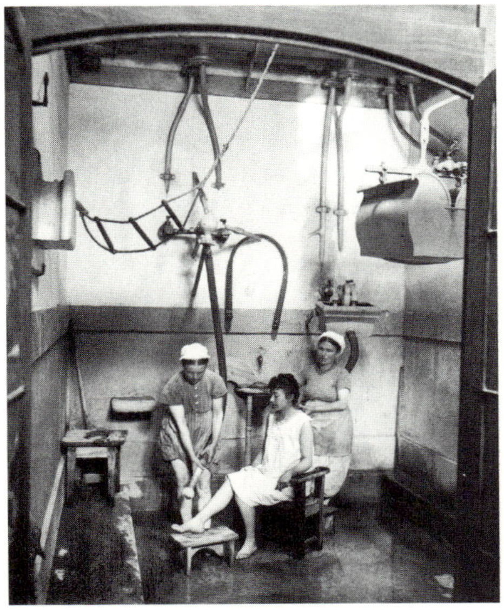

Bild 325. *Duschbehandlung in Aix-les Bains um 1910.*

Thermische Reize

Bei der Wasseranwendung geht es vor allem um *eine Reizart:* um thermische Reize durch warmes oder durch kaltes Wasser. Die *Reizstärke* hängt vor allem von der *Temperatur des Wassers,* aber auch von der *Dauer der Einwirkung* und von der *Grösse der zu behandelnden Hautfläche* ab.

Zunächst zur Temperatur. Wasser von 34–35 °C wird von uns Menschen normalerweise (wenn wir nicht stark erhitzt oder unterkühlt sind) weder als warm noch als kalt empfunden, denn diese Temperatur entspricht der normalen menschlichen Hauttemperatur. Wasser, dessen Temperatur die genannten 35 °C übersteigt, gilt als «warm»; liegt diese dagegen unter 34 °C, ist das Wasser «kalt». Allerdings: unser Temperaturempfinden ist alles andere als objektiv, sondern sehr von der «thermischen Ausgangslage» abhängig: Wer im Winter mit kalten Füssen nach Hause kommt und seine «Eisbeine» in auf 35 °C temperiertes Wasser steckt, wird das Fussbad als ausgesprochen warm empfinden. Sind diese Füsse aber anschliessend gründlich durchgewärmt worden, so wird bei einem Wechsel in ein Becken mit 35 °C warmem Wasser der Eindruck entstehen, dieses Wasser sei kalt.

Noch einfacher zeigt ein anderes Experiment, wie subjektiv unser Kalt-Warm-Empfinden ist: Wer die rechte Hand in ein Becken mit Wasser von, sagen wir, 45 °C und die linke in Wasser von 15 °C steckt und beide Hände darin für eine Minute verweilen lässt, der hat, wenn er anschliessend beide Hände in Wasser von 30 °C taucht, an der rechten Hand ein deutliches Gefühl von Kälte, an der linken aber ein ebenso deutliches Gefühl von Wärme.

Die Praxis der Wasserbehandlung benötigt aber fest definierte Begriffe, die von subjektiven Empfindungen unabhängig sind. Hier gilt inzwischen folgende Übereinkunft: «Brunnenkalt» ist Wasser von 10 bis 15 °C, als «kalt» gilt Wasser bis zu 30 °C. Von 30 bis 33 °C nennt man es «kühl» oder «lau». Wasser von 34 bis 35 °C wird mit «indifferent» bezeichnet. Steigt seine Temperatur auf 36 bis 37 °C ist es «warm». Bei 38 bis 40 °C gilt es als «heiss». Bei etwa 45 bis 46 °C liegt der Toleranzpunkt: höhere Wassertemperaturen werden vom menschlichen Körper nicht mehr ohne Schaden vertragen.

Auf einen Kälte- oder Wärmereiz von aussen reagieren zunächst die empfindlichen Nervenenden in der Haut. Sie melden den neuen Reiz in das Körperinnere und dem Hirn. Unmittelbar darauf reagiert auch die Haut: ihre Blutgefässe erweitern sich unter der Einwirkung von Wärme, bei Kälte aber ziehen sie sich zusammen. Das gilt jedenfalls dann, wenn die Wärme oder Kälte «sanft» einsetzt. Bei plötzlicher Anwendung von Wärme oder Kälte ziehen sich gesunde Gefässe kurz zusammen (es gibt oft eine Gänsehaut, verbunden mit einem Gefühl des Fröstelns), um sich kurz darauf zu erweitern. Die dadurch ausgelöste vermehrte Durchblutung der Haut wird von den Ärzten «reaktive Hyperämie» genannt; sie ist an einer frischen, hellroten Hauttönung zu erkennen. Diese Reaktion ist die Grundlage vieler Heilerfolge der unterschiedlichsten Wasseranwendungen.

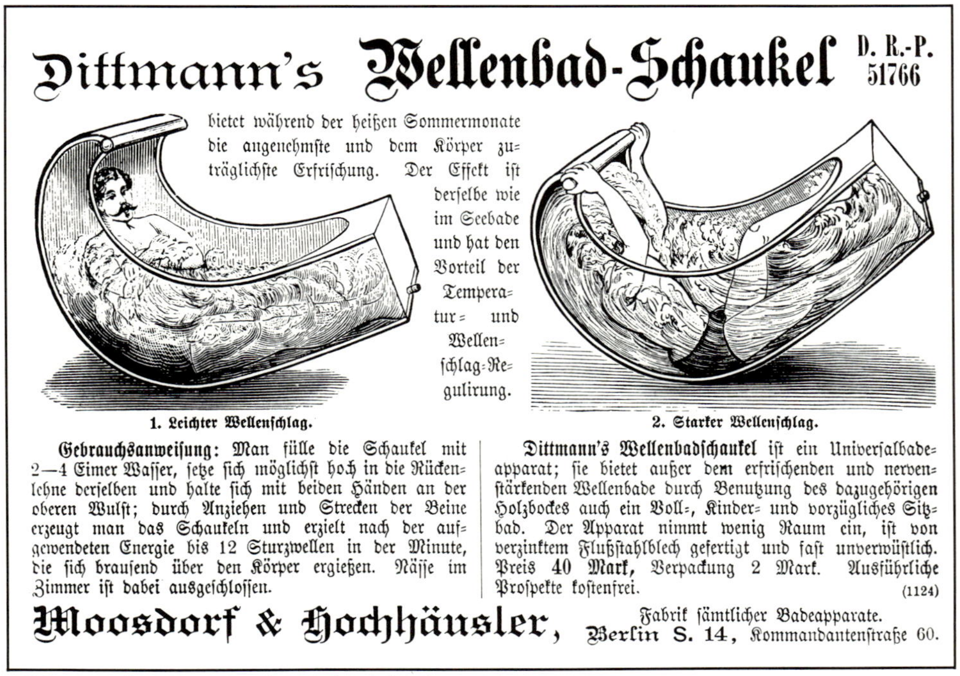
Dittmann's Wellenbad-Schaukel
D. R.-P. 51766
bietet während der heißen Sommermonate die angenehmste und dem Körper zuträglichste Erfrischung. Der Effekt ist derselbe wie im Seebade und hat den Vorteil der Temperatur- und Wellenschlag-Regulirung.
1. Leichter Wellenschlag.
2. Starker Wellenschlag.
Gebrauchsanweisung: Man fülle die Schaukel mit 2—4 Eimer Wasser, setze sich möglichst hoch in die Rückenlehne derselben und halte sich mit beiden Händen an der oberen Wulst; durch Anziehen und Strecken der Beine erzeugt man das Schaukeln und erzielt nach der aufgewendeten Energie bis 12 Sturzwellen in der Minute, die sich brausend über den Körper ergießen. Nässe im Zimmer ist dabei ausgeschlossen.
Dittmann's Wellenbadschaukel ist ein Universalbadeapparat; sie bietet außer dem erfrischenden und nervenstärkenden Wellenbade durch Benutzung des dazugehörigen Holzbockes auch ein Voll-, Kinder- und vorzügliches Sitzbad. Der Apparat nimmt wenig Raum ein, ist von verzinktem Flußstahlblech gefertigt und fast unverwüstlich. Preis 40 Mark, Verpackung 2 Mark. Ausführliche Prospekte kostenfrei.
(1124)
Moosdorf & Hochhäusler,
Fabrik sämtlicher Badeapparate.
Berlin S. 14, Kommandantenstraße 60.

Bild 326. *Badewannen-Anzeige aus dem Jahr 1894.*

Den Arzt befragen

Wie wichtig es ist, vor jeder Wasserkur einen erfahrenen Arzt zu konsultieren, zeigt sich an einer Besonderheit: Kranke Blutgefässe, vor allem solche mit mangelnder oder fehlender Elastizität, reagieren auf plötzliche Wärme- oder Kälteeinwirkungen ganz anders: sie ziehen sich zwar auch zusammen, aber sie erweitern sich anschliessend nicht, sondern können sich sogar verkrampfen. Besonders Wechselbäder können dann gefährlich werden. Dagegen haben sich mässig warme Teilbäder mit langsam ansteigenden Temperaturen bei Patienten sehr bewährt, die mit Gefässschäden leben.

Ob gesunde Haut oder nicht: Voll- und Teilbäder wirken in jedem Fall ausserordentlich unterschiedlich: Bei einem warmen Vollbad, dem man sich längere Zeit hingibt, kommt es zu einer Durchwärmung der gesamten Körperoberfläche mit der Folge, dass die sich erweiternden Gefässe sehr viel Blut aufnehmen. Dieses Blut wird den inneren Organen entzogen – was oft durchaus erwünscht ist. Wenn sich die Blutgefässe im Körperinnern als Reaktion auf dieses Geschehen zusammenziehen, gleicht der Körper den Blutabfluss angemessen aus. Wenn dieses Zusammenziehen aber ausbleibt, sinkt der Blutdruck – und ein Kollaps kann die Folge sein. Ein kaltes Vollbad wirkt umgekehrt: Die inneren Gefässe weiten sich, um das aus den äusseren Adern durch den Kältereiz verdrängte Blut aufzunehmen.

Bei Teilbädern aber ist alles ganz anders. Hier ist zumeist ein gleichartiges Verhalten der äusseren und inneren Blutgefässe zu beobachten. Ein Beispiel dafür ist das heisse Fussbad, das bei kalten Füssen Wunder wirkt: Nicht nur die Füsse sind bald angenehm warm, sondern der gesamte Körper wird nach wenigen Minuten von einer sehr behaglichen Wärme durchströmt.

In der Wasserheilkunde erfahrene Ärzte können sogar durch Behandlung bestimmter Hautpartien ganz bestimmte innere Organe gezielt beeinflussen. Aus dieser Tatsache erklärt sich die Vielfalt der modernen Anwendungsformen kalter oder auch warmer Teilbäder und

-güsse, so zum Beispiel der «Knieguss», der «Schenkelguss», der «Rückenguss» oder das «Armbad». Greifen wir das Kneippsche Armbad heraus. Es eignet sich besonders als anregendes und zugleich entlastendes Mittel für Herzkranke. Interessant ist hier ausserdem die sogenannte «konsensuelle Reaktion»: Badet man etwa nur den rechten Unterarm, so erweitern sich die Blutgefässe auch im linken Unterarm, wenngleich nicht unbedingt in gleicher Stärke wie im rechten Arm.

Bleiben wir bei den Einwirkungsmöglichkeiten auf das Herz. Kalte Armbäder oder Armgüsse beruhigen und verlangsamen die Herztätigkeit. Das gilt auch für kalte Wickel um Nacken und Hals, für kalte Güsse, Kompressen oder Eisbeutel, wenn sie auf die Brust aufgebracht werden. Örtliche Wärmebehandlungen dieser Art aber beeinflussen die Herztätigkeit kaum. Warme oder vor allem heisse Vollbäder aber beschleunigen die Herztätigkeit sehr, besonders, wenn sie lange andauern. Sie sind für Herzkranke also nicht geeignet. Kühle oder kalte Vollbäder dagegen verlangsamen die Herztätigkeit; sie sind aus diesem Grunde ebenfalls nicht für jedermann zu empfehlen. Ob und für wen dagegen Halb- oder andere Teilbäder in Frage kommen, kann nur ein Arzt nach gründlicher Diagnose entscheiden. Das gilt auch für die Behandlung von Patienten mit zu hohem oder zu niedrigem Blutdruck. In beiden Fällen können Bäder hervorragend ausgleichend wirken – aber eben nur unter ärztlicher Aufsicht.

«Wärmesatte» und «wärmehungrige» Patienten

Sehr spezielle Wirkungen haben kalte und warme Wasseranwendungen auch auf die Lunge (und also auf die Atmung) sowie auf die Funktion der übrigen inneren Organe. Wichtiger als eine Aufzählung der speziellen Wirkungsmechanismen und der jeweiligen Ausnahmen aber ist es für den Laien, einige generelle Tatsachen über den Einfluss der Temperaturen und der Reizdauer zu erfahren: Wer sich beruhigen und entspannen will, kann ein länger andauerndes Vollbad nehmen. Wer sehr erregt oder nervös ist, sollte dazu nur lauwarmes Wasser von 35 bis 36 °C in die Wanne einlassen. Wer sich dagegen erfrischen möchte, wer Mattheit oder Schläfrigkeit vertreiben möchte, sollte kurze kalte oder auch heisse Reize wählen. Eine Dusche leistet hier bessere Dienste als eine Badewanne.

Zu beachten ist aber, dass jeder Mensch anders auf eine bestimmte Wasseranwendung reagiert. Es lassen sich sogar zwei unterschiedliche «Reaktionstypen» unterscheiden: die «Wärmesatten» und die «Wärmehungrigen». Den ersteren ist überall «zu warm». Sie schlafen bei offenem Fenster und ziehen gern und oft das Jackett aus. Sie sind begeisterungsfähig und verausgaben ihre Kräfte schnell. Auf die Anwendungen kalten und warmen Wassers reagieren sie schnell und deutlich, vertragen andererseits sehr warmes Wasser schlechter als die «Wärmehungrigen». Diese dagegen haben oft kalte Hände oder kalte Füsse, ziehen sich gern warm an, sind eher ruhig, gründlich und beherrscht. Auf hydrotherapeutische Anwendungen reagieren sie langsamer als die «Wärmesatten», können andererseits heisse Bäder besser vertragen.

Diese unterschiedlichen menschlichen Grundtypen müssen bei der Verordnung von hydrotherapeutischen Massnahmen ebenso berücksichtigt werden wie das Alter (ältere Menschen sind wärmebedürftiger als jüngere), die Lebensgewohnheiten (ein Büromensch reagiert anders als ein Strassenbauarbeiter), die Konstitution und eventuelle Krankheiten. Auch die Gewöhnung an hydrotherapeutische Massnahmen ist einzukalkulieren: eventuell ist angezeigt, die Reize zu verstärken, zu wechseln oder eine Pause in der Therapie eintreten zu lassen.

Ein Wort noch über das Schwitzen, das öfters gezielt herbeigeführt wird.

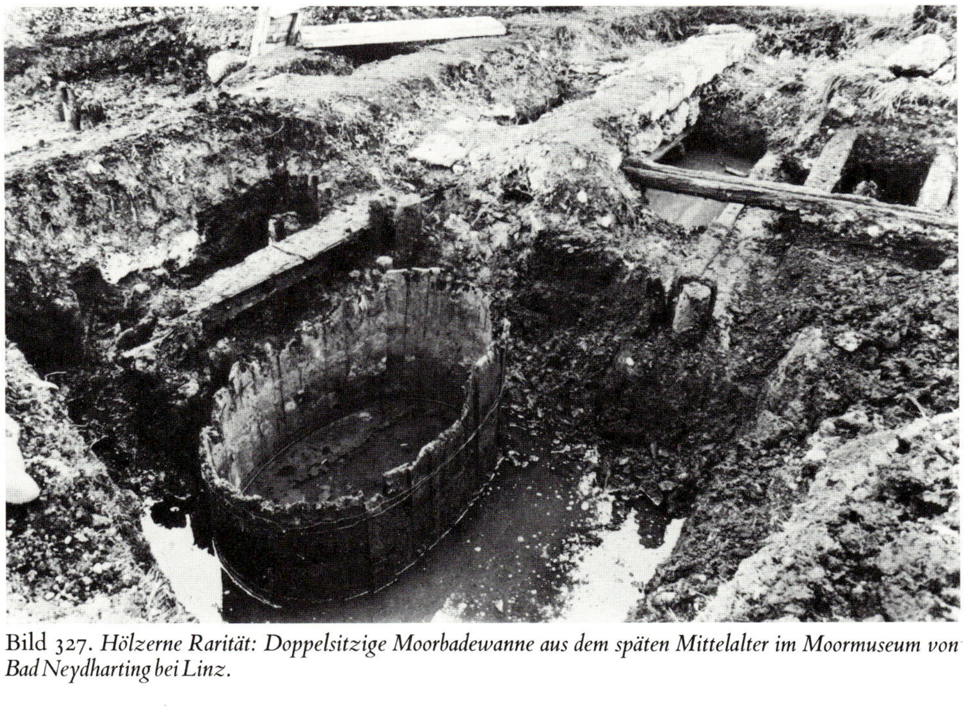

Bild 327. *Hölzerne Rarität: Doppelsitzige Moorbadewanne aus dem späten Mittelalter im Moormuseum von Bad Neydharting bei Linz.*

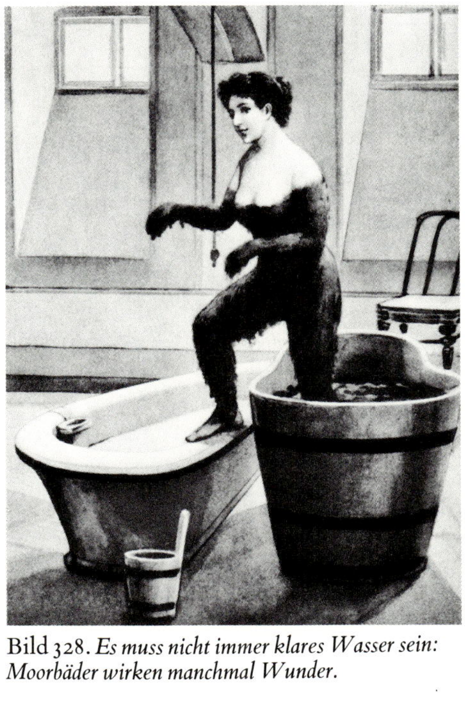

Bild 328. *Es muss nicht immer klares Wasser sein: Moorbäder wirken manchmal Wunder.*

Schweiss wirkt, wegen der entstehenden Verdunstungskälte, auf einen überhitzten Körper kühlend ein. Die Schweissabsonderung dient also einmal der Regelung unserer Körpertemperatur. Da aber im Schweiss eine Vielzahl sehr unterschiedlicher Substanzen gelöst sind, hat die Schweissproduktion auch direkten Einfluss auf den Stoffwechsel – der erfahrene Arzt kann deshalb auch das Schwitzen gezielt gesundheitsfördernd und heilend einsetzen.

Wasseranwendungen wirken, das hat sich gezeigt, vorwiegend über die *Temperaturen,* die das Wasser auf die Haut transportiert. Zusätzlich sind aber noch *mechanische Reize* wirksam. Der Druck eines Wasserstrahls, die Reibung eines Schwammes oder einer Bürste treten verstärkend oder abschwächend zur Temperaturwirkung hinzu. So wirkt kaltes Wasser aus einer kräftigen Dusche milder als es in Wirklichkeit ist. Und auch ein Bad in der kühlen See wird besser vertragen, wenn eine kräftige Brandung über den Badenden zusammenschlägt. Ein starker warmer Wasserstrahl wirkt wärmeverstärkend.

Auch der *Wasserdruck* eines Vollbades zum Beispiel beeinflusst den Badenden, was besonders die Atmung, die Herzfunktion und den Kreislauf verändern kann. So verringert sich der Bauchumfang bei einem Vollbad immerhin um 3–7 Zentimeter – kein Wunder, dass das Atmen in der Badewanne zusätzliche Kraft beansprucht. Entgegensetzt wirkt aber die *Auftriebskraft* des Wassers: Der Körper verliert an Schwere. Dies ist besonders bei der Unterwassergymnastik von Bedeutung – ebenso wie der *Reibungswiderstand* des Wassers. Denn wer beispielsweise in einem Schwimmbecken Armkreisen üben will, muss dabei wesentlich mehr Kraft aufwenden als in der Luft.

Endlich werden, vor allem in Mineralwässern und im Meerwasser, noch *chemische Faktoren* wirksam. Bei Mineralwasserkuren spielt dann auch das Trinken und das Inhalieren eine bedeutende Rolle. Schon hier aber, bei der Betrachtung der Wirkungen des einfachen Wassers, ist deutlich geworden, wie kompliziert und wie vielfältig miteinander verwoben die verschiedenen Anwendungen der Wasserkuren sind.

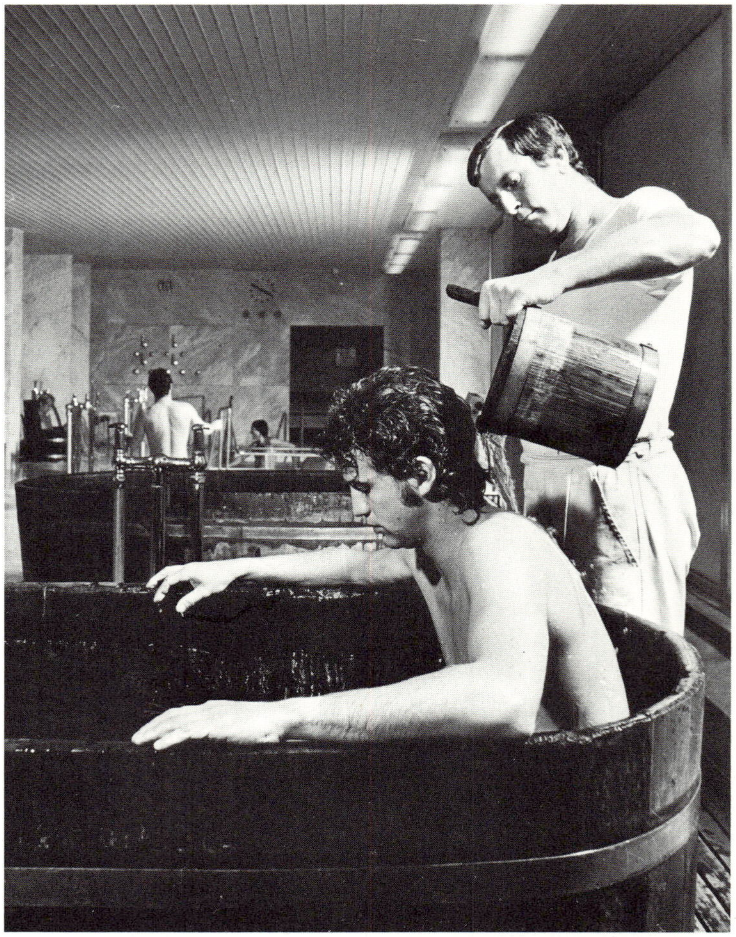

Bild 329. *Güsse mit kaltem oder warmem Wasser: auch heute sind noch Holzkübel in Gebrauch.*

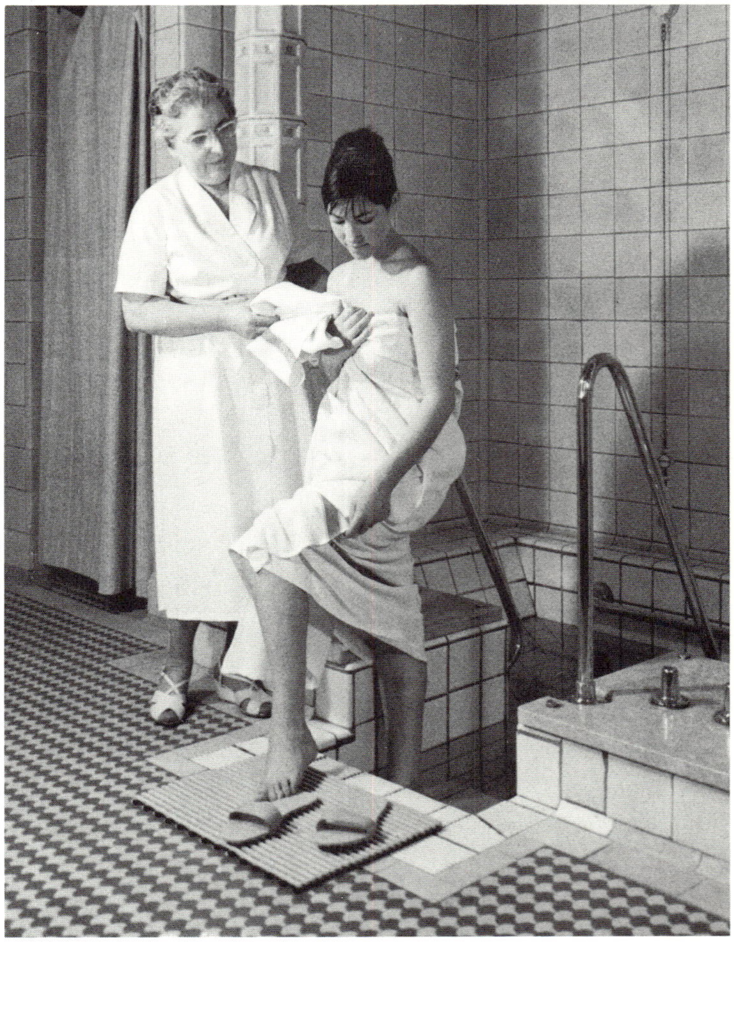

Bild 330. *Kalte und warme Bäder nach Anweisung eines erfahrenen Arztes vermitteln Wohlbehagen und Gesundheit.*

Gesundheit und Erfrischung aus der Flasche

Unsere Umwelt ist schmutzig geworden. Das Wasser aus der öffentlichen Wasserversorgung riecht oft nach Chlor. Viele Menschen haben Angst vor zuviel Chemie. Flüsse und Seen – oftmals Trinkwasser-Reservoirs – müssen heute beobachtet und untersucht werden. Trotzdem gibt es immer wieder Schlagzeilen: Giftmüll, der das Wasser beeinträchtigt, gefährliche Abwässer, die in Trinkwasserentnahmestellen fliessen. Sicher, dieses Oberflächenwasser wird, bevor es in die Leitung kommt, aufbereitet. Aber trotz modernsten Techniken gelingt es nicht, alle im Wasser gelösten Schmutzstoffe völlig zu entfernen. Wasser aus dem Rhein, der Weser oder der Elbe ist nach der Aufbereitung zwar bakteriologisch einwandfrei, enthält aber oftmals organische Verbindungen, die selbst durchs Abkochen nicht zerstört werden. Solches Wasser ist nicht immer ein Genuss.

Im hochindustrialisierten Europa sind viele Menschen nachdenklich geworden. Sie «denken um». Ein Trend zurück zur Natur macht sich bemerkbar. Die Umwelt und damit auch das tägliche Wasser sollen wieder sauber sein. Auch das Gesundheitsbewusstsein ist gestiegen. Schlankheit und Wohlbefinden sind Werte, die von vielen angestrebt werden. Eine vernünftige Lebensweise gewinnt neue Freunde.

Weder Kalorien noch Promille

Gutes Wasser ist heute kein Privileg der «oberen Zehntausend». Hunderte von Brunnen bieten ihr Wasser in Flaschen an. Die Verbraucher schätzen an diesen Wässern die Natürlichkeit, die Reinheit, aber auch die enthaltenen Mineralstoffe und Spurenelemente. Gutes Wasser belastet den Körper nicht. Es hat weder Kalorien noch Promille, aber es erfrischt, löscht den Durst, entschlackt und versorgt den menschlichen Organismus. Mit einem Wort: es ist eine Wohltat. Und seine Mineralstoffe sind Werkzeuge und Baustoffe der Gesundheit.

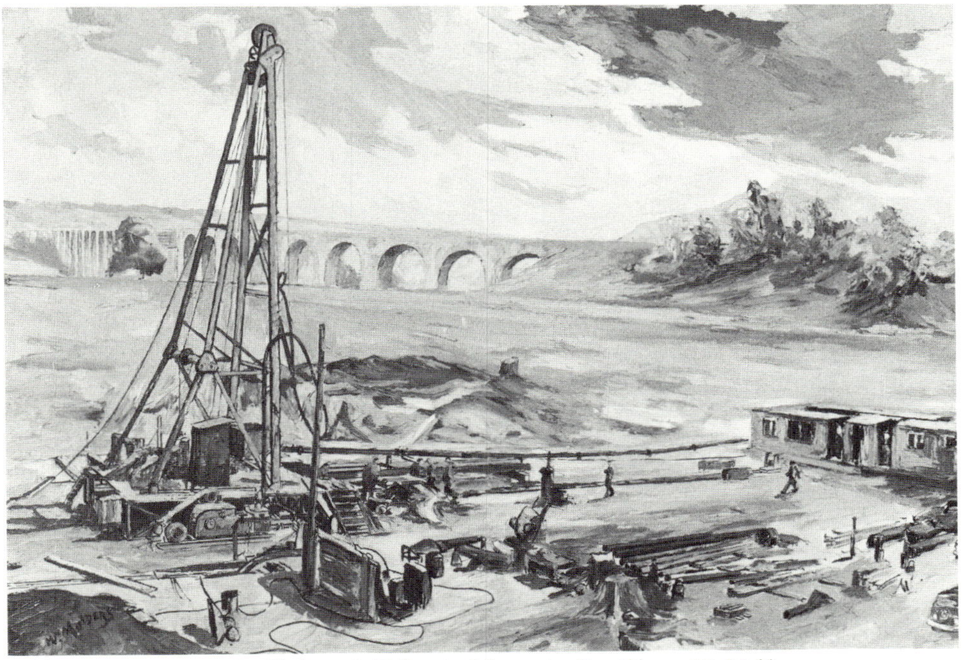

Bild 331. *Situation einer Quellbohrung in Eglisau im Jahre 1965. Gemälde von W. Mulders.*

Nicht nur Mediziner loben die Kehrtwende vieler Bürger zum gesunden Mineralwasser. Auch die Brunnenbetriebe sehen dies gern: ihr Absatz verdreifachte sich nahezu in den letzten zehn Jahren. Die Mineralwasserunternehmen können optimistisch sein. Der Verbrauch wird, wie Marktkenner wissen, weiter ansteigen. Ganze 23 Liter Mineralwasser, Sprudel und aus Mineralwasser hergestellte Limonade trank der Bundesbürger im Jahr 1967. Zehn Jahre später konsumierte er bereits weit über 50 Liter. In diesem Erfrischungsgetränke-Sortiment macht das reine Mineralwasser mehr als die Hälfte aus. Rund 35 Liter beträgt zur Zeit der durchschnittliche Verbrauch pro Kopf.

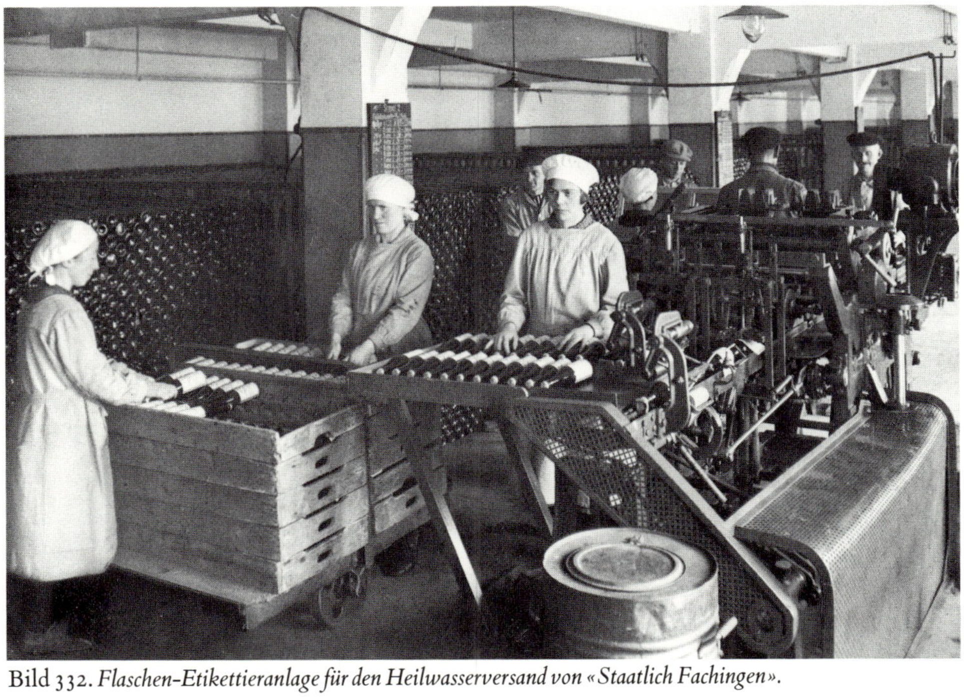

Bild 332. *Flaschen-Etikettieranlage für den Heilwasserversand von «Staatlich Fachingen».*

Nicht mitgerechnet sind die Wässer, die in die ganze Welt exportiert werden und in jedem internationalen Hotel und Kongresszentrum zu haben sind. Auch in der Schweiz und in Österreich macht sich der Trend zum Mineralwasser hin statistisch deutlich bemerkbar.

Doch Mineralwasser ist nicht gleich Mineralwasser. Es gibt markante Qualitäts- und Wirkungsunterschiede. Die deutsche Tafelwasserverordnung unterscheidet drei Hauptarten von Tafelwässern:

Mineralwässer «... das sind natürliche aus natürlichen oder künstlich erschlossenen Quellen gewonnene Wässer, die in 1 Kilogramm mindestens 1000 Milligramm gelöste Salze oder 250 Milligramm freies Kohlendioxid enthalten und am Quellort in die für den Verbraucher bestimmten Gefässe abgefüllt sind.» Mineralwässer müssen also natürlich sein, dürfen nur sehr eingeschränkt behandelt werden. Der Abfüller darf sie lediglich mit Kohlensäure versetzen, enteisen und, wenn nötig, entschwefeln. Prickelndes, eben mit Kohlensäure versetztes Wasser ist im deutschsprachigen Raum sehr beliebt. Rund 85 Prozent der Mineralwässer fliessen als «Sprudel» durch durstige Kehlen, pur oder als Mixgetränk. Als Sprudel werden Mineralwässer bezeichnet, die aus einer natürlichen oder erbohrten Quelle, meist unter natürlichem Kohlensäuredruck, hervorsprudeln. Sie werden, nach einer berühmten Quelle, zuweilen auch «Selterswasser» genannt.

Die übrigen 15 Prozent werden von den Freunden «stiller» Wässer getrunken. Die stillen Mineralwässer sind kohlensäurefreie oder -arme Quellwässer. Sie sprudeln nicht beim Öffnen der Flasche. Völlig kohlensäurefreie Mineralwässer bezeichnet man als «platte Wässer».

Mineralarme Wässer sind in gleicher Weise gewonnene «Wässer, die, abgesehen von einem Kohlensäurezusatz, keine willkürliche Veränderung erfahren haben und (gleichfalls) am Quellort in die für den Verbraucher bestimmten Gefässe abgefüllt sind». Sie haben weniger als 1000 Milligramm gelöster Mineralstoffe pro Kilogramm.

Künstliche Mineralwässer gibt es auch. Sie werden aus Wasser, Mineralwasser oder mineralarmem Wasser oder aus einem Gemisch davon und Salzen, Sole oder Kohlensäure hergestellt. Eine Sole beispielsweise kann ein natürliches salzreiches Wasser sein oder ein durch Wasserentziehung im Gehalt an Salzen angereichertes Mineralwasser. 14 Gramm beträgt der Mindestgehalt der gelösten, meistens aus Natriumchlorid bestehenden Salzen. Künstliche Mineralwässer sind in Europa aber die Ausnahme.

Mit Mineralwasser gefüllte Flaschen unterliegen in Deutschland dem Lebensmittelrecht, aber nicht dem Arzneimittelrecht. Sie dürfen auf dem Etikett nicht mit irgendwelchen Krankheiten in Zusammenhang gebracht werden und keinerlei konkrete Heilerfolge versprechen. Auf der anderen Seite sind es Wässer, die nahezu jeder Bürger unbesorgt und mit Genuss auch in grösseren Mengen trinken kann.

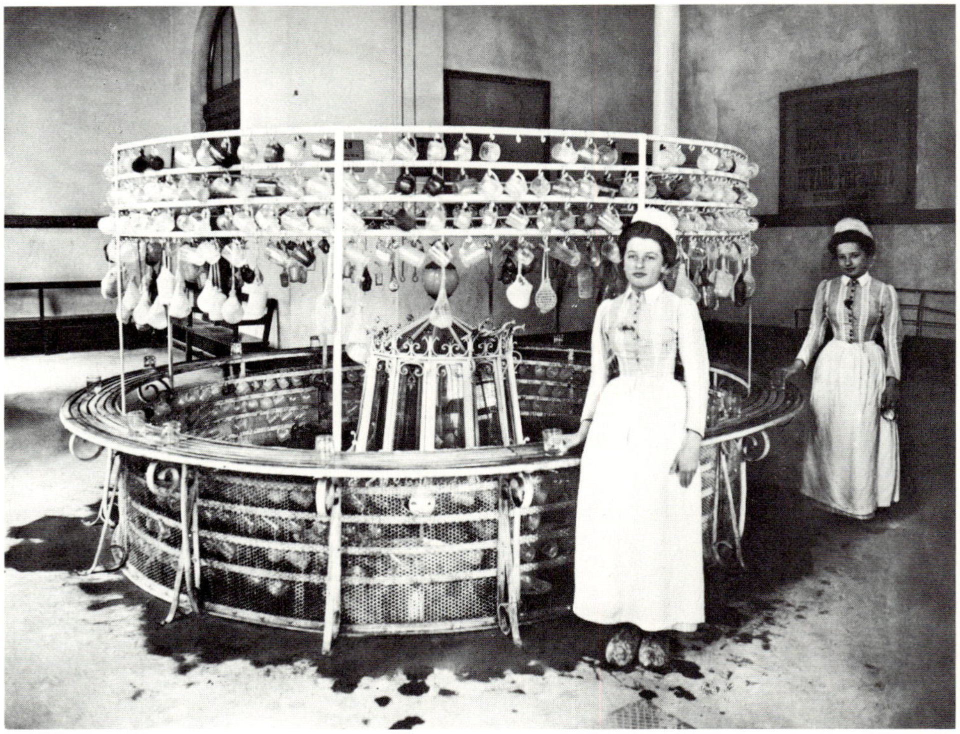

Bild 333. *Trinkbrunnen von Vichy, kurz vor dem Ersten Weltkrieg.*

Trink-, Bade- und Molken-Anstalt Gleichenberg
in Steiermark.
Eröffnung der Saison am 1. Mai.

Der reizend gelegene Curort in der glücklichsten klimatischen und landschaftlichen Lage ist **k. k. Telegraphenstation**, und steht mit der Landeshauptstadt **Graz** und der **Südbahnstation Spielfeld** in täglicher doppelter Postverbindung, nebst zahlreichen Lohnwagenverkehr mit direktem Anschlusse an die Personen- und Eilzüge.

Für die Bedürfnisse der Curgäste ist durch vorzügliche Curmittel, durch gesunde schöne Wohnungen, gute Restaurationen und angemessene Unterhaltung gesorgt.

Die Molke wird von einem Appenzeller Molkensieder bereitet.

Mineralwasser-Bestellungen (Constantinsquelle — Klausnerquelle und **Johannisbrunnen)** übernimmt die gefertigte Direktion und die Brunnen-Verwaltung in Gleichenberg; **Wohnungs-Bestellungen** wollen — mit einer Darangabe begleitet — jedoch nur an Letztere gerichtet werden.

Obige Wässer sind in allen Mineralwässer-Niederlagen zu bekommen.

Bade-Brochüren werden unentgeltlich von nachstehenden Buchhandlungen verabfolgt: in Linz bei Hrn. **Vinz. Fink**, in Salzburg bei **M. Glonner**, in Innsbruck bei **J. Wagner** und von der (4*3–385a)

Direktion des Gleichenberger Actien-Vereines in Graz.

Bild 334. *Trinkkuren-Inserat aus dem Jahre 1865.*

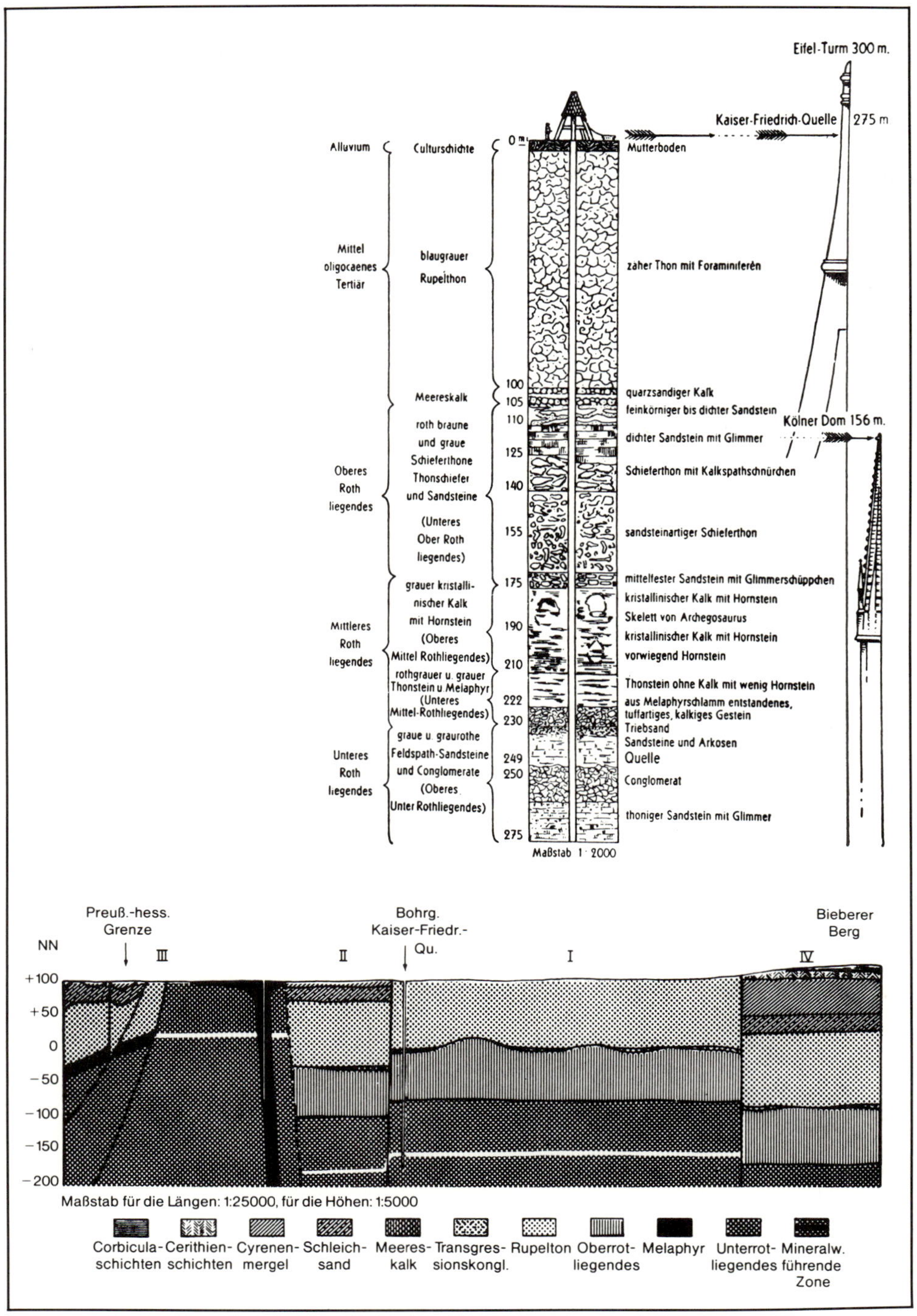

Bild 335. *«Geognostisches Profil» einer Quellbohrung.*

Wasser hilft heilen

Anders die sogenannten *Heilwässer.* Sie müssen sich durch krankheitsverhütende, -lindernde oder -heilende Eigenschaften auszeichnen, die durch wissenschaftliche Gutachten eines balneologischen Instituts oder eines anerkannten Balneologen nachzuweisen sind. Die chemischen und physiologischen Eigenschaften sind zudem von Zeit zu Zeit durch Analysen zu belegen. Der Anteil der einzelnen Mineralien soll genau festgelegte Grenzwerte nicht unterschreiten. Ausnahmsweise können aber auch Wässer als Heilwässer gelten, deren Mineralienanteil die geforderten Grenzwerte nicht erreichen. Ihre krankheitsverhütenden, -lindernden oder -heilenden Eigenschaften müssen dann aber durch klinische Gutachten nachgewiesen sein.

Bei allen Heilwässern ist jegliche Veränderung untersagt. Sie dürfen also zum Beispiel nicht mit Kohlensäure versetzt werden. Da sie als Heilmittel gelten, unterliegen sie dem Arzneimittelrecht. Wie bei jeder Arznei, sollte man Heilwässer, zumindest in grösseren Mengen, nur nach ärztlichem Rat zu sich nehmen. Die Auswahl und die Dosierung eines geeigneten Heilwassers gehört in die Hand eines erfahrenen Arztes, zumal jeder Mensch unterschiedlich auf die verschiedenen Wässer reagiert.

Jedes dieser Heilwässer hat seinen eigenen heilsamen Charakter, den es durch Art und Menge der in ihm enthaltenen Mineralstoffe erhält. So kommt es, dass Trinkkuren der einzelnen Heilbrunnen ganz unterschiedliche Heilanzeigen haben. Nehmen wir als Beispiel den weit verbreiteten Natrium-Hydrogencarbonat-Säuerling von Staatlich Fachingen. Er enthält 14 für den täglichen Bedarf des Organismus lebensnotwendige Spurenelemente. Es wirkt positiv bei Beschwerden des Magens und des Darms, bei Erkrankungen von Leber und Galle, der Nieren, der Harnwege und der Blase und regt den Stoffwechsel spürbar an. Wie andere Heilwässer auch holt es sich seine Kraft in den mineralstoffreichen Tiefen des Erdbodens. Es ruht in mehr als 200 Metern Tiefe, wo es sich vor über 150 Jahren sammelte. So ein Wasser pflegt, heilt und baut auf, es mobilisiert die körpereigenen Abwehrkräfte.

So unterschiedlich wirken die Minerale im menschlichen Körper: Natrium (Na) speichert Wasser und beruhigt; Kalium (K) scheidet Wasser aus und wirkt belebend; Kalzium (Ca) ist gut für die Knochenbildung, für Nägel, Haare und die Blutgefässe; Eisen (Fe) trägt zur Blutbildung bei und regelt die Atmung; Chlor (Cl) regelt die Nieren- und Magentätigkeit; Magnesium (Mg) regelt Nerven- und Muskeltätigkeit; Schwefel (S) hilft Sauerstoff zu transportieren und regelt die Tätigkeit der Gallenblase; Phosphor (P) steuert den Stoffwechsel besonders über die Nieren.

Auch in *Österreich* werden Heil-, Mineral- und Tafelquellwässer in Flaschen abgefüllt und in den Handel gebracht. Wie in der Bundesrepublik ist die Anzahl der Mineral- und Tafelquellwässer nahezu unübersehbar. Nach dem

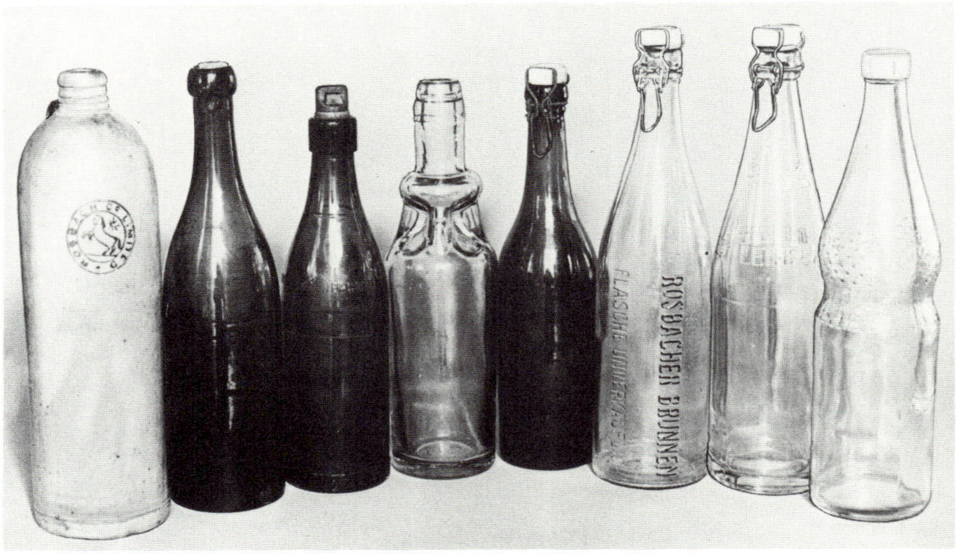

Bild 336. *Die Entwicklung der Mineralwasserflasche vom Steinkrug bis zur «Brunneneinheitsflasche».*

Gesetz über natürliche Heilvorkommen müssen Heilwässer staatlich anerkannt werden. Grundlage dafür ist ein Gutachten, das die Zusammensetzung des Wassers und seine medizinischen Wirkungen offenlegt.

In der *Schweiz* wird nicht streng zwischen Mineral- und Heilwässern unterschieden. Das Land ist aber überaus reich mit Mineralwasservorkommen gesegnet, von denen viele Heilwasser-Eigenschaften haben. Eine Zusammenstellung und Beschreibung von 67 namhaften Mineralquellen mit genauen Analyse-Daten enthält das Buch «Die Mineral- und Heilquellen der Schweiz» von Otto Högl. Von der Sciarinaquelle in Acquarossa im Tessin über die Bonne Fontaine et Espérance in Henniez und die Theophilquelle in Passugg bis zum Thermalwasser der Bohrung Nr. 1 in Zurzach: die Indikationen sind vielfältig und die beobachteten Heilwirkungen beachtlich.

Und zum Schluss noch ein Ratschlag: Mineralwässer schmecken am besten, wenn sie leicht gekühlt getrunken werden. Nur leicht oder gar nicht gekühlt werden vor allem Heilwässer getrunken. Sie sind dann besonders bekömmlich und können so ihre heilsamen Kräfte am besten entfalten.

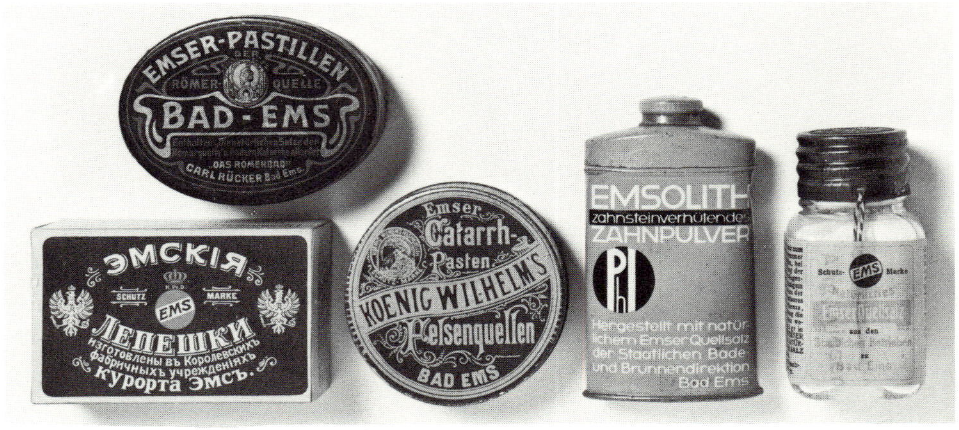

Bild 337. *Mineralwasser-Extrakt ging früh in alle Welt.*

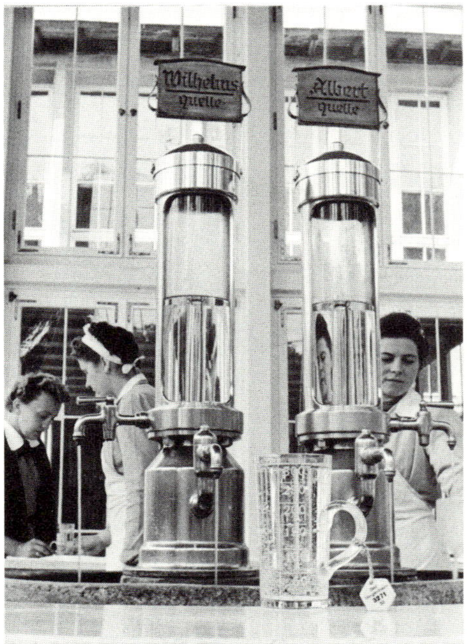

Bild 338. *An den Brunnen von Bad Mergentheim.*

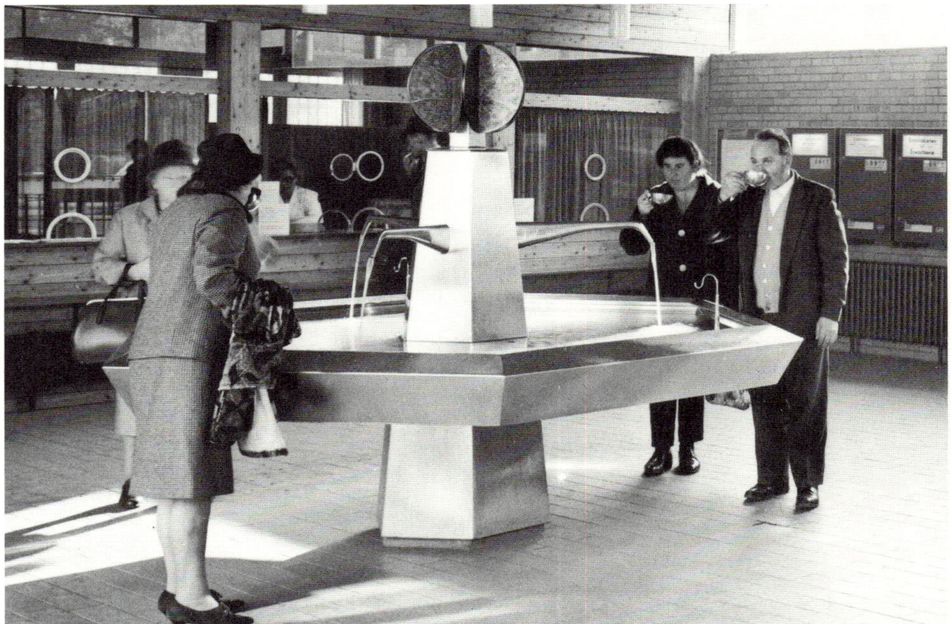

Bild 339. *In Stuttgart-Bad Cannstatt trinken auch Passanten von den reichlich sprudelnden Mineralwasserquellen.*

Bericht von einer «Brunnenfege» des Selzer- und des Ludwigsbrunnens an der Nidda aus dem Jahre 1749

«Diese beyde Brunnen werden ordentlich alle Jahr auf den dritten Pfingsttag durch die von dem dasigen Beamten darzu befehligte 12 bis 15 junge Männer und Bursche gefeget, zu welcher feierlichen Brunnenreinigung die Leuthe von vielen umliegenden Dorfschaften herzu kommen, um solches mit anzusehen. Es geschiehet aber solche auf folgende Weise: Erstlich führt der Brunnenmeister die Mannschaft mit Musicanten nach dem Brunnen, und muss jeder etwas vom Feggeschirr, als Eimer, Leiter, Roll, Seil etc. tragen, sodann fangen sie an zu schöpffen, bis sich der Eimer nicht mehr vollfüllet, alsdann wird das Leitergen in den Brunnen gestellt, die Mannschaft numerirt, da dann Numero eins, wann er vorhero mit einem Seil unter den Armen gebunden, dessen Ende oben zwey oder drey Mann festhalten, hinuntersteigen, aber nicht länger, als er den Athem halten kann, verweilen darf, sondern sich eiligst wieder herauf begeben muss, dann so ihm der Athem entgehet, wird er als tod von denen ihn am Seil haltenden herauf gezogen, da er dann in die frische Luft geleget wird, bis er wieder zu sich selbsten kommt, und geschiehet es gar oft, dass wohl acht bis zehen Personen solches wiederfähret, und so bey einander liegen, ohne dass einer von dem andern etwas weiss. Es ist aber dieser Zufall keinem an seiner Gesundheit schädlich. Wann der Graf oder Beamte denen diese Brunnen Feg-Lust zu sehen herbey gekommenen Fremden einen Schertz zeigen will, so giebet er nur einen Winck an einen Feg-Genoss, so löst solcher einem seiner Mit-Consorten in Verruckung liegenden den Hosenknopf auf, so springet augenblicklich die Mannheit in grössester Gravität hervor, dabey es nicht wenig zu lachen giebet.»

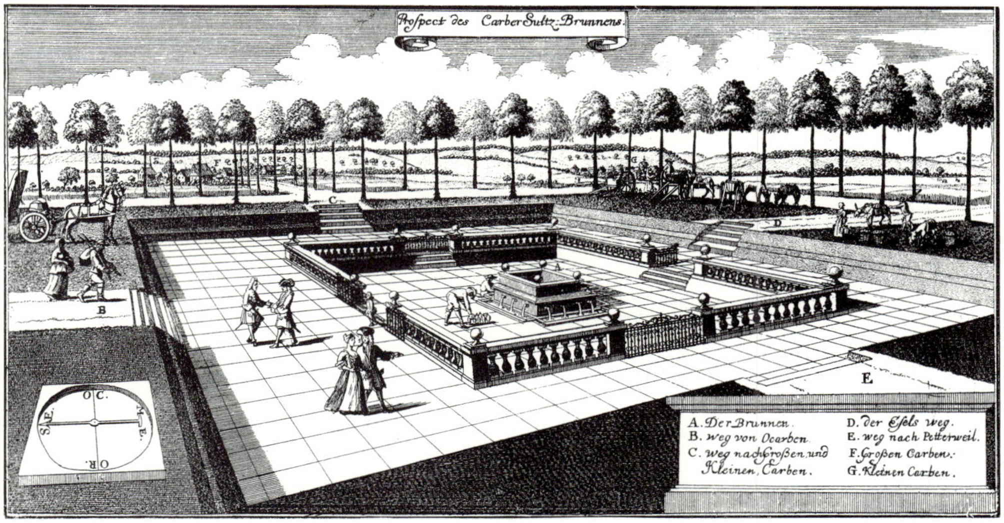

Bild 340.
Der Selzerbrunnen in Grosskarben, nach einem Stich aus dem Jahre 1724.

Heilbäder und Kurorte laden ein

Kuren sind heute selbstverständlich und kein Luxus mehr. Vorbeugen und Heilen stehen bei ihnen an erster Stelle. Trotzdem sind Kuraufenthalte nicht langweilig, weil Heilung, Entspannung und geselliges Leben zusammengehören und sich gegenseitig fördern. Eine Kur ist ein bewährter Baustein der medizinischen Betreuung. Häufig schlägt bereits der Hausarzt von sich aus seinem Patienten eine Kur vor, weil er aus Erfahrung weiss, wie heilsam und aufbauend Kuren wirken können. Auch die Rentenversicherungsträger und Krankenkassen haben die positiven Wirkungen von Kuraufenthalten erkannt und kommen für die Kosten ganz oder teilweise auf.

Die deutschen, österreichischen und schweizerischen Heilbäder und Kurorte bieten eine Vielfalt von Kurmöglichkeiten an. Oberster Grundsatz dabei ist, Gesundheit zu erhalten oder wieder herzustellen. Dabei wird immer der ganze Mensch gesehen. Eine Kur soll nicht langweilig sein, denn Sport und Spielmöglichkeiten tragen zu ihrem Erfolg genauso bei wie die medizinische Betreuung, und nicht zuletzt sorgen kulturelle Veranstaltungen dafür, dass der Mensch mit neuer Kraft und Lebensfreude in den Alltag zurückkehrt.

Etliche Kurorte haben neuerdings ein Problem: Es hapert mit dem Musiker-Nachwuchs. An einigen Kurorten wird die musikalische Untermalung zur Mangelware. Dabei meinen humorvolle Badeärzte, Musik wirke wie Heilwasser. Und ein Kurgast ergänzt: «Ein Kurort ohne Kurorchester ist wie ein Hund ohne Schwanz.» So sehr gehört die Unterhaltung zum richtigen Kurbetrieb.

Kern jeder Kur aber sind die erprobten und bewährten Heilanzeigen, die «Indikationen» der Bäder und Kurorte. Welche Kur in welchem Badeort jeweils die richtige ist, entscheidet der Arzt. Wie die nachfolgenden Listen zeigen, ist die Auswahl der Bäder und Kurorte gross.

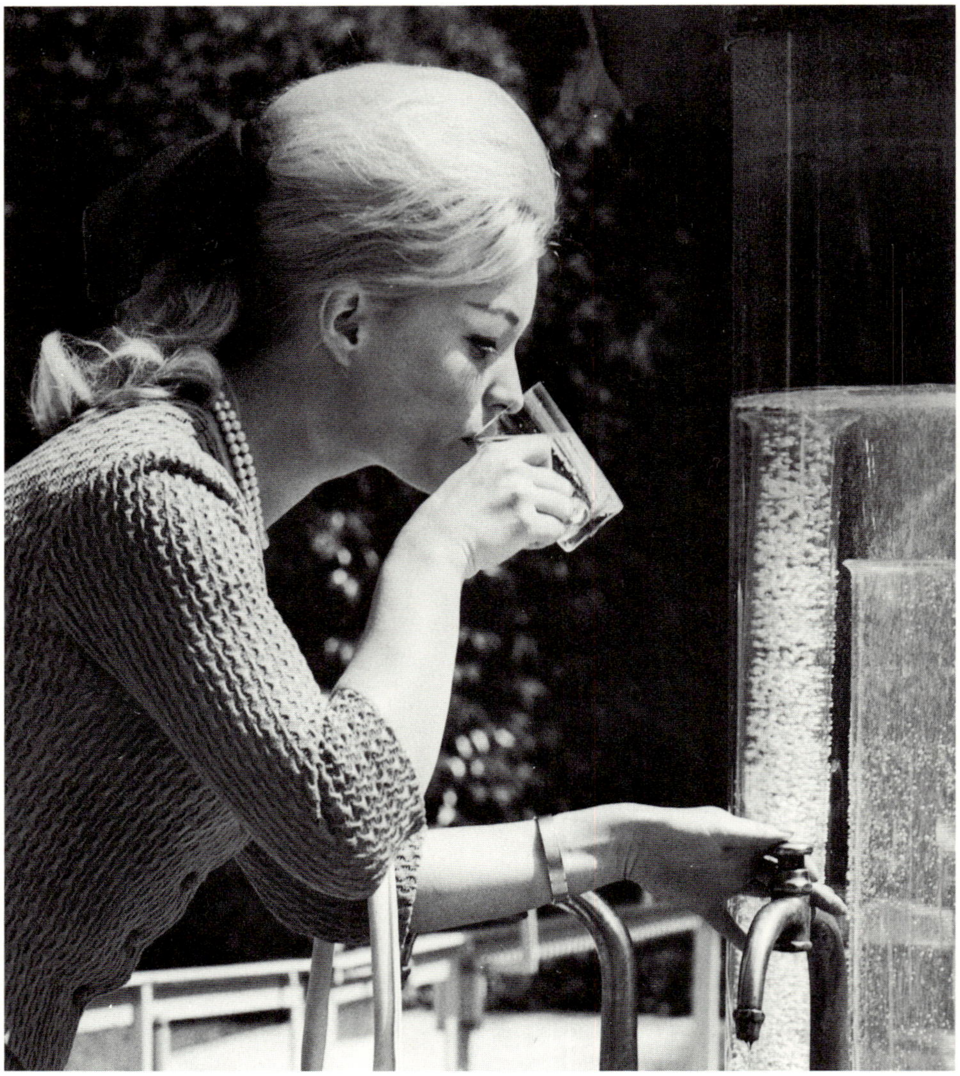

Bild 341. *Frischer Sprudel belebt und beglückt.*

Bundesrepublik Deutschland

Heilanzeigen der Heilbäder und Kurorte:

Herz- und Gefässerkrankungen; Erkrankungen der Atmungsorgane; Rheumatische Erkrankungen; Frauenleiden; Magen-, Darm-, Leber- und Gallenwegserkrankungen; Stoffwechselerkrankungen; Erkrankungen der ableitenden Harnwege; Erkrankungen im Kindesalter; Hautkrankheiten; Erkrankungen des Nervensystems; Augenleiden; Allgemeine Schwächezustände, Rekonvaleszenz.

Die Heilbäder und Kurorte:

Aachen
Bad Abbach
Bad Aibling
Bad Alexandersbad
Arolsen
Baden-Baden
Badenweiler
Bayersoien
Belecke
Bad Bellingen
Bentheim
Berchtesgaden
Bad Bertrich
Bad Bevensen
Blenhorst

Bad Bocklet
Bad Bodendorf
Bodenwerder
Bad Boll
Bad Bramstedt
Bad Breisig
Bruchhausen
Bad Brückenau Staatsbad
Bad Brückenau Stadt
Bad Buchau
Daun
Bad Ditzenbach
Bad Driburg
Bad Dürkheim
Bad Dürrheim
Eberbach
Bad Eilsen
Bad Ems
Endorf
Bad Essen
Bad Feilnbach
Füssen-Bad Faulenbach
Bad Füssing

Bad Gandersheim
Bad Godesberg
Bad Gögging, Römerbad
Bad Gögging, Trajansbad
Bad Grund

Hamm
Bad Harzburg
Bad Heilbrunn
Bad Hermannsborn
Bad Herrenalb
Bad Hersfeld
Hindelang-Bad Oberdorf
Bad Hönningen
Holzhausen
Bad Homburg v.d.H.
Bad Honnef
Hopfenberg
Bad Imnau
Ingelfingen

Bad Karlshafen
Kellberg
Bad Kissingen
Bad König
Bad Königshofen
Bad Kohlgrub
Bad Kreuznach
Bad Krozingen
Krumbad
Bad Laer
Lahnstein
Bad Liebenzell
Bad Lippspringe
Lüneburg
Bad Meinberg
Melle
Bad Mergentheim
Bad Münder
Bad Münster am Stein
Murnau

Bad Nauheim
Bad Nenndorf
Bad Neuenahr
Bad Neustadt/Saale
Bad Oeynhausen
Bad Orb
Bad Peterstal-Griesbach
Bad Pyrmont
Randringhausen
Bad Rappenau
Bad Reichenhall
Bad Rippoldsau-Schapbach
Bad Rotenfels
Bad Rothenfelde
Rothenuffeln
Bad Säckingen
Bad Salzdetfurth
Salzgitter-Bad
Bad Salzhausen
Bad Salzig
Bad Salzschlirf
Bad Salzuflen
St. Peter-Ording
Bad Sassendorf
Schlangenbad
Bad Schönborn
Bad Schussenried
Bad Schwalbach
Bad Schwartau
Bad Sebastiansweiler
Seebruch
Senkelteich
Bad Soden am Taunus
Bad Soden bei Salmünster
Bad Sooden-Allendorf
Bad Steben
Stuttgart-Berg
Stuttgart-Bad Cannstatt

Bad Teinach
Bad Tölz
Traben-Trarbach
Bad Überkingen
Urach
Bad Vilbel
Bad Waldliesborn
Bad Waldsee
Wanne-Eickel
Bad Westernkotten
Wiesbaden
Bad Wiessee
Wildbad
Bad Wildungen
Bad Wildungen-Reinhardshausen
Bad Wimpfen
Bad Windsheim
Wulferdingsen
Bad Wurzach
Bad Zwischenahn

Heilanzeigen der Kneippheilbäder und Kneippkurorte:

Herz- und Gefässerkrankungen, Herzinfarktnachbehandlung; Vegetativnervale Funktionsstörungen; Organische und funktionelle Störungen der Verdauungsorgane; Erkrankungen des Bewegungsapparates; Postoperative Zustände; Abhärtung und allgemeine Leistungssteigerung, Regenerations- und Vorsorgekuren; Endokrine Insuffizienzen und hormonale Störungen bei Mann und Frau. Unterstützende Behandlung bei Stoffwechselleiden.

Die Kneippheilbäder und Kneippkurorte:

Kneippheilbäder
Bad Bergzabern
Bad Berleburg
Bad Berneck i.F.
Boppard
Camberg
Bad Endbach
Fallingbostel
Bad Iburg
Laasphe
Bad Lauterberg i.H.
Malente-Gremsmühlen
Bad Marienberg
Bad Münstereifel
Überlingen
Bad Wörishofen

Kneippkurorte
Aulendorf
Bad Bevensen
Daun
Fredeburg
Friedenweiler
Füssen-Bad Faulenbach
Gemünd
Gersfeld
Gladenbach
Gras-Ellenbach
Grönenbach
Hennef
Hiddesen
Hindelang
Hopfen am See

Königsfeld
Kyllburg
Mölln
Neukirchen
Oberstdorf
Olsberg
Ottobeuren
Oy
Bad Peterstal-Griesbach
Prien am Chiemsee
Radolfzell-Mettnau
St. Blasien
Scheidegg
Schieder
Schönmünzach-Schwarzenberg
Titisee-Neustadt
Vallendar
Villingen-Schwenningen
Waldkirch
Bad Waldsee
Wildemann
Willingen
Ziegenhagen

Heilanzeigen der Seeheilbäder und Seebäder:

Chronische Krankheiten der Atemwege; Herz- und Gefässkrankheiten; Hautkrankheiten; Chronische Krankheiten des Bewegungsapparates; Frauenleiden; Krankheiten im Kindesalter; Allgemeine Schwächezustände.

Die Seeheilbäder und Seebäder:

Nordsee
Baltrum
Borkum
Büsum
Cuxhaven
Helgoland
Hörnum auf Sylt
Horumersiel-Schillig
Juist
Kampen auf Sylt
Langeoog
List auf Sylt
Nebel auf Amrum
Nieblum auf Föhr
Norddorf auf Amrum
Norderney
Rantum auf Sylt
St. Peter-Ording
Spiekeroog
Utersum auf Föhr
Wangerooge
Wenningstedt auf Sylt
Westerland auf Sylt
Wilhelmshaven
Wittdün auf Amrum
Wyk auf Föhr

Ostsee
Brodersby-Schönhagen
Burg auf Fehmarn
Dahme
Damp 2000
Eckernförde
Glücksburg
Grömitz
Grossenbrode
Heikendorf
Heiligenhafen
Hohwacht
Kellenhusen
Laboe
Neustadt/Holstein
Scharbeutz-Haffkrug
Schönberger Strand
Sierksdorf
Timmendorfer Strand/Niendorf
Travemünde
Weissenhäuser Strand

Österreich

Heilanzeigen der Heilbäder und Kurorte:

Allgemeine Altersbeschwerden; Anämien; Erkrankungen der Atemwege; Erkrankungen der Augen; Endokrine Störungen; Nichtspezifische Entzündungsreste; Erschöpfungszustände; Gynäkologische Erkrankungen; Erkrankungen der Harnwege; Hautkrankheiten; Herzerkrankungen; Kinderkrankheiten; Erkrankungen der Mundschleimhaut; Nachbehandlung nach Verletzungen, Unfällen und Operationen; Erkrankungen des Nervensystems; Rekonvaleszenz und Erholung; Erkrankungen des rheumatischen Formenkreises; Stoffwechselerkrankungen; Erkrankungen des Verdauungsapparates; Vegetative Dystonie; Vergiftungen.

Die Heilbäder und Kurorte:

Althofen
Aspach
Bad Aussee
Bad Deutsch-Altenburg
Baden
Badgastein
Bad Burgwies
Bad Fischau
Bad Gleichenberg
Bad Gmös
Bad Goisern
Bad Hall
Bad Häring
Bad Hofgastein
Bad Ischl
Bad Kleinkirchheim
Bad Leonfelden
Bad Mitterndorf
Bad Radkersburg
Bad St. Leonhard im Lavanttal
Bad Schallerbach
Bad Schönau
Bad Tatzmannsdorf
Bad Vöslau
Bad Weinberg
Bad Weissenbach
Bad Wimsbach-Neydharting
Thermalheilbad Bleiberg
Dürrnberg bei Hallein
Gams ob Frauental
Grosspertholz
Kitzbühel
Mattsee
Mehrn
Moorbad Hochmoos in St. Martin bei Lofer
Moorbad Reuthe
Moorbad Schwanberg
Moorbad St. Felix in Bruckenholz
Moorbad Schloss Strobl
Salzburg
 Paracelsus-Kurmittelhaus
 Moorheilbad Marienbad in Salzburg-Leopoldskron
Solbad Salzerbad
Tuffbad St. Lorenzen im Lesachtal
Sauerbrunn
Seefeld in Tirol
Trebesing
Warmbad Villach
Wien
 Pfann'sches Mineral- und Schwefelheilbad
 Thermalschwefelquelle Oberlaa
Wildbad Einöd
Zell bei Zellhof

Schweiz

Heilanzeigen der Heilbäder und Kurorte:

Allgemeine Indikationen: Rekonvaleszenz und Rehabilitation nach Krankheiten und Unfällen, vegetative Regulationsstörungen, «Managerkrankheiten»; Erkrankungen des Stütz- und Bewegungsapparates; Erkrankungen der Atemorgane; Erkrankungen von Herz und Kreislauforganen; Hautkrankheiten; Erkrankungen der Harnwege; Stoffwechselkrankheiten; Magen-Darm-Krankheiten; Erkrankungen der Leber, der Gallenwege und des Pankreas; Frauenkrankheiten; Zahnfleischerkrankungen.

Die Heilbäder und Kurorte:

Baden
Bad Ragaz/Valens
Bad Scuol-Tarasp-Vulpera
Bex-les-Bains
Breiten-Mörel
Lavey-les-Bains
Lenk i.S.
Leukerbad
Lostorf
Passugg
Ramsach
Rheinfelden
Rietbad
Schinznach Bad
Schwefelberg-Bad
Stabio
St. Moritz Bad
Tenigerbad
Vals
Yverdon
Zurzach

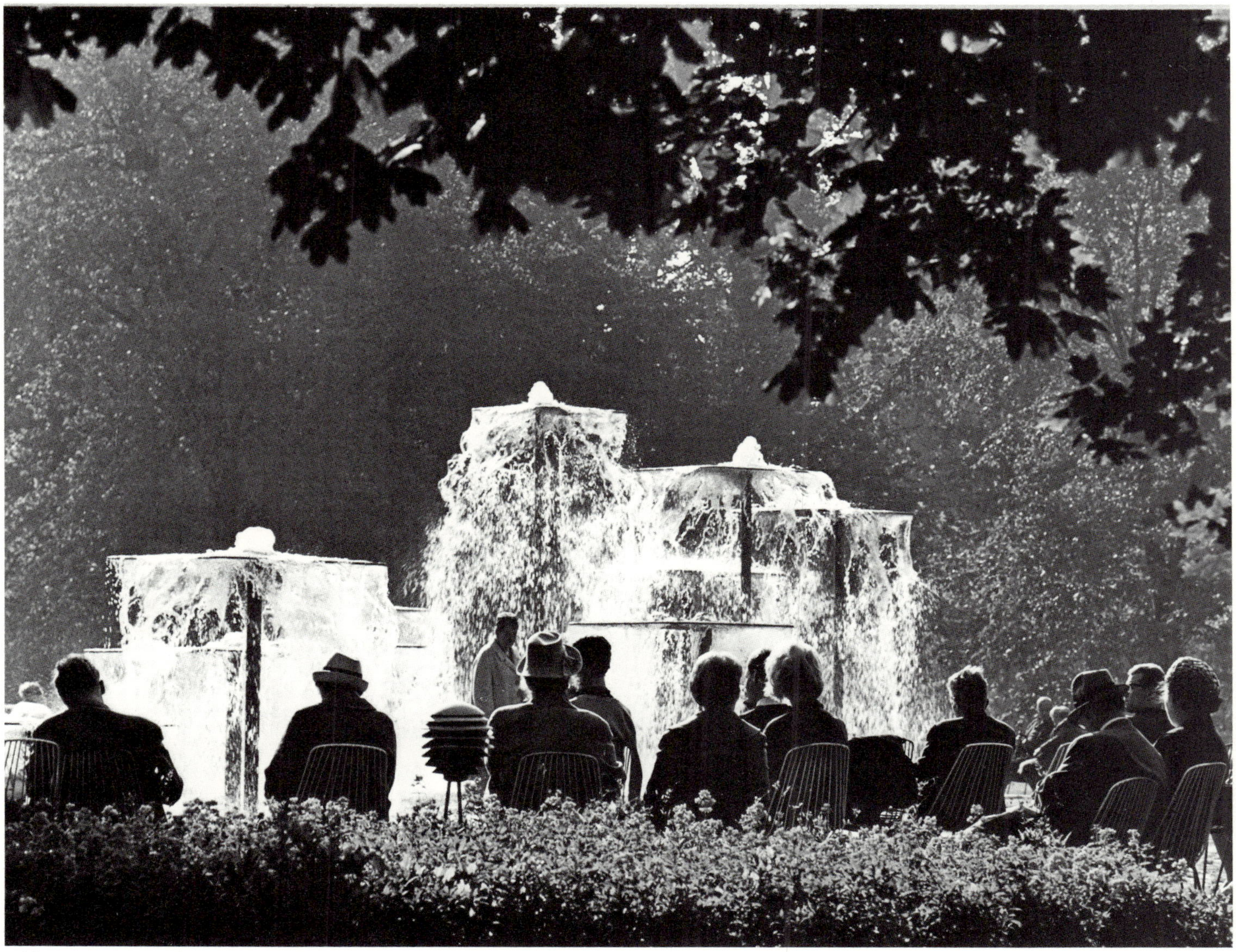

Bild 342. *Wunderbares Wasser – Sprudelnde Brunnen schaffen in vielen Kurparks eine angenehme und behagliche Atmosphäre.*

Literaturverzeichnis

Albrecht, Hans (Hrsg): Pfäfers, Bad Ragaz, Valens, 2. Auflage, Amriswil 1971.

Alken, Carl E.: Die deutschen Heilbäder von A–Z, Oldenburg o. J.

Asmussen, Jens Peter und Lässöe, Jörgen (Hrsg.): Handbuch der Religionsgeschichte, Band I, Göttingen 1971.

Bachem, Carl J.: Mineralwasser oder Heilwasser? In: Das Erfrischungsgetränk, Nr. 3, 1979, S. 1 ff.

Bakker, H. S.: Norderney, Bremen 1956.

Bary, Roswitha von: Henriette Adelaide, Kurfürstin von Bayern, München 1980.

Bäumer, Eduard: Die Geschichte des Badewesens, Breslau 1903.

Bertrich, Fritz: Kulturgeschichte des Waschens, Düsseldorf und Wien 1966.

Biehn, Heinz und Herzogenberg, Johanna Baronin: Grosse Welt reist ins Bad, München 1960.

Biehn, Heinz: Alte Badegemächer, Darmstadt o. J.

Böse, Lislmaria: Wildbad, die Thermen im Schwarzwald, Stuttgart o. J.

Brauchle, Alfred: Die Geschichte der Naturheilkunde in Lebensbildern, Stuttgart 1951.

Braun, Wilhelm: Urlaub in deutschen Bädern, Gütersloh 1964.

Buess, H.: Zur Geschichte der Hydrotherapie. In: Ciba Zeitschrift Nr. 107, 9. Jg., Juli 1947, Seite 3919 ff.

Burkert, Walter: Griechische Religion der archaischen und klassischen Epoche, Stuttgart 1977.

Carcopino, Jérôme: Rom, Leben und Kultur der Kaiserzeit, Stuttgart 1977.

Carlé, Walter: Die Mineral- und Thermalwässer von Mitteleuropa, Stuttgart 1975.

Charvat, Josef: Gegenwart und Zukunft des Heilbäderwesens, Frankfurt am Main 1972.

Coll, Pieter: Das gab es schon im Altertum, Würzburg 1962.

Confeld, Felix Paul: Das Alt-Römische Bad und seine Bedeutung, Darmstadt 1863.

Conrad, Heinrich (Hrsg.): Die Erinnerungen des Giacomo Casanova, München und Leipzig o. J.

Devrient, W.: Die Sauna, das Bad der Bäder, Berlin 1950.

Diem, Carl: Weltgeschichte des Sports und der Leibeserziehung, Stuttgart 1950.

Diepgen, Paul: Geschichte der Medizin, Band II, Berlin 1951.

Ditfurth, Hoimar von: Am Anfang war der Wasserstoff, Hamburg 1972.

Eckert, Gerhard: Als die Badekarren rollten, Hamburg 1977.

Erismann, Adolf: Die Kur-Anstalt Brestenberg, Baden im Aargau 1848.

Erismann, Adolf: Dr. Johann Siegismund Hahn und das kalte Wasser im Jahr 1743, Aarau 1874.

Fabian, Dietrich: Bäder, München 1959.

Fernau, Joachim: Und sie schämten sich nicht, ein Zweitausendjahr-Bericht, Berlin 1958.

Ferro, Pascal Joseph: Vom Gebrauche der kalten Bäder, Wien 1781.

Fey, Christian und Lampert, Heinrich: Hydrotherapie unter besonderer Berücksichtigung der Kneippschen Wasserbehandlung, 3. Auflage, Heidelberg 1969.

Fuchs, Eduard: Illustrierte Sittengeschichte, 3 Bde., München 1909.

Gäbert, Hans Walter: Der Kampf um das Wasser, München 1973.

Garfs, Joachim: Begegnung mit Bad Pyrmont, 3. Auflage, Bad Pyrmont 1978.

Geschwendt, Fritz: Der vor- und frühgeschichtliche Mensch und die Heilquellen, Hildesheim 1972.

Gesellschaft zum schwarzen Garten (Hrsg.): Neujahrsgeschenk von der neu errichteten Gesellschaft zum schwarzen Garten der lieben Zürcherischen Jugend gewidmet, 1808–1832.

Gillert, Otto: Hydrotherapie und Balneotherapie in Theorie und Praxis, 4. Auflage, München 1971.

Goethe, Johann Wolfgang von: Aus meinem Leben, Dichtung und Wahrheit. Vierter Teil, 19. Buch. In: Goethes Werke, Hamburger Ausgabe, Band X, Hamburg 1959.

Gottwald, Heinrich: Athen und seine grosse Zeit, Würzburg 1966.

Graetzer, J.: Lebensbilder hervorragender schlesischer Ärzte aus vier Jahrhunderten, Breslau 1889.

Gronwald, Wilfried: Hurra! Ich bin Kurgast! Stuttgart o. J.

Haebler, Rolf Gustav: Geschichte der Stadt und des Kurortes Baden-Baden, Band I und II, Baden-Baden 1957 und 1961.

Hahn, Johann Gottfried: Geschichte der Fieberepidemie von 1737 in Breslau, Breslau 1739.

Hahn, Johann Siegmund: Unterricht von Krafft und Würckung des frischen Wassers in die Leiber der Menschen, 2. Auflage, Breslau und Leipzig 1743.

Hahn, Siegmund: Peterswälder Gesundbrunnen, Schweidnitz 1732.

Hahn, Siegmund: Wieder aufgewärmt Alt-Kalt-Bad und Trincken, Schweidnitz 1738.

Hartmann, Alfred: Badereise durch fünf Jahrtausende, Mainz 1969.

Haus Boxberger (Hrsg.): Kissinger Chronik, Bad Kissingen 1977.

Hausleutner, Emanuel: Warmbrunn und seine Schwefelquellen, Hirschberg 1836.

Hebert, Walther H.: Kurbrevier, München 1977.

Heischkel, Edith: Das Wasser als Arzneimittel in der romantischen Medizin. In: Sudhoffs Archiv für Geschichte der Medizin und der Naturwissenschaften, Band 36, Wiesbaden o. J.

Herzogenberg, Johanna Baronin: Grosse Welt reist ins Bad, Ausstellungskatalog des Adalbert-Stifter-Vereins, München, in Zusammenarbeit mit dem Österreichischen Museum für Kunst, Wien, München 1980.

Hirsch, A.: Biographisches Lexikon hervorragender Ärzte aller Zeiten und Völker, Berlin 1930.

Hoffmann, Adalbert: Der 4. Juni 1745, Freiburg in Schlesien 1910.

Högl, Otto (Hrsg.): Die Mineral- und Heilquellen der Schweiz, Bern 1980.

Holler, Ernst: Sagen und Anekdoten zur deutschen Geschichte, Stuttgart 1962.

Jäger Gerhard: Wasser wirkt Wunder, Düsseldorf und Wien 1980.

Jepsen-Föge, M.: Märchenhafte Deutschlandreise, Düsseldorf und Wien 1975.

Jomeyer, Joachim/Wodrig, Hans-Georg/Neumann, Karlheinz: Kurlaubführer Deutschland, Düsseldorf 1975.

Kaiser, Joseph H.: Kneippsche Hydrotherapie – Allgemeine und spezielle Balneotherapie, 4. Auflage, Bad Wörishofen 1975.

Kaiserliches Gesundheits-Amt (Hrsg.): Deutschlands Heilquellen und Bäder, Berlin 1900.

Karell, Viktor: Das Egerland und seine Weltbäder, Frankfurt am Main 1966.

Kasper, P.: Die Entwicklung von St. Moritz, St. Moritz 1976.

Kerenyi, Karl: Die Mythologie der Griechen, Band I, Zürich 1951.

Kneipp, Sebastian: Aus meinem Leben, Bad Wörishofen 1891.

Kneipp, Sebastian: So sollt ihr leben – Meine Wasserkur, herausgegeben von Christian Fey, München 1954.

Koch Richard: Der Zauber der Heilquellen, Stuttgart 1933.

Langer, P.: Gottfried Hahn, Pastor an der Schweidnitzer Friedenskirche und seine Familie, Liegnitz 1903.

Leopold, Luna B. und Davis, Kenneth S.: Wasser, Amsterdam 1968.

Lersch, B. M.: Geschichte der Balneologie, Hydroposie und Pegologie, Würzburg 1863.

Lichtenberg, Georg Christoph: Warum hat Deutschland noch kein grosses öffentliches Seebad? In: Wolfgang Promies (Hrsg.): Georg Christoph Lichtenberg, Schriften und Briefe, Band III, München 1972.

Lübbecke, Fried: Kleines Vaterland – Homburg vor der Höhe, 2. Auflage, Frankfurt am Main 1963.

Luz, Wilhelm August: Das Büchlein vom Bad, Berlin 1958.

Mann, Thomas: Bekenntnisse des Hochstaplers Felix Krull, Frankfurt am Main 1960.

Marcuse, Julian: Bäder und Badewesen in Vergangenheit und Gegenwart, Stuttgart 1903.

Marcuse, Julian: Hydrotherapie im Alterthum, Stuttgart 1900.

Martin, Alfred: Deutsches Badewesen in vergangenen Tagen, Jena 1906.

Mauthner, Ludwig Wilhelm: Die Heilkräfte des kalten Wasserstrahls, Wien 1837.

Marx, Jörg: Grafschafter Bäder, Leimen/Heidelberg 1979.

Metz, Martin: Die medizinhistorischen Denkmäler des Landkreises Bad Tölz - Wolfratshausen, Diss. München 1979.

Meyer-Ahrens, Conrad: Die Heilquellen und Kurorte in der Schweiz, Zürich 1860.

Miller, Robert C.: Das Meer, München und Zürich 1969.

Mindera, Karl: Bad Heilbrunn, das 800jährige Jodbad in Oberbayern, Bad Tölz o. J.

Mosch, Carl Friedrich: Die Bäder und Heilbrunnen Deutschlands und der Schweiz, Leipzig 1819.

Niederhoff, E. Robert: Bad Nauheim, Bad Nauheim o. J.

Ninck, Martin: Die Bedeutung des Wassers in Kult und Leben der Alten, Leipzig 1921.
Nold, Angelika: Das Kursaalgebäude zu Bad Ems und sein Erbauer Johann Gottfried Gutensohn, Nassauische Annalen, 91, 1980.

Oefele, von: Geschichte der Balneologie und der Grenzgebiete in der Neuzeit. In: Handbuch der Geschichte der Medizin, Band II, Jena 1903.
Oertel, Eucharius: Geschichte der Wasserheilkunde von Moses bis auf unsere Zeiten, Leipzig 1835.
Oertel, Eucharius: Universal-Wasserdoctor, Schwäbisch Hall 1841.
Ottendorff-Simrock, Walter: Vom Hylligen Born zum Lilienbad, Bonn 1974.

Perowne, Stewart: Römische Mythologie, Wiesbaden 1969.
Peters, Hermann: Der Arzt und die Heilkunst in deutscher Vergangenheit, Leipzig 1900.
Pfannenstiel, Wilhelm: Über den Heilwert der Westdeutschen natürlichen Versand-Heilwässer, Köln 1969.
Pörtner, Rudolf: Mit dem Fahrstuhl in die Römerzeit, Düsseldorf 1959.
Probst, Irmgard: Die Balneologie des 16. Jahrhunderts im Spiegel der deutschen Badeschriften, Münster 1971.
Puschmann, Theodor: Handbuch der Geschichte der Medizin, Jena 1902.

Rapp, Anna: Der Jungbrunnen in Literatur und bildender Kunst des Mittelalters, Diss. Zürich 1976.
Reineking von Bock, Gisela: Bäder, Duft und Seife, Köln 1976.
Reis, Victor van der: Die Geschichte der Hydrotherapie von Hahn bis Priessnitz, Berlin 1914.
Rochholz, E.L.: Deutscher Unsterblichkeitsglaube, Berlin 1867.
Rudeck, Wilhelm: Geschichte der öffentlichen Sittlichkeit in Deutschland, Berlin 1905.

Saint-Gall, Auguste Amédée de: Casanova, Zürich 1976.
Schall, Sybille: Über das Bad, München o.J.
Schalle, Albert: Die Kneippkur, 18. Auflage, München 1977.
Schlegel, Martin: Meerwasser als Heilmittel, 2. Auflage, Stuttgart 1953.
Schneeberger, Winfried: Die Schweidnitzer «Wasserhähne» und die Wurzeln ihrer Hydrotherapie, Diss. Münster 1963.
Schneider, Hans: Die geschichtliche Entwicklung der Wasseranwendung zu Heilzwecken von Hahn bis Oertel, Düsseldorf 1936.
Schober, P.: Heilquellenkunde für den praktischen Arzt, Stuttgart und Leipzig 1938.
Schomburg, Eberhard: Sebastian Kneipp, 3. Auflage, Bad Wörishofen 1976.
Schreiber, Hermann: Sittengeschichte der Badewanne, München 1965.
Schulze, Ernst-Günter: Meeresheilkunde, München, Berlin, Wien 1973.
Schwenk, Theodor: Das Sensible Chaos, 4. Auflage, Stuttgart 1976.
Sigerist, Henry E.: Grosse Ärzte, 5. Auflage, München 1965.
Sponsel, Heinz: Die Heilkräfte der Natur, Wien und Düsseldorf 1974.
Steudel, Johannes: Geschichte der Bäder- und Klimaheilkunde. In: Handbuch der Bäder- und Klimaheilkunde, herausgegeben von Amelung, W. und Evers, A., Stuttgart o.J.

Theden, Johann Christian Anton: Neue Bemerkungen und Betrachtungen zur Bereicherung der Wundarzneykunst und Arzneygelahrtheit, Berlin und Stettin 1782.

Ulrich, Wolfgang: Wasserrechtliche und heilquellenrechtliche Fragen im Rahmen des Umweltschutzes. In: Zeitschrift für das gesamte Bäderwesen, Heft 11, 1972, Seite 278 ff.
Urzidil, Johannes: Goethe in Böhmen, Stuttgart 1962.

Verein der Mineralbrunnen-Grosshändler Deutschlands e.V. (Hrsg.): Die natürlichen Mineralbrunnen für Trink- und Badekuren im Hause, Karlsruhe 1929.
Versammlung Deutscher Naturforscher und Ärzte (Hrsg.): Hamburg in naturhistorischer und medicinischer Beziehung, Hamburg 1876.
Vetter, Leo: Das Bad der Neuzeit und seine historische Entwicklung, Stuttgart und Leipzig 1904.

Walther, Karl August: Wasser – bedrohtes Lebenselement, Zürich 1964.
Winternitz, Wilhelm: Kaltenleutgeben und meine Wasserheilanstalt, Wien 1869.

Zappert, Georg: Über das Badewesen mittelalterlicher und späterer Zeit, Wien 1859.
Zedlitz, L. Freiherr von: Balneographisches statistisch-historisches Wörterbuch, Leipzig 1834.
Zeller, David: Hirschberger Merkwürdigkeiten, Hirschberg o.J.
Zierer, Otto: Kultur- und Sittenspiegel, Band I, Griechenland und Rom. Olten, Stuttgart, Salzburg 1969.
Zimburg, Heinrich von: Die Geschichte Gasteins und des Gasteiner Tals, Wien 1948.
Zörkendörfer, W.: Trinkkuren mit Heilwässern in Heilbädern und mit Versandheilbrunnen, Bonn 1969.
Zuckerts, Johann Friedrich: Systematische Beschreibung aller Gesundbrunnen und Bäder Deutschlands, Berlin und Leipzig 1768.

Ortsregister

Namenregister

Bildnachweis

Bildarchiv Preussischer Kulturbesitz, Berlin
Bilder 4, 14, 25, 26, 32, 38, 42, 43, 45, 47, 49, 50, 53, 85, 93, 132, 155, 156, 173, 176, III/197, 208, 231, 255, 259, 260, 262, 263, 264, 268, 278, 281, 282, 283, 288, 289, 294, 297, 298, 301, 304, 305, 306, 307, 317, 318, 320, 321, 322, 326
Staatliche Museen Preussischer Kulturbesitz, Berlin
Bild I/116
Staatsbibliothek Preussischer Kulturbesitz, Berlin
Bilder I/113, III/177
Archiv für Kunst und Geschichte, Berlin
Bilder 2, 37, 39, 48, 87, 88, 102, 148, 153, 154, 157, 174, 269, 277, 279
Claus Hausmann, München
Bilder 5, I/108, I/109, I/114, I/115, II/158, II/160, II/161/162, III/179
Interfoto Friedrich Rauch, München
Bilder 12, 33, 36, 40, 79, 84, 89, 126, 127, 139, 147, 207, 261
Adalbert Stifter Verein, München / Werner Neumeister, München
Bilder III/184, III/185, 211, 213, 214, 215, 227, 228, 230, 295
Werner Neumeister, München
Bilder 55, 56, 76, 77, 82, 83, 86, I/111, 145, 152, III/180
Hans Lachmann, Düsseldorf
Bilder 13, 17, 18, 19, 80

Aargauische Kantonsbibliothek und Aargauisches Staatsarchiv, Aarau
Bilder I/112, IV/217
Historisches Museum Baden im Aargau
Bild 232
Dr. Ulrich Münzel, Baden
Bilder III/189, III/192, 234
Rollett-Museum, Baden bei Wien
Bilder III/181, III/182, III/183, 216, 222, 224, 225, 309
Kunstmuseum, Basel
Bild III/188
Schweizerisches PTT-Museum, Bern
Bilder 149, III/187, 242, 243
Goethe-Museum, Düsseldorf
Bilder 150, 151
Schiller-Nationalmuseum/Deutsches Literaturarchiv, Marbach am Neckar
Bild 319
Bally-Schuhmuseum, Schönenwerd
Bild III/177
Landesdenkmalamt Stuttgart
Bilder 59, 60, 61, 66, 67, 68
Landesdenkmalamt Stuttgart / Hell, Reutlingen
Bilder 74, 75

Verkehrsamt der Stadt Stuttgart
Bilder 339, 341, 342
Albertina, Wien
Bild I/110
Kunsthistorisches Museum, Wien
Bild 15
Uhrenmuseum der Stadt Wien
Bild II/159
Bayerisches Landesamt für Denkmalpflege, Aussenstelle Würzburg
Bilder 70, 71, 72, 73
Baugeschichtliches Archiv, Zürich
Bild 310
Kunstgewerbemuseum, Plakatsammlung, Zürich
Bilder IV/219, IV/220
Schweizerisches Landesmuseum, Zürich
Bilder III/190, Vorsatzbild

«Antike Welt», Feldmeilen
Bilder 6, 35, 52
Deutsches Archäologisches Institut, Rom («Antike Welt»)
Bilder 51, 54
Dr. Erika Brödner, Bielefeld («Antike Welt»)
Bilder 27, 28, 29, 65, 69
Fotoarchiv Hirner, München («Antike Welt»)
Bild 34
Artemis-Verlag, Zürich
Bilder 41, 44, 46
Foto Fetzer, Bad Ragaz
Bilder III/186, 236, 237, 238
Fröhlich, Heinz, Fotograf, Aarau
Bild 315
Keystone-Press, Zürich
Bild 314
Roger-Viollet, Paris
Bilder 280, 323, 324, 325, 333

Ciba-Geigy, Basel
Bilder 7, 8, 9, 30, 31, 135, 141, 142
Kaiser Friedrich Quelle, Offenbach am Main
Bilder IV/221, 335
Klafs-Sauna, Schwäbisch Hall
Bild 285
Rosbacher Brunnen / Gloria Quelle
Bilder 11, 336
Saunalux, Grebenhain
Bild 284
Staatlich Fachingen, Wiesbaden
Bilder III/205, III/206, 332, 337
Stadtwerke Ludwigsburg
Bild 312
Unifontes, Eglisau
Bild 331

Kur- und Verkehrsamt der Stadt Aachen
Bild 175
Kurverwaltung Bad Ems
Bilder III/200, 257, 258
Stadtarchiv Bad Ems
Bilder III/198, III/199
Kurverwaltung Bad Gleichenberg
Bild 334
Kurverwaltung Bad Mergentheim/Dr. Wolff & Tritschler oHG, Frankfurt am Main
Bild 338
Stadtarchiv Bad Mergentheim
Bild 265
Salzmuseum Bad Nauheim
Bild 251
Kurverwaltung Bad Neuenahr
Bild 253
Moormuseum Bad Neydharting
Bilder 327, 328
Kurverwaltung Bad Ragaz
Bild 235
Kurverwaltung Bad Rappenau
Bild 248
Kur- und Verkehrsverein Bad Reichenhall
Bild 249
Kurverwaltung Bad Soden am Taunus
Bild 209
Kurverwaltung Bad Tölz
Bilder 246, 247
Städtische Kurdirektion Bad Wörishofen
Bilder III/204, 266, 267, 270, 271, 272, 273
Bäder- und Kurverwaltung Baden-Baden
Bilder III/196, 329, 330
Stadtgeschichtliche Sammlungen Baden-Baden
Bilder 254, 256
Kurverwaltung Badenweiler
Bild 316
Staatsbad Oeynhausen
Bild 252
Alpamare, Pfäffikon
Bild 313
Staatsbad Pyrmont
Bild 166
Stadtarchiv Schwäbisch Hall
Bild 250
Staatliche Badeverwaltung Wildbad im Schwarzwald
Bilder 146, 244, 245

Inhaltsverzeichnis

Von russischen, türkischen und «alt-römischen» Bädern

Die Badekarren rollen

Poeten im Bad: «... und dichtet was für die Hermine»

So wirken die kalten und die warmen Wasserkuren

Erfrischung und Gesundheit aus der Flasche

Heilbäder und Kurorte laden ein

In gleicher Ausstattung ist im Jahre 1979 im AT Verlag erschienen

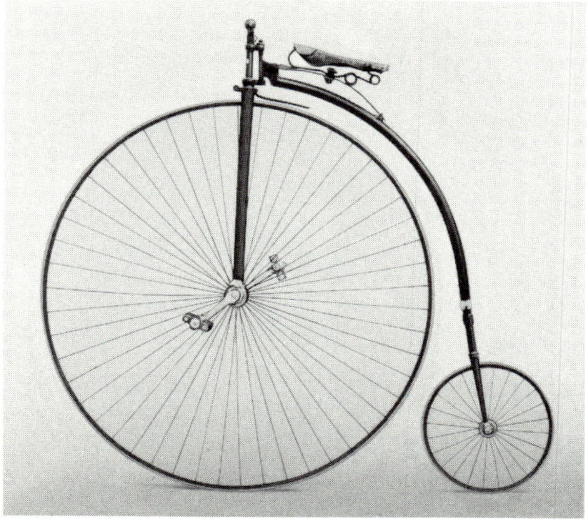

Max J. B. Rauck · Gerd Volke · Felix R. Paturi

Mit dem Rad durch zwei Jahrhunderte

Das Fahrrad und seine Geschichte

Ein ganz neues, faszinierendes Bild des Vaters der Laufräder schält sich aus dem historischen Dunkel: das Bild jenes unsteten Erfindergeistes Freiherrn von Drais, den die einen als irr brandmarkten, die anderen als genialen Wegbereiter des gesamten Individualverkehrs feierten. Der Leser erlebt den Kampf um die technische Eroberung der Strasse mit, zu einer Zeit, als Sand und Kies, Lehm und Schlamm das Rad beim Rollen hemmten, zugleich aber in einer Ära, in der die Kinder der Revolution ein Mittel zur freien, unabhängigen und dabei preiswerten Fortbewegung suchten. Es wird verständlich, warum die Entwicklung des Zweirades den Umweg über das monströse und gefährliche Hochrad brauchte, ehe sie den Weg zum modernen Fahrrad fand. Schritt für Schritt vollzieht das Buch die internationalen Erfindungen nach, die das Rad technisch verbesserten und sicherer werden liessen. Dabei kommen auch ausgefallene Einzelstücke und eigentümliche Phantasiegefährte nicht zu kurz, die uns heute befremdend anmuten und bei deren Anblick jedes Sammlerherz höher schlägt. Militärräder, Zirkus- und Salonräder erstehen neu und mit ihnen bezaubernde Kapitel über Radmode, das Fahrrad in der Kunst und Karikatur, den Beginn der Fahrradtouristik und manches andere mehr. Präzise geschriebene Abschnitte berichten in ungewöhnlicher Informationsdichte über den Radsport, über die Physik des Fahrrades und Entwicklung der Gummibereifung, über Fahrradbeleuchtungen oder den Wandel der Antriebsarten. Wie heute die Raumfahrt, war im vergangenen Jahrhundert die Fahrradindustrie der technische Vater unzähliger Ideen und Erfindungen für das tägliche Leben, die den Alltag zum Teil bis heute nachhaltig verändert haben. Vieles wird der Leser, der das Rad in erster Linie als modernes Sportgerät und als gesunden und beliebten Freizeithelfer kennt, in ganz neuem Licht sehen; und nicht selten wird er bei der lebendigen Lektüre oder beim Betrachten der zahllosen reizvollen Genrebilder, der alten Stiche und Radierungen, der Patentzeichnungen oder der zeitgenössischen Malereien vergnügt schmunzeln.

Vorsatzbild:
Das St. Verenabad zu Baden im Aargau, 1820.
Bleistiftzeichnung von Ludwig Vogel,
Schweizerisches Landesmuseum Zürich.

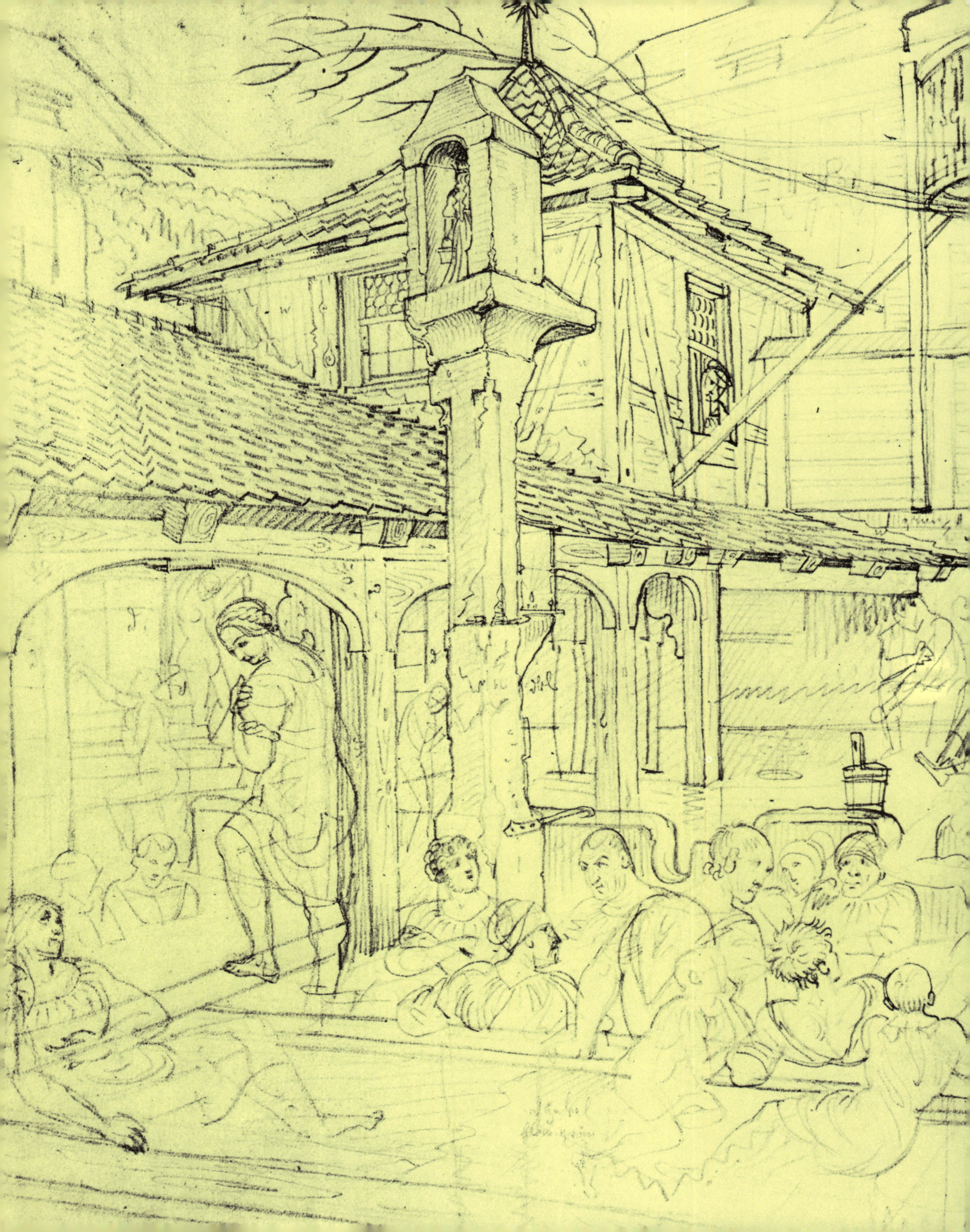